内科常见病诊疗思维与解析

主编　朱　军　赵秀敬　朱来廷　徐淑红
王亚娟　王鹏飞　张　辉

黑龙江科学技术出版社
HEILONGJIANG SCIENCE AND TECHNOLOGY PRESS

图书在版编目(CIP)数据

内科常见病诊疗思维与解析 / 朱军等主编. -- 哈尔滨：黑龙江科学技术出版社，2023.2

ISBN 978-7-5719-1756-2

Ⅰ. ①内… Ⅱ. ①朱… Ⅲ. ①内科－常见病－诊疗 Ⅳ. ①R5

中国国家版本馆CIP数据核字（2023）第028987号

内科常见病诊疗思维与解析

NEIKE CHANGJIANBING ZHENLIAO SIWEI YU JIEXI

主　　编　朱　军　赵秀敬　朱来廷　徐淑红　王亚娟　王鹏飞　张　辉
责任编辑　陈兆红
封面设计　宗　宁
出　　版　黑龙江科学技术出版社
地址：哈尔滨市南岗区公安街70-2号　邮编：150007
电话：（0451）53642106　传真：（0451）53642143
网址：www.lkcbs.cn
发　　行　全国新华书店
印　　刷　黑龙江龙江传媒有限责任公司
开　　本　787 mm×1092 mm　1/16
印　　张　26.5
字　　数　672千字
版　　次　2023年2月第1版
印　　次　2023年2月第1次印刷
书　　号　ISBN 978-7-5719-1756-2
定　　价　198.00元

编委会

主　编

朱　军　赵秀敬　朱来廷　徐淑红

王亚娟　王鹏飞　张　辉

副主编

刘光兴　张桂光　熊　丹　鹿海峰

焦春利　杨　杰

编　委（按姓氏笔画排序）

王亚娟　青岛市第八人民医院

王素荣　菏泽医学专科学校附属医院

王鹏飞　禹城市人民医院

朱　军　青岛市黄岛区中心医院（青岛西海岸新区中心医院）

朱来廷　济宁市中西医结合医院

刘光兴　山东省德州市陵城区人民医院

刘微姣　山东省德州市第七人民医院

杨　杰　滨州医学院烟台附属医院

张　辉　日照市五莲县洪凝镇山阳卫生院

张桂光　山东省潍坊市安丘市石堆镇卫生院

赵秀敬　聊城市退役军人医院

徐淑红　青岛内分泌糖尿病医院

鹿海峰　河北省秦皇岛市青龙满族自治县中医院

焦春利　陆军第八十二集团军医院

熊　丹　贵州省黔西市人民医院

前言
FOREWORD

内科学在临床医学中占据着极其重要的位置，涵盖了人体各系统的常见疾病，非常全面地讲述了各疾病的病因、发病机制、治疗、预后及预防，为其他临床学科的学习奠定了非常重要的基础。它的内容和范畴是在社会的发展过程中逐渐形成的，并且在不断更新变化。随着内科学基础理论研究的深入、新技术的应用及临床经验的积累，人们对内科疾病的病因、发病机制、病理方面的认识逐渐加深，对诊断方法和治疗技术的认识也有了质的飞跃。为了及时反映内科学各方面的最新研究进展，帮助广大医务工作者，特别是基层临床医师掌握新的诊疗规范，我们邀请多位专家编写了《内科常见病诊疗思维与解析》。

本书共九章，在参考中西方内科疾病诊疗的医学专著和最新研究的基础上，结合多位专家的自身临床经验与见解，重点讲解了内科疾病常见症状与体征、心电图检查、神经内科疾病、心内科疾病、呼吸内科疾病、消化内科疾病、肾内科疾病、老年常见内科疾病及内科常见疾病护理的内容。其中，疾病诊疗部分包含了对临床内科常见疾病的病因及发病机制、临床表现、辅助检查、诊断、鉴别诊断、治疗及预后的描述；护理部分包括了内科常见疾病的护理评估、护理诊断、护理措施及健康指导等内容。本书内容丰富，层次清晰，有助于内科医师对疾病作出正确诊断和制订合理的治疗计划，兼具指导性、启发性、新颖性，可以为广大医务工作者及从事相关行业的工作者提供重要参考。

由于医学尚处于不断发展的阶段，医学知识日新月异。加之本书编者较多，自身学识和经验有限，且各自编写风格不尽相同，书中存在的不足和疏漏之处，诚恳期望广大读者批评指正，以便本书日臻完善。

《内科常见病诊疗思维与解析》编委会

2022 年 9 月

目录

CONTENTS

第一章 内科疾病常见症状与体征

第一节 心 悸

一、概述

心悸是人们主观感觉心跳或心慌，患者主诉心脏像擂鼓样、心慌不稳等；常伴心前区不适，是由于心率过快或过缓、心律不齐、心肌收缩力增加或神经敏感性增高等因素引起。一般健康人仅在剧烈运动、神经过度紧张或高度兴奋时才会有心悸的感觉，神经官能症或处于焦虑状态的患者即使没有心律失常或器质性心脏病，也常以心悸为主诉而就诊，而某些患器质性心脏病患者或出现频发期前收缩，甚至心房颤动而并不感觉心悸。

二、诊断

(一)临床表现

由于心律失常引起的心悸，在检查患者的当时心律失常不一定存在。因此，务必让患者详细陈述发病的缓急、病程的长短；发生心悸时的主观症状，如有无心脏活动过强、过快、过慢、不规则的感觉；持续性或阵发性；是否伴有意识改变；外周循环状态，如四肢发冷、面色苍白及发作持续时间等；有无多食、怕热、易出汗、消瘦等；心悸发作的诱因与体位、体力活动、精神状态及麻黄碱、胰岛素等药物的关系。体检时重点检查有无心脏疾病的体征，如心脏杂音、心脏扩大及心律改变，有无血压增高、脉压增宽、动脉枪击音、水冲脉等高动力循环的表现，注意甲状腺是否肿大、有无突眼、震颤及杂音，以及有无贫血的体征。

(二)辅助检查

为明确有无心律失常存在及其性质应做心电图检查，如常规心电图未发现异常，可根据患者情况予以适当运动，如仰卧起坐、蹲踞活动或 24 小时动态心电图检查，怀疑冠心病、心肌炎者给予运动负荷试验，阳性检出率较高，如高度怀疑有恶性室性心律失常者，应做连续心电图监测。如怀疑有甲状腺功能亢进、低血糖或嗜铬细胞瘤时可进行相关的实验室检查。

三、鉴别诊断

心悸的鉴别需明确其为心脏原发性节律紊乱引起还是继发循环系统以外的疾病所致，进一步需确定其为功能性还是器质性疾病导致的心悸。

(一)心律失常

1.期前收缩

期前收缩为心悸最常见的病因。不少正常人可因期前收缩的发生而以心悸就诊,心脏突然“悬空”“下沉”或“停顿”感是期前收缩的特征。此种感觉不但与代偿间歇的长短有关,且往往与期前收缩后的心搏出量有关。心脏病患者发生期前收缩的机会更多,心肌梗死患者如期前收缩发生在前一心搏的T波上,特别容易引起室性心动过速或心室颤动,应及时处理。听诊可发现心跳不规则,第一心音增强,第二心音减弱或消失,以后有一较长的代偿间歇,桡动脉搏动减弱,甚至消失,形成脉搏短绌。

2.阵发性心动过速

阵发性心动过速是一种阵发性规则而快速的异位心律,具有突发突止的特点,发作时间长短不一,心率在160～220次/分,大多数阵发性室上性心动过速是由折返机制引起,多无器质性心脏病,心动过速发作可由情绪激动、突然用力、疲劳或饱餐所致,亦可无明显诱因出现心悸、心前区不适、精神不安等,严重者可出现血压下降、头晕、乏力,甚至心绞痛。室性心动过速最常发生于冠心病,尤其是发生过心肌梗死有室壁瘤的患者及心功能较差者;也可见于其他心脏病,甚至无心脏病的患者。阵发性室上性心动过速和室性心动过速心电图不难鉴别,但宽QRS波室上性心动过速有时与室速难以区分,必要时可做心脏电生理检查。

3.心房颤动

心房颤动亦为常见心悸原因之一,特别是初发又未经治疗而心率快速者。多发生在器质性心脏病基础上。由于心房活动不协调,失去有效收缩力,加上快而不规则的心室节律使心室舒张期缩短,心室充盈不足,因而心排血量不足,常可诱发心力衰竭。体征主要是心律完全不规则,输出量甚少的心搏可引起脉搏短绌,心率越快,脉搏短绌越显著。心电图检查示窦性P波消失,出现细小而形态不一的心房颤动波,心室节律绝对不齐则可明确诊断。

(二)心外因素性心悸

1.贫血

常见病因和诱因有钩虫病、溃疡病、痔、月经过多、产后出血、外伤出血等。心悸因心率代偿性增快所致,头晕、眼花、乏力、皮肤黏膜苍白,为贫血疾病的共性,贫血纠正,心悸好转。各种贫血有其特有的临床表现:可有皮肤黏膜出血、上腹部压痛、消瘦、产后出血等。血常规、血小板计数、网织红细胞计数、血细胞比容、外周血及骨髓涂片、粪检寄生虫卵等可资鉴别。

2.甲状腺功能亢进症

以20～40岁女性多见。甲状腺激素分泌过多,兴奋和刺激心脏,心悸因代谢亢进心率增快引起,稍活动,心悸明显加剧,伴手震颤、怕热、多汗、失眠、易激动、食欲亢进、消瘦;甲状腺弥漫性肿大;有细震颤和血管杂音;眼球突出,持续性心动过速。实验室检查甲状腺摄碘率升高,甲状腺抑制试验阴性,血总T_3、T_4升高,基础代谢率升高等。

3.休克

由于全身组织灌注不足,微循环血流减少,致使心率增快,出现心悸。典型临床症状为皮肤苍白,四肢皮肤湿冷,意识模糊,脉快而弱,血压明显下降,脉压小,尿量减少,二氧化碳结合力和血pH有不同程度的降低,收缩压下降至10.7 kPa(80 mmHg)以下,脉压＜2.7 kPa(20 mmHg),原有高血压者收缩压较原有水平下降30%以上。

4.高原病

高原病多见于初入高原者，由于在海拔 3 000 m 以上，大气压和氧分压降低，引起人体缺氧，心率代偿性增快而出现心悸，伴头痛、头晕、眩晕、恶心、呕吐、失眠、疲倦、气喘、胸闷、胸痛、咳嗽、咳血色泡沫痰、呼吸困难等，严重者可出现高原性肺、脑水肿。X 线检查：肺动脉段隆凸，右心室肥大，心电图见右心室肥厚及肺性 P 波等。血液检查：红细胞增多，如红细胞数$>6.5\times10^{12}$/L，血红蛋白$>$185 g/L 等。

5.发热性疾病

由病毒、细菌、支原体、立克次体、寄生虫等感染引起。心悸常与发热有明显关系，热退，则心悸缓解。根据原发病不同，有其不同临床体征，血、尿、粪常规检查及 X 线、超声检查等可明确诊断。药物作用所致的心悸，如肾上腺素、阿托品、甲状腺素等药物使用后心率加快，出现心悸，停药后心悸逐渐消失。临床表现除原有疾病的症状外，尚有心前区不适、面色潮红、烦躁不安、心动过速等，详细询问用药史及停药后症状消失可资鉴别。

（三）妊娠期心动过速

由于胎儿生长需要，血流量增加，流速加快，心率加快而致心悸。多见于妊娠后期，有妊娠期的变化：如子宫增大、乳房增大、呼吸困难等症状，下肢水肿、心动过速、腹部随妊娠月龄的增加而膨大，可伴有高血压，尿妊娠试验、黄体酮试验、超声检查等可资鉴别。

（四）更年期综合征

主要与卵巢功能衰退、性激素分泌失调有关。多发生于 45～55 岁，激素分泌紊乱、自主神经功能异常而引起心悸。主要特征为月经紊乱、全身不适、面部皮肤阵阵发红、忽冷忽热、出汗、情绪易激动、失眠、耳鸣、腰背酸痛、性功能减退等。血、尿中的雌激素及催乳素减少，促卵泡激素（FSH）与促黄体生成素（LH）增高为诊断依据。

（五）心脏神经官能症

主要由于中枢神经功能失调，影响自主神经功能，造成心脏血管功能异常。患者群多为青壮年（20～40 岁）女性，心悸与精神状态、失眠有明显关系。主诉较多，如呼吸困难、心前区疼痛、易激动、易疲劳、失眠、多梦、头晕、头痛、记忆力差、注意力涣散、多汗、手足冷、腹胀、尿频等。X 线检查、心电图、超声心动图等检查正常。

（朱　军）

第二节　发　　绀

一、发绀的概念

发绀是指血液中脱氧血红蛋白增多，使皮肤、黏膜呈青紫色的表现。广义的发绀还包括由异常血红蛋白衍生物（高铁血红蛋白、硫化血红蛋白）所致的皮肤黏膜青紫现象。

发绀在皮肤较薄、色素较少和毛细血管丰富的部位，如口唇、鼻尖、颊部与甲床等处较为明显，易于观察。

二、发绀的病因、发生机制及临床表现

发绀的原因有血液中还原血红蛋白增多及血液中存在异常血红蛋白衍生物两大类。

(一)血液中还原血红蛋白增多

血液中还原血红蛋白增多,是发绀的主要原因。

血液中还原血红蛋白绝对含量增多。还原血红蛋白浓度可用血氧未饱和度表示,正常动脉血氧未饱和度为5%,静脉内血氧未饱和度为30%,毛细血管中血氧未饱和度约为前两者的平均数。每1 g血红蛋白约与1.34 mL氧结合。当毛细血管血液的还原血红蛋白量超过50 g/L(5 g/dL)时,皮肤黏膜即可出现发绀。

1.中心性发绀

由心、肺疾病导致动脉血氧饱和度(SaO_2)降低引起。发绀的特点是全身性的,除四肢与面颊外,亦见于黏膜(包括舌及口腔黏膜)与躯干的皮肤。中心性发绀又可分为肺性发绀和心性混血性发绀两种。

(1)肺性发绀:①病因,见于各种严重呼吸系统疾病,如呼吸道(喉、气管、支气管)阻塞、肺部疾病(肺炎、阻塞性肺气肿、弥漫性肺间质纤维化、肺淤血、肺水肿、急性呼吸窘迫综合征)和肺血管疾病(肺栓塞、原发性肺动脉高压、肺动静脉瘘)等;②发生机制,是由于呼吸功能衰竭,通气或换气功能障碍,肺氧合作用不足,致使体循环血管中还原血红蛋白含量增多而出现发绀。

(2)心性混血性发绀:①病因,见于发绀型先天性心脏病,如法洛四联症、艾森门格综合征等;②发生机制,是由于心与大血管之间存在异常通道,部分静脉血未通过肺进行氧合作用,即经异常通道分流混入体循环动脉血中,如分流量超过心排血量的1/3时,即可引起发绀。

2.周围性发绀

由于外周循环血流障碍所致,发绀特点是常见于肢体末梢与下垂部位,如肢端、耳垂与鼻尖,这些部位的皮肤温度低、发凉,若按摩或加温耳垂与肢端,使其温暖,发绀即可消失。此点有助于与中心性发绀相互鉴别,后者即使按摩或加温,青紫也不消失。此型发绀又可分为淤血性周围性发绀、真性红细胞增多症和缺血性周围性发绀3种。

(1)淤血性周围性发绀:①病因,如右心衰竭、渗出性心包炎、心脏压塞、缩窄性心包炎、局部静脉病变(血栓性静脉炎、上腔静脉综合征、下肢静脉曲张)等;②发生机制,是因体循环淤血、周围血流缓慢,氧在组织中被过多摄取所致。

(2)缺血性周围性发绀:①病因,常见于重症休克;②发生机制,由于周围血管痉挛收缩,心排血量减少,循环血容量不足,血流缓慢,周围组织血流灌注不足、缺氧,致皮肤黏膜呈青紫、苍白;③局部血液循环障碍,如血栓闭塞性脉管炎、雷诺病、肢端发绀症、冷球蛋白血症、网状青斑、严重受寒等,由于肢体动脉阻塞或末梢小动脉强烈痉挛、收缩,可引起局部冰冷、苍白与发绀。

(3)真性红细胞增多症:所致发绀亦属周围性,除肢端外,口唇亦可发绀。其发生机制是由于红细胞过多,血液黏稠,致血流缓慢,周围组织摄氧过多,还原血红蛋白含量增高所致。

3.混合性发绀

中心性发绀与周围性发绀并存,可见于心力衰竭(左心衰竭、右心衰竭和全心衰竭),因肺淤血或支气管-肺病变,致血液在肺内氧合不足及周围血流缓慢,毛细血管内血液脱氧过多所致。

(二)异常血红蛋白衍化物

血液中存在着异常血红蛋白衍化物(高铁血红蛋白、硫化血红蛋白),较少见。

1.药物或化学物质中毒所致的高铁血红蛋白血症

(1)发生机制:由于血红蛋白分子的二价铁被三价铁所取代,致使失去与氧结合的能力,当血液中高铁血红蛋白含量达 30 g/L 时,即可出现发绀。此种情况通常由伯氨喹、亚硝酸盐、氯酸钾、碱式硝酸铋、磺胺类、苯丙砜、硝基苯、苯胺等中毒引起。

(2)临床表现:其发绀特点是急骤出现,暂时性,病情严重,经过氧疗发绀不减,抽出的静脉血呈深棕色,暴露于空气中也不能转变成鲜红色,若静脉注射亚甲蓝溶液、硫代硫酸钠或大剂量维生素 C,均可使发绀消退。分光镜检查可证明血中高铁血红蛋白的存在。由于大量进食含有亚硝酸盐的变质蔬菜而引起的中毒性高铁血红蛋白血症,也可出现发绀,称肠源性发绀。

2.先天性高铁血红蛋白血症

患者自幼即有发绀,有家族史,而无心肺疾病及引起异常血红蛋白的其他原因,身体一般健康状况较好。

3.硫化血红蛋白血症

(1)发生机制:硫化血红蛋白并不存在于正常红细胞中。凡能引起高铁血红蛋白血症的药物或化学物质也能引起硫化血红蛋白血症,但患者需同时有便秘或服用硫化物(主要为含硫的氨基酸),在肠内形成大量硫化氢为先决条件。所服用的含氮化合物或芳香族氨基酸则起触媒作用,使硫化氢作用于血红蛋白,而生成硫化血红蛋白,当血中含量达 5 g/L 时,即可出现发绀。

(2)临床表现:发绀的特点是持续时间长,可达几个月或更长时间,因硫化血红蛋白一经形成,不论是在体内还是体外,均不能恢复为血红蛋白,而红细胞寿命仍正常;患者血液呈蓝褐色,分光镜检查可确定硫化血红蛋白的存在。

三、发绀的伴随症状

(一)发绀伴呼吸困难

发绀伴呼吸困难常见于重症心、肺疾病和急性呼吸道阻塞、气胸等;先天性高铁血红蛋白血症和硫化血红蛋白血症虽有明显发绀,但一般无呼吸困难。

(二)发绀伴杵状指(趾)

病程较长后出现,主要见于发绀型先天性心脏病及某些慢性肺部疾病。

(三)急性起病伴意识障碍和衰竭

急性起病伴意识障碍和衰竭见于某些药物或化学物质急性中毒、休克、急性肺部感染等。

(王素荣)

第三节 咳嗽与咳痰

咳嗽是一种保护性反射动作,借以将呼吸道的异物或分泌物排出。但长期、频繁、剧烈的咳嗽影响工作与休息,则失去其保护性意义,属于病理现象。咳痰是凭借咳嗽动作将呼吸道内病理性分泌物或渗出物排出口腔外的病态现象。

一、咳嗽常见病因

主要为呼吸道与胸膜疾病。

(一)呼吸道疾病

从鼻咽部到小支气管的呼吸道黏膜受到刺激时均可引起咳嗽，而刺激效应以喉部杓状软骨间腔和气管分叉部的黏膜最敏感。呼吸道各部位受到刺激性气体、烟雾、粉尘、异物、炎症、出血、肿瘤等刺激时均可引起咳嗽。

(二)胸膜疾病

胸膜炎、胸膜间皮瘤、胸膜受到损伤或刺激(如自发性或外伤性气胸、血胸、胸膜腔穿刺)等均可引起咳嗽。

(三)心血管疾病

如二尖瓣狭窄或其他原因所致左心功能不全引起的肺淤血与肺水肿，或因右心或体循环静脉栓子脱落引起肺栓塞时，肺泡及支气管内有漏出物或渗出物，刺激肺泡壁及支气管黏膜，出现咳嗽。

(四)胃食管反流病

胃反流物对食管黏膜的刺激和损伤，少数患者以咳嗽与哮喘为首发或主要症状。

(五)神经精神因素

呼吸系统以外器官的刺激经迷走、舌咽和三叉神经与皮肤的感觉神经纤维传入，经喉下、膈神经与脊神经分别传到咽、声门、膈等，引起咳嗽；神经官能症，如习惯性咳嗽、癔症等。

二、咳痰的常见病因

咳痰主要见于呼吸系统疾病。如急慢性支气管炎、支气管哮喘、支气管肺癌、支气管扩张、肺部感染(包括肺炎、肺脓肿等)、肺结核、过敏性肺炎等。另外，心功能不全所致肺淤血、肺水肿，以及白血病、风湿热等所致的肺浸润等。

三、咳嗽的临床表现

为判断其临床意义，应注意详细了解下述内容。

(一)咳嗽的性质

咳嗽无痰或痰量甚少，称为干性咳嗽，常见于急性咽喉炎、支气管炎的初期、胸膜炎、轻症肺结核等。咳嗽伴有痰液时，称为湿性咳嗽，常见于肺炎、慢性支气管炎、支气管扩张、肺脓肿及空洞型肺结核等疾病。

(二)咳嗽出现的时间与规律

突然出现的发作性咳嗽，常见于吸入刺激性气体所致急性咽喉炎与气管-支气管炎、气管与支气管异物、百日咳、支气管内膜结核、气管或气管分叉部受压迫刺激等。长期慢性咳嗽多见于呼吸道慢性病，如慢性支气管炎、支气管扩张、肺脓肿和肺结核等。

周期性咳嗽可见于慢性支气管炎或支气管扩张，且往往于清晨起床或夜晚躺下时(即体位改变时)咳嗽加剧；卧位咳嗽比较明显的可见于慢性左心功能不全；肺结核患者常有夜间咳嗽。

(三)咳嗽的音色

音色指咳嗽声音的性质和特点。

(1)咳嗽声音嘶哑：多见于喉炎、喉结核、喉癌和喉返神经麻痹等。

(2)金属音调咳嗽：见于纵隔肿瘤、主动脉瘤或支气管癌、淋巴瘤、结节病压迫气管等。

(3)阵发性连续剧咳伴有高调吸气回声(犬吠样咳嗽)：见于百日咳、会厌、喉部疾病和气管受压等。

(4)咳嗽无声或声音低微：可见于极度衰弱的患者或声带麻痹。

四、痰的性状及临床意义

痰的性质可分为黏液性、浆液性、脓性、黏液脓性、血性等。急性呼吸道炎症时痰量较少，多呈黏液性或黏液脓性；慢性阻塞性肺疾病时，多为黏液泡沫痰，当痰量增多且转为脓性，常提示急性加重；支气管扩张、肺脓肿、支气管胸膜瘘时痰量较多，清晨与晚睡前增多，且排痰与体位有关。痰量多时静置后出现分层现象：上层为泡沫、中层为浆液或浆液脓性、底层为坏死组织碎屑；肺炎链球菌肺炎可咳铁锈色痰；肺厌氧菌感染，脓痰有恶臭味；阿米巴性肺脓肿咳巧克力色痰；肺水肿为咳粉红色泡沫痰；肺结核、肺癌常咳血痰；黄绿色或翠绿色痰，提示铜绿假单胞菌(绿脓杆菌)感染；痰白黏稠、牵拉成丝难以咳出，提示有白色念珠菌感染。

五、咳嗽与咳痰的伴随症状

(1)咳嗽伴发热：见于呼吸道(上、下呼吸道)感染、胸膜炎、肺结核等。

(2)咳嗽伴胸痛：多见于肺炎、胸膜炎、自发性气胸、肺梗死和支气管肺癌。

(3)咳嗽伴呼吸困难：见于喉炎、喉水肿、喉肿瘤、支气管哮喘、重度慢性阻塞性肺疾病、重症肺炎和肺结核、大量胸腔积液、气胸、肺淤血、肺水肿、气管与支气管异物等。呼吸困难严重时引起动脉血氧分压降低(缺氧)，出现发绀。

(4)咳嗽伴大量脓痰：见于支气管扩张、肺脓肿、肺囊肿合并感染和支气管胸膜瘘等。

(5)咳嗽伴咯血：多见于肺结核、支气管扩张、支气管肺癌、二尖瓣狭窄、肺含铁血黄素沉着症、肺出血-肾炎综合征等。

(6)慢性咳嗽伴杵状指(趾)：主要见于支气管扩张、肺脓肿、支气管肺癌和脓胸等。

(7)咳嗽伴哮鸣音：见于支气管哮喘、慢性支气管炎喘息型、弥漫性支气管炎、心源性哮喘、气管与支气管异物、支气管肺癌引起气管与大气管不完全阻塞等。

(8)咳嗽伴剑突下烧灼感、反酸、饭后咳嗽明显：提示为胃-食管反流性咳嗽。

(熊　丹)

第四节　恶心与呕吐

一、概述

恶心与呕吐是临床上最常见的症状之一。恶心是一种特殊的主观感觉，表现为胃部不适和胀满感，常为呕吐的前奏，多伴有流涎与反复的吞咽动作。呕吐是一种胃的反射性强力收缩，通过胃、食管、口腔、膈肌和腹肌等部位的协同作用，能迫使胃内容物由胃食管经口腔急速排出体外。恶心、呕吐可由多种迥然不同的疾病和病理生理机制引起。两者可或不相互伴随。

二、病因

引起恶心、呕吐的病因很广泛，包括多方面因素，几乎涉及各个系统。

(一)感染

急性病毒性胃肠炎、急性细菌性胃肠炎、急性病毒性肝炎、急性阑尾炎、胆囊炎、腹膜炎、急性输卵管炎、盆腔炎等。

(二)腹腔其他脏器疾病

1.脏器疼痛

胰腺炎、胆石症、肾结石、肠缺血、卵巢扭转。

2.胃肠道梗阻

幽门梗阻。

3.溃疡病、胃癌、腔外肿物压迫

胃及十二指肠溃疡、十二指肠梗阻、十二指肠癌、胰腺癌、肠粘连、肠套叠、克罗恩病、肠结核、肠道肿瘤、肠蛔虫、肠扭转、肠系膜上动脉压迫综合征、输出襻综合征；胃肠动力障碍（糖尿病胃轻瘫、非糖尿病胃轻瘫）、假性肠梗阻（结缔组织病、糖尿病性肠神经病、肿瘤性肠神经病、淀粉样变）等。

(三)内分泌代谢性疾病

低钠血症、代谢性酸中毒、营养不良、维生素缺乏症、糖尿病酸中毒、甲状腺功能亢进、甲状腺功能低下、甲状旁腺功能亢进症、垂体功能低下、肾上腺功能低下、各种内分泌危象、尿毒症等。

(四)神经系统疾病

中枢神经系统感染（脑炎、脑膜炎）、脑瘤、脑供血不足、脑出血、颅脑外伤。

(五)药物等理化因素

麻醉剂、洋地黄类、化学治疗（简称化疗）药物、抗生素、多巴胺受体激动剂、非甾体抗炎药、茶碱、乙醇、放射线等。

(六)精神性呕吐

神经性多食、神经性厌食。

(七)前庭疾病

晕动症、梅尼埃病、内耳迷路炎。

(八)妊娠呕吐

妊娠剧吐、妊娠期急性脂肪肝。

(九)其他

心肺疾病（心肌梗死、肺梗死、高血压、急性肺部感染、肺源性心脏病）、泌尿系统疾病（急性肾炎、急性肾盂肾炎、尿毒症）、周期性呕吐、术后恶心呕吐、青光眼等。

三、发病机制

恶心是人体一种神经精神活动，多种因素可引起恶心，如内脏器官疼痛、颅内高压、迷路刺激、某些精神因素等。恶心发生时，胃蠕动减弱或消失，排空延缓，十二指肠及近端空肠紧张性增加，出现逆蠕动，导致十二指肠内容物反流至胃内。恶心常是呕吐的前兆。

呕吐是一种复杂的病理生理反射过程。反射通路包括以下几个。

(一)信息传入

由自主神经传导(其中迷走神经纤维较交感神经纤维起得作用大)。

(二)呕吐反射中枢

目前认为,中枢神经系统的两个区域与呕吐反射密切相关,一是延髓呕吐中枢,二是化学感受器触发区(CTZ)。通常把内脏神经末梢传来的冲动引起的呕吐称为反射性呕吐,把CTZ受刺激后引起的呕吐称为中枢性呕吐。延髓呕吐中枢位于延髓外侧网状结构背外侧,迷走神经核附近。主要接受来自消化道和内脏神经、大脑皮质、前庭器官、视神经、痛觉感受器和CTZ的传入冲动。化学感受器触发区(CTZ)位于第四脑室底部的后极区,为双侧性区域,有密集多巴胺受体。多巴按受体在CTZ对呕吐介导过程中起重要作用,因为应用阿扑吗啡、左旋多巴、溴隐停等多巴胺受体激动剂可引起呕吐,而其拮抗剂、甲氧氯普胺、吗丁啉等药物有止呕作用。化学感受器触发区的5-羟色胺、去甲肾上腺素、神经肽物质和γ-氨基丁酸等神经递质也可能参与呕吐反射过程。CTZ主要接受来自血液循环中的化学等方面的呕吐刺激信号,并发出引起呕吐反应的神经冲动。但CTZ本身不能直接引起呕吐,必须在延髓呕吐中枢完整及其介导下才能引起呕吐,但两者的关系尚不明了。CTZ位于血-脑屏障之外,许多药物或代谢紊乱均可作用于CTZ。麻醉剂类药物、麦角衍生物类药物、吐根糖浆等及体内某些多肽物质如甲状腺激素释放激素、P物质、血管紧张素、促胃液素、升压素、血管肠肽等均作用于CTZ引起恶心、呕吐。此外,某些疾病如尿毒症、低氧血症、酮症酸中毒、放射病、晕动症等引起的恶心、呕吐也与CTZ有关。

(三)传出神经

传出神经包括迷走神经、交感神经、体神经和脑神经。上述传出神经将呕吐信号传至各效应器官,引起恶心呕吐过程,呕吐开始时,幽门口关闭,胃内容物不能排到十二指肠。同时,贲门口松弛,贲门部上升,腹肌、膈肌和肋间肌收缩,胃内压及腹内压增高,下食管括约肌松弛,导致胃内容排出体外。

四、诊断

恶心、呕吐的病因广泛,正确的诊断有赖于详尽的病史及全面的体检和有针对性的实验室检查。

(一)病史

1.呕吐的伴随症状

呕吐伴发热者,须注意急性感染。呕吐伴有不洁饮食或同食者集体发病者,应考虑食物或药物中毒。呕吐伴胸痛,常见于急性心肌梗死或急性肺梗死等。呕吐伴有腹痛者,常见于腹腔脏器炎症、梗阻和破裂。腹痛于呕吐后暂时缓解者,提示消化性溃疡、急性胃炎及胃肠道梗阻疾病。呕吐后腹痛不能缓解者,常见于胆管疾病、泌尿系统疾病、急性胰腺炎等。呕吐伴头痛,除考虑颅内高压的疾病外,还应考虑偏头痛、鼻炎、青光眼及屈光不正等疾病。呕吐伴眩晕,应考虑前庭、迷路疾病、基底-椎动脉供血不足、小脑后下动脉供血不足及某些药物(如氨基糖苷类抗生素)引起的颅神经损伤。

2.呕吐的方式和特征

喷射性呕吐多见于颅内炎症、水肿出血、占位性病变、脑膜炎症粘连等所致颅内压增高,通常不伴有恶心。此外,青光眼和第Ⅷ对颅神经病变也可出现喷射性呕吐。呕吐不费力,餐后即发生,呕吐物量少,见于精神性呕吐。

应注意呕吐物的量、性状和气味等。呕吐物量大,且含有腐烂食物提示幽门梗阻、胃潴留、胃轻瘫及回肠上段梗阻等。呕吐物为咖啡样或血性，见于上消化道出血；含有未完全消化的食物则提示食管性呕吐（贲门失弛缓症、食管憩室、食管癌等）和神经性呕吐；含有胆汁者，常见于频繁剧烈呕吐、十二指肠乳头以下的十二指肠或小肠梗阻、胆囊炎、胆石症及胃大部切除术后等，有时见于妊娠剧吐、晕动症。呕吐物有酸臭味者，说明为胃内容物。有粪臭味提示小肠低位梗阻、麻痹性肠梗阻、结肠梗阻、回盲瓣关闭不全或胃结肠瘘等。

3.呕吐和进食的时相关系

进食过程或进食后早期发生呕吐常见于幽门管溃疡或精神性呕吐；进食后期或积数餐后呕吐，见于幽门梗阻、肠梗阻、胃轻瘫或肠系膜上动脉压迫导致十二指肠淤积。晨间呕吐多见于妊娠呕吐，有时亦见于尿毒症、慢性乙醇中毒和颅内高压症等。

4.药物或放射线接触史

易引起呕吐的常用药物有抗生素、洋地黄、茶碱、化疗药物、麻醉剂、乙醇等。深部射线治疗，镭照射治疗和^{60}Co照射治疗亦常引起恶心、呕吐。

5.其他

呕吐可为许多系统性疾病的表现之一，包括糖尿病、甲状腺功能亢进或减退、肾上腺功能减退等内分泌疾病；硬皮病等结缔组织病；脑供血不足、脑出血、脑瘤、脑膜炎、脑外伤等中枢神经疾病；尿毒症等肾脏疾病。

（二）体格检查

1.一般情况

应注意神志、营养状态、脱水、循环衰竭、贫血及发热等。

2.腹部检查

应注意胃型、胃蠕动波、振水声等幽门梗阻表现；肠鸣音亢进、肠型等急性肠梗阻表现；腹肌紧张、压痛、反跳痛等急腹症表现，此外，还应注意有无腹部肿块、疝气等。

3.其他

眼部检查注意眼球震颤、眼压测定、眼底有无视盘水肿等；有无病理反射及腹膜刺激征等。

（三）辅助检查

辅助检查主要包括与炎症、内分泌代谢，以及水、盐、电解质代谢紊乱等有关的实验室检查。必要时可做CT、磁共振、B超、胃镜等特殊检查以确定诊断。

五、鉴别诊断

（一）急性感染

急性胃肠炎有许多病因，常见有细菌感染、病毒感染，化学性和物理性刺激，过敏因素和应激因素作用等，其中急性非伤寒性沙门菌感染是呕吐的常见原因。急性胃肠炎所引起的呕吐常伴有发热、头痛、肌痛、腹痛、腹泻等。另外，恶心、呕吐也是急性病毒性肝炎的前驱症状。某些病毒感染可引起流行性呕吐。其主要的临床特征有突然出现频繁的恶心、呕吐，多见于早晨发生，常伴有头晕、头痛、肌肉酸痛、出汗等。该病恢复较快，通常10天左右呕吐停止，但3周后有可能复发。

（二）脏器疼痛所致恶心、呕吐

脏器疼痛所致恶心、呕吐属反射性呕吐。如急性肠梗阻、胆管结石、输尿管结石、肠扭转、卵巢囊肿扭转等。急性内脏炎症（阑尾炎、胰腺炎、胆囊炎、憩室炎、腹膜炎、重症克罗恩病及溃疡性结肠炎等)常伴有恶心、呕吐。患者多有相应的体征,如腹肌紧张、压痛、反跳痛、肠鸣音变化等。实验室检查可见血白细胞计数升高,有的患者血清淀粉酶升高(胰腺炎)或胆红素升高(胆石症)。

(三)机械性梗阻

1.幽门梗阻

急性幽门管或十二指肠球部溃疡可使幽门充血水肿、括约肌痉挛引起幽门梗阻,表现为恶心、呕吐、腹痛。呕吐于进食早期(餐后 3～4 小时)发生,呕吐后腹痛缓解。经抗溃疡治疗及控制饮食后,恶心、呕吐症状可消失。慢性十二指肠溃疡瘢痕引起的幽门梗阻表现为进食后上腹部饱胀感,迟发性呕吐,呕吐物量大、酸臭、可含隔夜食物。上腹部可见扩张的胃型和蠕动波并可闻及振水声。胃窦幽门区晚期肿瘤也可引起幽门梗阻,表现为恶心、呕吐、食欲缺乏、贫血、消瘦、乏力、上腹疼痛等。

2.十二指肠压迫或狭窄

引起十二指肠狭窄的病变有十二指肠癌、克罗恩病、肠结核等,引起腔外压迫的疾病有胰头、胰体癌及肠系膜上动脉压迫综合征。这类呕吐的特点是餐后迟发性呕吐,伴有上腹部饱胀不适,有时伴有上腹部痉挛性疼痛,呕吐物中常含胆汁,呕吐后腹部症状迅速缓解。肠系膜上动脉压迫综合征,多发生于近期消瘦、卧床、脊柱前凸患者,前倾位或胸膝位时呕吐可消失;胃肠造影示十二指肠水平部中线右侧呈垂直性锐性截断,胃及近端十二指肠扩张,患者有时需做松解或短路手术。

3.肠梗阻

肠腔的肿瘤、结核及克罗恩病等,或肠外粘连压迫均可引起肠道排空障碍,导致肠梗阻。常表现为腹痛、腹胀、恶心、呕吐和肛门停止排便排气。呕吐反复发作,较剧烈。早期呕吐为食物、胃液或胆汁,之后呕吐物呈棕色或浅绿色,晚期呈粪质样,带恶臭味。呕吐后腹痛常无明显减轻。检查可见肠型,压痛明显,可扪及包块,肠鸣音亢进。结合腹部 X 线平片等检查,可作出诊断。

(四)内分泌或代谢性疾病

许多内分泌疾病可出现恶心、呕吐,如胃轻瘫,结缔组织病性甲亢危象、甲低危象、垂体肾上腺危象、糖尿病酸中毒等。低钠血症可以反射性地引起恶心、呕吐。另外,恶心、呕吐常出现于尿毒症的早期,伴有食欲缺乏、嗳气、腹泻等消化道症状。根据各种疾病的临床特征及辅助检查,可明确恶心、呕吐的病因。

(五)药物性呕吐

药物是引起恶心、呕吐的最常见原因之一。药物及其代谢产物,一方面可通过刺激 CTZ 受体(如多巴胺受体),由此产生冲动并传导至呕吐中枢而引起恶心、呕吐,如化疗药物、麻醉药物、洋地黄类药物等;另一方面可刺激胃肠道,使胃肠道神经兴奋并发出冲动传入呕吐中枢,引起呕吐中枢兴奋,出现恶心、呕吐,如部分化疗药物、非甾体抗炎药及某些抗生素等。

(六)中枢神经系统疾病

脑血管病、颈椎病及各种原因所致的颅内压增高均可引起恶心、呕吐。

1.脑血管病

常见疾病有偏头痛和椎-基底动脉供血不足。偏头痛可能与 5-羟色胺、缓激肽等血管活性物质引起血管运动障碍有关。常见的诱因有情绪激动、失眠、饮酒及过量吸烟等。主要临床表现为阵发性单侧头痛,呕吐常呈喷射状,呕吐物为胃内容物,呕吐后头痛可减轻,还伴有面色苍白、出冷汗、视觉改变及嗜睡等症状,应用麦角衍生物制剂可迅速缓解症状。椎-基底动脉供血不足也可出现恶心呕吐，且有眩晕、视力障碍、共济失调、头痛、意识障碍等表现。

2.颅内压增高

脑血管破裂或阻塞，中枢神经系统感染（如急性脑炎、脑膜炎）和颅内肿瘤均可引起颅内压增高而出现呕吐，其特点为呕吐前常无恶心或仅有轻微恶心，呕吐呈喷射状且与饮食无关，呕吐物多为胃内容物，常伴有剧烈头痛和不同程度的意识障碍，呕吐后头痛减轻不明显。脑血管病变常出现剧烈头痛、呕吐、意识障碍、偏瘫等；颅内感染者除头痛、呕吐外，还伴有畏寒、发热，严重者可出现神志、意识障碍。脑肿瘤的呕吐常在头痛剧烈时发生，呕吐后头痛可暂时减轻，常伴有不同程度颅神经损害的症状。

（七）妊娠呕吐

恶心、呕吐是妊娠期最常见的临床表现之一，50%～90%的妊娠妇女有恶心，25%～55%的孕妇出现呕吐。恶心、呕吐常发生于妊娠的早期，于妊娠 15 周后消失。呕吐多见于早晨空腹时，常因睡眠紊乱、疲劳、情绪激动等情况而诱发。孕妇若为第一次怀孕时，更易出现呕吐。妊娠呕吐一般不引起水、电解质平衡失调或营养障碍，也不危及孕妇和胎儿的安全和健康。约 3.5%的妊娠妇女有妊娠剧吐，可引起严重的水电解质紊乱和酮症酸中毒。妊娠剧吐较易发生于多胎妊娠、葡萄胎及年轻而精神状态欠稳定的妇女。关于妊娠呕吐的发生机制目前尚不清楚，可能与内分泌因素和精神因素有关。

（八）精神性呕吐

精神性呕吐常见于年轻女性，有较明显的精神心理障碍，包括神经性呕吐、神经性厌食和神经性多食。其特点为呕吐发作与精神受刺激密切相关。呕吐常发生于进食开始或进食结束时，无恶心，呕吐不费力，呕吐物不多，常为食物或黏液，吐毕又可进食，患者可自我控制或诱发呕吐。除少数神经性厌食者因惧怕或拒绝进食可有极度消瘦和营养不良、闭经外，许多神经性呕吐患者食欲及营养状态基本正常。有时患者甚至多食导致营养过剩。

（九）内耳前庭疾病

内耳前庭疾病所致恶心、呕吐的特点是呕吐突然发作，较剧烈，有时呈喷射状，多伴眩晕、头痛、耳鸣、听力下降等。常见疾病有晕动症、迷路炎和梅尼埃病等。

晕动症主要临床表现为头晕、恶心、呕吐等。恶心常较明显，呕吐常于头晕后发生，多呈喷射状，并伴上腹部不适、出冷汗、面色苍白、流涎等。晕动症的发生机制尚不清楚，可能是由于某些因素刺激内耳前庭部，反射性引起呕吐中枢兴奋所致。迷路炎是急慢性中耳炎的常见并发症，主要临床表现除了恶心、呕吐外，还伴有发作性眩晕、眼球震颤等。梅尼埃病最突出的临床表现为发作性旋转性眩晕，伴恶心、呕吐、耳鸣、耳聋、眼球震颤等。呕吐常于眩晕后发生，可呈喷射状，伴恶心、呕吐后眩晕无明显减轻。

（刘微姣）

第二章 心电图检查

第一节 期前收缩

一、房性期前收缩

在窦性激动尚未发出之前，心房异位起搏点提前发生 1 次激动引起心脏除极，称为房性期前收缩。

（一）房性期前收缩心电图改变的原理

由于房性期前收缩使心房除极的顺序发生改变，所以形成的 P 波大小、形态与窦性 P 波不同，称为P′波。引发房性期前收缩的异位起搏点可以位于心房的任意位置，当异位起搏点靠近窦房结时（图 2-1A），P′波形态与窦性 P 波极为相似；当异位起搏点位于心房下部并靠近房室交界区时（图 2-1B），则会导致Ⅱ、Ⅲ和 aVF 导联的 P′波倒置，aVR 导联 P′波直立，即逆行性 P′波。当异位起搏点位于左心房时（图 2-1C），提前发生的 P′波在左心导联倒置。当 P′波发生于心室的舒张早期时，常叠加于前面的 T 波上，使 T 波形态改变。

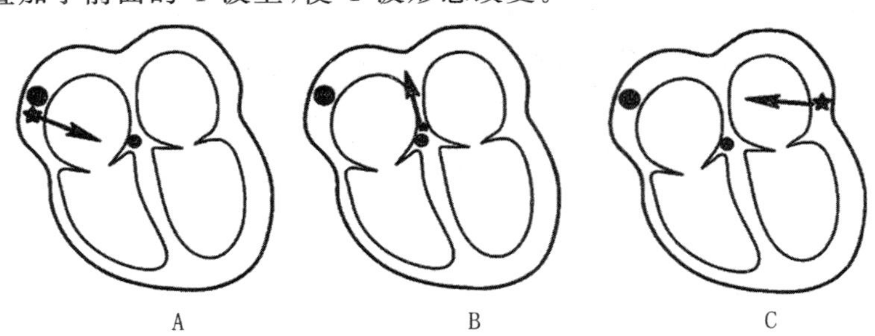

图 2-1　房性期前收缩的异位起搏点

A.靠近窦房结的异位起搏点引发的心房除极向量，方向也是自右上到左下；B.靠近房室结的异位起搏点引发的心房除极向量，方向为自下到上；C.位于左心房的异位起搏点引发的心房除极向量，方向为自左到右

房性期前收缩激动心室的顺序与窦性激动相同，所以其后的 QRS 波群正常。

当房性期前收缩的冲动逆传侵入窦房结时，会使窦房结节律重整，使其提前释放下一次激动，产生不完全性代偿间歇。不完全性代偿间歇是指房性期前收缩前后两个窦性 P 波的间距小于正常 P-P 间期的 2 倍。在很少的情况下，房性期前收缩的冲动不能逆传侵入窦房结，也就不会使窦房结节律重整，因此产生完全性代偿间歇，表现为房性期前收缩前后两个窦性 P 波的间距等于正常 P-P 间期的 2 倍。

（二）房性期前收缩的特点

房性期前收缩心电图表现见图 2-2。

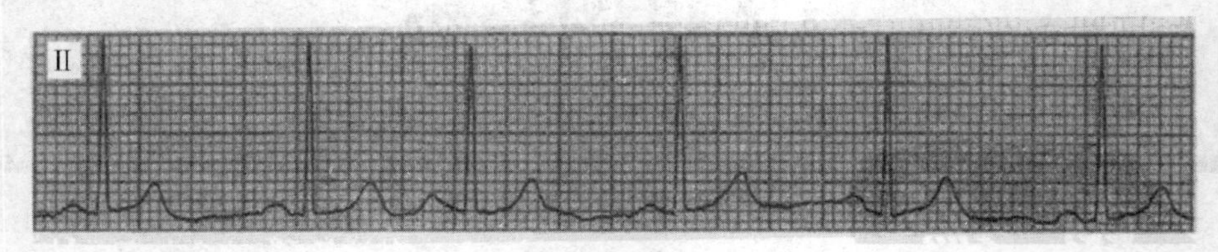

图 2-2　房性期前收缩

第 3 个 P′波提前出现，P′波形态和窦性 P 波不同，QRS 波群正常，P′-R 间期 0.16 秒，代偿间歇不完全，为房性期前收缩

（1）提前出现的 P′波，P′波形态和窦性 P 波不同，QRS 波群正常。

（2）P′-R 间期≥0.12 秒。

（3）常有不完全性代偿间歇。

（三）房性期前收缩时常见的各种干扰现象

激动在心肌组织里传导过程中，如恰逢某部位处于前一次激动的绝对不应期里，则不能下传或使之激动；如恰逢相对不应期里，则在该部位传导变慢，这种现象称为“干扰”，它属于生理性传导阻滞。

1.干扰性 P′-R 间期延长

出现在 T 波降支的房性期前收缩，由于此时房室交界区还处于相对不应期，传导速度减慢，故 P′-R 间期延长，>0.20 秒（图 2-3）。

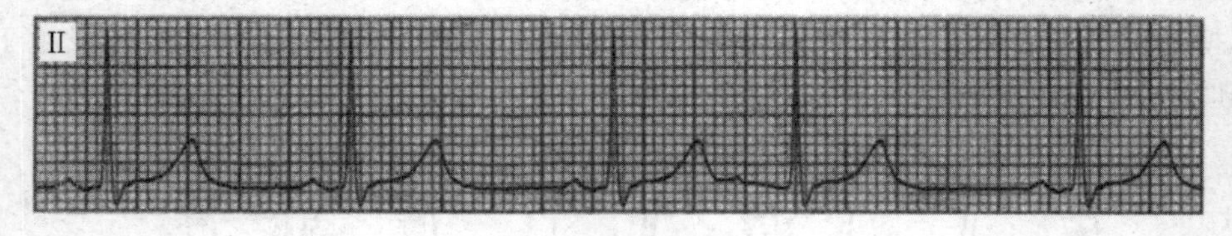

图 2-3　干扰性 P′-R 间期延长

第 4 个 P′波提前出现，P′波与 T 波降支紧密相连，且形态和窦性 P 波不同，QRS 波群正常，P′-R 间期 0.22 秒，代偿间歇不完全，为房性期前收缩伴干扰性 P′-R 间期延长

2.房性期前收缩伴室内差异性传导

此种房性期前收缩下传到心室时，由于左右束支不应期不一致，其中一支尚处于不应期里，故只能沿一侧束支下传，使 QRS 波群呈束支传导阻滞图形。

房性期前收缩时出现差异性传导现象的机制是右束支的不应期比左束支稍长，当提前发生的激动传到左右束支时，就有可能落在右束支的不应期里，只能靠左束支下传激动心室，就好像发生了右束支传导阻滞，所以此时心电图呈右束支传导阻滞图形（图 2-4）。而当左束支的不应期病理性延长时，期前收缩就可能落在左束支的相对不应期里，只能靠右束支下传激动心室，就好像发生了左束支传导阻滞，所以此时心电图呈左束支传导阻滞图形。

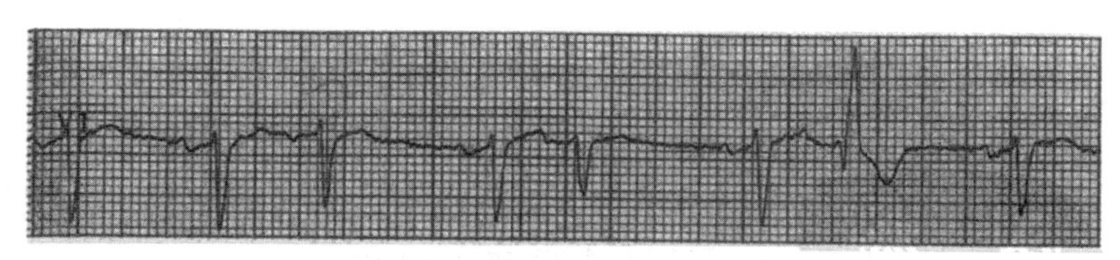

图 2-4 房性期前收缩伴室内差异性传导

第 3、5、7 个 P′波提前出现，P′波形态和窦性 P 波不同，P′-R 间期 0.14 秒，为房性期前收缩。其中第 3、5 个期前收缩的 QRS 波群与窦性略有不同，第 7 个 QRS 波群呈右束支传导阻滞图形，为房性期前收缩伴室内差异性传导

3.房性期前收缩未下传

出现于 T 波波峰前的房性期前收缩，由于此时房室交界区处于绝对不应期，激动不能下传，P′波后不能形成 QRS-T 波，称之为房性期前收缩未下传(图 2-5)。

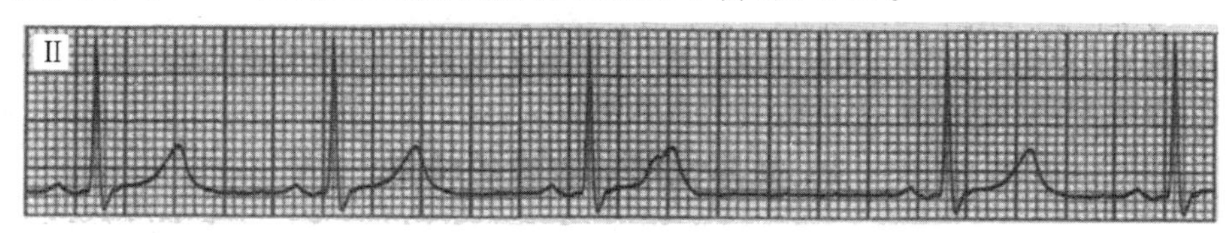

图 2-5 房性期前收缩未下传

第 3 个 T 波的波峰前可见一提前出现的 P′波，使 T 波形态发生改变，P′波后未形成 QRS-T 波，为房性期前收缩未下传

二、交界性期前收缩

在窦性激动尚未发出之前，房室交界区提前发生的一次激动称为交界性期前收缩。

(一)交界性期前收缩心电图改变的原理

交界性期前收缩时，虽然起搏点位置变了，但是下传到心室的路径并没有变，仍是经希氏束和左右束支下传到心室，故其 QRS 波群形态与窦性心律的相同。异位起搏点的激动既可向下传到心室，产生 QRS 波群，又可向上逆行传到心房，产生逆行性 P′波。如果异位起搏点位于房室交界区内比较靠上的部位，则向下传导需要的时间比向上逆行传导需要的时间长，逆行性 P′波将位于 QRS 波群之前；反之，如果异位起搏点位于房室交界区内比较靠下的部位，则向下传导需要的时间比向上逆行传导需要的时间短，逆行性 P′波将位于 QRS 波群之后；如果向下传导和向上逆行传导需要的时间相同，则逆行性 P′波重叠于 QRS 波群之中不可见。

交界性期前收缩后的代偿间歇多是完全的，因为交界性期前收缩向上逆传到窦房结时，窦房结往往已经刚发生了一次激动，尚处于绝对不应期里，故逆行激动未能侵入窦房结，也就不会导致窦房结的节律重整，因此呈完全性代偿间歇。

(二)交界性期前收缩的特点

交界性期前收缩特点如下。

(1)提前出现的 QRS-T 波群，其前无窦性 P 波，QRS 波群正常。

(2)P′波呈逆行性，可出现在 QRS 波群之前、之中或之后，出现在 QRS 波群之前者，其P′-R 间期<0.12 秒(图 2-6)；出现在 QRS 波群之后者，R-P′间期<0.20 秒(图 2-7)；出现在 QRS 波群之中者，P′波与 QRS 波群融合不可见，但可导致 QRS 波群出现顿挫。

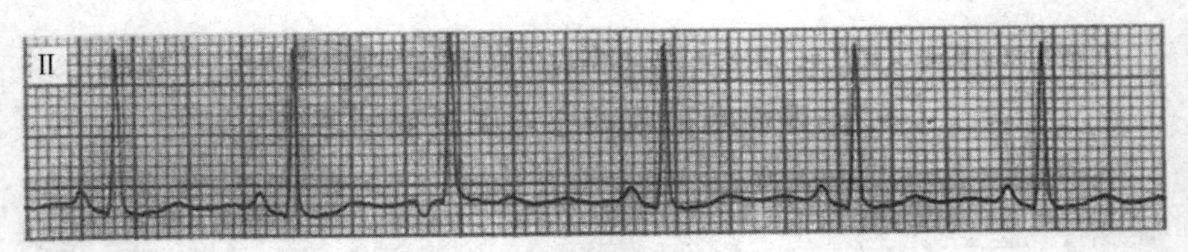

图 2-6　逆行性 P′波在 QRS 波前

第 3 个 QRS-T 波群提前出现，其前有逆行性 P′波，P′-R 间期 0.10 秒，QRS 波群正常，代偿间歇完全，为交界性期前收缩

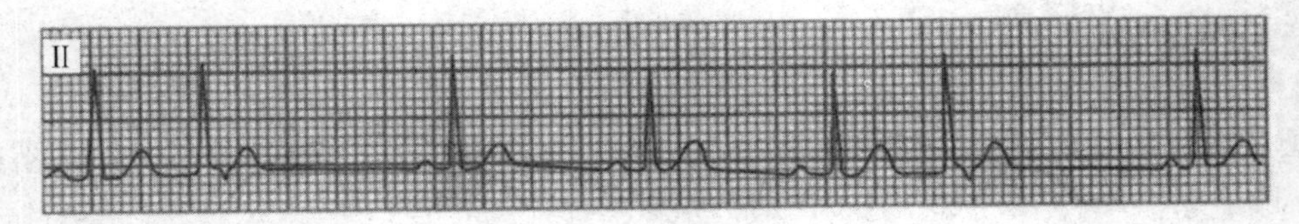

图 2-7　逆行性 P′波在 QRS 波后

第 2、6 个 QRS-T 波群提前出现，QRS 波群后有逆行性 P′波，R-P′间期 <0.20 秒，QRS 波群正常，代偿间歇完全，为交界性期前收缩

(3)常伴有完全性代偿间歇。

三、室性期前收缩

在窦性激动尚未到达心室之前，心室中某一异位起搏点提前发生激动引起心室除极，称为室性期前收缩。

(一)室性期前收缩心电图改变的原理

室性期前收缩的激动起源于浦肯野纤维或心室肌细胞，沿心室肌传导，心室的除极过程与正常的除极过程大不相同(图 2-8)，两个心室不再同时除极，而是一前一后除极，且传导速度很慢，因而 QRS 波群宽大畸形。由于除极进行缓慢，常持续到复极开始，故 ST 段常缩短甚至消失。除极速度变慢还可导致复极从首先除极处开始，使 T 波较大且与 QRS 主波方向相反，为继发性 T 波改变。

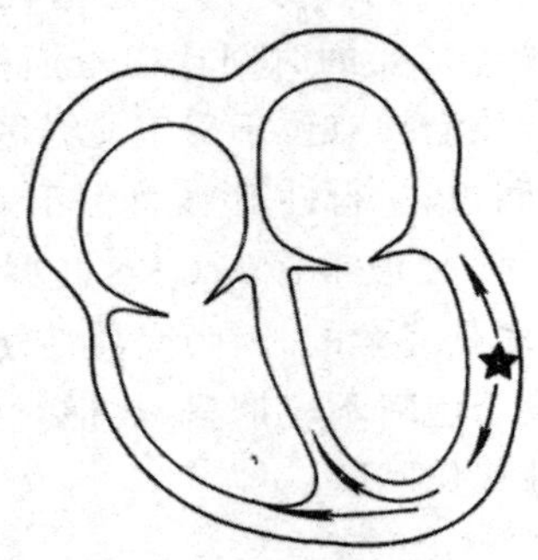

图 2-8　室性异位激动

★代表心室的异位起搏点室性期前收缩特点

由于室性期前收缩的激动起源于心室，与心房激动无关，所以 QRS 波群前无相关 P 波，但舒张晚期出现的室性期前收缩，可以晚到窦性 P 波已经出现，两者一前一后，巧合到一起，但P 波并不提前出现，且该 P 波与 QRS 波群无关。室性期前收缩的异位激动距窦房结较远，所以大多

不能逆传侵入窦房结，不能重整窦房结的节律，故室性期前收缩后多伴有完全性代偿间歇。

(二)室性期前收缩的特点

室性期前收缩特点见图 2-9。

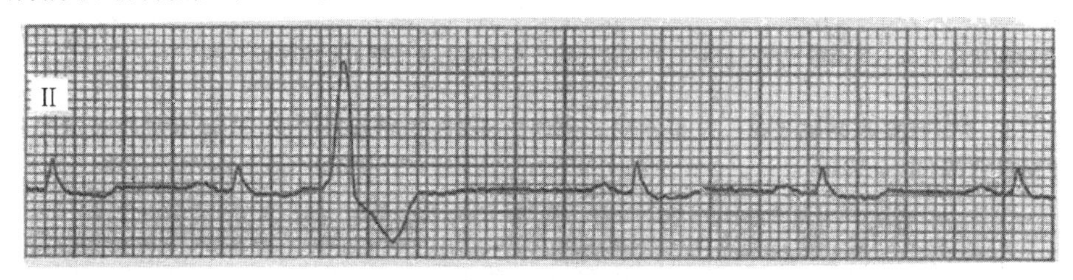

图 2-9　室性期前收缩

第 3 个 QRS 波群提前出现，宽大畸形，QRS 时限 0.14 秒，T 波与 QRS 主波方向相反，QRS 波群前无相关 P 波，代偿间歇完全，为室性期前收缩

(1)提前出现宽大畸形的 QRS 波群，时限通常＞0.12 秒，T 波与 QRS 主波方向相反。

(2)QRS 波群前无相关 P′波。

(3)多有完全性代偿间歇。

(三)室性期前收缩的分类

根据室性期前收缩的联律间期和 QRS 波群形态的不同，室性期前收缩可分为单源性、多源性、多形性室性期前收缩及并行心律 4 类。联律间期是指期前收缩前的 QRS 波群的起点到室性期前收缩的起点之间的时距。

1.单源性室性期前收缩

单源性室性期前收缩是指在同一导联上 QRS 波群形态相同，且联律间期固定的室性期前收缩(图 2-10)。

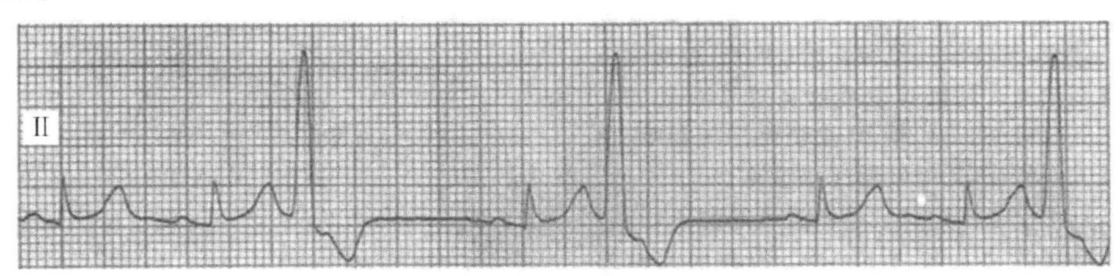

图 2-10　单源性室性期前收缩

第 3、5、8 个心搏为室性期前收缩，它们的 QRS 波群形态相同，联律间期都是 0.40 秒，为单源性室性期前收缩

2.室性期前收缩并行心律

室性期前收缩并行心律是指在同一导联上 QRS 波群形态相同，但联律间期不固定的室性期前收缩(图 2-11)。

3.多形性室性期前收缩

多形性室性期前收缩是指在同一导联上 QRS 波群形态不同，但联律间期固定的室性期前收缩(图 2-12)。

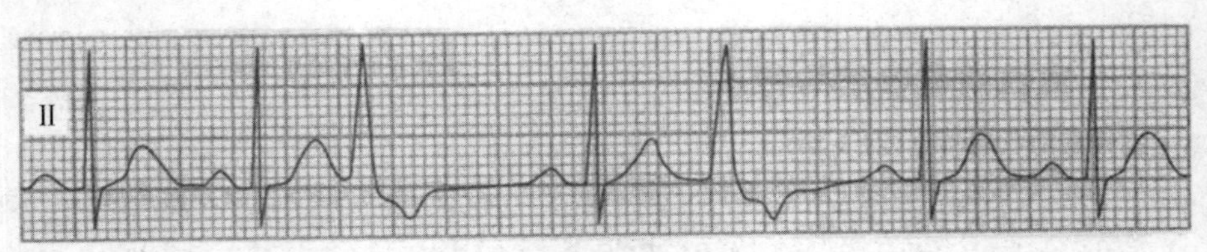

图 2-11　室性期前收缩并行心律

第 3、5 个心搏为室性期前收缩，它们的 QRS 波群形态相同，但联律间期不同，前面的室性期前收缩的联律间期是 0.38 秒，后面的室性期前收缩的联律间期是 0.48 秒，为室性期前收缩并行心律

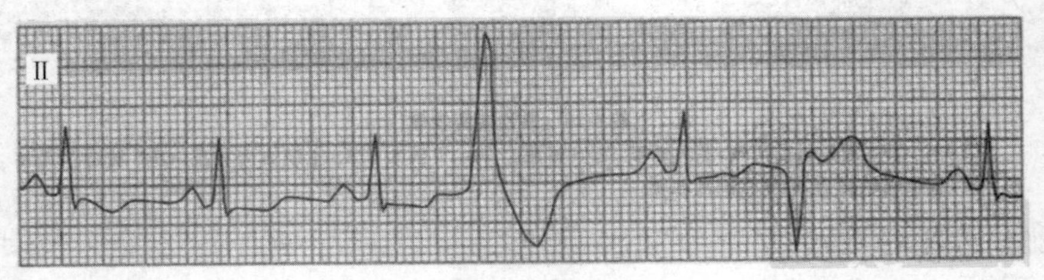

图 2-12　多形性室性期前收缩

第 4、6 个心搏为室性期前收缩，它们的 QRS 波群形态不同，但联律间期都是 0.50 秒，为多形性室性期前收缩

4.多源性室性期前收缩

多源性室性期前收缩是指在同一导联上 QRS 波群形态不同，联律间期也不固定的室性期前收缩(图 2-13)。

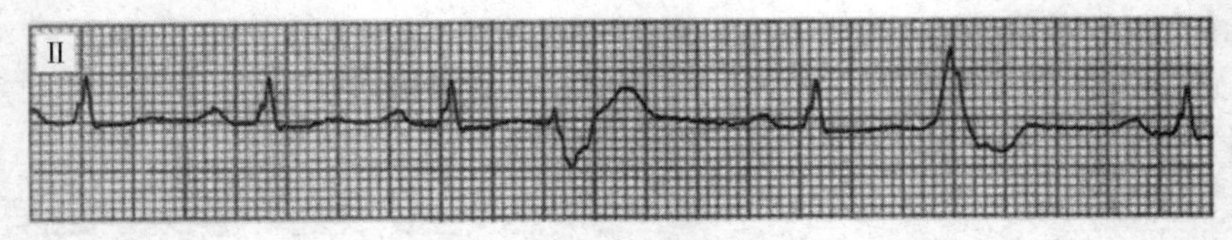

图 2-13　多源性室性期前收缩

第 4、6 个心搏为室性期前收缩，它们的 QRS 波群形态不同，前面的室性期前收缩的联律间期是 0.42 秒，后面的室性期前收缩的联律间期是 0.50 秒，为多源性室性期前收缩

(四)室性期前收缩的联律与连发

一个窦性搏动之后紧跟一个室性期前收缩，当这种情况连续出现 3 组或 3 组以上时，称为室性期前收缩二联律(图 2-14)；同理，当每两个窦性搏动之后紧跟一个室性期前收缩且连续出现 3 组或 3 组以上时，称为室性期前收缩三联律(图 2-15)，依此类推。室性期前收缩可以连续发生，两个室性期前收缩连续出现时，称为成对室性期前收缩(图 2-16)，3 个或 3 个以上室性期前收缩连续发生时，则称为短阵室性心动过速(图 2-17)。

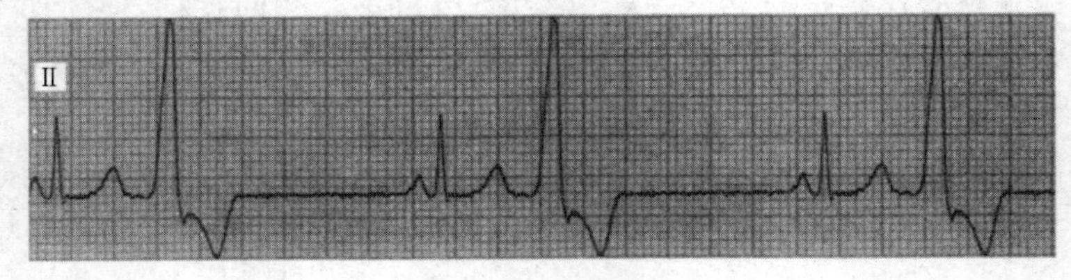

图 2-14　室性期前收缩二联律

第 2、4、6 个心搏为室性期前收缩，可见每个窦性搏动之后都跟着一个室性期前收缩，连续出现了 3 组，为室性期前收缩二联律

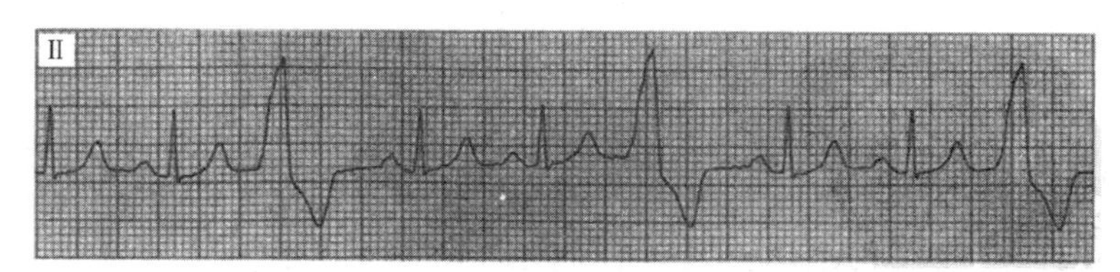

图 2-15　室性期前收缩三联律

第 3、6、9 个心搏为室性期前收缩，可见每两个窦性搏动之后都跟着一个室性期前收缩，连续出现了 3 组，为室性期前收缩三联律

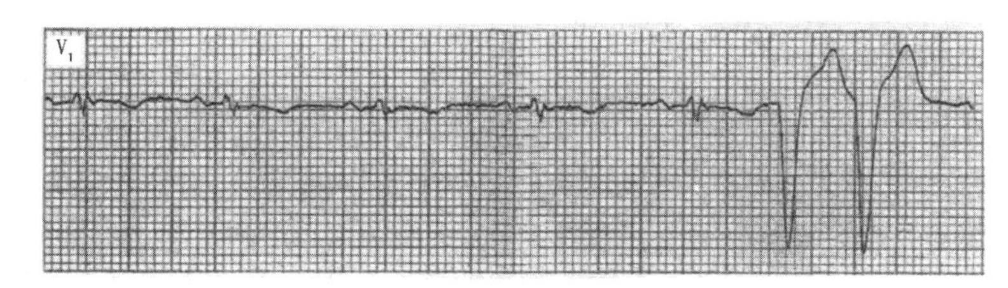

图 2-16　成对室性期前收缩

最后面的两个心搏为室性期前收缩，两个室性期前收缩连续出现，为成对室性期前收缩

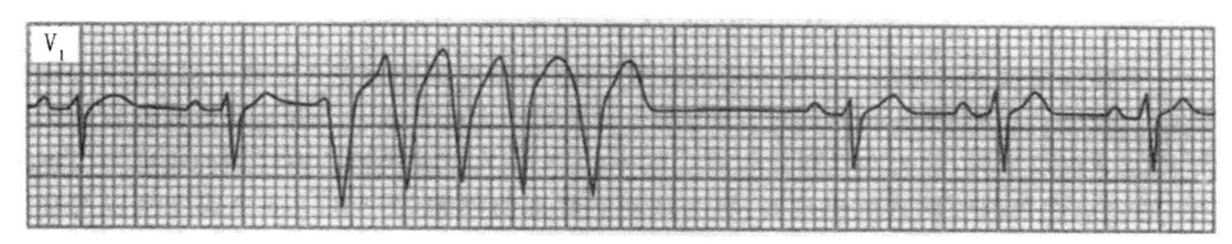

图 2-17　短阵室性心动过速

5 个室性期前收缩连续发生，为短阵室性心动过速

(五)R-on-T 室性期前收缩

当室性期前收缩发生较早时，其 R 波可落在前一个心搏的 T 波波峰上，称为 R-on-T 室性期前收缩。由于室性期前收缩出现得较早，正处于心室肌的易颤期，所以容易引发尖端扭转型室性心动过速或心室颤动(图 2-18)。

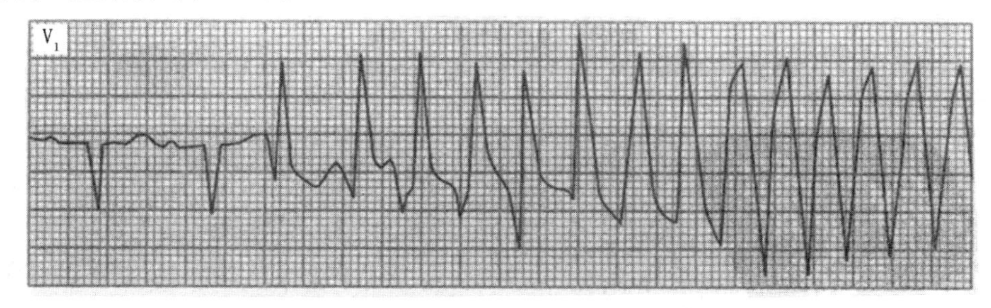

图 2-18　R-on-T 室性期前收缩引发尖端扭转型室性心动过速

第 1、2 个心搏为窦性搏动，第 3 个心搏为室性期前收缩，室性期前收缩落在了前一个心搏的 T 波波峰上，从而引发了尖端扭转型室性心动过速

(六)插入性室性期前收缩

插入性室性期前收缩常出现在基础心率较慢而联律间期较短时，其心电图表现：两个窦性 P-QRS-T 波群之间出现一个宽大畸形的 QRS-T 波群，其后无代偿间歇，且前后两个窦性心搏之

间的时距为一个窦性心动周期(图 2-19)。这种室性期前收缩位于两个窦性搏动之间,故称之为"插入性室性期前收缩",也称"间位性室性期前收缩"。

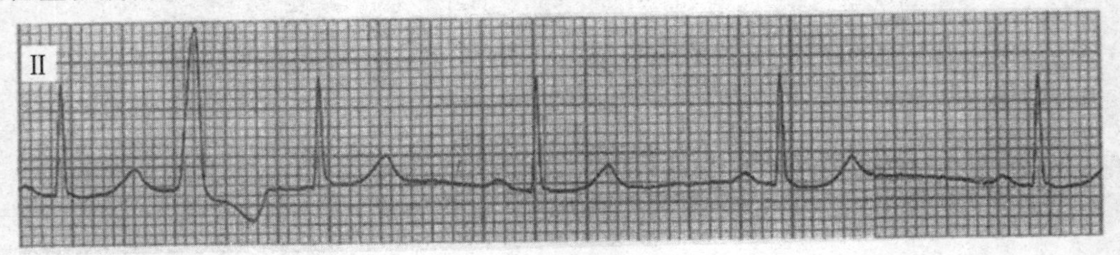

图 2-19 插入性室性期前收缩

第 2 个心搏为室性期前收缩,出现在两个窦性 P-QRS-T 波群之间,其后无代偿间歇,且其前后两个窦性心搏之间的时距正好为一个窦性心动周期,为插入性室性期前收缩

(张 辉)

第二节 窄型 QRS 波心动过速

一、伴有快速心室率的心房颤动

如心室率不很快,则大多数心房颤动完全不规则的心律容易在床边被识别,也容易在心电图上看到f 波(图 2-20)。但是如果心室率极快,则可能不容易识别其心律的不规则性和心电图上的 f 波(图 2-21)。

如果心脏无结构异常,且心室率得到满意控制,慢性心房颤动患者有时可数十年良好地耐受心房颤动。但快速型心房颤动(平均心室率>100 次/分),尤其发生于严重器质性心脏病的患者,如严重二尖瓣狭窄、心力衰竭或不稳定型心绞痛等患者,则可导致严重后果,甚或危及患者的生命。

二、心房扑动

1∶1 房室传导的心房扑动少见(常见于有房室旁道或药物治疗不当时),但一旦发生可导致250～300 次/分的心室率,而引起严重症状。当临床上遇到心室率≥250 次/分的室上性心动过速时,应首先想到 1∶1 房室传导的心房扑动,其次应考虑为逆向性房室折返性心动过速。

2∶1 房室传导的心房扑动临床常见,有时诊断也较困难。容易诊断的情况见图 2-22,较难诊断的病例见图 2-23。有人认为不典型 2∶1 房室传导的心房扑动的被识别靠的是医师经验与感觉,而不是"视觉"。当见到心室率在 150 次/分左右(135～165 次/分)的窄 QRS 波心动过速时应首先排除心房扑动的可能;心室率 150 次/分左右的宽 QRS 波心动过速亦应排除 2∶1 房室传导的心房扑动,见图 2-22、图 2-23。

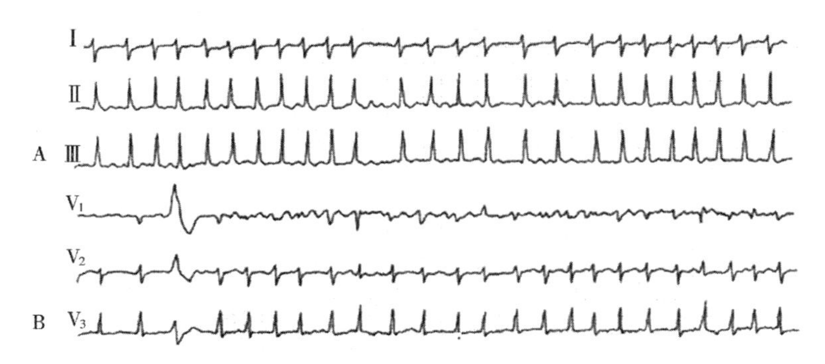

图 2-20　两例具有快速心室率的心房颤动

两例心房颤动，具有快速心室率(160 次/分左右)。f 波在 A 图 II 导联最清楚，在 B 图 V_1 导联最清楚。B 图中的第三个 QRS 波群为左心室源性期前收缩

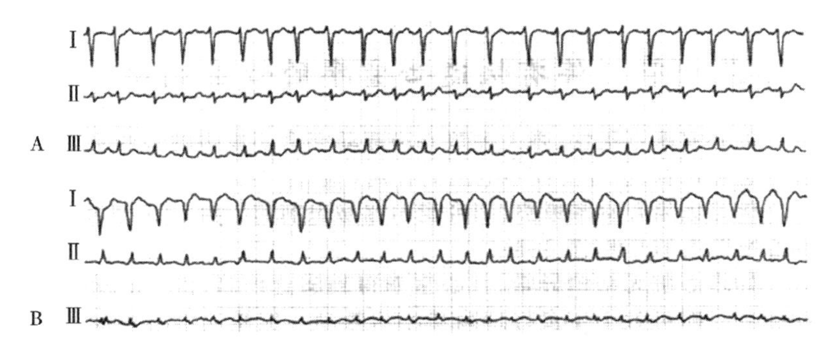

图 2-21　另两例房颤患者心电图(房颤波不明显)

两例心房颤动，具有快速心室率(图 A 心室率约 150 次/分，图 B 心室率约 170 次/分)。各导联看不到 f 波，心律完全不规整为诊断心房颤动的依据。此两例说明，f 波不是诊断心房颤动的必需心电图表现，各导联无 P 波，R-R 间期完全不等是诊断心房颤动的可靠依据

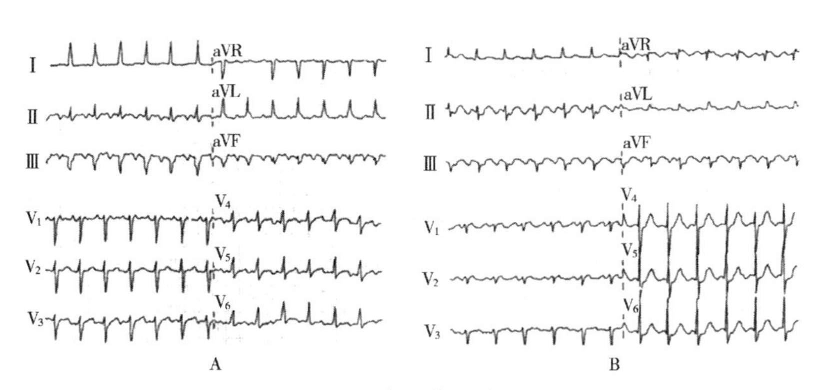

图 2-22　2∶1 房室传导的心房扑动

A 图心房扑动波(F 波)在 V_1 导联最为清楚，在其他各个导联上也可见到或高度怀疑有 F 波，但在 I 导联很难肯定有无 F 波。B 图锯齿状扑动波(F 波)在 II、III、aVF 和 V_1 导联最清楚(与 A 图是两例不同患者)

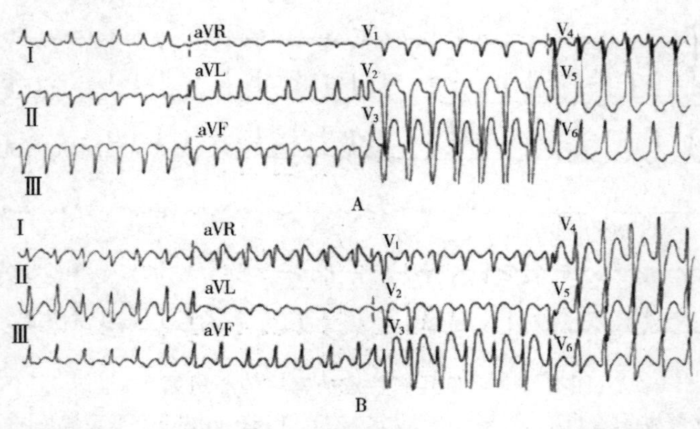

图 2-23　心房扑动波不明显的 2∶1 房室传导之心房扑动

两例 2∶1 房室传导的心房扑动。A 图的心室率为 160 次/分，B 图的心室率为 155 次/分。对在此范围的心室率的窄 QRS 波心动过速，应高度警惕心房扑动的可能性。这两例患者的 12 导联心电图的任一导联都不易清楚分辨出 F 波

诊断 2∶1 心房扑动的主要困难在于扑动波（F 波）常重叠或埋藏于 QRS 波或 T 波中，而不易识别。尽管 F 波常在Ⅱ、Ⅲ、aVF 和 V_1 导联最清楚，但有时并非如此，可能 F 波仅在某一导联清晰可见，而在所有其他导联却难以识别，因此，同步记录与全面分析 12 导联心电图十分重要。

Bix 规则，可能有助于 2∶1 心房扑动的诊断，即只要见到心动过速的“P”波恰巧在两个 QRS 波群之间，就应高度警惕另一“P”波埋藏于 QRS 波群之内[注：“P”代表心房扑动波（F 波）]。

三、顺向性房室折返性心动过速

顺向性房室折返性心动过速（O-AVRT）时的折返环路是经正常房室交界区下传心室，经房室旁路逆传心房。此为 W-P-W 综合征或有隐匿性房室旁路患者最常见的窄 QRS 波心动过速类型。它需与房室结折返性心动过速鉴别（图 2-24、图 2-25）。识别房室折返性心动过速的要点是 P 波位于 ST 段上，与 QRS 波是分离的。如果心动过速时Ⅰ与 aVL 导联的 P 波倒置，可判断房室旁路位于左侧。房室折返性心动过速的频率大多比房室结折返性心动过速频率要快些，前者快于 200 次/分者要多些，但两种心动过速的心率范围有很大重叠性，故心率快慢对鉴别二者的意义不大。QRS 波群的电压交替现象亦更常见于房室折返性心动过速，但电压交替是一种心率相关现象（心率越快，越易发生），并不是房室折返性心动过速特有的心电图表现。

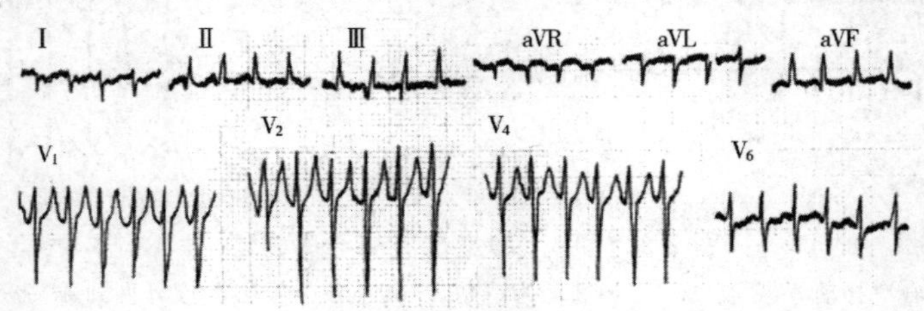

图 2-24　顺向性房室折返性心动过速

顺向性房室折返性心动过速。图示心室率 255 次/分。逆传的 P′波与 QRS 波群明显分开，位于 ST 段上，在肢体导联最为清楚。Ⅰ与 aVL 导联之 P′波倒置，表明房室旁路位于左侧

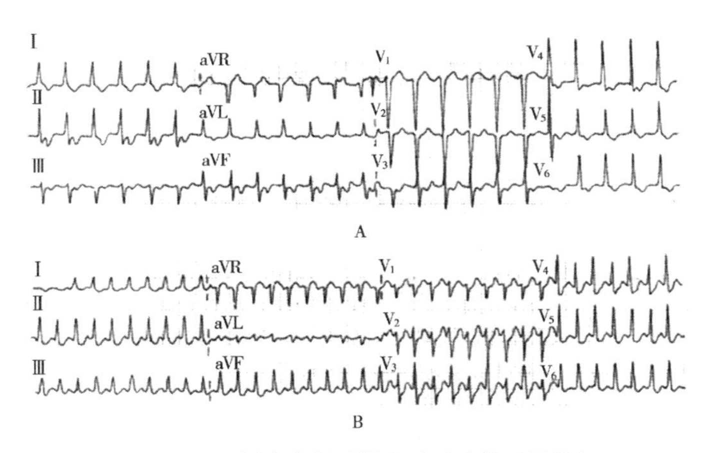

图 2-25 两例房室折返性心动过速的不同特征

两例顺向性房室折返性心动过速。A 图心室率 152 次/分，逆传的 P′波在Ⅱ、Ⅲ和 aVF 导联最清楚，与 QRS 波群间有明显距离。B 图心室率 230 次/分，可见 QRS 波群呈电压交替，在胸前导联，尤其 V_3 最为清楚

顺向性房室折返性心动过速的心电图相对特征是在发生室内差异性传导时心率可能减慢，即慢于无室内差异传导时的心率(图 2-26)。若房室旁路的位置与出现的束支传导阻滞图形在同一侧，如出现左束支传导阻滞型的室内差异性传导时心率减慢，则说明房室旁路位于左侧。但上述表现仅出现在右或左侧游离壁旁道的患者中，而不会出现在间隔部旁道的患者中。

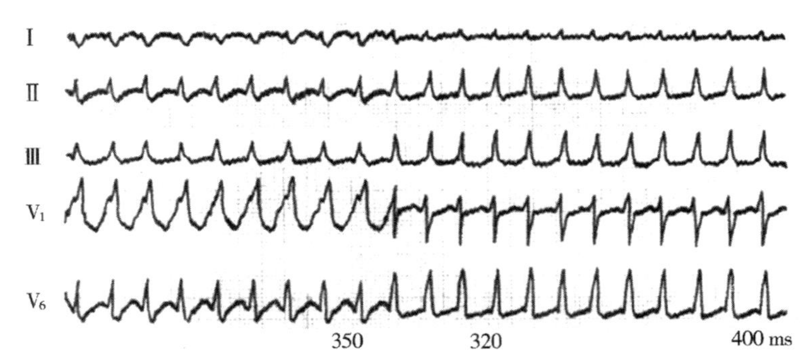

图 2-26 顺向性房室折返性心动过速出现右束支传导阻滞时心动过速频率变慢的机制

顺向性房室折返性心动过速由右束支传导阻滞型转为无束支传导阻滞型，前者周长为 350 毫秒，后者缩短为 320 毫秒，此提示右侧游离壁旁道参与的折返激动。在出现功能性右束支传导阻滞时，室上性激动需先循对侧束支传导，再经室间隔，最后才传至右侧，从而折返环扩大，故传导时间延长，致心动周期延长

四、房性心动过速

(一)心电图特点

1.自律性心动过速和折返性心动过速的鉴别

鉴别自律性心动过速和折返性心动过速的要点包括：①自律性心动过速发作时有心率逐渐加快的过程，即温醒现象。折返性心动过速则无温醒现象。②自律性房性心动过速起始时的 P′波与之后的 P′波形态相同，期前刺激可使自律性房性心动过速的节律重建，而对折返性心动过速而言则可使其终止。

2.房性心动过速

房性心动过速的P′波大多容易分辨，因它位于QRS波群的前方，即大多在R-R间期的后半部，见图2-27～图2-30。

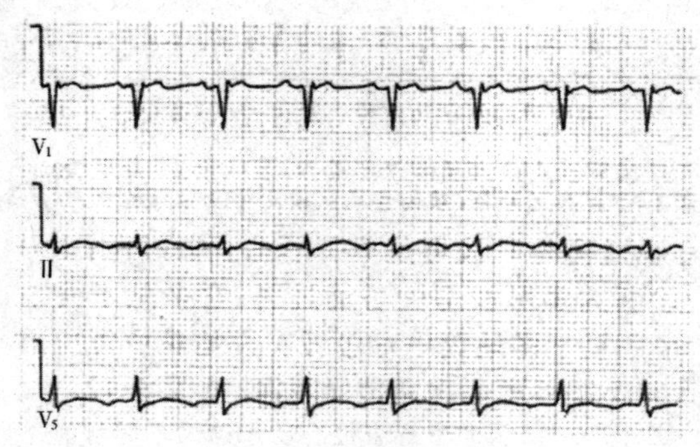

图2-27　房性异位性心动过速

本图为房性异位心动过速。V_1导联P波直立，Ⅱ与V_5导联P波倒置，故为左房起源性房速。注意房室呈2∶1传导，心房率214次/分

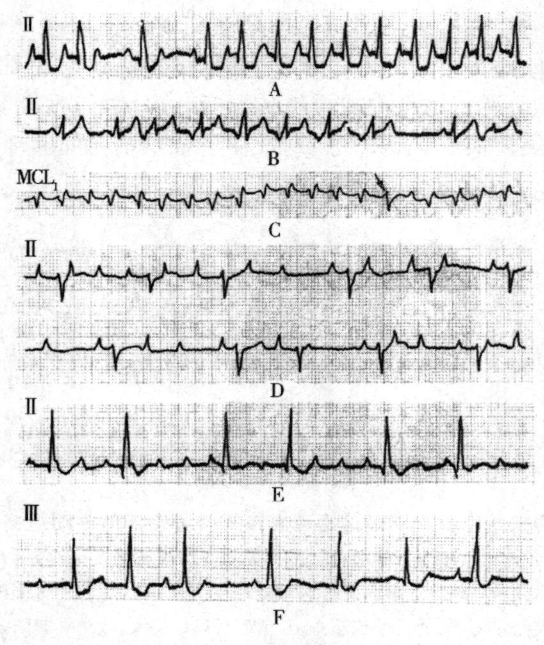

图2-28　异位性房性心动过速

异位性房性心动过速心电图表现：A.心动过速伴有房室传导阻滞，此可除外顺向性房室折返性心动过速，且房室结折返性心动过速的可能性亦很小。并且P波显然不是逆传的，因Ⅱ导联P波直立。B.所有P波形态相同，并有温醒现象(心率逐渐增快)。C.心动过速中间插有未下传的心房期前搏动(箭头所示)，它使节律重建。D.多源性房性心动过速。E和F.两例洋地黄中毒患者的房性心动过速伴房室传导阻滞。F.多源性房性心动过速，ST段斜形下降呈现典型的洋地黄效应图形

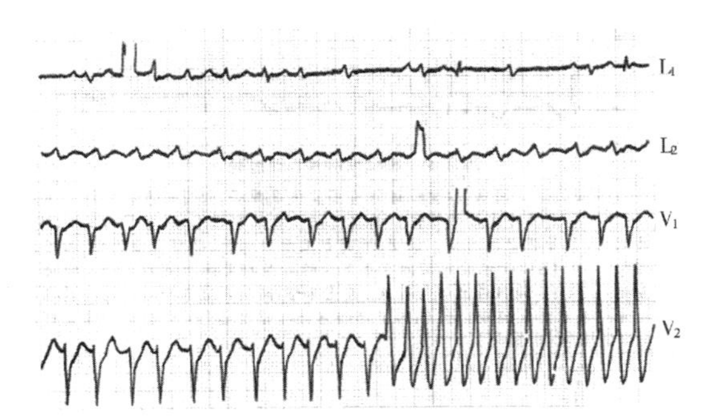

图 2-29　房性期前收缩转化为房性心动过速、心房颤动、心房扑动

本图示房性期前收缩演变为 2∶1 房速传导的房扑(第二条)与房颤(第三条),继之又转变为房室 1∶1 传导之房扑(第四条),此时心室率达 300 次/分

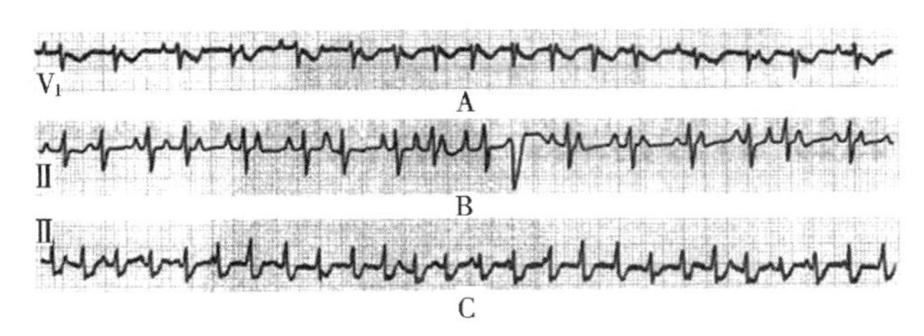

图 2-30　伴房室传导阻滞的房性心动过速

A.伴有房室传导阻滞的房性心动过速。房室传导阻滞的存在可除外顺向性房室折返性心动过速,也极少可能是房室结折返性心动过速。B.多源性房性心动过速。C.异位交界区心动过速。与房性心动过速的不同之处在于偶有房性起搏点发出的冲动夺获心室

房性心动过速的 P′波可呈单一形态或多形性;如果 P′波呈多形性,则应诊断为多形性房性心动过速,它多见于慢性阻塞性肺疾病患者,也可见于洋地黄中毒患者。洋地黄中毒所致的房性心动过速常伴有不同程度的房室传导阻滞。

3.交界性异位性心动过速

交界性异位性心动过速(JET)在心动过速发作时 QRS 波为窄型,为一种特殊型的室上性心动过速。心率多在 110～250 次/分(图 2-31)。本类心动过速心电图有以下特点。

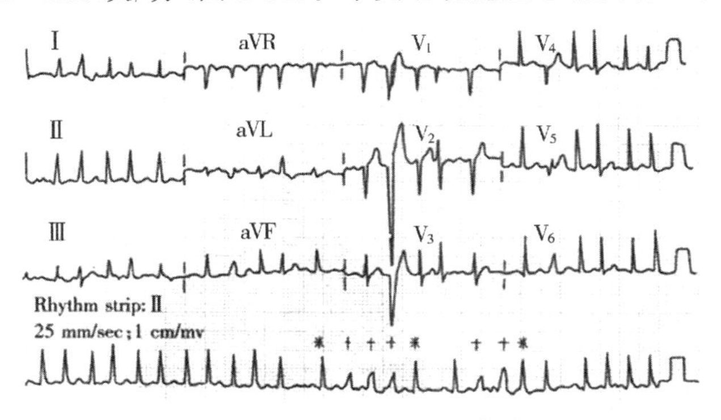

图 2-31　交界性异位性心动过速

一例交界性异位性心动过速发作时的心电图记录。注意心律不规则,且偶有窦性夺获心搏(*)与室内差异性传导(+)。最下一条心电图为Ⅱ导联长联记录

(1)QRS波呈正常窄型,心动过速发作时有温醒现象。

(2)常伴间歇性室房逆传导,即心动过速QRS波后间歇出现逆传P′波。少数有持续性室房逆传者心电图表现酷似房室结折返性心动过速。

(3)大多数病例呈无休止性发作,即间歇性反复发作心动过速,但每阵发作之间可出现几个正常窦性心搏。

(4)有时心动过速发作时心室率极不规则又无明显P波,故会误诊为心房颤动或多源性房速。此时,应记录长联心电图以识别偶发性窦性夺获。

(二)临床意义

自律性房性心动过速患者尤其儿童大多有器质性心脏病,如先天性心脏病尤其是手术治疗后的先心病或心肌病等,但成人患者可能心脏无结构异常,故称为特发性交界性自律性心动过速。但必须指出,由于本型心动过速呈无休止型反复发作的特点,故可诱发心脏扩大与心力衰竭甚或发生晕厥,故一旦诊断后应积极治疗。药物中以胺碘酮联合普罗帕酮治疗较为有效,但因药物之毒性作用常难坚持长期应用。

近年,开展导管射频消融术治疗可使大部分此类患者之心动过速获得根治。Hamdan等报道11例患者中9例在导管消融治疗后获得根治,另一例术后并发三度房室传导阻滞而需使用永久性起搏器以维持一定的心率。

五、房室结折返性心动过速

房室结折返性心动过速为最常见的窄型QRS波心动过速类型之一,本型心动过速发作有自限性,即部分患者在年长后可自行消失的特点。其心电图特征为发作时看不到P′波,或P′波紧靠在QRS波群终末部分,类似于QRS波群的一部分,在V_1导联P′波貌似r′波,形成假性rSr′而与不完全性右束支传导阻滞图形酷似;在Ⅱ、Ⅲ和aVF导联则可产生假性“S”波(图2-32～图2-34)。在比较患者窦性心律与室上速发作时的心电图记录时容易揭示上述表现。

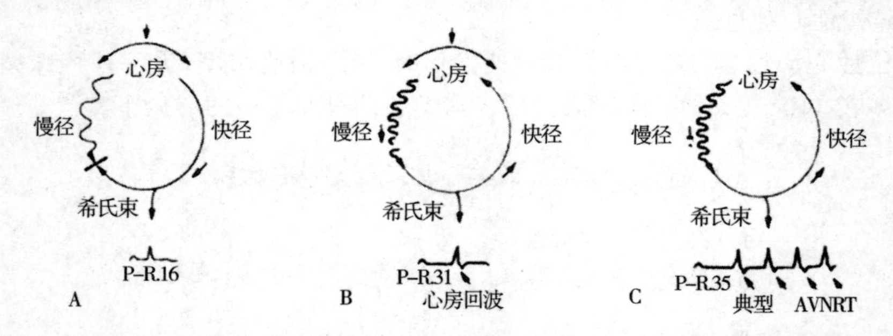

图2-32 常见型房室结折返性心动过速(AVNRT)的电生理机制

A.窦性节律的冲动前向同时传导至快径和慢径。由于希氏束经由快径而激动,因此P-R间期正常。冲动下传到快径远端后又逆向激动慢径,与慢径的前向冲动相撞而抵消。B.由于快径的前向不应期比慢径长,一个适时的房性期前收缩受阻于快径,只能沿慢径下传激动希氏束,因此P-R间期延长。冲动下传至慢径远端时快径已获得足够的时间恢复其兴奋性,因此冲动再次逆向沿快径传导至心房,产生典型的心房回波。心房回波再次兴奋慢径,但慢径此时尚未恢复兴奋性,因而冲动在此处前向受阻。C.配对间期更短的房性期前收缩受阻于快径而沿慢径下传,同时产生心房回波,心房回波能再次前向兴奋慢径,如此周而复始构成持续性AVNRT

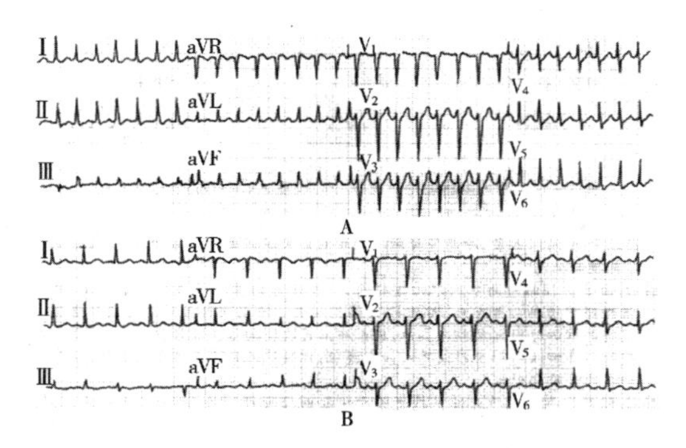

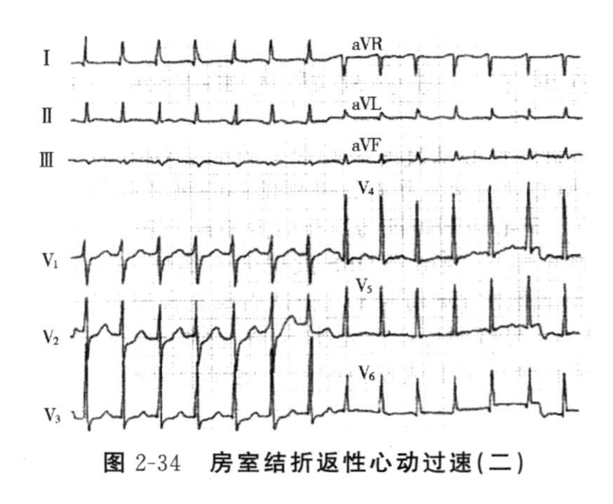

图 2-33　房室结折返性心动过速(一)

A.房室结折返性心动过速，心率 192 次/分。逆传的 P′波紧靠在 QRS 波群，在Ⅱ、Ⅲ和 aVF 导联形成伪 S 波，在 V_1 导联产生假 r 波，使 QRS 波图形类似于不完全性右束支传导阻滞。B.推注维拉帕米 5 mg 后，恢复窦性心律，伪 S 波和假 r 波均消失

图 2-34　房室结折返性心动过速(二)

(张　辉)

第三节　逸搏与逸搏心律

一、逸搏与逸搏心律的心电图表现

(一)房性逸搏与房性逸搏心律

房性逸搏较少见，主要是由于窦性冲动受到抑制，房性起搏点自律性高于窦性起搏点时，便可控制心脏，产生房性逸搏。

1.房性逸搏的心电图特点

房性逸搏的心电图特点见图 2-35。

(1)在一个长间歇后出现一个与窦性 P 波形态不同的 P′波。

(2)P′-R 间期＞0.12 秒或略短于窦性 P-R 间期。

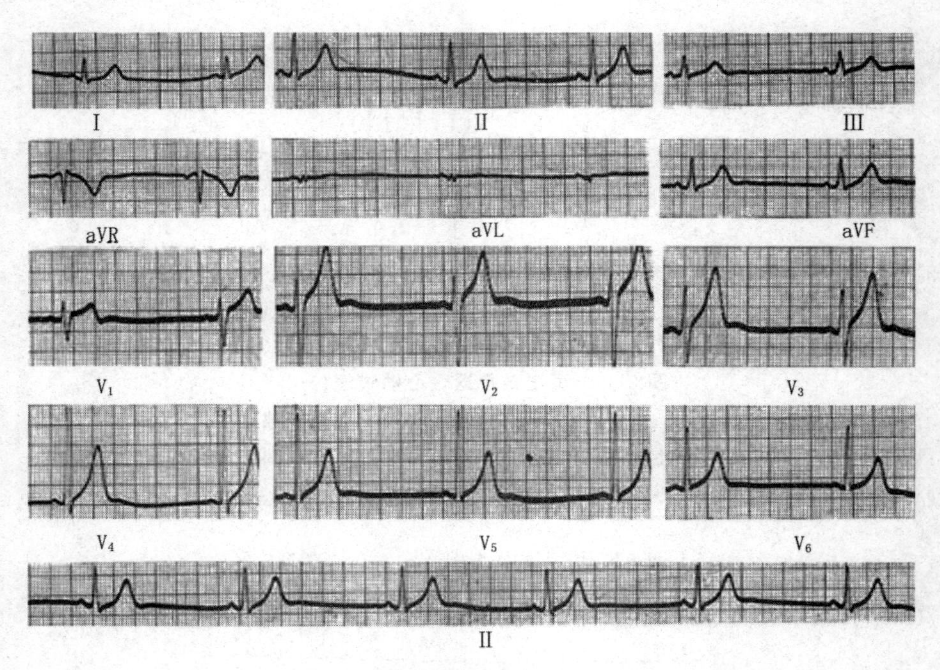

图 2-35　**房性逸搏**

(3)QRS 波群和窦性相同。

2.房性逸搏心律的心电图特点

(1)连续 3 个或 3 个以上的房性逸搏。

(2)其频率 50～60 次/分。

3.房性逸搏和房性逸搏心律的临床意义和治疗

房性逸搏心律是一种少见的被动性异位心律,可以发生于健康人。值得注意的是左房心律多见于器质性心脏病患者,如冠心病、风湿性心脏病、高血压性心脏病、肺心病、先天性心脏病等。所以发生房性逸搏或房性逸搏心律时,应进一步查清原因,针对病因进行治疗。

(二)交界性逸搏和交界性逸搏心律

房室交界性逸搏往往继发于明显的窦性心动过缓、窦性停搏或窦房传导阻滞的长间歇之后。在二度或三度房室传导阻滞时,由于窦房结的冲动不能通过房室交界区到达心室,交界性逸搏亦可发生。在个别期前收缩或某些快速室上性心律失常后,窦房结功能暂时受到抑制,不能发放冲动,使自律性较低的房室交界区取而代之,产生交界性逸搏。

1.交界性逸搏的心电图特点

交界性逸搏的心电图特点见图 2-36。

(1)在一个长间歇之后延缓出现一个 QRS 波群,其形态与窦性相同或略有差别,逸搏间距常固定不变。

(2)P′波为逆行性,逆行 P′波可出现在 QRS 波群之前(P-R 间期<0.12 秒),或在 QRS 波群之后(R-P 间期<0.20 秒)或埋没在 QRS 波群之中(QRS 波前后见不到逆行 P 波)。

2.交界性逸搏心律的心电图特点

交界性逸搏心律的心电图特点见图 2-37。

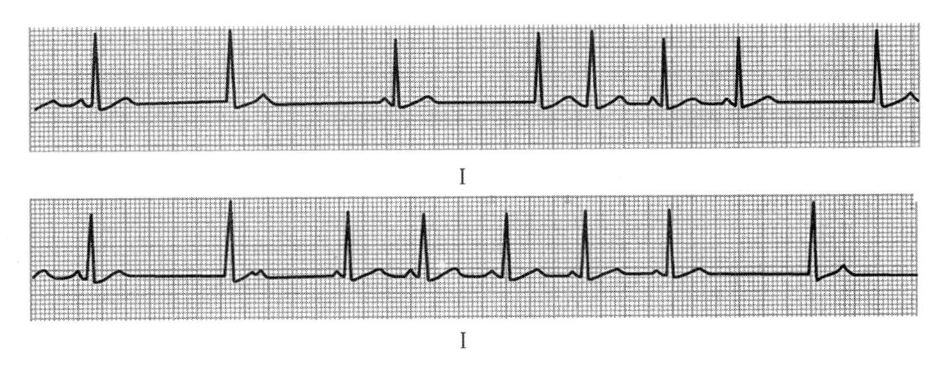

图 2-36 交界性逸搏

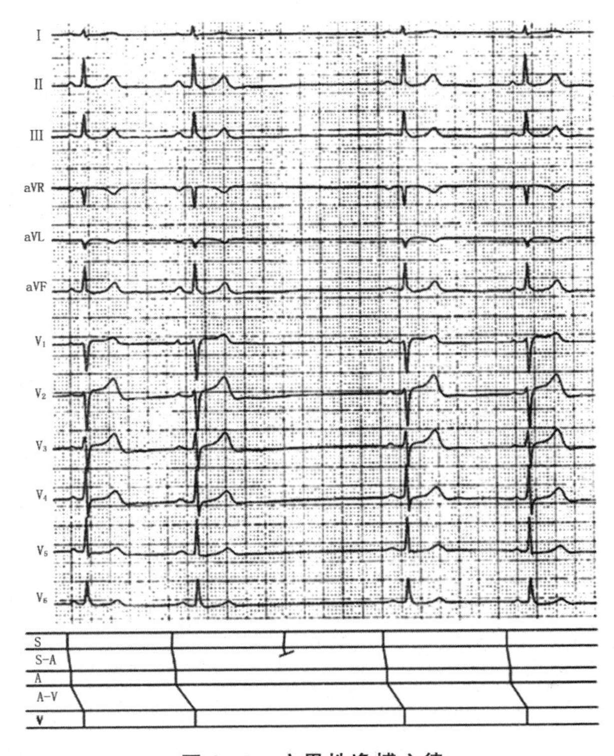

图 2-37 交界性逸搏心律

(1)交界性逸搏连续出现 3 次或 3 次以上,心室节律缓慢匀齐,40～60 次/分。

(2)QRS 波群正常或与窦性稍有差异。

(3)QRS 波群前后可有逆行 P′波或埋于 QRS 波群之中。

3.交界性逸搏和交界性逸搏心律的临床意义和治疗

交界性逸搏和交界性逸搏心律可发生于无心脏病的患者,在窦性心动过缓、窦性心律不齐、迷走神经张力增高者均可发生。但常见于心脏病患者,如炎症损害窦房结、冠状动脉长期供血不足引起窦房结退行性变、心肌病、心肌梗死、心脏手术、电解质紊乱均能出现此种心律。

交界性逸搏和交界性逸搏心律是心脏的一种生理保护机制,它的临床意义取决于原发疾病,其本身无重要意义。一般说来,短暂的交界性逸搏心律无显著的临床意义,持久的交界性逸搏心律多提示心肌损害。对于过缓的逸搏心室率也能引起阿-斯综合征发作，并使心室率难以控制。在治疗上主要针对病因，如药物中毒引起，应立即停药。当逸搏心率较慢，症状明显，可用阿托品、异丙肾上腺素以适当增快心室率。药物治疗无效者可用人工心脏起搏。偶发于窦缓时的交界性逸搏无须治疗。

（三）室性逸搏和室性逸搏心律

当窦房结、心房、房室交界区等起搏点均处于抑制状态，自律性非常低下，或窦房结的冲动不能通过房室交界区而下传时，室性起搏点被动的产生激动，称为室性逸搏。

1.室性逸搏的心电图特点

室性逸搏的心电图特点见图 2-38。

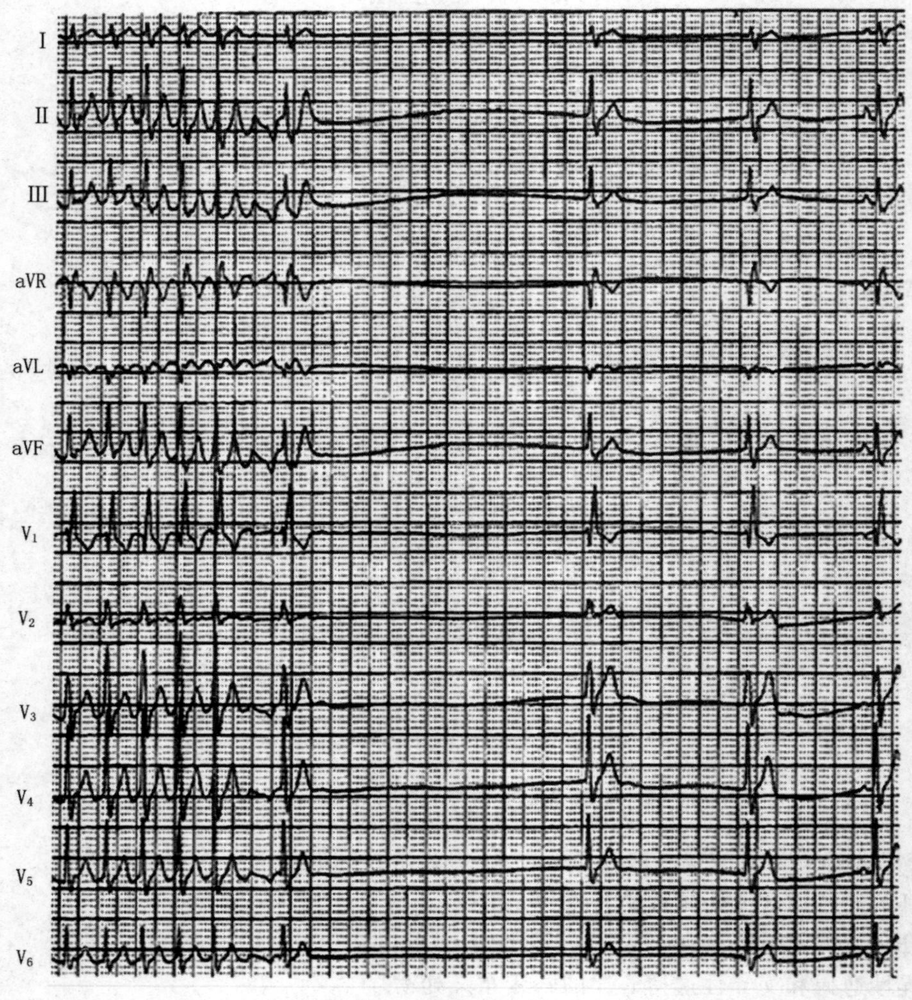

图 2-38　室性逸搏

（1）在一个长间歇后出现一个宽大畸形的 QRS 波群，时限大于或等于 0.12 秒，T 波与主波方向相反。

（2）QRS 波群前无相关 P 波，室性逸搏和窦性激动可形成室性融合波。

2.室性逸搏心律的心电图特点

室性逸搏心律的心电图特点见图 2-39。

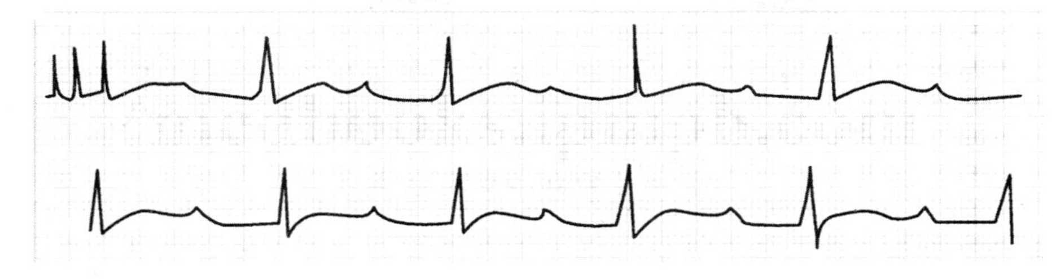

图 2-39　室性逸搏心律

(1)室性逸搏连续出现 3 次或 3 次以上,P 波与 QRS 波群无关。

(2)室率缓慢,常在 20～40 次/分,可见室性融合波。起搏点越低,频率越缓慢,且倾向于节律不齐。

3.室性逸搏和室性逸搏心律的临床意义与治疗

室性逸搏和室性逸搏心律常见于严重心脏病患者,如冠心病、心肌炎、高度或完全性房室传导阻滞。患者缺氧、酸中毒、严重高血钾可以出现此种心律,在心搏骤停恢复期及临终前亦常出现室性逸搏和室性逸搏心律。室性逸搏心律是最严重的心律失常之一,在濒死期心室的频率可极不稳定,常有逐渐减慢的趋势。但正常人过度吸气或屏气,迷走神经兴奋,偶可发生室性逸搏。一些药物中毒也可引起。

二、加速的逸搏心律

当异位节律点的自律性受到某些因素的影响而增高,频率超过窦性心律的频率,则出现加速的逸搏心律,亦称非阵发性心动过速。

加速的逸搏心律频率并不很快,通常为 60～140 次/分,很少超过 140 次/分。由于接近窦性心律的频率,因而两者常发生竞争现象,时而由窦性,时而由异位激动控制心室,可形成完全性或不完全性房室脱节。

加速的逸搏心律发作特点为逐渐发作,终止形式常系缓慢停止。其与窦性搏动之间没有固定的联律间期,故产生的机制与折返无关。加速的逸搏心律在发作间期无期前收缩,且异位起搏点周围不存在保护性传入阻滞,一旦窦性心律的频率超过异位起搏点的频率时,则心脏即为窦性心律所控制。

根据异位起搏点的部位,将加速的异搏心律分为加速的房性、交界性及室性逸搏心律。

(一)加速的房性逸搏心律

由于某些因素影响,心房内异位节律点自律性增高,当其频率超过窦性心律时或窦房结的自律性降低时,便发生加速的房性逸搏心律。

1.心电图特点

加速的房性逸搏心电图特点见图 2-40。

(1)连续 3 次或 3 次以上的 P′波,其形态与窦性不同。

(2)P′波频率 70～140 次/分,节律整齐。

(3)P′-R 间期＞0.12 秒。

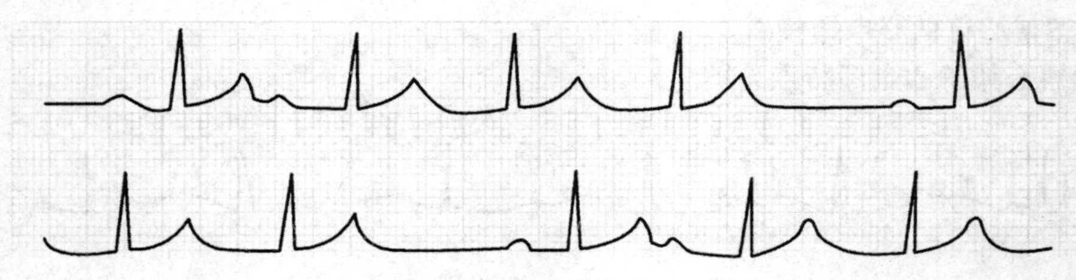

图 2-40　加速的房性逸搏心律

(4)QRS 波群呈室上性。

(5)如异位起搏点为心房下部则呈逆行 P 波,偶尔呈左心房性。

(6)有时并存窦性心律,此时房性与窦性心律间歇出现,形成窦房竞争现象。

2.临床意义与治疗

加速的房性逸搏心律常见于累及心房的器质性心脏病,如风湿性心脏病、慢性肺源性心脏病、冠心病等,亦可见于洋地黄中毒或全身感染。个别病例见于无器质性心脏病患者。

治疗原则仍以病因治疗为主,由于心率无明显增快,对血流动力学无明显影响,故心律失常本身常不需特殊治疗。

(二)加速的交界性逸搏心律

加速的交界性逸搏心律是最常见的自身性心动过速,产生原理较为复杂。其一,当窦房结功能障碍时,交界区则被动地发生逸搏心律,其频率较快时即形成加速的交界性逸搏心律。其二,交界区起搏点自律性增高。其三,自主神经张力的不稳定。其四,期前收缩诱发,在发生室性期前收缩后,室性异位激动可逆性传入房室交界区,不但使交界区提前激动,还可使交界区的自律性暂时增高,稍高于窦性心律,而形成加速的交界性逸搏心律。

1.心电图特征

心电图波形见图 2-41。

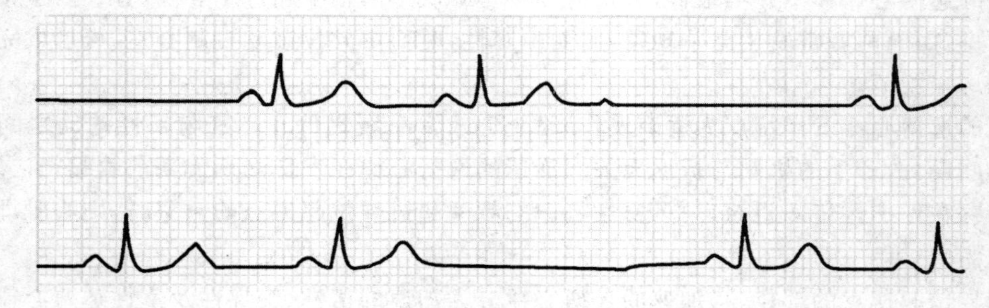

图 2-41　加速的交界性逸搏心律

(1)室率或逆行 P′波频率为 70～130 次/分;QRS 波群时间、形态正常或与窦性 QRS 波群相同,QRS 波群前后可见不到逆行 P 波,QRS 波群前或后可有逆行 P′波;P′-R 间期＜0.12 秒或 R-P′间期＜0.20 秒。

(2)一般情况 R-R 间期匀齐,若有心室夺获或外出阻滞可以不匀齐。

(3)有时,尚有窦性心律与之形成干扰性房室脱节。完全性房室脱节时,R-R 间期匀齐,P-R 间期不固定,P 波在 QRS 波群之前,稍后或隐伏于其中。此时,心房由窦房结控制,心室由交界区节律点控制,心房波与心室波在时间上无关系。

(4)窦性激动常夺获心室，形成不完全性房室脱节，心室夺获的QRS波群提前出现，其前有窦性P波，P-R间期>0.12秒。亦可形成间歇性干扰性房室脱节即窦-交界区竞争现象。

2.临床意义及治疗

加速的交界性逸搏心律几乎总是见于心脏病患者，如冠心病尤其是急性心肌梗死；心肌炎；慢性肺源性心脏病，尤其是合并感染，心力衰竭时；心肌病、高血压性心脏病、细菌性心内膜炎；心脏手术；糖尿病酮症酸中毒、低血钾；洋地黄中毒；极少数见于原因不明者。这些因素均可累及房室交界区组织，引起不同程度的缺血、缺氧、炎症、变性、坏死等病变，引起传导障碍。同时，此区域的自律性增加，在这种基础上，洋地黄中毒更易诱发快速的异位节律。

临床上，通常此种心律失常多为良性心律失常，随着原发病的好转而消失，有时加速的交界性逸搏心律是急性风湿热的唯一心电图表现，随着抗风湿治疗，心律失常亦随即消失。这种心律失常不引起心房或心室颤动。尤其应注意的是心房颤动患者使用洋地黄过程中，出现了非阵发性交界性心动过速常提示洋地黄过量或中毒。

加速的交界性逸搏心律由于频率接近窦性心律，血流动力学变化不大，一般不需要特殊处理。主要是针对病因治疗，洋地黄中毒引起者，应立即停用洋地黄，同时用钾盐或苯妥英钠，心率很快者，可试用普鲁卡因胺或奎尼丁，β受体阻滞剂如普萘洛尔，但有心力衰竭者禁用。由电解质紊乱引起者，应积极治疗原发疾病，可随原发疾病的好转而心律失常消失。但如心率过快或存在心力衰竭时，未用过洋地黄者，可用洋地黄治疗。如果在房室分离时，由于心房收缩不能帮助心室充盈，心排血量降低，可引起血流动力学异常，可用阿托品增快窦性心律，则可能使此种心律失常消失或房室分离消失。

(三)加速的室性逸搏心律

由于窦房结及房室交界区起搏点高度受抑制，如窦性停搏、窦房传导阻滞、窦性心动过缓或由于房室传导阻滞，窦性激动不能下传心室，心室内浦肯野纤维发出较快的激动超过窦性频率，而控制心室发生加速的室性逸搏心律。也称之非阵发性室性心动过速，或加速性心室自主节律。

1.心电图特征

心电图波形见图2-42。

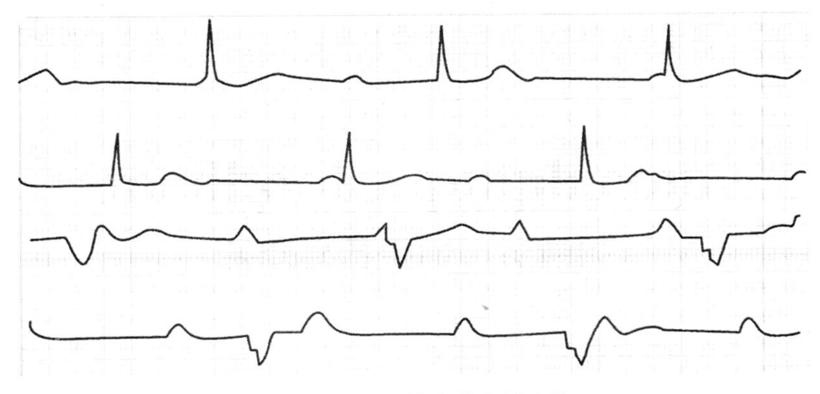

图2-42　加速的室性逸搏心律

(1)QRS波群宽大畸形，QRS间期≥0.12秒；其前无相关联的P波。

(2)心室率60～110次/分，一般持续时间较短，常少于30个心动周期，发作起止缓慢。

(3)因其频率接近窦性频率，故易发生房室脱节、心室夺获或室性融合波。

2.临床意义及治疗

加速的室性逸搏心律在急性心肌梗死时甚为常见，尤以急性下壁心肌梗死多见。最常见于急性心肌梗死后24～48小时内，也见于风湿性心脏病、心肌炎、发热、高钾血症、洋地黄中毒、心脏手术。有报告在无心脏病证据的情况下也可发生。

加速的室性逸搏心律由于频率不太快，对血流动力学影响不大，且多出现在舒张末期，故不宜诱发心室颤动。如频率＜75次/分，预后较好，当心室率＞75次/分和节律不规整时，则有可能发生心室颤动，预后差。

总的治疗原则是针对病因治疗，当心率＜75次/分，可不给特殊处理，或用阿托品0.5～1.0 mg，山莨菪碱液5～10 mg静脉注射，必要时每5分钟重复，以提高窦性频率，抑制加速的室性逸搏心律。如心室率＞75次/分，静脉注射利多卡因50～100 mg，如无效5～15分钟后再注射50～100 mg，如果转为窦性心律，以1～4 mg/min静脉滴注维持，也可用苯妥英钠125～250 mg加生理盐水缓慢静脉注射。如果导致血流动力学显著异常，病情危急可考虑电复律。

三、过缓的逸搏与过缓的逸搏心律

过缓的逸搏与过缓的逸搏心律并不多见，但有其重要性。由于心率明显低于通常的逸搏及逸搏心律，一般仅为20～40次/分，心排血量明显下降，血流动力学产生显著变化，患者常发生头晕、乏力、晕厥，甚至发生停搏，导致阿-斯综合征而死亡。因此，应引起高度重视。

过缓的逸搏与过缓的逸搏心律都是发生在高位起搏点自律性明显降低或消失，或传导阻滞的基础上，如显著的窦性心动过缓、窦性静止、窦房传导阻滞或房室传导阻滞等，致使低位起搏点被动地发生逸搏或逸搏心律，只是逸搏或逸搏心律的异位起搏点自律性很低，仍是一种生理代偿机制，以保持机体不致由于心脏停搏过久而发生危害。

根据起搏点位置不同，又可分为3种类型：①过缓的房性逸搏心律，其频率小于50次/分。②过缓的房室交界性逸搏心律，其频率低于40次/分。病窦患者，如合并过缓的交界性逸搏心律，往往是双结病变，预后差。③过缓的室性逸搏心律，频率低于25次/分的室性逸搏心律，往往是临终前的心电图。凡是具有过缓的逸搏心律特点的心搏，仅偶尔出现一两次者，称之过缓的逸搏。

（张　辉）

第四节　心脏传导阻滞

一、窦房传导阻滞

发生于窦房结和心房肌之间的传导阻滞称为窦房传导阻滞。窦房传导阻滞主要见于迷走神经张力增高或洋地黄、奎尼丁的毒副作用，可用阿托品消除，大多是暂时性的，也可见于急性心肌梗死或急性心肌炎患者。持久的窦房传导阻滞多见于病态窦房结综合征。

(一)窦房传导阻滞的产生机制

窦房结电位很小，在体表心电图上不能描出，需用窦房结电图方可测出，窦房结的电活动只能通过窦性 P 波产生间接推测出来。窦房结产生的激动，因窦房结与心房交界区的传导阻滞(传出传导阻滞)未能传导到心房，不能激动心房和心室，心电图上表现为一个或数个心动周期消失，不出现 P 波和 QRS 波群。其传导阻滞的程度分为三度：一度窦房传导阻滞仅有窦房传导时间延长，但全部窦性激动均能传入心房；二度窦房传导阻滞不仅有窦房传导时间延长，也有部分窦性激动不能传入心房；三度窦房传导阻滞时，所有的窦性激动均不能传入心房。

(二)窦房传导阻滞的心电图表现

1.一度窦房传导阻滞

一度窦房传导阻滞是指窦性激动在窦房传导过程中传导时间延长，但每次窦性激动均能传入心房，在体表心电图上无法察觉窦性活动。由于窦房传导的延迟是匀齐的，因此，P-P 间期基本相等，与正常心电图无法区别。

2.二度窦房传导阻滞

二度窦房传导阻滞分为Ⅰ型(文氏型)与Ⅱ型两类，二度Ⅰ型窦房传导阻滞是由于窦房交界区的相对不应期及绝对不应期发生病理性延长所致，而以前者为主，而二度Ⅱ型窦房传导阻滞则也是由于两种不应期病理性延长所致，而以后者为主。

(1)二度Ⅰ型窦房传导阻滞：亦称文氏阻滞或窦房间期递增型窦房传导阻滞。窦房间期(S-P 间期)是指窦房结的激动通过窦房交界区传到周围心肌的时间，亦称之为窦房传导时间。但窦房交界区的传导，不像房室传导阻滞有 P-R 间期可供参考，而二度窦房传导阻滞只有靠 P-P 间期的变化来分析。

研究者们认为，该型传导阻滞是由于窦房交界区的相对不应期及绝对不应期发生病理性延长，尤其是相对不应期发生病理性延长。但近期认为，它是一种传导功能逐渐衰减的表现，而使窦性激动在下传过程中传导速度进行性减慢，直到完全被阻滞不能传入心房，此现象周而复始。因为窦房传导时间(S-P 间期)逐渐延长，而每次 S-P 间期的增量则逐渐减少，故心电图表现为 P-P间期进行性缩短，直至因 P 波脱落而发生长 P-P 间期，长 P-P 间歇前的 P-P 间期最短，接近正常窦性周期(实际上仍比正常的窦性周期略长或相等)，长的 P-P 间期小于最短的 P-P 间期的 2 倍，等于窦性周期间距的 2 倍减去一个阻滞周期中每次心动周期 S-P 间期的增量之和。

心电图特点(图 2-43)：①须为窦性 P 波。②有 P-P 间期逐渐缩短而后出现长的 P-P 间期的规律并周而复始。③长 P-P 间期小于最短 P-P 间期的 2 倍。

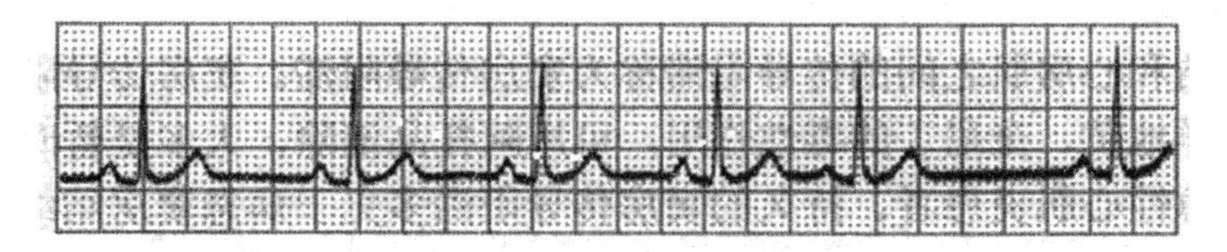

图 2-43　二度Ⅰ型窦房传导阻滞

(2)二度Ⅱ型窦房传导阻滞：二度Ⅱ型窦房传导阻滞也称之 S-P 间期固定型二度窦房传导阻滞。常有 2 种类型。

1)传导比例规整的二度Ⅱ型窦房传导阻滞：可出现 3∶2、4∶3、5∶4 等传导比例，且保持不变；亦可出现 2∶1 传导，即每隔 1 次才下传的窦房传导阻滞，2∶1 窦房传导阻滞的特点为规则的窦性心律，缓慢，仅 30～40 次/分，比正常窦性心律的频率减少一半，当运动或用阿托品后，心率可成倍增长。

心电图特点(图 2-44)：①窦性 P 波。②规则的 P-P 间期中突然出现一个长间歇。其间没有 P-QRS-T 波群。③长的 P-P 间期是短的 P-P 间期的整倍数，常见的是 2 倍或 3 倍。④常出现逸搏，也可合并房室传导阻滞，也可以是病态窦房结综合征的一个表现。

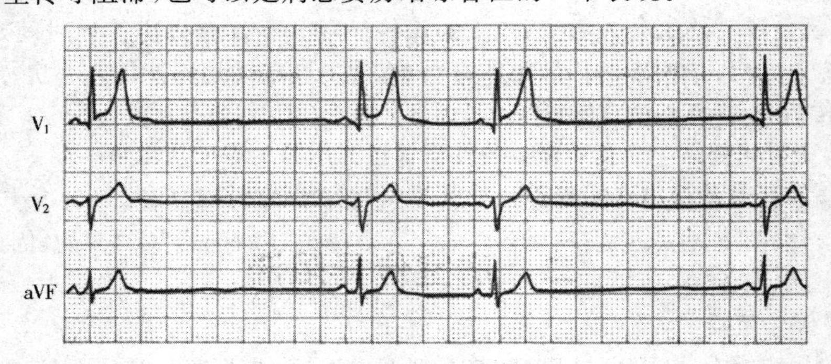

图 2-44 二度Ⅱ型窦房传导阻滞

2)传导比例不规整的二度Ⅱ型窦房传导阻滞：在一系列窦性心搏中，突然出现一个无窦性 P 波的长间歇，长间歇的 P-P 间期恰为窦性周期的 2 倍或 3 倍，其传导比例不固定。

3.三度窦房传导阻滞

窦性激动全部在窦房交界区内受阻滞而不能下传，心电图上窦性 P 波完全消失，很难与窦性停搏区别。如出现房性逸搏心律，则有助于三度窦房传导阻滞的诊断，因为窦性停搏时，心房内起搏点同时受抑制，多无房性逸搏出现。

(三)窦房传导阻滞与窦性心动过缓鉴别

窦性心动过缓的心率一般为 40～60 次/分，常伴有心律不齐。如果窦性心律的频率在 40 次/分以下时，应考虑有窦房传导阻滞的可能。2∶1 窦房传导阻滞的心率常为 30～40 次/分，缓慢且匀齐，阿托品试验窦性心动过缓的心率逐渐增加，在 2∶1 窦房传导阻滞时则心率突然成倍增加。3∶2 窦房传导阻滞可表现为二度Ⅱ型窦房传导阻滞，心动周期呈短的 P-P 间期与长的 P-P 间期交替出现的现象，长的 P-P 间歇恰为窦性周期长度的 2 倍。但也可表现为二度Ⅰ型窦房传导阻滞，心动周期也呈短的 P-P 间期与长的 P-P 间期交替出现，只是长的 P-P 间歇小于 2 倍短的 P-P 间期。

(四)窦房传导阻滞的临床意义与治疗

窦房传导阻滞是较少见的心律失常，既可暂时性出现，也可持续性存在或反复发作。它可见于迷走神经功能亢进或颈动脉窦敏感的健康人。但绝大多数见于器质性心脏病，常见于冠心病、急性下壁心肌梗死，也见于高血压心脏病、风湿性心脏病、心肌炎、先天性心脏病。此外，还可见于高钾血症、高碳酸血症、白喉、流感等窦房结损伤(包括出血、缺血、炎症、梗死)。窦房结退行性变是窦房传导阻滞常见的原因，药物如洋地黄、奎尼丁、胺碘酮、维拉帕米、丙吡胺、β 受体阻滞剂中毒时亦可引起，但多为暂时性的。

窦房传导阻滞常无症状，或有“漏跳”、心悸、乏力感，但长时间的阻滞可出现眩晕、黑蒙、昏厥，甚至昏迷、抽搐。窦房传导阻滞如为偶发多为功能性，频发的窦房传导阻滞多为器质性，当心室率>45 次/分的窦房传导阻滞，持续时间短，无阿-斯综合征发作者，预后好，反之老年人或晚期心脏病患者频发的窦房传导阻滞，持续时间长，如无逸搏心律则可发生阿-斯综合征，则预后差。迷走神经张力增高所致的窦房传导阻滞预后好。

窦房传导阻滞主要是针对病因治疗。偶发性、无症状者不需特殊治疗，如频发、持续时间长或症状明显者，可用阿托品 0.3～0.6 mg 口服，3 次/天；麻黄碱 25 mg 口服，3 次/天；异丙肾上腺素 10 mg 口服，3 次/天。严重病例可静脉滴注异丙肾上腺素(用 5%葡萄糖液稀释)，每分钟 1～3 μg，亦可静脉内注射阿托品、山莨菪碱。急性病例可并用肾上腺皮质激素，对于黑蒙、晕厥、阿-斯综合征发作且药物治疗无效者，可安装人工心脏起搏器。

二、房室传导阻滞

以往对房室传导阻滞(A-VB)的概念，只认为是在房室交接区(房室结与房室束)发生了激动传导阻滞的现象；现在由于应用心内心电图如 His 束电图等，证明了房室传导阻滞可发生在由心房至心室内末梢纤维的全部传导系统中的各个部位，并且是呈水平型的阻滞，即不包括一支传导阻滞而另一支下传的单支传导阻滞。目前，一般将房室传导阻滞仍分为一度、二度及三度。

房室传导阻滞是由于房室传导系统不应期的延长所引起、房室传导系统的绝对不应期，相当于 QRS 波的开始至 T 波的顶点，相对不应期相当于 T 波顶点至 T 波终点。因此出现在 T 波之后的 P 波，只要不存在传导阻滞，P-R 间期应是正常的。

(一)房室传导阻滞分型分度的鉴别

1.判断二度Ⅰ型与Ⅱ型房室传导阻滞常用的鉴别方法

常用的方法有阿托品试验、运动试验、颈动脉窦按压试验(表 2-1)。

表 2-1 无创性判断二度Ⅰ型或Ⅱ型房室传导阻滞的方法

	Ⅰ型(房室结阻滞)	Ⅱ型(结下阻滞)
阿托品	改善	恶化
运动	改善	恶化
颈动脉窦按压	恶化	改善

2.高度危险的房室传导阻滞症

有下列心电图表现者为高度危险的房室传导阻滞，应尽快给予起搏治疗。

(1)QRS 波增宽和/或心室率＜40 次/分者。

(2)伴 Q-T 间期明显延长与 T 波深度倒置者(图 2-45)。

(3)间歇性完全性房室传导阻滞(用药物增快心率易导致矛盾性的长时间心室停搏)。

(4)交替性束支传导阻滞并 P-R 间期延长者(图 2-46)。

(5)心室逸搏节奏点多变。

(6)合并室性期前收缩者。

(7)任何类型房室传导阻滞合并原因不明晕厥发作者。

(8)急性心肌梗死合并二度Ⅱ型房室传导阻滞(图 2-47、图 2-48)，或三度房室传导阻滞，或双束支传导阻滞，或完全性左束支或右束支传导阻滞者。

(9)间歇性三束支传导阻滞(图 2-49、图 2-50)。

另外，有一种假性间歇性一度房室传导阻滞心电图需加以鉴别：这种情况通过电生理检查发现，其实是生理性交替性经房室结慢、快通道下传，致 P-R 间期交替性出现延长(图 2-51)。

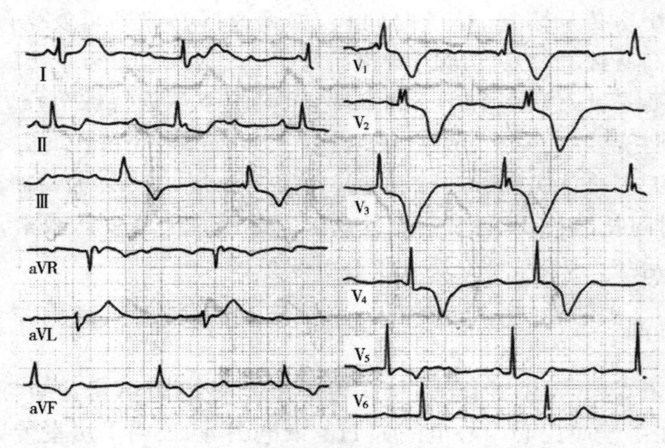

图 2-45 高危性完全性房室传导阻滞

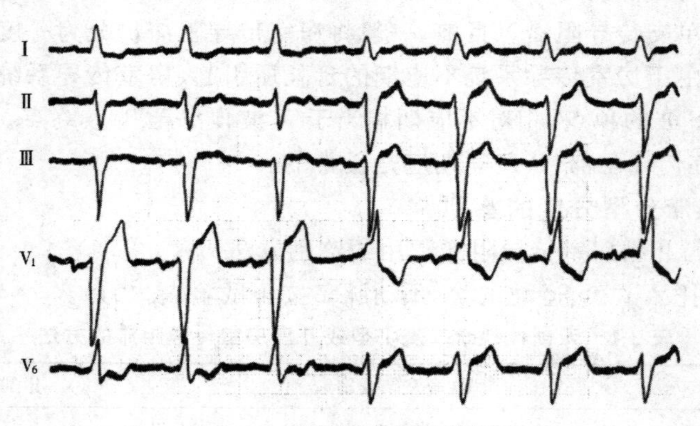

图 2-46 交替性束支传导阻滞

左侧心电图为左束支传导阻滞伴 P-R 间期延长，右侧心电图示突然演变为右束支传导阻滞伴 P-R 间期延长。注意本类传导阻滞患者无论有无心动过缓或晕厥病史，均易发生猝死，故一旦诊断应尽快给予人工起搏治疗

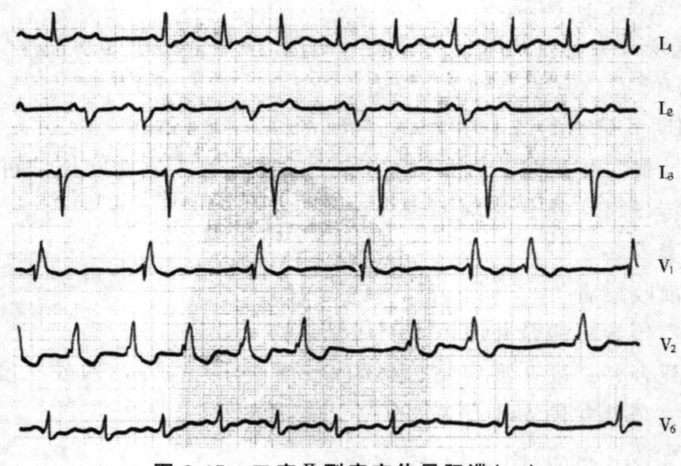

图 2-47 二度Ⅱ型房室传导阻滞(一)

图示窦性心律 P-R 间期为 200 毫秒。继之出现 P 波突然不能下传，QRS 波形态属右束支并左前分支传导阻滞，故属二度Ⅱ型房室传导阻滞

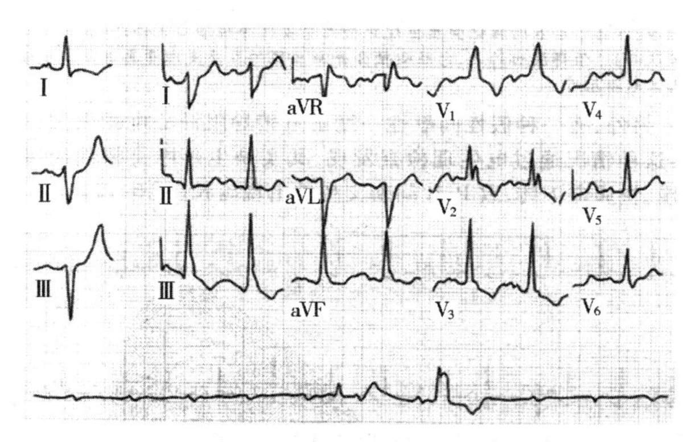

图 2-48 二度Ⅱ型房室传导阻滞(二)

左侧心电图示基本心律为窦性心律，75 次/分，P-R 间期 240 毫秒；QRS 波宽度 120 毫秒；呈 2∶1 房室传导阻滞。本例 P-R 间期仅轻微延长且 QRS 波增宽，故提示为二度Ⅱ型房室传导阻滞

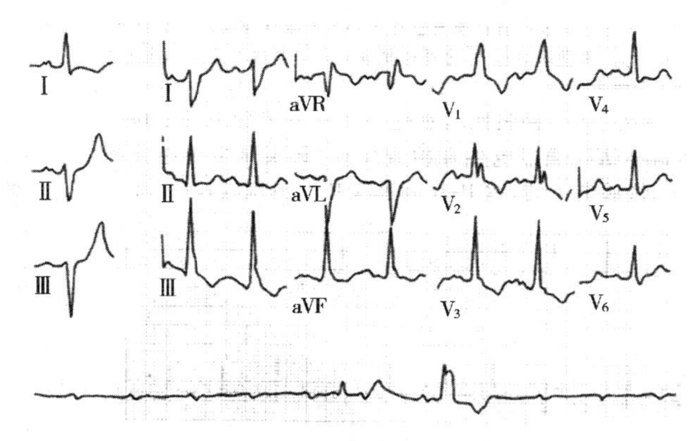

图 2-49 三束支传导阻滞

左侧心电图示基础心律为窦性心律(频率 100 次/分)，呈左前分支传导阻滞图形，2 小时后记录右侧心电图示右束支传导阻滞伴左后分支传导阻滞，P-R 间期为 0.20 秒。3 天后患者出现晕厥发作时描记示三束支完全性传导阻滞导致完全性房室传导阻滞与心室停搏(底部心电图)

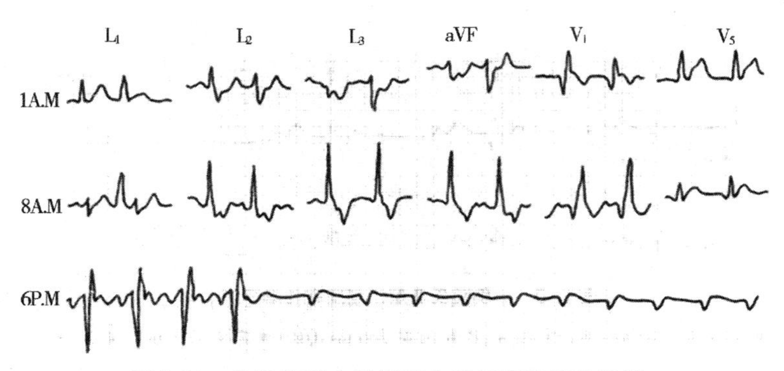

图 2-50 急性前壁心肌梗死合并三束支传导阻滞

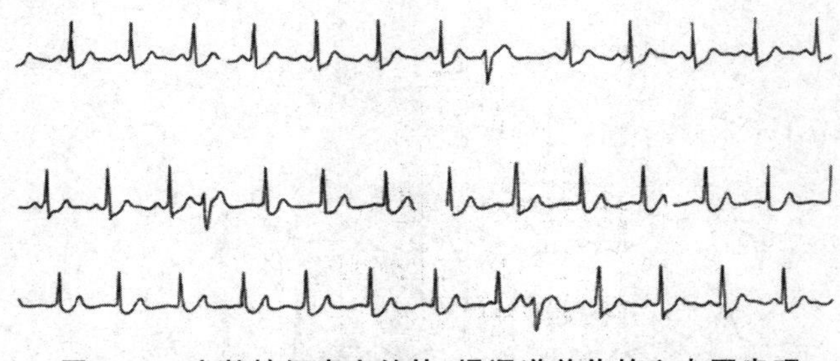

图 2-51　交替性经房室结快、慢通道前传的心电图表现

(二)完全性房室传导阻滞

任何类型房室传导阻滞出现严重心室率减慢者均属心脏急症(图 2-52、图 2-53)。诊断完全性房室传导阻滞需符合下述三个条件:①没有房室传导。②心室率＜45 次/分。③心房率不慢。所谓阻滞-加速性分离现象,它常见于急性下壁心肌梗死患者,这是一种程度较轻的传导阻滞,其特点为心室率较快,有时亦伴心房率增快。本型房室传导阻滞常在短时间内自行消失。间歇性三束支传导阻滞也可发展为完全性房室传导阻滞而致心室停搏(图 2-54)。

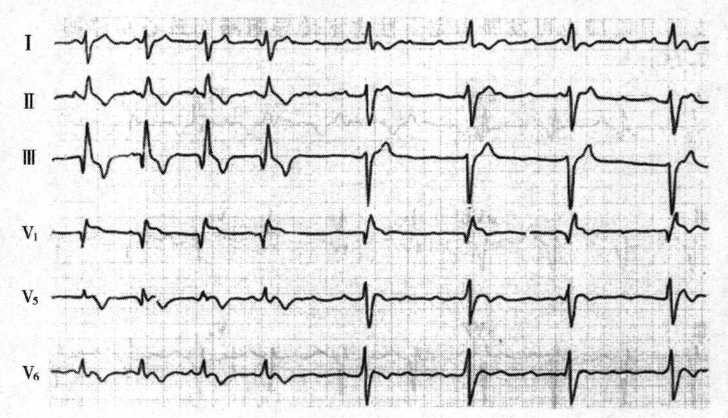

图 2-52　2∶1 房室传导阻滞演变为完全性房室传导阻滞

本图左侧为 2∶1 房室传导阻滞,QRS 波形态提示为右束支与左后分支传导阻滞。后半段突然演变为完全性房室传导阻滞,其逸搏节奏点发自左后束支

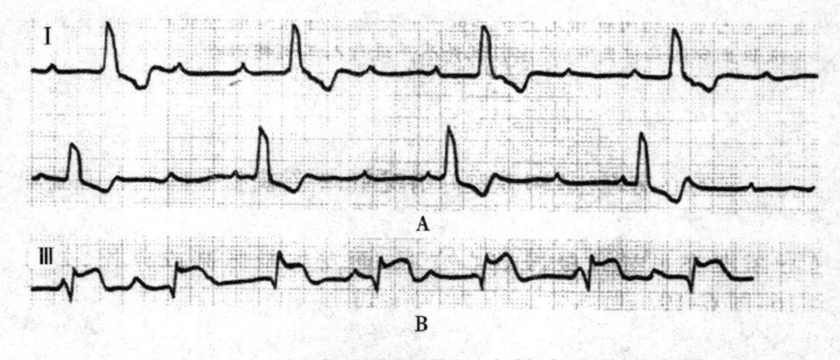

图 2-53　两例表现不同的完全性房室传导阻滞

A.完全性房室传导阻滞(心房率 108 次/分,心室率 37 次/分)。心室率绝对规则,尽管心房激动充分发放,但无一发生房室传导;B.显示阻滞-加速分离现象,房室传导阻滞情况下,交界性心率达 66 次/分(加速性交界性节律),心房率 93 次/分(亦呈加速现象)

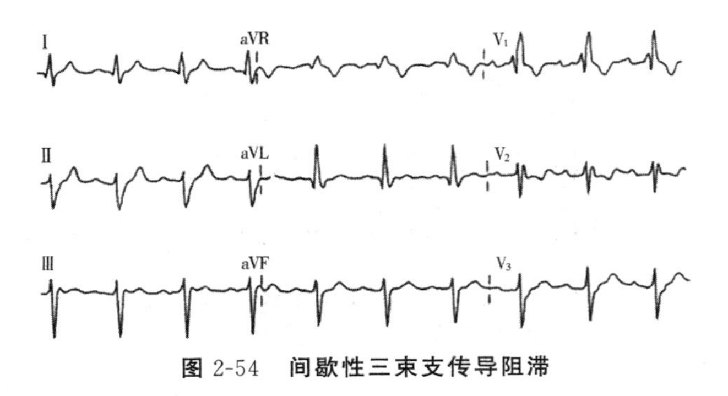

图 2-54　间歇性三束支传导阻滞

(三)高度房室传导阻滞

一定的心房率(<130 次/分)情况下,2 个或 2 个以上心房激动不能下传心室时称为高度或进展型房室传导阻滞,有时高度房室传导阻滞也可导致极慢的心室率,而发生晕厥甚或猝死,见图 2-55～图 2-57。

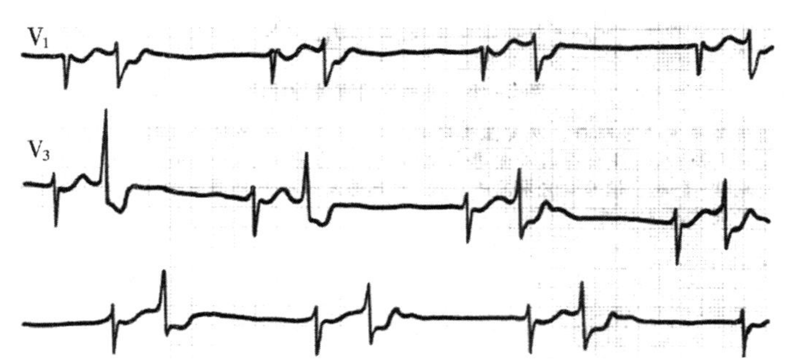

图 2-55　洋地黄中毒引起交界性心律(40 次/分)伴多形性室性期前收缩(呈两联律)

潜在基本心律可能为"直线"性心房颤动伴完全性房室传导阻滞或窦性停搏。上述表现提示本例为高危性心律失常患者,第一步治疗应是立即进行人工起搏

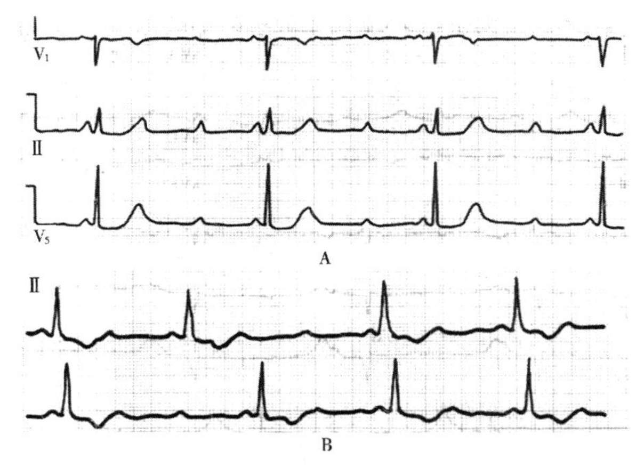

图 2-56　两例高度房室传导阻滞

A.持续性 3∶1 传导,使心室率仅为 32 次/分,P-R 间期正常,QRS 波呈窄型;

B.房室呈 2∶1 与 3∶1 传导,心室率约 35 次/分

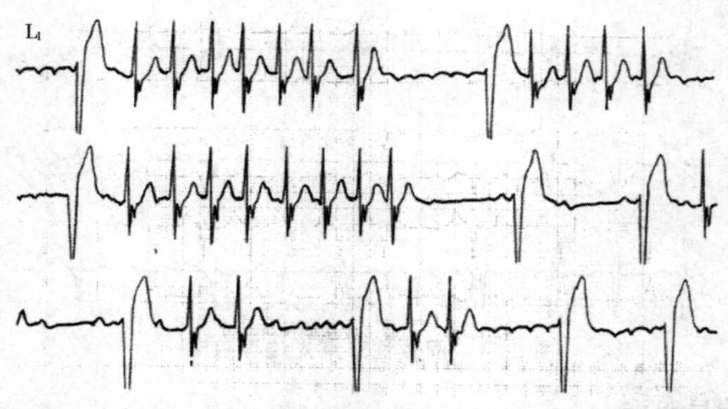

图 2-57　短阵性心房扑动后传为窦性心律伴高度房室传导阻滞

注意每一室性逸搏后出现短阵室上性心动过速。此因室性逸搏冲动促发一超常期传导，由于其后每一激动落于前一个 QRS 波的超常期，故持续出现多个室上性 QRS 波群（短阵性室上性心动过速）

(四)二度Ⅱ型房室传导阻滞

本型阻滞常因双束支传导阻滞所致，心电图主要表现为 P-R 间期正常或固定性轻度延长与 QRS 波呈束支传导阻滞图形，发生 QRS 波脱漏前心搏的 P-R 间期常无延长。本型阻滞易发生连续多个 P 波不能下传而致心室停搏，见图 2-58～图 2-62。

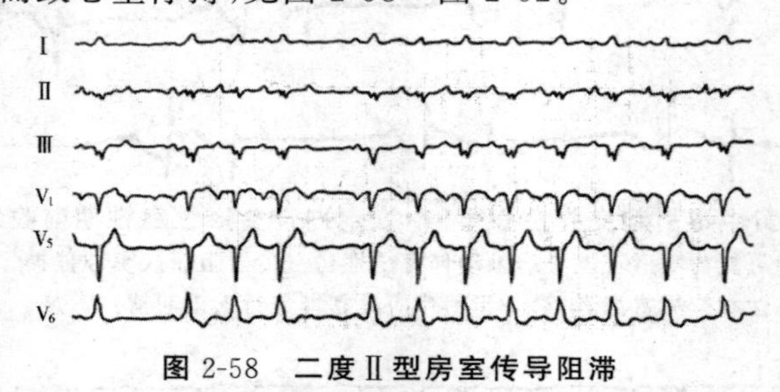

图 2-58　二度Ⅱ型房室传导阻滞

P-R 间期虽有延长，但在未下传的 P 波前后仍保持固定不变。QRS 波呈固定的左束支传导阻滞型，故本型房室传导阻滞部位在右束支水平

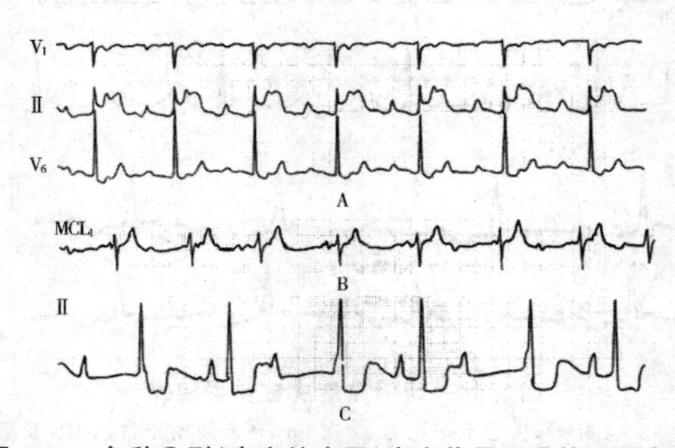

图 2-59　各种Ⅰ型(房室结水平)房室传导阻滞的不同表现

A.急性下壁心肌梗死并发 2∶1 房室传导阻滞。注意传导性搏动的 P-R 间期延长，无束支传导阻滞表现；B.阻滞-加速性分离现象伴有两个心室夺获，注意传导性心搏的 P-R 间期延长；C.逸搏-夺获双联律，注意成对心搏中第一个是交界性逸搏，第二个传导性心搏 P-R 间期延长

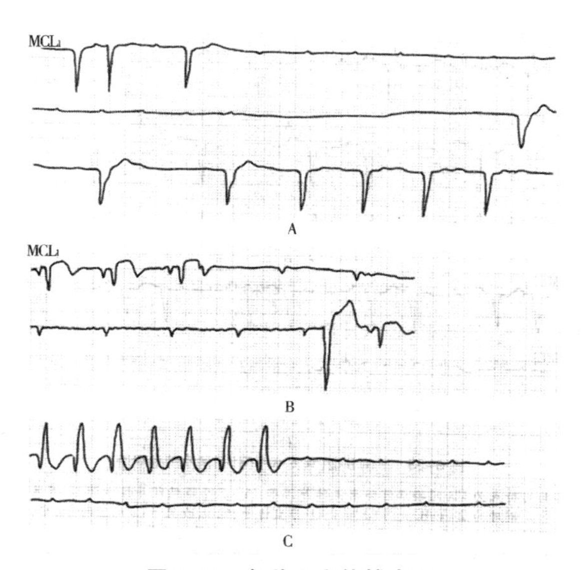

图 2-60　各种心室停搏表现

A.剧烈呕吐引起的迷走神经性心室停搏，持续达 11 秒；B.急性前间壁心肌梗死合并未下传性房性期前收缩，后者引起继发性窦性周期延长，而致长达 7 秒的停搏；C.一例间歇性房室传导阻滞症患者，诊断后因无晕厥发作而未予及时起搏治疗致突然发展为心室停搏而死亡

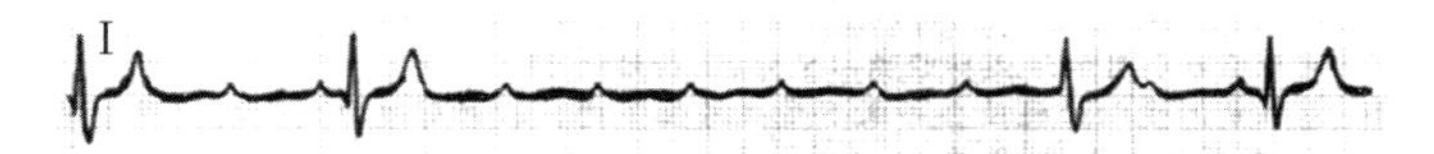

图 2-61　Ⅱ型房室传导阻滞引起 4 秒钟心室停搏而发生阿-斯综合征

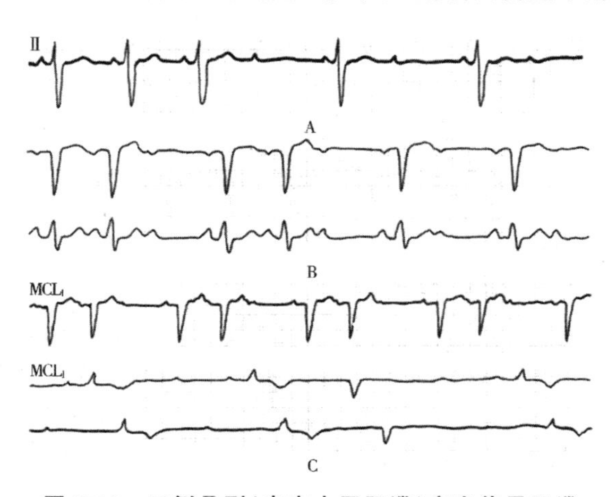

图 2-62　三例Ⅱ型(束支水平阻滞)房室传导阻滞

其共同特点为 P-R 间期正常伴束支传导阻滞。A.三个连续传导性心搏后，房室传导比例转为 2∶1；B.先 3∶2 后 2∶1 房室传导；C.上条呈 3∶2 房室传导，中、下条录自数小时后，进一步证实由双束支传导阻滞引起的二度Ⅱ型房室传导阻滞(可见交替性呈右束支与左束支传导阻滞)

相反，典型二度Ⅰ型房室传导阻滞(房室结水平阻滞)的特点是 P-R 间期延长而 QRS 波正常，但二度Ⅰ型房室传导阻滞可有很多变异型，其中最常见的 2∶1 房室传导阻滞(图 2-63)，其次为阻滞-加速性分离，少数可表现为逸搏-夺获双联律、3∶2 文氏型房室传导阻滞(图 2-64)；另一方面，二度Ⅱ型房室传导阻滞(莫氏Ⅱ型)由于房室结传导一般维持正常，故 P-R 间期不显延长，但 QRS 波几乎总是

呈束支传导阻滞图形，本型房室传导阻滞极易发展为完全性房室传导阻滞并导致晕厥、猝死，故即使无症状，亦应住院紧急进行人工起搏。2∶1房室传导阻滞伴P-R间期延长但QRS波正常(不增宽)者，常为二度Ⅰ型房室传导阻滞，不可误诊为二度Ⅱ型房室传导阻滞(表2-2)。

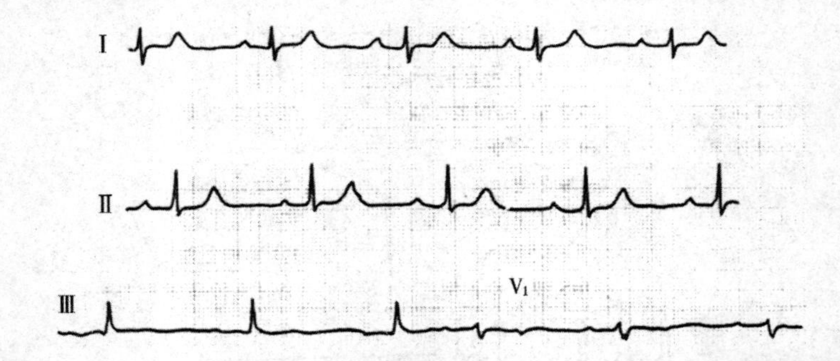

图2-63　2∶1房室传导阻滞被误诊为窦性心动过缓并一度房室传导阻滞

注意Ⅰ、Ⅱ、Ⅲ导联的T波前后未见明确P波，但V_1的T波后可见一P波。提示T-P重叠，此种情况容易被误诊

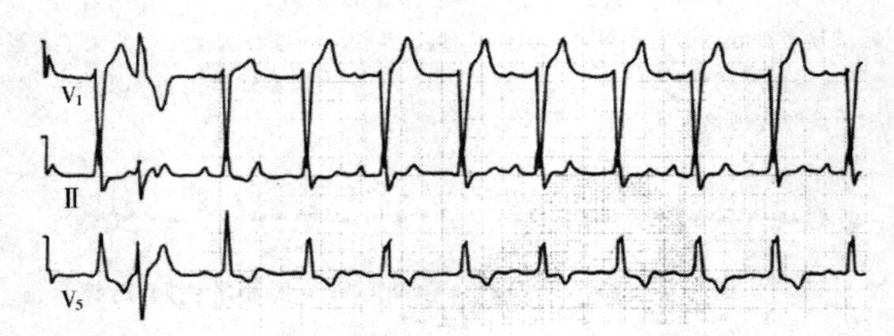

图2-64　窦性心律伴3∶2二度Ⅰ型房室传导阻滞

注意QRS波呈左束支传导阻滞型。在室性早搏代偿间期后QRS波正常化，此提示左束支传导阻滞为心率加速依赖性

表2-2　二度Ⅰ型与Ⅱ型房室传导阻滞的鉴别

鉴别要点	Ⅰ型	Ⅱ型
临床表现	常为急性	常为慢性
	见于	见于
	1.下壁心肌梗死	1.前间壁心肌梗死
	2.风湿热	2.Lenegre病
	3.洋地黄应用	3.Lev病
	4.β受体阻滞剂应用	4.心肌病
阻滞解剖部位	房室结，偶在希氏束	结下，常在束支内
电生理异常	相对不应期	
	递减传导	全或无传导
心电图	R-P/P-R呈反比关系	P-R固定不变
	P-R间期延长	P-R间期正常
	QRS波宽度正常	呈束支传导阻滞图形

三、频率依赖性房室传导阻滞

频率依赖性房室传导阻滞是在心率正常时传导正常，心动过速或过缓时即出现房室传导阻滞，这种现象称为频率依赖性房室传导阻滞，也称之阵发性房室传导阻滞。病变部位可局限于希氏束内，但大多数为双侧束支病变引起。因心率增快而出现，心率减慢而消失的房室传导阻滞则称为第3位相阵发性房室传导阻滞。因心率减慢出现，心率增快而消失的房室传导阻滞，称为第4位相阵发性房室传导阻滞。

(一)第3位相传导阻滞

1.第3位相传导阻滞的产生机制与心电图表现

心肌纤维兴奋之后有一个不应期，在有效不应期内给予任何刺激都不会发生反应，在相对不应期时，如果刺激能引起反应，则反应振幅低、0相除极速度慢，这是决定传导速度的两个重要因素，使传导减慢、减弱或被阻滞。而在某些情况下，如急性心肌缺血、心肌炎或应用某些药物之后，不应期比完成复极时间更长(所谓复极后的不应期)，这种情况在房室结常见，在传导组织其他部位亦同样于病理情况下可以发生。因此，第3位相阻滞包括正常组织的不应期所引起的传导障碍(即频率增快时所出现的传导障碍)，也包括不应期延长的异常组织中的传导障碍。前者如过早激动或室上性心动过速，当激动抵达房室交界区或室内传导系统，此时房室交界区或室内传导系统正处于动作电位的第3位相(相当于心肌兴奋性的部分绝对不应期或全部相对不应期)，于是下传至心室后会产生束支或房室传导阻滞。生理性第3位相阻滞心电图常见于如室上性期前收缩，室上性心动过速伴室内差异性传导、未下传的室上性期前收缩、隐匿性交界性期前收缩、各种隐匿性传导、干扰现象等，这些均和第3位相阻滞有关。后者则是病理性复极延长，当心率相对增快时，如心率在100次/分左右，即可出现束支或房室传导阻滞，反映了心肌细胞动作电位第3位相发生了异常的延长，故此种传导障碍属于病理性第3位相的范畴。

2.第3位相传导阻滞的临床意义

第3位相传导阻滞本身不产生临床症状与体征，临床意义主要决定于基础心脏病与伴发的心律失常。一般说来，第3位相传导阻滞发生在三大因素的基础上(非常短的配对间期、Ashman现象、非常快的心室率)，则多为功能性的。如果异常的心室波并不是在上述3种情况下，而是意外地出现则提示病理性室内传导障碍。当心室率＞180次/分时出现的差异性传导多为功能性，心室率＜150次/分出现束支传导阻滞，则提示室内传导系统病理性异常。出现差异性传导的最低心率称为临界心率，临界心率是随病情而转变，并没有统一的界限。因为要在生理性第3位相传导阻滞与病理性第3位相传导阻滞之间划一截然的界限似乎是困难的。这是由于两者的心率范围可能发生某种程度的重叠。但是室内差异性传导呈现左束支传导阻滞图形者以器质性心脏病多见，可能会发展为永久性阻滞。

(二)第4位相传导阻滞

1.第4位相传导阻滞的产生机制与心电图表现

Singer等于1967年首先在动物试验中发现受损伤后的束支，其舒张期自动除极增强。膜电位降低快，会引起传导障碍。束支损伤后静息膜电位在－60 mV以下时，出现非频率依赖性传导阻滞。其后，随着束支损伤和静止膜电位的恢复，膜电位降低到－70 mV左右，舒张期除极即恢复正常或功能增强。这时假若室上性激动到达过迟，便会形成第4位相传导阻滞。

同样，第4位相传导阻滞的心电图表现也可出现阵发性房室传导阻滞，心电图表现视阻滞的部位不同而定，如希氏束出现4位相传导阻滞时，病变区的膜电位在一个较长间歇后，降低到不能或仅能部分除极的水平；同时阈电位也升高，向0电位接近。心电图特点是心率减慢后发生房室传导阻滞。亦可表现为第4位相束支传导阻滞，心电图特征为期前收缩间歇后或心率减慢时出现束支传导阻滞图形，可以发生在左、右束支及左束支的分支传导阻滞，心率增快后消失。一般以左束支多见，因为第左束支第4位相传导阻滞的临界周期比右束支短。当心率有机会进一步变慢才能表现出右束支的第4位相传导阻滞，这时往往有P-R间期延长。

2.第4位相传导阻滞的临床意义

第4位相传导阻滞的患者大多有器质性心脏病。另外，第4位相传导阻滞是引起复杂心律失常的机制之一，使诊断困难，只有对此种机制有一定的理解，才能对患者进行及时正确地处理。

（张　辉）

第三章 神经内科疾病

第一节 脑 出 血

脑出血(intracerebral hemorrhage,ICH)也称脑溢血,是指原发性非外伤性脑实质内出血,故又称原发性或自发性脑出血。脑出血是脑内的血管病变破裂而引起的出血,绝大多数是高血压伴发小动脉微动脉瘤在血压骤升时破裂所致,称为高血压性脑出血。主要病理特点为局部脑血流变化、炎症反应,以及脑出血后脑血肿的形成和血肿周边组织受压、水肿、神经细胞凋亡。80%的脑出血发生在大脑半球,20%发生在脑干和小脑。脑出血起病急骤,临床表现为头痛、呕吐、意识障碍、偏瘫、偏身感觉障碍等。在所有脑血管疾病患者中,脑出血占 20%~30%,年发病率为(60~80)/10 万,急性期病死率为 30%~40%,是病死率和致残率很高的常见疾病。该病常发生于 40~70 岁,其中>50 岁的人群发病率最高,占发病人数的 93.6%,但近年来发病年龄有越来越年轻的趋势。

一、病因与发病机制

(一)病因

高血压及高血压合并小动脉硬化是 ICH 的最常见病因,约 95%的 ICH 患者患有高血压。其他病因有先天性动静脉畸形或动脉瘤破裂、脑动脉炎血管壁坏死、脑瘤出血、血液病并发脑内出血、烟雾病、脑淀粉样血管病变、梗死性脑出血、药物滥用、抗凝或溶栓治疗等。

(二)发病机制

尚不完全清楚,与下列因素相关。

1.高血压

持续性高血压引起脑内小动脉或深穿支动脉壁脂质透明样变性和纤维蛋白样坏死,使小动脉变脆,血压持续升高引起动脉壁疝或内膜破裂,导致微小动脉瘤或微夹层动脉瘤。血压骤然升高时血液自血管壁渗出或动脉瘤壁破裂,血液进入脑组织形成血肿。此外,高血压引起远端血管痉挛,导致小血管缺氧坏死、血栓形成、斑点状出血及脑水肿,继发脑出血,可能是子痫时高血压脑出血的主要机制。脑动脉壁中层肌细胞薄弱,外膜结缔组织少且缺乏外层弹力层,豆纹动脉等穿动脉自大脑中动脉近端呈直角分出,受高血压血流冲击易发生粟粒状动脉瘤,使深穿支动脉成为脑出血的主要好发部位，故豆纹动脉外侧支称为出血动脉。

2.淀粉样脑血管病

它是老年人原发性非高血压性脑出血的常见病因，好发于脑叶，易反复发生，常表现为多发性脑出血。发病机制不清，可能为血管内皮异常导致渗透性增加，血浆成分包括蛋白酶侵入血管壁，形成纤维蛋白样坏死或变性，导致内膜透明样增厚，淀粉样蛋白沉积，使血管中膜、外膜被淀粉样蛋白取代，弹性膜及中膜平滑肌消失，形成蜘蛛状微血管瘤扩张，当情绪激动或活动诱发血压升高时血管瘤破裂引起出血。

3.其他因素

血液病如血友病、白血病、血小板减少性紫癜、红细胞增多症、镰状细胞病等可因凝血功能障碍引起大片状脑出血。肿瘤内异常新生血管破裂或侵蚀正常脑血管也可导致脑出血。维生素 B_1、维生素 C 缺乏或毒素（如砷）可引起脑血管内皮细胞坏死，导致脑出血，出血灶特点通常为斑点状而非融合成片。结节性多动脉炎、病毒性和立克次体性疾病等可引起血管床炎症，炎症致血管内皮细胞坏死、血管破裂发生脑出血。脑内小动、静脉畸形破裂可引起血肿，脑内静脉循环障碍和静脉破裂亦可导致出血。血液病、肿瘤、血管炎或静脉窦闭塞性疾病等所致脑出血亦常表现为多发性脑出血。

（三）脑出血后脑水肿的发生机制

脑出血后机体和脑组织局部发生一系列病理生理反应，其中自发性脑出血后最重要的继发性病理变化之一是脑水肿。由于血肿周围脑组织形成水肿带，继而引起神经细胞及其轴突的变性和坏死，成为患者病情恶化和死亡的主要原因之一。目前认为，ICH 后脑水肿与占位效应、血肿内血浆蛋白渗出和血凝块回缩、血肿周围继发缺血、血肿周围组织炎症反应、水通道蛋白-4（AQP-4）及自由基级联反应等有关。

1.占位效应

主要是通过机械性压力和颅内压增高引起。巨大血肿可立即产生占位效应，造成周围脑组织损害，并引起颅内压持续增高。早期主要为局灶性颅内压增高，随后发展为弥漫性颅内压增高，而颅内压的持续增高可引起血肿周围组织广泛性缺血，并加速缺血组织的血管通透性改变，引发脑水肿。同时，脑血流量降低、局部组织压力增加可促发血管活性物质从受损的脑组织中释放，破坏血-脑屏障，引发脑水肿形成。因此，血肿占位效应虽不是脑水肿形成的直接原因，但可通过影响脑血流量、周围组织压力及颅内压等因素，间接地在脑出血后脑水肿的形成机制中发挥作用。

2.血肿内血浆蛋白渗出和血凝块回缩

血肿内血液凝结是脑出血超急性期血肿周围脑组织水肿形成的首要条件。在正常情况下，脑组织细胞间隙中的血浆蛋白含量非常低，但在血肿周围组织细胞间隙中却可见血浆蛋白和纤维蛋白聚积，这可导致细胞间隙胶体渗透压增高，使水分渗透到脑组织内形成水肿。此外，血肿形成后由于血凝块回缩，使血肿腔静水压降低，这也将导致血液中的水分渗透到脑组织间隙形成水肿。凝血连锁反应激活、血凝块回缩（血肿形成后血块分离成 1 个红细胞中央块和 1 个血清包绕区）及纤维蛋白沉积等，在脑出血后血肿周围脑组织水肿的形成中发挥着重要作用。血凝块形成是脑出血血肿周围脑组织水肿形成的必经阶段，而血浆蛋白（特别是凝血酶）则是脑水肿形成的关键因素。

3.血肿周围继发缺血

脑出血后血肿周围局部脑血流量显著降低，而脑血流量的异常降低可引起血肿周围组织缺血。一般脑出血后6～8小时，血红蛋白和凝血酶释出细胞毒性物质，兴奋性氨基酸释放增多等，细胞内钠聚集，则引起细胞毒性水肿；出血后4～12小时，血-脑屏障开始破坏，血浆成分进入细胞间液，则引起血管源性水肿。同时，脑出血后形成的血肿在降解过程中，产生的渗透性物质和缺血的代谢产物，也使组织间渗透压增高，促进或加重脑水肿，从而形成血肿周围半暗带。

4.血肿周围组织炎症反应

脑出血后血肿周围中性粒细胞、巨噬细胞和小胶质细胞活化，血凝块周围活化的小胶质细胞和神经元中白细胞介素-1(IL-1)、白细胞介素-6(IL-6)、细胞间黏附因子-1(ICAM-1)和肿瘤坏死因子-α(TNF-α)表达增加。临床研究采用双抗夹心酶联免疫吸附试验检测41例脑出血患者脑脊液IL-1和S100蛋白含量发现，急性患者脑脊液IL-1水平显著高于对照组，提示IL-1可能促进了脑水肿和脑损伤的发展。ICAM-1在中枢神经系统中分布广泛。Gong等的研究证明，脑出血后12小时神经细胞开始表达ICAM-1，3天达高峰，持续10天逐渐下降；脑出血后1天时血管内皮开始表达ICAM-1，7天达高峰，持续2周。表达ICAM-1的白细胞活化后能产生大量蛋白水解酶，特别是基质金属蛋白酶(MMP)，促使血-脑屏障通透性增加，血管源性脑水肿形成。

5.水通道蛋白-4(AQP-4)与脑水肿

过去一直认为水的跨膜转运是通过被动扩散实现的，而水通道蛋白(aquaporin，AQP)的发现完全改变了这种认识。现在认为，水的跨膜转运实际上是一个耗能的主动过程，是通过AQP实现的。AQP在脑组织中广泛存在，可能是脑脊液重吸收、渗透压调节、脑水肿形成等生理、病理过程的分子生物学基础。迄今已发现的AQP至少存在10种亚型，其中AQP-4和AQP-9可能参与血肿周围脑组织水肿的形成。试验研究脑出血后不同时间点大鼠脑组织AQP-4的表达分布发现，对照组和试验组未出血侧AQP-4在各时间点的表达均为弱阳性，而水肿区从脑出血后6小时开始表达增强，3天时达高峰，此后逐渐回落，1周后仍明显高于正常组。另外，随着出血时间的推移，出血侧AQP-4表达范围不断扩大，表达强度不断增强，并且与脑水肿严重程度呈正相关。以上结果提示，脑出血能导致细胞内外水和电解质失衡，细胞内外渗透压发生改变，激活位于细胞膜上的AQP-4，进而促进水和电解质通过AQP-4进入细胞内导致细胞水肿。

6.自由基级联反应

脑出血后脑组织缺血缺氧发生一系列级联反应造成自由基浓度增加。自由基通过攻击脑内细胞膜磷脂中多聚不饱和脂肪酸和脂肪酸的不饱和双键，直接造成脑损伤发生脑水肿；同时引起脑血管通透性增加，亦加重脑水肿从而加重病情。

二、病理

肉眼所见：脑出血病例尸检时脑外观可见到明显动脉粥样硬化，出血侧半球膨隆肿胀，脑回宽、脑沟窄，有时可见少量蛛网膜下腔积血，颞叶海马与小脑扁桃体处常可见脑疝痕迹，出血灶一般在2～8 cm，绝大多数为单灶，仅1.8%～2.7%为多灶。常见的出血部位为壳核出血，出血向内发展可损伤内囊，出血量大时可破入侧脑室。丘脑出血时，血液常穿破第三脑室或侧脑室，向外可损伤内囊。脑桥和小脑出血时，血液可穿破第四脑室，甚至可经中脑导水管逆行进入侧脑室。原发性脑室出血，出血量小时只侵及单个脑室或多个脑室的一部分；大量出血时全部脑室均可被血液充满，脑室扩张积血形成铸型。脑出血血肿周围脑组织受压，水肿明显，颅内压增高，脑组织可移位。幕上半球出血，血肿向下破坏或挤压丘脑下部和脑干，使其变形、移位和继发出血，并常出现小脑幕疝；如中线部位下移可形成中心疝；颅内压增高明显或小脑出血较重时均易发生枕骨大孔疝，这些都是导致患者死亡的直接原因。急性期后，血块溶解，含铁血黄素和破坏的脑组织被吞噬细胞清除，胶质增生，小出血灶形成胶质瘢痕，大者形成囊腔，称为中风囊，腔内可见黄色液体。

显微镜观察可分为 3 期：①出血期，可见大片出血，红细胞多新鲜，出血灶边缘多出现坏死、软化的脑组织，神经细胞消失或呈局部缺血改变，常有多形核白细胞浸润。②吸收期，出血 24～36 小时即可出现胶质细胞增生，小胶质细胞及来自血管外膜的细胞形成格子细胞，少数格子细胞内有含铁血黄素；星形胶质细胞增生及肥胖变性。③修复期，血液及坏死组织渐被清除，组织缺损部分由胶质细胞、胶质纤维及胶原纤维代替，形成瘢痕；出血灶较小可完全修复，较大则遗留囊腔。血红蛋白代谢产物长久残存于瘢痕组织中，呈现棕黄色。

三、临床表现

（一）症状与体征

1.意识障碍

多数患者发病时很快出现不同程度的意识障碍，轻者可呈嗜睡，重者可昏迷。

2.颅内高压症

表现为头痛、呕吐。头痛以病灶侧为重，意识朦胧或浅昏迷者可见患者用健侧手触摸病灶侧头部；呕吐多为喷射性，呕吐物为胃内容物，如合并消化道出血可为咖啡样物。

3.偏瘫

病灶对侧肢体瘫痪。

4.偏身感觉障碍

病灶对侧肢体感觉障碍，主要是痛觉、温度觉减退。

5.脑膜刺激征

见于脑出血已破入脑室、蛛网膜下腔及脑室原发性出血之时，可有颈项强直或强迫头位，Kernig 征阳性。

6.失语症

优势半球出血者多伴有运动性失语症。

7.瞳孔与眼底异常

瞳孔可不等大、双瞳孔缩小或散大。眼底可有视网膜出血和视盘水肿。

8.其他症状

如心律不齐、呃逆、呕吐咖啡样胃内容物、呼吸节律紊乱、体温迅速上升及心电图异常等变化。脉搏常有力或缓慢，血压多升高，可出现肢端发绀，偏瘫侧多汗，面色苍白或潮红。

（二）不同部位脑出血的临床表现

1.基底节区出血

基底节区出血为脑出血中最多见者，占 60%～70%。其中壳核出血最多，约占脑出血的 60%，主要是豆纹动脉尤其是其外侧支破裂引起；丘脑出血较少，约占 10%，主要是丘脑穿动脉或丘脑膝状体动脉破裂引起；尾状核及屏状核等出血少见。虽然各核出血有其特点，但出血较多时均可侵及内囊，出现一些共同症状。现将常见的症状分轻、重两型叙述如下。

(1)轻型:多属壳核出血,出血量一般为数毫升至30 mL,或为丘脑小量出血,出血量仅数毫升,出血限于丘脑或侵及内囊后肢。患者突然头痛、头晕、恶心、呕吐、意识清楚或轻度障碍,出血灶对侧出现不同程度的偏瘫,亦可出现偏身感觉障碍及偏盲(三偏征),两眼可向病灶侧凝视,优势半球出血可有失语。

(2)重型:多属壳核大量出血,向内扩展或穿破脑室,出血量可达30~160 mL;或丘脑较大量出血,血肿侵及内囊或破入脑室。发病突然,意识障碍重,鼾声明显,呕吐频繁,可吐咖啡样胃内容物(由胃部应激性溃疡所致)。丘脑出血病灶对侧常有偏身感觉障碍或偏瘫,肌张力低,可引出病理反射,平卧位时,患侧下肢呈外旋位。但感觉障碍常先于或重于运动障碍,部分病例病灶对侧可出现自发性疼痛。常有眼球运动障碍(眼球向上注视麻痹,呈下视内收状态)。瞳孔缩小或不等大,一般为出血侧散大,提示已有小脑幕疝形成;部分病例有丘脑性失语(言语缓慢而不清、重复言语、发音困难、复述差,朗读正常)或丘脑性痴呆(记忆力减退、计算力下降、情感障碍、人格改变等)。如病情发展,血液大量破入脑室或损伤丘脑下部及脑干,昏迷加深,出现去大脑强直或四肢弛缓,面色潮红或苍白,出冷汗,鼾声大作,中枢性高热或体温过低,甚至出现肺水肿、上消化道出血等内脏并发症,最后多发生枕骨大孔疝死亡。

2.脑叶出血

脑叶出血又称皮质下白质出血。应用CT以后,发现脑叶出血约占脑出血的15%,发病年龄在11~80岁,40岁以下占30%,年轻人多由血管畸形(包括隐匿性血管畸形)、烟雾病(Moyamoya病)引起,老年人常见于高血压动脉硬化及淀粉样血管病等。脑叶出血以顶叶最多见,以后依次为颞叶、枕叶、额叶,40%为跨叶出血。脑叶出血除意识障碍、颅内压增高和抽搐等常见症状外,还有各脑叶的特异表现。

(1)额叶出血:常有一侧或双侧的前额痛、病灶对侧偏瘫。部分病例有精神行为异常、凝视麻痹、言语障碍和癫痫发作。

(2)顶叶出血:常有病灶侧颞部疼痛;病灶对侧的轻偏瘫或单瘫、深浅感觉障碍和复合感觉障碍;体象障碍、手指失认和结构失用症等,少数病例可出现下象限盲。

(3)颞叶出血:常有耳部或耳前部疼痛,病灶对侧偏瘫,但上肢瘫重于下肢,中枢性面、舌瘫,可有对侧上象限盲;优势半球出血可出现感觉性失语或混合性失语;可有颞叶癫痫、幻嗅、幻视、兴奋躁动等精神症状。

(4)枕叶出血:可出现同侧眼部疼痛,同向性偏盲和黄斑回避现象,可有一过性黑蒙和视物变形。

3.脑干出血

(1)中脑出血:中脑出血少见,自CT应用于临床后,临床已可诊断。轻症患者表现为突然出现复视、眼睑下垂、一侧或两侧瞳孔扩大、眼球不同轴、水平或垂直眼震,同侧肢体共济失调,也可表现大脑脚综合征(Weber综合征)或红核综合征(Benedikt综合征)。重者出现昏迷、四肢迟缓性瘫痪、去大脑强直,常迅速死亡。

(2)脑桥出血:占脑出血的10%左右。病灶多位于脑桥中部的基底部与被盖部之间。患者表现突然头痛,同侧第Ⅵ、Ⅶ、Ⅷ对脑神经麻痹,对侧偏瘫(交叉性瘫痪),出血量大或病情重者常有四肢瘫,很快进入意识障碍、针尖样瞳孔、去大脑强直、呼吸障碍,多迅速死亡。可伴中枢性高热、大汗和应激性溃疡等。一侧脑桥小量出血可表现为脑桥腹内侧综合征(Foville综合征)、闭锁综合征和脑桥腹外侧综合征(Millard-Gubler综合征)。

(3)延髓出血:延髓出血更为少见,突然意识障碍,血压下降,呼吸节律不规则,心律失常,轻症病例可呈延髓背外侧综合征(Wallenberg综合征),重症病例常因呼吸心跳停止而死亡。

4.小脑出血

小脑出血约占脑出血的10%。多见于一侧半球的齿状核部位,小脑蚓部也可发生。发病突然,眩晕明显,频繁呕吐,枕部疼痛,病灶侧共济失调,可见眼球震颤,同侧周围性面瘫,颈项强直等,如不仔细检查,易误诊为蛛网膜下腔出血。当出血量不大时,主要表现为小脑症状,如病灶侧共济失调、眼球震颤、构音障碍和吟诗样语言,无偏瘫。出血量增加时,还可表现有脑桥受压体征,如展神经麻痹、侧视麻痹等,以及肢体偏瘫和/或锥体束征。病情如继续加重,颅内压增高明显,昏迷加深,极易发生枕骨大孔疝死亡。

5.脑室出血

脑室出血分原发与继发两种,继发性是指脑实质出血破入脑室者;原发性是指脉络丛血管出血及室管膜下动脉破裂出血,血液直流入脑室者。以前认为脑室出血罕见,现已证实占脑出血的3%~5%。55%的患者出血量较少,仅部分脑室有血,脑脊液呈血性,类似蛛网膜下腔出血。临床常表现为头痛、呕吐、颈项强直、Kernig 征阳性、意识清楚或一过性意识障碍,但常无偏瘫体征,脑脊液血性,酷似蛛网膜下腔出血,预后良好,可以完全恢复正常;出血量大、全部脑室均被血液充满者,其临床表现符合既往所谓脑室出血的症状,即发病后突然头痛、呕吐、昏迷、瞳孔缩小或时大时小,眼球浮动或分离性斜视,四肢肌张力增高,病理反射阳性,早期出现去大脑强直,严重者双侧瞳孔散大,呼吸深,鼾声明显,体温明显升高,面部充血多汗,预后极差,多迅速死亡。

四、辅助检查

(一)头颅 CT

发病后 CT 平扫可显示近圆形或卵圆形均匀高密度的血肿病灶,边界清楚,可确定血肿部位、大小、形态及是否破入脑室,血肿周围有无低密度水肿带及占位效应(脑室受压、脑组织移位)和梗阻性脑积水等。早期可发现边界清楚、均匀的高度密度灶,CT 值为 60~80 Hu,周围环绕低密度水肿带。血肿范围大时可见占位效应。根据 CT 影像估算出血量可采用简单易行的多田计算公式:出血量(mL)=0.5×最大面积长轴(cm)×最大面积短轴(cm)×层面数。出血后 3~7 天,血红蛋白破坏,纤维蛋白溶解,高密度区向心性缩小,边缘模糊,周围低密度区扩大。病后 2~4 周,形成等密度或低密度灶。病后 2 个月左右,血肿区形成囊腔,其密度与脑脊液近乎相等,两侧脑室扩大;增强扫描,可见血肿周围有环状高密度强化影,其大小、形状与原血肿相近。

(二)头颅 MRI/MRA

MRI 的表现主要取决于血肿所含血红蛋白量的变化。发病1天内,血肿呈 T_1 等信号或低信号,T_2 呈高信号或混合信号;第 2 天至 1 周内,T_1 为等信号或稍低信号,T_2 为低信号;第 2~4 周,T_1 和 T_2 均为高信号;4 周后,T_1 呈低信号,T_2 为高信号。此外,MRA 可帮助发现脑血管畸形、肿瘤及血管瘤等病变。

(三)数字减影血管造影(DSA)

对脑叶出血、原因不明或怀疑脑血管畸形、血管瘤、烟雾病和血管炎等患者有意义,尤其血压正常的年轻患者应通过 DSA 查明病因。

(四)腰椎穿刺检查

在无条件做 CT 时,且患者病情不重,无明显颅内高压者可进行腰椎穿刺检查。脑出血者脑脊液压力常增高，若出血破入脑室或蛛网膜下腔者脑脊液多呈均匀血性。有脑疝及小脑出血者应禁做腰椎穿刺检查。

（五）经颅多普勒超声（TCD）

由于简单及无创性，可在床边进行检查，已成为监测脑出血患者脑血流动力学变化的重要方法：①通过检测脑动脉血流速度，间接监测脑出血的脑血管痉挛范围及程度，脑血管痉挛时其血流速度增高。②测定血流速度、血流量和血管外周阻力可反映颅内压增高时脑血流灌注情况，如颅内压超过动脉压时收缩期及舒张期血流信号消失，无血流灌注。③提供脑动静脉畸形、动脉瘤等病因诊断的线索。

（六）脑电图（EEG）

可反映脑出血患者脑功能状态。意识障碍可见两侧弥漫性慢活动，病灶侧明显；无意识障碍时，基底节和脑叶出血出现局灶性慢波，脑叶出血靠近皮质时可有局灶性棘波或尖波发放；小脑出血无意识障碍时脑电图多正常，部分患者同侧枕颞部出现慢活动；中脑出血多见两侧阵发性同步高波幅慢活动；脑桥出血患者昏迷时可见 8～12 Hz α 波、低波幅 β 波、纺锤波或弥漫性慢波等。

（七）心电图

可及时发现脑出血合并心律失常或心肌缺血，甚至心肌梗死。

（八）血液检查

重症脑出血急性期白细胞数可增至（10～20）$\times 10^9$/L，并可出现血糖含量升高、蛋白尿、尿糖、血尿素氮含量增加，以及血清肌酶含量升高等。但均为一过性，可随病情缓解而消退。

五、诊断与鉴别诊断

（一）诊断要点

1.一般性诊断要点

（1）急性起病，常有头痛、呕吐、意识障碍、血压增高和局灶性神经功能缺损症状，部分病例有眩晕或抽搐发作。饮酒、情绪激动、过度劳累等是常见的发病诱因。

（2）常见的局灶性神经功能缺损症状和体征包括偏瘫、偏身感觉障碍、偏盲等，多于数分钟至数小时内达到高峰。

（3）头颅 CT 扫描可见病灶中心呈高密度改变，病灶周边常有低密度水肿带。头颅 MRI/MRA有助于脑出血的病因学诊断和观察血肿的演变过程。

2.各部位脑出血的临床诊断要点

（1）壳核出血：①对侧肢体偏瘫，优势半球出血常出现失语；②对侧肢体感觉障碍，主要是痛觉、温度觉减退；③对侧偏盲；④凝视麻痹，呈双眼持续性向出血侧凝视；⑤尚可出现失用、体象障碍、记忆力和计算力障碍、意识障碍等。

（2）丘脑出血：①丘脑型感觉障碍，对侧半身深浅感觉减退、感觉过敏或自发性疼痛；②运动障碍，出血侵及内囊可出现对侧肢体瘫痪，多为下肢重于上肢；③丘脑性失语，言语缓慢而不清、重复言语、发音困难、复述差，朗读正常；④丘脑性痴呆，记忆力减退、计算力下降、情感障碍、人格改变；⑤眼球运动障碍，眼球向上运动麻痹，常向内下方凝视。

（3）脑干出血：①中脑出血，突然出现复视，眼睑下垂；一侧或两侧瞳孔扩大，眼球不同轴，水平或垂直眼震，同侧肢体共济失调，也可表现 Weber 综合征或 Benedikt 综合征；严重者很快出现意识障碍，去大脑强直。②脑桥出血，突然头痛、呕吐、眩晕、复视、眼球不同轴、交叉性瘫痪或偏瘫、四肢瘫等；出血量较大时，患者很快进入意识障碍，针尖样瞳孔，去大脑强直，呼吸障碍，并可伴有高热、大汗、应激性溃疡等，多迅速死亡；出血量较少时可表现为一些典型的综合征，如Foville综合征、Millard-Gubler综合征和闭锁综合征等。③延髓出血，突然意识障碍，血压下降，呼吸节律不规则，心律失常，继而死亡；轻者可表现为不典型的Wallenberg综合征。

(4)小脑出血：①突发眩晕、呕吐、后头部疼痛，无偏瘫；②有眼震，站立和步态不稳，肢体共济失调、肌张力降低及颈项强直；③头颅CT扫描示小脑半球或小脑蚓部高密度影及第四脑室、脑干受压。

(5)脑叶出血：①额叶出血，前额痛、呕吐、痫性发作较多见；对侧偏瘫、共同偏视、精神障碍；优势半球出血时可出现运动性失语。②顶叶出血，偏瘫较轻，而偏侧感觉障碍显著；对侧下象限盲，优势半球出血时可出现混合性失语。③颞叶出血，表现为对侧中枢性面、舌瘫及上肢为主的瘫痪；对侧上象限盲；优势半球出血时可有感觉性或混合性失语；可有颞叶癫痫、幻嗅、幻视。④枕叶出血，对侧同向性偏盲，并有黄斑回避现象，可有一过性黑蒙和视物变形；多无肢体瘫痪。

(6)脑室出血：①突然头痛、呕吐，迅速进入昏迷或昏迷逐渐加深。②双侧瞳孔缩小，四肢肌张力增高，病理反射阳性，早期出现去大脑强直，脑膜刺激征阳性。③常出现丘脑下部受损的症状及体征，如上消化道出血、中枢性高热、大汗、应激性溃疡、急性肺水肿、血糖增高、尿崩症等。④脑脊液压力增高，呈血性。⑤轻者仅表现头痛、呕吐、脑膜刺激征阳性，无局限性神经体征。临床上易误诊为蛛网膜下腔出血，需通过头颅CT检查来确定诊断。

(二)鉴别诊断

1.脑梗死

发病较缓，或病情呈进行性加重；头痛、呕吐等颅内压增高症状不明显；典型病例一般不难鉴别；但脑出血与大面积脑梗死、少量脑出血与脑梗死临床症状相似，鉴别较困难，常需头颅CT鉴别。

2.脑栓塞

起病急骤，一般缺血范围较广，症状常较重，常伴有风湿性心脏病、心房颤动、细菌性心内膜炎、心肌梗死或其他容易产生栓子来源的疾病。

3.蛛网膜下腔出血

好发于年轻人，突发剧烈头痛，或呈爆裂样头痛，以颈枕部明显，有的可痛牵颈背、双下肢。呕吐较频繁，少数严重患者呈喷射状呕吐。约50%的患者可出现短暂、不同程度的意识障碍，尤以老年患者多见。常见一侧动眼神经麻痹，其次为视神经、三叉神经和展神经麻痹，脑膜刺激征常见，无偏瘫等脑实质损害的体征，头颅CT可帮助鉴别。

4.外伤性脑出血

外伤性脑出血是闭合性头部外伤所致，发生于受冲击颅骨下或对冲部位，常见于额极和颞极，外伤史可提供诊断线索，CT可显示血肿外形不整。

5.内科疾病导致的昏迷

(1)糖尿病昏迷：①糖尿病酮症酸中毒，多数患者在发生意识障碍前数天有多尿、烦渴多饮和乏力，随后出现食欲缺乏、恶心、呕吐，常伴头痛、嗜睡、烦躁、呼吸深快，呼气中有烂苹果味(丙酮)。随着病情进一步发展，出现严重失水、尿量减少、皮肤弹性差、眼球下陷、脉细速、血压下降，至晚期时各种反射迟钝甚至消失，嗜睡甚至昏迷。尿糖、尿酮体呈强阳性，血糖和血酮体均有升高。头部CT结果阴性。②高渗性非酮症糖尿病昏迷，起病时常先有多尿、多饮，但多食不明显，或反而食欲缺乏，以致常被忽视。失水随病程进展逐渐加重，出现神经精神症状，表现为嗜睡、幻觉、定向障碍、偏盲、上肢拍击样粗震颤、痫性发作（多为局限性发作）等，最后陷入昏迷。尿糖强阳性，但无酮症或较轻，血尿素氮及肌酐升高。突出地表现为血糖常升高至33.3 mmol/L（600 mg/dL）以上，一般为33.3～66.6 mmol/L（600～1 200 mg/dL）；血钠升高可达155 mmol/L；血浆渗透压显著增高达330～460 mmol/L，一般在350 mmol/L以上。头部CT结果阴性。

（2）肝性脑病：有严重肝病和/或广泛门体侧支循环，精神紊乱、昏睡或昏迷，明显肝功能损害或血氨升高，扑翼（击）样震颤和典型的脑电图改变（高波幅的δ波，每秒少于4次）等，有助于诊断与鉴别诊断。

（3）尿毒症昏迷：少尿（<400 mL/d）或无尿（<50 mL/d）、血尿、蛋白尿、管型尿、氮质血症、水电解质紊乱和酸碱失衡等。

（4）急性乙醇中毒：①兴奋期，血乙醇浓度达到11 mmol/L（50 mg/dL）即感头痛、欣快、兴奋；血乙醇浓度超过16 mmol/L（75 mg/dL），健谈、饶舌、情绪不稳定、自负、易激怒，可有粗鲁行为或攻击行动，也可能沉默、孤僻；浓度达到22 mmol/L（100 mg/dL）时，驾车易发生车祸。②共济失调期，血乙醇浓度达到33 mmol/L（150 mg/dL）时，肌肉运动不协调、行动笨拙、言语含糊不清、眼球震颤、视物模糊、复视、步态不稳，出现明显共济失调；血乙醇浓度达到43 mmol/L（200 mg/dL）时，出现恶心、呕吐、困倦。③昏迷期，血乙醇浓度升至54 mmol/L（250 mg/dL）时，患者进入昏迷期，表现昏睡、瞳孔散大、体温降低；血乙醇浓度超过87 mmol/L（400 mg/dL）时，患者陷入深昏迷，心率快、血压下降，呼吸慢而有鼾音，可出现呼吸、循环麻痹而危及生命。实验室检查可见血清乙醇浓度升高，呼出气中乙醇浓度与血清乙醇浓度相当；动脉血气分析可见轻度代谢性酸中毒；电解质失衡，可见低血钾、低血镁和低血钙；血糖可降低。

（5）低血糖昏迷：是指各种原因引起的重症的低血糖症。患者突然昏迷、抽搐，表现为局灶神经系统症状的低血糖易被误诊为脑出血。化验血糖低于2.8 mmol/L，推注葡萄糖后症状迅速缓解，发病后72小时复查头部CT结果阴性。

（6）药物中毒：①镇静催眠药中毒，有服用大量镇静催眠药史，出现意识障碍和呼吸抑制及血压下降。胃液、血液、尿液中检出镇静催眠药。②阿片类药物中毒，有服用大量吗啡或哌替啶的阿片类药物史，或有吸毒史，除了出现昏迷、针尖样瞳孔（哌替啶的急性中毒瞳孔反而扩大）、呼吸抑制“三联征”等特点外，还可出现发绀、面色苍白、肌肉无力、惊厥、牙关禁闭、角弓反张，呼吸先浅而慢，后叹息样或潮式呼吸、肺水肿、休克、瞳孔对光反射消失，死于呼吸衰竭。血、尿阿片类毒物成分，定性试验呈阳性。使用纳洛酮可迅速逆转阿片类药物所致的昏迷、呼吸抑制、缩瞳等毒性作用。

（7）CO中毒：①轻度中毒，血液碳氧血红蛋白（COHb）可高达10%～20%。患者有剧烈头痛、头晕、心悸、口唇黏膜呈樱桃红色、四肢无力、恶心、呕吐、嗜睡、意识模糊、视物不清、感觉迟钝、谵妄、幻觉、抽搐等。②中度中毒，血液COHb浓度可高达30%～40%。患者出现呼吸困难、意识丧失、昏迷，对疼痛刺激可有反应，瞳孔对光反射和角膜反射可迟钝，腱反射减弱，呼吸、血压和脉搏可有改变。经治疗可恢复且无明显并发症。③重度中毒，血液COHb浓度可高于50%。深昏迷，各种反射消失。患者可呈去大脑皮质状态（患者可以睁眼，但无意识，不语，不动，不主动进食或大小便，呼之不应，推之不动，肌张力增强），常有脑水肿、惊厥、呼吸衰竭、肺水肿、上消化道出血、休克和严重的心肌损害，出现心律失常，偶可发生心肌梗死。有时并发脑局灶损害，出现锥体系或锥体外系损害体征。监测血中 COHb 浓度可明确诊断。

应详细询问病史，内科疾病导致昏迷者有相应的内科疾病病史，仔细查体，局灶体征不明显；脑出血者则同向偏视，一侧瞳孔散大、一侧面部出现船帆现象、一侧上肢出现扬鞭现象、一侧下肢呈外旋位，血压升高。CT 检查可助鉴别。

六、治疗

急性期的主要治疗原则：保持安静，防止继续出血；积极抗脑水肿，降低颅内压；调整血压；改善循环；促进神经功能恢复；加强护理，防治并发症。

（一）一般治疗

1.保持安静

(1)卧床休息 3～4 周，脑出血发病后 24 小时内，特别是 6 小时内可有活动性出血或血肿继续扩大，应尽量减少搬运，就近治疗。重症需严密观察体温、脉搏、呼吸、血压、瞳孔和意识状态等生命体征变化。

(2)保持呼吸道通畅，头部抬高 15°～30°，切忌无枕仰卧；疑有脑疝时应抬高床脚 45°，意识障碍患者应将头歪向一侧，以利于口腔、气道分泌物及呕吐物流出；痰稠不易吸出，则要行气管切开，必要时吸氧，以使动脉血氧饱和度维持在 90%以上。

(3)意识障碍或消化道出血者宜禁食 24～48 小时，发病后 3 天，仍不能进食者，应鼻饲以确保营养。过度烦躁不安的患者可适量用镇静药。

(4)注意口腔护理，保持大便通畅，留置导尿管的患者应做膀胱冲洗以预防尿路感染。加强护理，经常翻身，预防压疮，保持肢体功能位置。

(5)注意水、电解质平衡，加强营养。注意补钾，液体总量应控制在 2 000 mL/d 左右，或以尿量加500 mL来估算，不能进食者鼻饲各种营养品。对于频繁呕吐、胃肠道功能减弱或有严重的应激性溃疡者，应考虑给予肠外营养。如有高热、多汗、呕吐或腹泻者，可适当增加入液量，或 10%脂肪乳 500 mL 静脉滴注，每天 1 次。如需长期采用鼻饲，应考虑胃造瘘术。

(6)脑出血急性期血糖含量增高可以是原有糖尿病的表现或是应激反应。高血糖和低血糖都能加重脑损伤。当患者血糖含量增高超过 11.1 mmol/L 时，应立即给予胰岛素治疗，将血糖控制在 8.3 mmol/L 以下。同时应监测血糖，若发生低血糖，可用葡萄糖口服或注射纠正低血糖。

2.亚低温治疗

能够减轻脑水肿，减少自由基的产生，促进神经功能缺损恢复，改善患者预后。降温方法：立即行气管切开，静脉滴注冬眠肌松合剂(0.9%氯化钠注射液 500 mL＋氯丙嗪 100 mg＋异丙嗪 100 mg)，同时冰毯机降温。行床旁监护仪连续监测体温(T)、心率(HR)、血压(BP)、呼吸(R)、脉搏(P)、血氧饱和度(SPO_2)、颅内压(ICP)。直肠温度(RT)维持在 34～36 ℃，持续 3～5 天。冬眠肌松合剂用量和速度根据患者 T、HR、BP、肌张力等调节。保留自主呼吸，必要时应用同步呼吸机辅助呼吸，维持 SPO_2 在 95%以上，10～12 小时将 RT 降至 34～36 ℃。当 ICP 降至正常后 72 小时，停止亚低温治疗。采用每天恢复 1～2 ℃，复温速度不超过 0.1 ℃/h。在 24～48 小时内，将患者 RT 复温至 36.5～37.0 ℃。局部亚低温治疗实施越早，效果越好，建议在脑出血发病6 小时内使用，治疗时间最好持续 48～72 小时。

(二)调控血压和防止再出血

脑出血患者一般血压都高，甚至比平时更高，这是因为颅内压增高时机体保证脑组织供血的代偿性反应，当颅内压下降时血压亦随之下降，因此一般不应使用降血压药物，尤其是注射利血平等强有力降压剂。目前理想的血压控制水平还未确定，主张采取个体化原则，应根据患者年龄、病前有无高血压、病后血压情况等确定适宜血压水平。但血压过高时，容易增加再出血的危险性，则应及时控制高血压。一般来说，收缩压≥26.7 kPa(200 mmHg)，舒张压≥15.3 kPa(115 mmHg)时，应降血压治疗，使血压控制于治疗前原有血压水平或略高水平。收缩压≤24.0 kPa(180 mmHg)或舒张压≤15.3 kPa(115 mmHg)时，或平均动脉压 17.3 kPa(130 mmHg)时可暂不使用降压药，但需密切观察。收缩压在 24.0～30.7 kPa(180～230 mmHg)或舒张压在 14.0～18.7 kPa(105～140 mmHg)宜口服卡托普利、美托洛尔等降压药；收缩压 24.0 kPa(180 mmHg)以内或舒张压 14.0 kPa(105 mmHg)以内时，可观察而不用降压药。急性期过后(约 2 周)，血压仍持续过高时可系统使用降压药，急性期血压急骤下降表明病情严重，应给予升压药物以保证足够的脑供血量。

止血剂及凝血剂对脑出血并无效果，但如合并消化道出血或有凝血障碍时仍可使用。消化道出血时，还可经胃管鼻饲或口服云南白药、三七粉、氢氧化铝凝胶和/或冰牛奶、冰盐水等。

(三)控制脑水肿

脑出血后 48 小时水肿达到高峰，维持 3～5 天或更长时间后逐渐消退。脑水肿可使 ICP 增高和导致脑疝，是影响功能恢复的主要因素和导致早期死亡的主要死因。积极控制脑水肿、降低 ICP 是脑出血急性期治疗的重要环节，必要时可行 ICP 监测。治疗目标是使 ICP 降至 2.7 kPa(20 mmHg)以下，脑灌注压大于 9.3 kPa(70 mmHg)，应首先控制可加重脑水肿的因素，保持呼吸道通畅，适当给氧，维持有效脑灌注，限制液体和盐的入量等。应用皮质类固醇减轻脑出血后脑水肿和降低 ICP，其有效证据不充分；脱水药只有短暂作用，常用 20%甘露醇、利尿剂(如呋塞米)等。

1.20%甘露醇

20%甘露醇为渗透性脱水药，可在短时间内使血浆渗透压明显升高，形成血与脑组织间渗透压差，使脑组织间液水分向血管内转移，经肾脏排出，每 8 g 甘露醇可由尿带出水分 100 mL，用药后 20～30 分钟开始起效，2～3 小时作用达峰。常用剂量为 125～250 mL，每 6～8 小时 1 次，疗程 7～10 天。如患者出现脑疝征象可快速加压经静脉或颈动脉推注，可暂时缓解症状，为术前准备赢得时间。冠心病、心肌梗死、心力衰竭和肾功能不全者慎用，注意用药不当可诱发肾衰竭和水盐及电解质失衡。因此，在应用甘露醇脱水时，一定要严密观察患者尿量、血钾和心肾功能，一旦出现尿少、血尿、无尿时应立即停用。

2.利尿剂

呋塞米注射液较常用，脱水作用不如甘露醇，但可抑制脑脊液产生，用于心肾功能不全不能用甘露醇的患者，常与甘露醇合用，减少甘露醇用量。每次 20～40 mg，每天 2～4 次，静脉注射。

3.甘油果糖氯化钠注射液

该药为高渗制剂，通过高渗透性脱水，能使脑水分含量减少，降低颅内压。本品降低颅内压作用起效较缓，持续时间较长，可与甘露醇交替使用。推荐剂量为每次 250～500 mL，每天 1～2 次，静脉滴注，连用 7 天左右。

4.10%人血清蛋白

通过提高血浆胶体渗透压发挥对脑组织脱水降颅内压作用，改善病灶局部脑组织水肿，作用持久。适用于低蛋白血症的脑水肿伴颅内压增高的患者。推荐剂量每次 10～20 g，每天 1～2 次，静脉滴注。该药可增加心脏负担，心功能不全者慎用。

5.地塞米松

可防止脑组织内星形胶质细胞肿胀，降低毛细血管通透性，维持血-脑屏障功能。抗脑水肿作用起效慢，用药后 12～36 小时起效。剂量每天 10～20 mg，静脉滴注。由于易并发感染或使感染扩散，可促进或加重应激性上消化道出血，影响血压和血糖控制等，临床不主张常规使用，病情危重、不伴上消化道出血者可早期短时间应用。

若药物脱水、降颅内压效果不明显，出现颅高内压危象时可考虑转外科手术开颅减压。

(四)控制感染

发病早期或病情较轻时通常不需使用抗生素，老年患者合并意识障碍易并发肺部感染，合并吞咽困难易发生吸入性肺炎，尿潴留或导尿易合并尿路感染，可根据痰液或尿液培养、药物敏感试验等选用抗生素治疗。

(五)维持水电解质平衡

患者液体的输入量最好根据其中心静脉压(CVP)和肺毛细血管楔压(PCWP)来调整，CVP 保持在0.7～1.6 kPa(5～12 mmHg)或者 PCWP 维持在 1.3～1.9 kPa(10～14 mmHg)。无此条件时每天液体输入量可按前 1 天尿量+500 mL 估算。每天补钠 50～70 mmol/L，补钾 40～50 mmol/L，糖类 13.5～18.0 g。使用液体种类应以 0.9%氯化钠注射液或复方氯化钠注射液(林格液)为主，避免用高渗糖水，若用糖时可按每 4 g 糖加 1 U 胰岛素后再使用。由于患者使用大量脱水药、进食少、合并感染等原因，极易出现电解质紊乱和酸碱失衡，应加强监护和及时纠正，意识障碍患者可通过鼻饲管补充足够热量的营养和液体。

(六)对症治疗

1.中枢性高热

宜先行物理降温，如头部、腋下及腹股沟区放置冰袋，戴冰帽或睡冰毯等。效果不佳者可用多巴胺受体激动剂如溴隐亭 3.75 mg/d，逐渐加量至 7.5～15.0 mg/d，分次服用。

2.痫性发作

可静脉缓慢推注(注意患者呼吸)地西泮 10～20 mg，控制发作后可予卡马西平片，每次 100 mg，每天 2 次。

3.应激性溃疡

丘脑、脑干出血患者常合并应激性溃疡和引起消化道出血，机制不明，可能是出血影响边缘系统、丘脑、丘脑下部及下行自主神经纤维，使肾上腺皮质激素和胃酸分泌大量增加，黏液分泌减少及屏障功能削弱。常在病后第 2～14 天突然发生，可反复出现，表现呕血及黑便，出血量大时常见烦躁不安、口渴、皮肤苍白、湿冷、脉搏细速、血压下降、尿量减少等外周循环衰竭表现。可采取抑制胃酸分泌和加强胃黏膜保护治疗。①H_2 受体阻滞剂雷尼替丁：每次 150 mg，每天2 次，口服；②H_2 受体阻滞剂西咪替丁：0.4～0.8 g/d，加入0.9%氯化钠注射液，静脉滴注；③质子泵抑制剂注射用奥美拉唑钠：每次 40 mg，每 12 小时静脉注射 1 次，连用 3 天。还可用胃黏膜保护剂硫糖铝，每次 1 g，每天 4 次，口服；或氢氧化铝凝胶，每次 40～60 mL，每天 4 次，口服。若发生上消化道出血可用去甲肾上腺素 4～8 mg加冰盐水 80～100 mL，每天4～6 次，口服；云南白药，每次0.5 g,每天4次,口服。保守治疗无效时可在胃镜下止血,需注意呕血引起窒息,并补液或输血维持血容量。

4.心律失常

心房颤动常见,多见于病后前3天。心电图复极改变常导致易损期延长,易损期出现的期前收缩可导致室性心动过速或心室颤动。这可能是脑出血患者易发生猝死的主要原因。心律失常影响心排血量,降低脑灌注压,可加重原发脑病变,影响预后。应注意改善冠心病患者的心肌供血,给予常规抗心律失常治疗,及时纠正电解质紊乱,可试用β受体阻滞剂和钙通道阻滞剂治疗,维护心脏功能。

5.大便秘结

脑出血患者,由于卧床等原因,常会出现便秘。用力排便时腹压增高,从而使颅内压升高,可加重脑出血症状。便秘时腹胀不适,使患者烦躁不安,血压升高,亦可使病情加重,故脑出血患者便秘的护理十分重要。便秘可用甘油灌肠剂(支),患者侧卧位插入肛门内6～10 cm,将药液缓慢注入直肠内60 mL,5～10分钟即可排便;缓泻剂如酚酞2片,每晚口服,亦可用中药番泻叶3～9 g泡服。

6.稀释性低钠血症

稀释性低钠血症又称血管升压素分泌异常综合征,10%的脑出血患者可发生。因血管升压素分泌减少,尿排钠增多,血钠降低,可加重脑水肿,每天应限制水摄入量在800～1 000 mL,补钠9～12 g;宜缓慢纠正,以免导致脑桥中央髓鞘溶解症。另有脑耗盐综合征,是心钠素分泌过高导致低钠血症,应输液补钠治疗。

7.下肢深静脉血栓形成

急性脑卒中患者易并发下肢和瘫痪肢体深静脉血栓形成,患肢进行性水肿和发硬,肢体静脉血流图检查可确诊。勤翻身、被动活动或抬高瘫痪肢体可预防;治疗可用肝素钠5 000 U,静脉滴注,每天1次;或低分子量肝素,每次4 000 U,皮下注射,每天2次。

(七)外科治疗

可挽救重症患者的生命及促进神经功能恢复,手术宜在发病后6～24小时内进行,预后直接与术前意识水平有关,昏迷患者通常手术效果不佳。

1.手术指征

(1)脑叶出血:患者清醒、无神经障碍和小血肿(<20 mL)者,不必手术,可密切观察和随访。患者意识障碍、大血肿和在CT片上有占位征,应手术。

(2)基底节和丘脑出血:大血肿、有神经障碍者应手术。

(3)脑桥出血:原则上内科治疗。但对非高血压性脑桥出血如海绵状血管瘤,可手术治疗。

(4)小脑出血:血肿直径≥2 cm者应手术,特别是合并脑积水、意识障碍、神经功能缺失和占位征者。

2.手术禁忌证

(1)深昏迷患者(GCS 3～5分)或去大脑强直。

(2)生命体征不稳定,如血压过高、高热、呼吸不规则,或有严重系统器质性病变者。

(3)脑干出血。

(4)基底节或丘脑出血影响到脑干。

(5)病情发展急骤,发病数小时即深昏迷者。

3.常用手术方法

(1)小脑减压术:是高血压性小脑出血最重要的外科治疗,可挽救生命和逆转神经功能缺损,病程早期患者处于清醒状态时手术效果好。

(2)开颅血肿清除术:占位效应引起中线结构移位和初期脑疝时外科治疗可能有效。

(3)钻孔扩大骨窗血肿清除术。

(4)钻孔微创颅内血肿清除术。

(5)脑室出血脑室引流术。

(八)早期康复治疗

原则上应尽早开始。在神经系统症状不再进展,没有严重精神、行为异常,生命体征稳定,没有严重的并发症、合并症时即可开始康复治疗的介入,但需注意康复方法的选择。早期康复治疗对恢复患者的神经功能,提高生活质量是十分有利的。早期对瘫痪肢体进行按摩及被动运动,开始有主动运动时即应根据康复要求按阶段进行训练,以促进神经功能恢复,避免出现关节挛缩、肌肉萎缩和骨质疏松;对失语患者需加强言语康复训练。

(九)加强护理,防治并发症

常见的并发症有肺部感染、上消化道出血、吞咽困难和水电解质紊乱、下肢静脉血栓形成、肺栓塞、肺水肿、冠状动脉性疾病和心肌梗死、心脏损伤、痫性发作等。脑出血预后与急性期护理有直接关系,合理的护理措施十分重要。

1.体位

头部抬高15°~30°,既能保持脑血流量,又能保持呼吸道通畅。切忌无枕仰卧。凡意识障碍患者宜采用侧卧位,头稍前屈,以利口腔分泌物流出。

2.饮食与营养

营养不良是脑出血患者常见的易被忽视的并发症,应充分重视。重症意识障碍患者急性期应禁食1~2天,静脉补给足够能量与维生素,发病48小时后若无活动性消化道出血,可鼻饲流质饮食,应考虑营养合理搭配与平衡。患者意识转清、咳嗽反射良好、能吞咽时可停止鼻饲,应注意喂食时宜取45°半卧位,食物宜做成糊状,流质饮料均应选用茶匙喂食,喂食出现呛咳可拍背。

3.呼吸道护理

脑出血患者应保持呼吸道通畅和足够通气量,意识障碍或脑干功能障碍患者应行气管插管,指征是 $PaO_2<8.0$ kPa(60 mmHg)、$PaCO_2>6.7$ kPa(50 mmHg)或有误吸危险者。鼓励勤翻身、拍背,鼓励患者尽量咳嗽,咳嗽无力痰多时可超声雾化治疗,呼吸困难、呼吸道痰液多、经鼻抽吸困难者可考虑气管切开。

4.压疮防治与护理

昏迷或完全性瘫痪患者易发生压疮,预防措施包括定时翻身,保持皮肤干燥清洁,在骶部、足跟及骨隆起处加垫气圈,经常按摩皮肤及活动瘫痪肢体促进血液循环,皮肤发红可用70%乙醇溶液或温水轻柔,涂以3.5%安息香酊。

七、预后与预防

(一)预后

脑出血的预后与出血量、部位、病因及全身状况等有关。脑干、丘脑及大量脑室出血预后差。脑水肿、颅内压增高及脑疝并发症与脑-内脏(脑-心、脑-肺、脑-肾、脑-胃肠)综合征是致死的主要原因。早期多死于脑疝，晚期多死于中枢性衰竭、肺炎和再出血等继发性并发症。影响本病的预后因素：①年龄较大；②昏迷时间长和程度深；③颅内压高和脑水肿重；④反复多次出血和出血量大；⑤小脑、脑干出血；⑥神经体征严重；⑦出血灶多和生命体征不稳定；⑧伴癫痫发作、去大脑皮质强直或去大脑强直；⑨伴有脑-内脏联合损害；⑩合并代谢性酸中毒、代谢障碍或电解质紊乱者，预后差。及时给予正确的中西医结合治疗和内外科治疗，可大大改善预后，减少病死率和致残率。

(二)预防

总的原则是定期体检，早发现、早预防、早治疗。脑出血是多危险因素所致的疾病。研究证明，高血压是最重要的独立危险因素，心脏病、糖尿病是肯定的危险因素。多种危险因素之间存在错综复杂的相关性，它们互相渗透、互相作用、互为因果，从而增加了脑出血的危险性，也给预防和治疗带来困难。目前，我国仍存在对高血压知晓率低、用药治疗率低和控制率低等"三低"现象，恰与我国脑卒中患病率高、致残率高和病死率高等"三高"现象形成鲜明对比。因此，加强高血压的防治宣传教育是非常必要的。在高血压治疗中，轻型高血压可选用尼群地平和吲达帕胺，对其他类型的高血压则应根据病情选用钙通道阻滞剂、β受体阻滞剂、血管紧张素转化酶抑制剂（ACEI）、利尿剂等联合治疗。

有些危险因素是先天决定的，而且是难以改变甚至不能改变的（如年龄、性别）；有些危险因素是环境造成的，很容易预防（如感染）；有些是人们生活行为的方式，是完全可以控制的（如抽烟、酗酒）；还有些疾病常常是可治疗的（如高血压）。虽然大部分高血压患者都接受过降压治疗，但规范性、持续性差，这样非但没有起到降低血压、预防脑出血的作用，反而使血压忽高忽低，易于引发脑出血。所以控制血压除进一步普及治疗外，重点应放在正确的治疗方法上。预防工作不可简单、单一化，要采取突出重点、顾及全面的综合性预防措施，才能有效地降低脑出血的发病率、病死率和复发率。

除针对危险因素进行预防外，日常生活中需注意经常锻炼、戒烟酒，合理饮食，调理情绪。饮食上提倡"五高三低"，即高蛋白质、高钾、高钙、高纤维素、高维生素及低盐、低糖、低脂。锻炼要因人而异，方法灵活多样，强度不宜过大，避免剧烈运动。

（朱来廷）

第二节　脑　栓　塞

脑栓塞曾称栓塞性脑梗死，是指来自身体各部位的栓子，经颈动脉或椎动脉进入颅内，阻塞脑部血管，中断血流，导致该动脉供血区域的脑组织缺血缺氧而软化坏死及相应的脑功能障碍。临床表现出相应的神经系统功能缺损症状和体征，如急骤起病的偏瘫、偏身感觉障碍和偏盲等。大面积脑梗死还有颅内高压症状，严重时可发生昏迷和脑疝。脑栓塞约占脑梗死的15%。

一、病因与发病机制

(一)病因

脑栓塞按其栓子来源不同，可分为心源性脑栓塞、非心源性脑栓塞及来源不明的脑栓塞。其中，心源性栓子占脑栓塞的60%～75%。

1.心源性

风湿性心脏病引起的脑栓塞，占整个脑栓塞的50%以上。二尖瓣狭窄或二尖瓣狭窄合并关闭不全者最易发生脑栓塞，因二尖瓣狭窄时，左心房扩张，血流缓慢瘀滞，又有涡流，易于形成附壁血栓，血流的不规则更易使之脱落成栓子，故心房颤动时更易发生脑栓塞。慢性心房颤动是脑栓塞形成最常见的原因。其他还有心肌梗死、心肌病的附壁血栓，以及细菌性心内膜炎时瓣膜上的炎性赘生物脱落、心脏黏液瘤和心脏手术等病因。

2.非心源性

主动脉及发出的大血管粥样硬化斑块和附着物脱落引起的血栓栓塞也是脑栓塞的常见原因。另外，还有炎症的脓栓、骨折的脂肪栓、人工气胸和气腹的空气栓、癌栓、虫栓和异物栓等。还有来源不明的栓子等。

（二）发病机制

各个部位的栓子通过颈动脉系统或椎动脉系统时，栓子阻塞血管的某一分支，造成缺血、梗死和坏死，产生相应的临床表现；还有栓子造成远端的急性供血中断，该区脑组织发生缺血性变性、坏死及水肿；另外，由于栓子的刺激，该段动脉和周围小动脉反射性痉挛，结果不仅造成该栓塞的动脉供血区的缺血，同时因其周围的动脉痉挛，进一步加重脑缺血损害的范围。

二、病理

脑栓塞的病理改变与脑血栓形成基本相同。但是，有以下几点不同：①脑栓塞的栓子与动脉壁不粘连；而脑血栓形成是在动脉壁上形成的，所以血栓与动脉壁粘连不易分开。②脑栓塞的栓子可以向远端移行，而脑血栓形成的栓子不能。③脑栓塞所致的梗死灶，有60%以上合并出血性梗死；脑血栓形成所致的梗死灶合并出血性梗死较少。④脑栓塞往往为多发病灶，脑血栓形成常为一个病灶。另外，炎性栓子可见局灶性脑炎或脑脓肿，寄生虫栓子在栓塞处可发现虫体或虫卵。

三、临床表现

（一）发病年龄

风湿性心脏病引起者以中青年为多，冠心病及大动脉病变引起者以中老年人为多。

（二）发病情况

发病急骤，在数秒钟或数分钟之内达高峰，是所有脑卒中发病最快者，有少数患者因反复栓塞可在数天内呈阶梯式加重。一般发病无明显诱因，安静和活动时均可发病。

（三）症状与体征

约有4/5的脑栓塞发生于前循环，特别是大脑中动脉，病变对侧出现偏瘫、偏身感觉障碍和偏盲，优势半球病变还有失语。癫痫发作很常见，因大血管栓塞，常引起脑血管痉挛，有部分性发作或全面性发作。椎-基底动脉栓塞约占1/5，起病有眩晕、呕吐、复视、交叉性瘫痪、共济失调、构音障碍和吞咽困难等。栓子进入一侧或两侧大脑后动脉有同向性偏盲或皮质盲。基底动脉主干栓塞会导致昏迷、四肢瘫痪，可引起闭锁综合征及基底动脉尖综合征。

心源性栓塞患者有心慌、胸闷、心律失常和呼吸困难等。

四、辅助检查

(一)胸部 X 线检查

可发现心脏肥大。

(二)心电图检查

可发现陈旧或新鲜心肌梗死、心律失常等。

(三)超声心动图检查

超声心动图检查是评价心源性脑栓塞的重要依据之一，能够显示心脏立体解剖结构，包括瓣膜反流和运动、心室壁的功能和心腔内的肿块。

(四)多普勒超声检查

有助于测量血流通过狭窄瓣膜的压力梯度及狭窄的严重程度。彩色多普勒超声血流图可检测瓣膜反流程度并可研究与血管造影的相关性。

(五)经颅多普勒超声(TCD)

TCD 可检测颅内血流情况，评价血管狭窄的程度及闭塞血管的部位，也可检测动脉粥样硬化的斑块及微栓子的部位。

(六)神经影像学检查

头颅 CT 和 MRI 检查可显示缺血性梗死和出血性梗死改变。合并出血性梗死高度支持脑栓塞的诊断，许多患者继发出血性梗死临床症状并未加重，发病 3～5 天内复查 CT 可早期发现继发性梗死后出血。早期脑梗死 CT 难于发现，常规 MRI 假阳性率较高，MRI 弥散成像(DWI)和灌注成像(PWI)可以发现超急性期脑梗死。磁共振血管成像(MRA)是一种无创伤性显示脑血管狭窄或阻塞的方法，造影特异性较高。数字减影血管造影(DSA)可更好地显示脑血管狭窄的部位、范围和程度。

(七)腰椎穿刺脑脊液检查

脑栓塞引起的大面积脑梗死可有脑脊液压力增高和蛋白含量增高。出血性脑梗死时可见红细胞。

五、诊断与鉴别诊断

(一)诊断

(1)多为急骤发病。

(2)多数无前驱症状。

(3)一般意识清楚或有短暂意识障碍。

(4)有颈内动脉系统或椎-基底动脉系统症状和体征。

(5)腰椎穿刺脑脊液检查一般不应含血，若有红细胞可考虑出血性脑栓塞。

(6)栓子的来源可为心源性或非心源性，也可同时伴有脏器栓塞症状。

(7)头颅 CT 和 MRI 检查有梗死灶或出血性梗死灶。

(二)鉴别诊断

1.血栓形成性脑梗死

均为急性起病的偏瘫、偏身感觉障碍，但血栓形成性脑梗死发病较慢，短期内症状可逐渐进展，一般无心房颤动等心脏病症状，头颅 CT 很少有出血性梗死灶，以资鉴别。

2.脑出血

均为急骤起病的偏瘫，但脑出血多数有高血压、头痛、呕吐和意识障碍，头颅 CT 为高密度灶可以鉴别。

六、治疗

(一)抗凝治疗

对抗凝治疗预防心源性脑栓塞复发的利弊，仍存在争议。有的学者认为脑栓塞容易发生出血性脑梗死和大面积脑梗死，可有明显的脑水肿，所以在急性期不主张应用较强的抗凝药物，以免引起出血性梗死，或并发脑出血及加重脑水肿。也有学者认为，抗凝治疗是预防随后再发栓塞性脑卒中的重要手段。心房颤动或有再栓塞风险的心源性病因、动脉夹层或动脉高度狭窄的患者，可应用抗凝药物预防再栓塞。栓塞复发的高风险可完全抵消发生出血的风险。常用的抗凝药物有以下几种。

1.肝素

肝素有妨碍凝血活酶的形成作用；能增强抗凝血酶、中和活性凝血因子及纤溶酶；还有消除血小板的凝集作用，通过抑制透明质酸酶的活性而发挥抗凝作用。肝素每次 12 500～25 000 U (100～200 mg)加入 5%葡萄糖注射液或 0.9%氯化钠注射液 1 000 mL 中，缓慢静脉滴注或微泵注入，以每分钟 10～20 滴为宜，维持 48 小时，同时第 1 天开始口服抗凝药。

有颅内出血、严重高血压、肝肾功能障碍、消化道溃疡、急性细菌性心内膜炎和出血倾向者禁用。根据部分凝血活酶时间(APTT)调整剂量，维持治疗前 APTT 值的 1.5～2.5 倍，及时检测凝血活酶时间及活动度。用量过大，可导致严重自发性出血。

2.那曲肝素钙

那曲肝素钙又名低分子肝素钙，是一种由普通肝素钠通过硝酸分解纯化而得到的低分子肝素钙盐，其平均分子量为 4 500。目前认为，低分子肝素钙是通过抑制凝血酶的生长而发挥作用。另外，还可溶解血栓和改善血流动力学。对血小板的功能影响明显小于肝素，很少引起出血。因此，那曲肝素钙是一种比较安全的抗凝药。每次 4 000～5 000 U，腹部脐下外侧皮下垂直注射，每天 1～2 次，连用 7～10 天，注意不能用于肌内注射。可能引起注射部位出血性瘀斑、皮下淤血、血尿和过敏性皮疹。

3.华法林

华法林为香豆素衍生物钠盐，通过拮抗维生素 K 的作用，使凝血因子Ⅱ、Ⅶ、Ⅸ和Ⅹ的前体物质不能活化，在体内发挥竞争性的抑制作用，为一种间接性的中效抗凝剂。第 1 天给予 5～10 mg口服，第 2 天半量；第 3 天根据复查的凝血酶原时间及活动度结果调整剂量，凝血酶原活动度维持在 25%～40%给予维持剂量，一般维持量为每天 2.5～5.0 mg，可用 3～6 个月。不良反应可有牙龈出血、血尿、发热、恶心、呕吐、腹泻等。

(二)脱水降颅内压药物

脑栓塞患者常为大面积脑梗死、出血性脑梗死，常有明显脑水肿，甚至发生脑疝的危险，对此必须立即应用降颅内压药物。心源性脑栓塞应用甘露醇可增加心脏负荷，有引起急性肺水肿的风险。20%甘露醇每次只能给 125 mL 静脉滴注，每天 4～6 次。为增强甘露醇的脱水力度，同时必须加用呋塞米，每次 40 mg 静脉注射，每天 2 次，可减轻心脏负荷，达到保护心脏的作用，保证甘露醇的脱水治疗；甘油果糖每次 250～500 mL 缓慢静脉滴注，每天 2 次。

(三)扩张血管药物

1.丁苯酞

每次 200 mg,每天 3 次,口服。

2.葛根素注射液

每次 500 mg 加入 5%葡萄糖注射液或 0.9%氯化钠注射液 250 mL 中静脉滴注,每天 1 次,可连用 10~14 天。

3.复方丹参注射液

每次 2 支(4 mL)加入 5%葡萄糖注射液或 0.9%氯化钠注射液 250 mL 中静脉滴注,每天 1 次,可连用 10~14 天。

4.川芎嗪注射液

每次 100 mg 加入 5%葡萄糖注射液或 0.9%氯化钠注射液 250 mL 中静脉滴注,每天 1 次,可连用10~15 天,有脑水肿和出血倾向者忌用。

(四)抗血小板聚集药物

早期暂不应用,特别是已有出血性梗死者急性期不宜应用。当急性期过后,为预防血栓栓塞的复发,可较长期应用阿司匹林或氯吡格雷。

(五)原发病治疗

对感染性心内膜炎(亚急性细菌性心内膜炎),在病原菌未培养出来时,给予青霉素每次 320 万~400 万 U 加入 5%葡萄糖注射液或 0.9%氯化钠注射液 250 mL 中静脉滴注,每天 4~6 次;已知病原微生物,对青霉素敏感的首选青霉素,对青霉素不敏感者选用头孢曲松钠,每次 2 g加入 5%葡萄糖注射液 250~500 mL 中静脉滴注,12 小时滴完,每天 2 次。对青霉素过敏和过敏体质者慎用,对头孢菌素类药物过敏者禁用。对青霉素和头孢菌素类抗生素不敏感者可应用去甲万古霉素,30 mg/(kg · d),分 2 次静脉滴注,每 0.8 g 药物至少加 200 mL 液体,在 1 小时以上时间内缓慢滴入,可用 4~6 周,24 小时内最大剂量不超过 2 g,此药有明显的耳毒性和肾毒性。

七、预后与预防

(一)预后

脑栓塞急性期病死率为 5%~15%,多死于严重脑水肿、脑疝。心肌梗死引起的脑栓塞预后较差,多遗留严重的后遗症。如栓子来源不消除,半数以上患者可能复发,约 2/3 在 1 年内复发,复发的病死率更高。10%~20%的脑栓塞患者可能在病后 10 天内发生第 2 次栓塞,病死率极高。栓子较小、症状较轻、及时治疗的患者,神经功能障碍可以部分或完全缓解。

(二)预防

最重要的是预防脑栓塞的复发。目前认为,对于心房颤动、心肌梗死、二尖瓣脱垂患者可首选华法林作为二级预防的药物,阿司匹林也有效,但效果低于华法林。华法林的剂量一般为每天 2.5~3.0 mg,老年人每天 1.5~2.5 mg,并可采用国际标准化比值(INR)为标准进行治疗,既可获效,又可减少出血的危险性。1993 年,欧洲 13 个国家 108 个医疗中心联合进行了一组临床试验,共入选 1 007 例非风湿性心房颤动发生短暂性脑缺血发作(TIA)或脑卒中的患者,分为3 组,一组应用香豆素,一组用阿司匹林,另一组用安慰剂,随访 2~3 年,计算脑卒中或其他部位栓塞的发生率。结果发现应用香豆素组每年可减少 9%脑卒中发生率,阿司匹林组减少 4%。前者出血发生率为2.8%(每年),后者为0.9%(每年)。

关于脑栓塞发生后何时开始应用抗凝剂仍有不同看法。有的学者认为,过早应用可增加出血的危险性,建议发病后数周再开始应用抗凝剂比较安全。据临床研究结果表明,高血压是引起出血的主要危险因素,如能严格控制高血压,华法林的剂量强度控制在INR 2.0～3.0,则其出血发生率可以降低。因此,目前认为华法林可以作为某些心源性脑栓塞的预防药物。

(朱来廷)

第三节　腔隙性脑梗死

腔隙性脑梗死(LI)是指大脑半球深部白质和脑干等中线部位,由直径为100～400 μm的穿支动脉血管闭塞导致的脑梗死。所引起的病灶为0.5～15.0 mm^3的梗死灶。大多由大脑前动脉、大脑中动脉、前脉络丛动脉和基底动脉的穿支动脉闭塞所引起。脑深部穿动脉闭塞导致相应灌注区脑组织缺血、坏死、液化,由吞噬细胞将该处组织移走而形成小腔隙。好发于基底节、丘脑、内囊、脑桥的大脑皮质贯通动脉供血区。反复发生多个腔隙性脑梗死,称多发性腔隙性脑梗死。临床引起相应的综合征,常见的有纯运动性轻偏瘫、纯感觉性卒中、构音障碍手笨拙综合征、共济失调性轻偏瘫和感觉运动性卒中。高血压和糖尿病是主要原因,特别是高血压尤为重要。腔隙性脑梗死占脑梗死的20%～30%。

一、病因与发病机制

(一)病因

真正的病因和发病机制尚未完全清楚,但与下列因素有关。

1.高血压

长期高血压作用于小动脉及微小动脉壁,致脂质透明变性,管腔闭塞,产生腔隙性病变。舒张压增高是多发性腔隙性脑梗死的常见原因。

2.糖尿病

糖尿病时血浆低密度脂蛋白及极低密度脂蛋白的浓度增高,引起脂质代谢障碍,促进胆固醇合成,从而加速、加重动脉硬化的形成。

3.微栓子(无动脉病变)

各种类型小栓子阻塞小动脉导致腔隙性脑梗死,如胆固醇、红细胞增多症、纤维蛋白等。

4.血液成分异常

如红细胞增多症、血小板增多症和高凝状态,也可导致发病。

(二)发病机制

腔隙性脑梗死的发病机制还不完全清楚。微小动脉粥样硬化被认为是症状性腔隙性脑梗死常见的发病机制。在慢性高血压患者中,在粥样硬化斑直径为100～400 μm的小动脉中,也能发现形成的动脉狭窄和闭塞。颈动脉粥样斑块,尤其是多发性斑块,可能会导致腔隙性脑梗死;脑深部穿动脉闭塞,导致相应灌注区脑组织缺血、坏死,由吞噬细胞将该处脑组织移走,遗留小腔,因而导致该部位神经功能缺损。

二、病理

腔隙性脑梗死灶呈不规则圆形、卵圆形或狭长形。累及管径在 100～400 μm 的穿动脉，梗死部位主要在基底节(特别是壳核和丘脑)、内囊和脑桥的白质。大多数腔隙性脑梗死位于豆纹动脉分支、大脑后动脉的丘脑深穿支、基底动脉的旁中央支供血区。阻塞常发生在深穿支的前半部分，因而梗死灶均较小，大多数直径为0.2～15.0 mm。病变血管可见透明变性、玻璃样脂肪变、玻璃样小动脉坏死、血管壁坏死和小动脉硬化等。

三、临床表现

本病常见于 40 岁以上的中老年人。腔隙性脑梗死患者中高血压的发病率约为 75%，糖尿病的发病率为 25%～35%，有 TIA 史者约有 20%。

(一)症状和体征

临床症状一般较轻，体征单一，一般无头痛、颅内高压症状和意识障碍。由于病灶小，又常位于脑的静区，故许多腔隙性脑梗死在临床上无症状。

(二)临床综合征

Fisher 根据病因、病理和临床表现，归纳为 21 种综合征，常见的有以下几种。

1.纯运动性轻偏瘫(pure motor hemiparesis，PMH)

PMH 最常见，约占 60%，有病灶对侧轻偏瘫，而不伴失语、感觉障碍和视野缺损，病灶多在内囊和脑干。

2.纯感觉性卒中(pure sensory stroke，PSS)

PSS 约占 10%，表现为病灶对侧偏身感觉障碍，也可伴有感觉异常，如麻木、烧灼和刺痛感。病灶在丘脑腹后外侧核或内囊后肢。

3.构音障碍手笨拙综合征(dysarthric-clumsy hand syndrome，DCHS)

DCHS 约占 20%，表现为构音障碍、吞咽困难，病灶对侧轻度中枢性面、舌瘫，手的精细运动欠灵活，指鼻试验欠稳。病灶在脑桥基底部或内囊前肢及膝部。

4.共济失调性轻偏瘫(ataxic-hemiparesis，AH)

病灶同侧共济失调和病灶对侧轻偏瘫，下肢重于上肢，伴有锥体束征。病灶多在放射冠汇集至内囊处，或脑桥基底部皮质脑桥束受损所致。

5.感觉运动性卒中(sensorimotor stroke，SMS)

SMS 少见，以偏身感觉障碍起病，再出现轻偏瘫，病灶位于丘脑腹后核及邻近内囊后肢。

6.腔隙状态

由 Marie 提出，由于多次腔隙性脑梗死后，有进行性加重的偏瘫、严重的精神障碍、痴呆、平衡障碍、二便失禁、假性延髓性麻痹、双侧锥体束征和类帕金森综合征等。近年由于有效控制血压及治疗的进步，现在已很少见。

四、辅助检查

(一)神经影像学检查

1.颅脑 CT

非增强 CT 扫描显示为基底节区或丘脑呈卵圆形低密度灶，边界清楚，直径为 10～15 mm。

由于病灶小，占位效应轻微，一般仅为相邻脑室局部受压，多无中线移位，梗死密度随时间逐渐降低，4周后接近脑脊液密度，并出现萎缩性改变。增强扫描于梗死后3天至1个月可能发生均一或斑块性强化，以2～3周明显，待达到脑脊液密度时，则不再强化。

2.颅脑MRI

MRI显示比CT优越，尤其是对脑桥的腔隙性脑梗死和新旧腔隙性脑梗死的鉴别有意义，增强后能提高阳性率。颅脑MRI检查在T_2WI像上显示高信号，是小动脉阻塞后新的或陈旧的病灶。T_1WI和T_2WI分别表现为低信号和高信号斑点状或斑片状病灶，呈圆形、椭圆形或裂隙形，最大直径常为数毫米，一般不超过1 cm。急性期T_1WI的低信号和T_2WI的高信号，常不及慢性期明显，由于水肿的存在，使病灶看起来常大于实际梗死灶。注射造影剂后，T_1WI急性期、亚急性期和慢性期病灶显示增强，呈椭圆形、圆形，也可呈环形。

3.CT血管成像(CTA)、磁共振血管成像(MRA)

了解颈内动脉有无狭窄及闭塞程度。

(二)超声检查

经颅多普勒超声(TCD)了解颈内动脉狭窄及闭塞程度。三维超声检查，了解颈内动脉粥样硬化斑块的大小和厚度。

(三)血液学检查

了解有无糖尿病和高脂血症等。

五、诊断与鉴别诊断

(一)诊断

(1)中老年人发病，多数患者有高血压病史，部分患者有糖尿病史或TIA史。

(2)急性或亚急性起病，症状比较轻，体征比较单一。

(3)临床表现符合Fisher描述的常见综合征之一。

(4)颅脑CT或MRI发现与临床神经功能缺损一致的病灶。

(5)预后较好，恢复较快，大多数患者不遗留后遗症状和体征。

(二)鉴别诊断

1.小量脑出血

均为中老年发病，有高血压和急起的偏瘫和偏身感觉障碍。但小量脑出血头颅CT显示高密度灶即可鉴别。

2.脑囊虫病

CT均表现为低信号病灶。但是，脑囊虫病CT呈多灶性、小灶性和混合灶性病灶，临床表现常有头痛和癫痫发作，血和脑脊液囊虫抗体阳性，可供鉴别。

六、治疗

(一)抗血小板聚集药物

抗血小板聚集药物是预防和治疗腔隙性脑梗死的有效药物。

1.肠溶阿司匹林(或拜阿司匹林)

每次100 mg，每天1次，口服，可连用6～12个月。

2.氯吡格雷

每次 50～75 mg，每天 1 次，口服，可连用半年。

3.西洛他唑

每次 50～100 mg，每天 2 次，口服。

4.曲克芦丁

每次 200 mg，每天 3 次，口服；或每次 400～600 mg 加入 5%葡萄糖注射液或 0.9%氯化钠注射液 500 mL 中静脉滴注，每天 1 次，可连用 20 天。

（二）钙通道阻滞剂

1.氟桂利嗪

每次 5～10 mg，睡前口服。

2.尼莫地平

每次 20～30 mg，每天 3 次，口服。

3.尼卡地平

每次 20 mg，每天 3 次，口服。

（三）血管扩张药

1.丁苯酞

每次 200 mg，每天 3 次，口服。偶见恶心、腹部不适，有严重出血倾向者忌用。

2.丁咯地尔

每次 200 mg 加入 5%葡萄糖注射液或 0.9%氯化钠注射液 250 mL 中静脉滴注，每天 1 次，连用10～14 天；或每次 200 mg，每天 3 次，口服。可有头痛、头晕、恶心等不良反应。

3.倍他司汀

每次 6～12 mg，每天 3 次，口服。可有恶心、呕吐等不良反应。

（四）内科病的处理

有效控制高血压、糖尿病、高脂血症等，坚持药物治疗，定期检查血压、血糖、血脂、心电图和有关血液流变学指标。

七、预后与预防

（一）预后

Marie 和 Fisher 认为腔隙性脑梗死一般预后良好，下述几种情况影响本病的预后。

（1）梗死灶的部位和大小，如腔隙性脑梗死发生在脑的重要部位——脑桥和丘脑，以及大的和多发性腔隙性脑梗死者预后不良。

（2）有反复 TIA 发作，有高血压、糖尿病和严重心脏病（缺血性心脏病、心房颤动、心脏瓣膜病等），症状没有得到很好控制者预后不良。据报道，1 年内腔隙性脑梗死的复发率为 10%～18%；腔隙性脑梗死，特别是多发性腔隙性脑梗死半年后约有 23%的患者发展为血管性痴呆。

（二）预防

控制高血压、防治糖尿病和 TIA 是预防腔隙性脑梗死发生和复发的关键。

（1）积极处理危险因素。①血压的调控：长期高血压是腔隙性脑梗死主要的危险因素之一。在降血压药物方面无统一规定应用的药物。选用降血压药物的原则是既要有效和持久地降低血压，又不至于影响重要器官的血流量。可选用钙通道阻滞剂，如硝苯地平缓释片，每次 20 mg，每天2次，口服；或尼莫地平，每次30 mg，每天3次，口服。也可选用血管紧张素转换酶抑制剂(ACEI)，如卡托普利，每次12.5～25.0 mg，每天3次，口服；或贝拉普利，每次5～10 mg，每天1次，口服。②调控血糖：糖尿病也是腔隙性脑梗死主要的危险因素之一。要积极控制血糖，注意饮食与休息。③调控高血脂：可选用辛伐他汀(Simvastatin)，每次10～20 mg，每天1次，口服；或洛伐他汀(Lovastatin)，每次20～40 mg，每天1～2次，口服。④积极防治心脏病：要减轻心脏负荷，避免或慎用增加心脏负荷的药物，注意补液速度及补液量；对有心肌缺血、心肌梗死者应在心血管内科医师的协助下进行药物治疗。

(2)可以较长时期应用抗血小板聚集药物，如阿司匹林、氯吡格雷和中药活血化瘀药物。

(3)生活规律，心情舒畅，饮食清淡，适宜的体育锻炼。

(朱来廷)

第四节　高血压脑病

高血压脑病(hypertensive encephalopathy，HE)是指血压突然显著升高而引起的一种急性脑功能障碍综合征。可发生于各种原因所致的动脉性高血压患者，其发病率约占高血压患者的5%。发病时血压突然升高，收缩压、舒张压均升高，以舒张压升高为主。临床上出现剧烈头痛、烦躁、恶心呕吐、视力障碍、抽搐、意识障碍，甚至昏迷等症状，也可出现暂时性偏瘫、失语、偏身感觉障碍等。本病的特点是起病急、病程短，经及时降低血压，所有症状在数分钟或数天内可完全消失，而不留后遗症，否则可导致严重的脑功能损害，甚至死亡。病理特征：主要是脑组织不同程度的水肿，镜下可出现玻璃样变性，即小动脉管壁发生纤维蛋白样坏死。

本病可发生于各种原因导致的动脉性高血压患者，成人舒张压＞18.7 kPa(140 mmHg)，儿童、孕妇或产妇血压＞24.0/16.0 kPa(180/120 mmHg)可导致发病。新近发病或急速发病的高血压患者可在血压相对较低的水平发生本病，如儿童急性肾小球肾炎或子痫患者血压在21.3/13.3 kPa(160/100 mmHg)左右即可发病。高血压脑病起病急，病死率高，故对其防治的研究显得尤为重要，目前西医治疗高血压脑病已取得了较好的成效。

一、病因与发病机制

(一)病因

(1)原发性高血压，当受情绪或精神影响时，血压迅速升高，可发生高血压脑病。

(2)继发性高血压，包括肾性高血压、嗜铬细胞瘤、原发性醛固酮增多症、皮质醇增多症、某些肾上腺酶的先天缺陷、妊娠高血压、主动脉狭窄等引起的高血压及收缩期高血压。

(3)少部分抑郁症患者在服用单胺氧化酶抑制剂时可发生高血压脑病，吃过多富含酪胺的食物(奶油、干酪、扁豆、腌鱼、红葡萄酒、啤酒等)也可诱发高血压脑病。

(4)急慢性脊髓损伤的患者，因膀胱充盈或胃肠潴留等过度刺激自主神经可诱发高血压脑病。

(5)突然停用高血压药物，特别是停用可乐亭亦可导致高血压脑病。

(6)临床上应用环孢素时，若出现头痛、抽搐、视觉异常等症状，也应考虑为高血压脑病的可能。

总之,临床上任何原因引起的急进型恶性高血压均可能成为高血压脑病的发病因素。

(二)发病机制

1.脑血管自动调节机制崩溃学说

正常情况下,血压波动时可通过小动脉的自动调节维持恒定的脑血流量,即 Bayliss 效应,此调节范围限制在平均动脉压 8.0~24.0 kPa(60~180 mmHg),在此范围内小动脉会随着血压的波动自动调节保持充足的脑血流量。而当平均动脉压迅速升高达 24.0 kPa(180 mmHg)以上时,可引起其自动调节机制破坏,使脑血管由收缩变为被动扩张,脑血流量迅速增加,血管内压超出脑间质压,血管内液体外渗,迅速出现脑水肿及颅内压增高,从而导致毛细血管壁变性坏死,出现点状出血及微梗死。

2.脑血管自动调节机制过度学说

又称小动脉痉挛学说,血压迅速升高,导致 Bayliss 效应过强,小动脉痉挛,血流量反而减少,血管壁缺血变性,通透性增加,血管内液外渗,引起水肿、点状出血及微梗死等。高血压脑病患者尸检时可见脑组织极度苍白,血管内无血,表明高血压脑病患者脑血管有显著的痉挛。高血压脑病发生时,还可见身体其他器官亦发生局限性血管痉挛,也支持小动脉痉挛的看法。

3.脑水肿学说

(1)有学者认为,上述两种机制可能同时存在。血压急剧升高后,先出现脑小动脉广泛的痉挛,继而出现扩张,造成小血管缺血变性,血管内液和血细胞外渗,引起广泛的脑水肿,从而出现点状出血及微血栓形成,甚至继发较大的动脉血栓形成,严重时因脑疝形成而致死。

(2)高血压脑病是急性过度升高的血压迫使血管扩张,通过动脉壁过度牵伸破坏了血-脑屏障,毛细血管通透性增加,使血浆成分和水分子外溢,细胞外液增加,继发血管源性水肿,导致神经功能缺损。

目前多数学者认为,血管自动调节障碍是高血压脑病发病的主要因素。

二、病理

(一)肉眼观察

脑组织不同程度的水肿是高血压脑病的主要病理表现。严重脑水肿者,脑的重量可增加20%~30%。脑的外观呈苍白色,脑回变平,脑沟变浅,脑室变小,脑干常因颅内压增高而疝入枕骨大孔,导致脑干发生圆锥形的变形,脑的表面可有出血点,周围有大量的脑脊液外渗,浅表部位动脉、毛细血管及静脉可见扩张。切面呈白色,可见脑室变小、点状及弥散性小出血灶或微小狭长的裂隙状出血灶或腔隙性脑梗死灶。

(二)镜下观察

脑部小动脉管壁发生纤维蛋白样坏死,即玻璃样变性,血管内皮增殖,中层肥厚,外膜增生,血管腔变小或阻塞,形成本病所特有的小动脉病变。毛细血管壁变性或坏死,血-脑屏障结构被破坏。血管周围有明显的渗出物,组织细胞间隙增宽,部分神经细胞变性坏死,但胶质细胞增生不多。长期高血压者,还可见到较大的脑动脉壁中层肥大,内膜呈粥样硬化。此外,亦可在皮质及基底节区见到少数胶质细胞肿胀、神经元的缺血性改变及神经胶质的瘢痕形成。

三、临床表现

高血压脑病起病急骤,常因过度劳累、精神紧张或情绪激动诱发,病情发展迅速,急骤加重。

起病前常先有动脉压显著增高,并有严重头痛、精神错乱、意识改变、周身水肿等前驱症状,一般经 12～48 小时发展成高血压脑病,严重者仅需数分钟。大部分患者在出现前驱症状时,立即嘱其卧床休息,并给予适当的降压治疗后,脑病往往可以消失而不发作;若血压继续升高则可转变为高血压脑病。本病发病年龄与病因有关,平均年龄为40 岁;因急性肾小球性肾炎引起本病者多见于儿童或青年;因慢性肾小球肾炎引起者则以成年人多见;恶性高血压在 30～45 岁间最多见。高血压脑病的症状一般持续数分钟到数小时,最长可达 1～2 个月。若不进行及时降压或对原发病治疗,使脑病症状持续较长时间,可造成不可逆的神经功能损伤,重者可因继发癫痫持续状态、心力衰竭或呼吸障碍而死亡。本病可反复发作,症状可有所不同。

(一)急性期

1.动脉压升高

原已有高血压者,发病时血压再度增高,舒张压往往升高至 16.0 kPa(120 mmHg)以上,平均动脉压常在 20.0～26.7 kPa(150～200 mmHg)。对于妊娠毒血症的妇女或急性肾小球肾炎儿童,发生高血压脑病时,血压波动范围较已有高血压的患者小,收缩压可不高于24.0 kPa(180 mmHg),舒张压亦可不高于 16.0 kPa(120 mmHg)。新近起病的高血压患者脑病发作时的血压水平要比慢性高血压患者发作时的血压低。

2.颅内压增高

表现为剧烈头痛、呕吐、颈项强直及视盘水肿等颅内高压症;并出现高血压性视网膜病变,表现为眼底火焰状出血和动脉变窄及绒毛状渗出物。脑脊液压力可显著增高,甚至在腰椎穿刺时脑脊液可喷射而出,此时腰椎穿刺可促进脑疝的发生,故应慎行。

(1)头痛:为高血压脑病的早期症状,以前额或后枕部为主,咳嗽、紧张、用力时加重。头痛多出现于早晨,程度与血压水平相关,经降压及休息等相应治疗后头痛可缓解。

(2)呕吐:常在早晨与头痛伴发,可以呈喷射状,恶心可以不明显。其原因可能由于颅内压增高刺激迷走神经核所致,也可能是由于颅内高压、脑内的血液供应不足、延髓的呕吐中枢缺血缺氧而致。

(3)视盘水肿:指视盘表面和筛板前区神经纤维的肿胀,镜检发现视盘周围有毛刺样边界不清,随着水肿的发展,视盘边缘逐渐模糊、充血,颜色呈红色,视盘隆起,常超过 2 个屈光度,生理凹陷消失,视网膜静脉充盈、怒张、搏动消失,颅内压持续增高可出现血管周围点状或片状出血。眼底视网膜荧光照相可见视盘中央及其周边区有异常扩张的毛细血管网,且有液体漏出。轻度视盘水肿可在颅内压增高几小时内形成,高度视盘水肿一般需要几天的时间,此期患者可出现视物模糊、偏盲或黑蒙等视力障碍症状,可能与枕叶水肿、大脑后动脉或大脑中动脉痉挛有关。颅内高压解除之后,视盘水肿即开始消退。

3.抽搐

抽搐是高血压脑病的常见症状,其发生率为 10.5%～41.0%,是由于颅内高压、脑部缺血缺氧、脑神经异常放电所致。表现为发作性意识丧失、瞳孔散大、两眼上翻、口吐白沫、呼吸暂停、皮肤发绀、肢体痉挛,并可有舌头咬破及大小便失禁等。发作多为全身性,也可为局限性,一般持续 1～2 分钟后,痉挛停止。有的患者频繁发作,最后发展为癫痫持续状态,有些患者则因抽搐诱发心力衰竭而死亡。

4.脑功能障碍

(1)意识障碍:表现为兴奋,烦躁不安,继而精神萎靡、嗜睡、神志模糊等。若病情继续进展可在数小时或1～2天内出现意识障碍加重，甚至昏迷。

(2)精神症状：表现为强哭、强笑、定向障碍、判断力障碍、冲动行为，甚至谵妄、痴呆等症状。

(3)脑局灶性病变：表现为短暂的偏瘫、偏盲、失语、听力障碍和偏身感觉障碍等神经功能缺损症状。

5.阵发性呼吸困难

可能由于呼吸中枢血管痉挛、局部脑组织缺血及酸中毒引起。

6.高血压脑病的全身表现

(1)视网膜和眼底改变：视网膜血管出现不同程度的损害，如血管痉挛、硬化、渗出和出血等。血管痉挛是视网膜血管对血压升高的自身调节反应；渗出是小血管壁通透性增高和血管内压增高所致；出血则是小血管在高血压作用下管壁破裂的结果。

(2)肾脏和肾功能：持续性高血压可引起肾小动脉和微动脉硬化、纤维组织增生，促成肾大血管的粥样硬化与血栓形成，从而使肾缺血、肾单位萎缩和纤维化。轻者出现多尿、夜尿等，重者导致肾衰竭。若为肾性高血压，血压快速升高后，又可通过肾小血管的功能和结构改变，加重肾缺血，加速肾脏病变和肾衰竭。

(二)恢复期

血压下降至正常后症状消失，辅助检查指标转入正常，一般可在数天内完全恢复正常。

四、辅助检查

(一)血液、尿液检查

高血压脑病本身无特异性的血、尿改变，若合并肾功能损害，可出现氮质血症，血中酸碱度及电解质紊乱，尿中可出现蛋白、白细胞、红细胞、管型等改变。

(二)脑脊液检查

外观正常；多数患者脑脊液压力增高，多为中度增高，少数正常；细胞数多数正常，少数可有少量红细胞、白细胞；蛋白含量多数轻度增高，个别可达1.0 g/L。

(三)脑电图检查

可见弥散性慢波或者癫痫样放电。急性期脑电图可出现两侧同步的尖、慢波，尤以枕部明显。严重的脑水肿可出现广泛严重的慢节律脑电活动波；当出现局灶性脑电波时可能存在有局灶病变。脑电图表现可以间接反映高血压脑病的严重程度。

(四)CT、MRI检查

颅脑CT可见脑水肿所致的弥漫性白质密度降低，脑室变小；部分患者脑干及脑实质内可见弥漫性密度减低，环池狭窄。MRI显示脑水肿呈长T_1与长T_2信号，这种信号可以在脑实质或脑干内出现，而且在FLAIR不被抑制，而呈更明显的高信号。CT和MRI的这种改变通常在病情稳定后1周左右消失。

五、诊断与鉴别诊断

(一)诊断依据

(1)有原发或继发性高血压等病史，发病前常有过度疲劳、精神紧张、情绪激动等诱发因素。急性或亚急性起病，病情发展快，常在12～48小时达高峰；突然出现明显的血压升高，尤以舒张压升高为主[常大于16.0 kPa(120 mmHg)]。

(2)出现头痛、抽搐、意识障碍、呕吐、视盘水肿、偏瘫、失语、高血压性视网膜病变等症状和体征;眼底显示3～4级高血压视网膜病变。

(3)头颅CT或MRI显示特征性顶枕叶水肿。脑脊液清晰,部分患者压力可能增高,可有少量红细胞或白细胞,蛋白含量可轻度增高;合并尿毒症者尿中可见蛋白及管型,血肌酐、尿素氮可升高。

(4)经降低颅内压和血压后症状可迅速缓解,一般不遗留任何脑损害后遗症。

(5)需排除高血压性脑出血、特发性蛛网膜下腔出血及颅内占位性病变。

(二)鉴别诊断

1.高血压危象

(1)指高血压病程中全身周围小动脉发生暂时性强烈痉挛,导致血压急剧升高,引起全身多脏器功能损伤的一系列症状和体征。

(2)出现头痛烦躁、恶心、呕吐、心悸气促及视物模糊等症状。伴靶器官病变者可出现心绞痛、肺水肿或高血压脑病。

(3)血压以收缩压显著升高为主,常>26.7 kPa(200 mmHg),也可伴有舒张压升高。

2.高血压性脑出血

(1)多发生于50岁以上的老年人,有较长时间的高血压动脉硬化病史。

(2)于体力活动或情绪激动时突然发病,有不同程度的头痛、恶心、呕吐、意识障碍等症状。

(3)病情进展快,几分钟或几小时内迅速出现肢体功能障碍及颅内压增高的症状。

(4)查体有神经系统定位体征。

(5)颅脑CT检查可见脑内高密度血肿区。

3.特发性蛛网膜下腔出血

(1)意识障碍常在发病后立即出现,血压升高不明显。

(2)有头痛、呕吐等颅内压增高的症状和脑膜刺激征阳性体征,伴或不伴有意识障碍。

(3)眼底检查可发现视网膜新鲜出血灶。脑脊液压力增高,为均匀血性脑脊液。

(4)脑CT可发现在蛛网膜下腔内或出血部位有高密度影。

4.原发性癫痫

(1)无高血压病史,临床症状与血压控制程度无关。

(2)具有发作性、短暂性、重复性、刻板性的临床特点。

(3)出现突发意识丧失、瞳孔散大、两眼上翻、口吐白沫、四肢抽搐等表现。

(4)脑电图见尖波、棘波、尖-慢波或棘-慢波等痫样放电。

(5)部分癫痫患者有明显的家族病史。

六、治疗

(一)高血压脑病急性期治疗

主要应降低血压和管理血压,降压药物使用原则应做到迅速、适度、个体化:①发作时应在数分钟至1小时内使血压下降,原有高血压的患者舒张压应降至14.7 kPa(110 mmHg)以下,原血压正常者舒张压应降至10.7 kPa(80 mmHg)以下,维持1～2周,以利脑血管自动调节功能的恢复。②根据患者病情及心肾功能情况选用降压药物,以作用快、有可逆性、无中枢抑制作用、毒性小为原则。③在用药过程中,严密观察血压变化,避免降压过快过猛,以防血压骤降而出现休克,导致心脑肾等重要靶器官缺血或功能障碍如失明、昏迷、心绞痛、心肌梗死、脑梗死或肾小管坏死等。④血压降至一定程度时，若无明显神经功能改善甚至加重或出现新的神经症状，应考虑是否有脑缺血的可能，可将血压适当提高。⑤老年人个体差异大，血压易波动，故降压药应从小剂量开始，渐加大剂量，使血压缓慢下降。⑥注意血压、意识状态、尿量及尿素氮的变化，如降压后出现意识障碍加重，尿少，尿素氮升高，提示降压不当，应加以调整。⑦一般首选静脉给药，待血压降至适当水平后保持恒定 2～3 天，再逐渐改为口服以巩固疗效。

1.降压药物

(1)硝普钠：能扩张周围血管、降低外周血管阻力而使血压下降，能减轻心脏前负荷，不增加心率和心排血量；作用快而失效亦快，应在血压监护下使用。硝普钠 50 mg，加入 5%葡萄糖注射液 500 mL 中静脉滴注，滴速为 1 mL/min(开始每分钟按体重 0.5 μg/kg，根据治疗反应以每分钟 0.5 μg/kg 递增，逐渐调整剂量，常用剂量为每分钟按体重 3 μg/kg，极量为每分钟按体重 10 μg/kg)，每 2～3 分钟测血压 1 次，根据血压值调整滴速使血压维持在理想水平；本药很不稳定，必须新鲜配制，应在 12 小时内使用。

(2)硝酸甘油：5～10 mg 加入 5%葡萄糖注射液 250～500 mL 中静脉滴注，开始 10 μg/min，每 5 分钟可增加 5～10 μg，根据血压值调整滴速。硝酸甘油作用迅速，且不良反应小，适于合并有冠心病、心肌供血不足和心功能不全的患者使用。以上两药因降压迅猛，静脉滴注过程亦应使用血压监护仪，时刻监测血压，以防血压过度下降。

(3)利血平：通过耗竭交感神经末梢儿茶酚胺的贮藏、降低周围血管阻力、扩张血管而起到降血压作用，该药使用较安全，不必经常监测血压，但药量个体差异较大，从 250～500 mg 或更大剂量开始，而且起效较缓慢、降压力量较弱，不作为首选，可用于快速降压后维持用药。

(4)硫酸镁：有镇静、止痉及解除血管痉挛而降压的作用，可用于各种原因所致的高血压脑病，一般为妊娠高血压综合征所致子痫的首选药物。25%硫酸镁注射液 10 mL 肌内注射，必要时可每天2～3 次；或以 25%硫酸镁注射液溶于 500 mL 液体中静脉滴注。但应注意硫酸镁使用过量会出现呼吸抑制，一旦出现立即用 10%葡萄糖酸钙注射液 10～20 mL 缓慢静脉注射以对抗。

(5)卡托普利：12.5 mg 舌下含服，无效 0.5 小时后可重复 1～2 次，有一定的降压效果。

(6)尼莫地平：针剂 50 mL 通过静脉输液泵以每小时 5～10 mL 的速度输入，较安全，个别患者使用降压迅速，输入过程亦应使用血压监护仪，根据血压调整输入速度，以防血压过度下降。

2.降低颅内压

要选降低颅内压快的药物。

(1)20%甘露醇：125～250 mL 快速静脉滴注，每 4～6 小时1 次，心肾功能不全者慎用，使用期间密切监测肾功能变化，注意监测水、电解质变化。

(2)甘油果糖：250 mL，每天 1～2 次，滴速不宜过快，以免发生溶血反应，心肾功能不全者慎用或禁用，其降颅内压持续时间比甘露醇约长 2 小时，并无反跳现象，更适用于慢性高颅内压、肾功能不全或需要较长时间脱水的患者；使用期间需密切监测血常规变化。

(3)呋塞米：20～40 mg，肌内注射或缓慢静脉滴注，1.0～1.5 小时后视情况可重复给药。

3.控制抽搐

首选地西泮注射液，一般用量为 10 mg，缓慢静脉注射，速度应小于 2 mg/min，如无效可于 5 分钟后使用同一剂量再次静脉注射；或氯硝西泮，成人剂量为 1～2 mg，缓慢静脉注射，或用氯硝西泮 4～6 mg 加入 0.9%氯化钠注射液 48 mL,通过静脉输液泵输入(每小时 4～6 mL),可根据抽搐控制情况调整泵入速度;或苯巴比妥 0.1～0.2 g,肌内注射,以后每 6～8 小时重复注射 0.1 g;或 10%水合氯醛 30～40 mL,保留灌肠。用药过程应严密观察呼吸等情况。待控制发作后可改用丙戊酸钠或卡马西平等口服,维持 2～3 个月以防复发。

4.改善脑循环和神经营养

由于脑水肿与脑缺血,故在高血压脑病急性期治疗后,可给予改善脑循环和神经营养的药物,如神经细胞活化剂脑活素、胞磷胆碱等。

5.病因治疗

积极对高血压脑病的原发病进行治疗,对于高血压脑病的控制及恢复尤显重要。

(二)高血压脑病恢复期治疗

血压控制至理想水平后,可改口服降压剂以巩固治疗,积极防治水、电解质及酸碱平衡失调;对有心力衰竭、癫痫、肾炎等病症时,应进行相应处理。

七、预后与预防

(一)预后

与以下因素有关。

1.病因

高血压脑病的预后视致病的原因而定,病因成为影响高血压脑病预后的重要因素。因而积极治疗原发病是本病治疗的关键。

2.复发

高血压脑病复发频繁者预后不良,如不及时处理,则会演变成急性脑血管疾病,甚至死亡。

3.治疗

高血压脑病的治疗重在早期及时治疗,预后一般较好,若耽误治疗时间,则预后不良。发作时病情凶险,但若能得到及时的降压治疗,预后一般较好。

4.并发症

高血压脑病若无并发症则预后较好,若并发脑出血或脑梗死则加重脑部损伤;合并高血压危象,可造成全身多脏器损害,更加重病情,预后不良。

5.降压

血压控制情况直接影响高血压脑病的预后,若降压效果不好,可使脑功能继续受到损伤;若血压降得太低,又可造成脑缺血性损伤,更加重脑损伤。

(二)预防

本病可发生于各种原因导致的动脉性高血压患者,成人舒张压＞18.7 kPa(140 mmHg),儿童、孕妇或产妇血压＞24.0/16.0 kPa(180/120 mmHg),可导致发病。新近发病或急速发病的高血压患者可在血压相对较低的水平发生本病,如儿童急性肾小球肾炎或子痫患者血压在 21.3/13.3 kPa(160/100 mmHg)左右即可发生。高血压脑病起病急、病死率高,故对其预防显得尤为重要。

(1)控制高血压:积极治疗各种原因导致的动脉性高血压,使血压控制在正常水平。

(2)控制体质量:所有高血压肥胖者,减轻体质量可使血压平均下降约 15%。强调低热量饮食必须与鼓励体育活动紧密结合,并持之以恒。

(3)饮食方面:限制食盐量,食盐日摄入量控制在5 g左右,并提高钾摄入,有助于轻、中度高血压患者血压降低;限制富含胆固醇的食物,以防动脉粥样硬化的发生和发展;避免服用单胺氧化酶抑制剂或进食含酪胺的食物,以防诱发高血压脑病。

(4)增强体质:经常坚持适度体力活动可预防和控制高血压。

(5)积极治疗和控制各种容易引起高血压脑病的诱因。

(朱来廷)

第五节　小舞蹈病

小舞蹈病(chorea minor,CM)又称风湿性舞蹈病或Sydenham舞蹈病,由Sydenham(1684年)首先描述,是风湿热在神经系统的常见表现。本病多见于儿童和青少年,其临床特征为不自主的舞蹈样动作、肌张力降低、肌力减弱、自主运动障碍和情绪改变。本病可自愈,但复发者并不少见。

一、病因与发病机制

本病的发病与A组β溶血性链球菌感染有关。属自体免疫性疾病。约30%的病例在风湿热发作或多发性关节炎后2～3个月发病,通常无近期咽痛或发热史,部分患者咽拭子培养A组β溶血性链球菌阳性;血清可检出抗神经元抗体,与尾状核、丘脑底核等部位神经元抗原起反应,抗体滴度与本病的转归有关,提示可能与自身免疫反应有关。本病好发于围青春期,女性多于男性,一些患者在怀孕或口服避孕药时复发,提示与内分泌改变也有关系。

二、病理

病理改变主要是黑质、纹状体、丘脑底核及大脑皮质可逆性炎性改变和神经细胞弥漫性变性,神经元丧失和胶质细胞增生。有的病例可见散在动脉炎、栓塞性小梗死。90%的尸解病例可发现风湿性心脏病证据。

三、临床表现

(一)发病年龄及性别

发病年龄多在5～15岁,女多于男,男女之比约为1∶3。

(二)起病形式

大多数为亚急性或隐袭起病,少数可急性起病。大约1/3的病例舞蹈症状出现前2～6个月或更长的时间内有β溶血性链球菌感染史,曾有咽喉肿痛、发热、多关节炎、心肌炎、心内膜炎、心包炎、皮下风湿结节或紫癜等临床症状和体征。

(三)早期症状

早期症状常不明显,不易被察觉。患儿表现为情绪不稳、焦虑不安、易激动、注意力分散、学习成绩下降、动作笨拙、步态不稳、手中物品时常坠落、行走摇晃不稳等。其后症状日趋明显,表现为舞蹈样动作和肌张力改变等。

（四）舞蹈样动作

常常可急性或隐袭出现，常为双侧性，可不规则，变幻不定，突发骤止，约 20%患者可偏侧或甚至更为局限。在情绪紧张和做自主运动时加重，安静时减轻，睡眠时消失。常在 2～4 周内加重，3～6 个月内自行缓解。

(1)面部最明显，表现挤眉、弄眼、噘嘴、吐舌、扮鬼脸等，变幻莫测。

(2)肢体表现为一种快速的不规则无目的的不自主运动，常起于一肢，逐渐累及一侧或对侧，上肢比下肢明显，上肢各关节交替伸直、屈曲、内收等动作，下肢步态颠簸、行走摇晃、易跌倒。

(3)躯干表现为脊柱不停地弯、伸或扭转，呼吸也可变得不规则。

(4)头颈部的舞蹈样动作表现为摇头耸肩或头部左右扭转。伸舌时很难维持，舌部不停地扭动，软腭或其他咽肌的不自主运动可致构音、吞咽障碍。

（五）体征

(1)肌张力及肌力减退，膝反射常减弱或消失。肢体软弱无力，与舞蹈样动作、共济失调一起构成小舞蹈病的三联征。

(2)旋前肌征：由于肌张力和肌力减退导致当患者举臂过头时，手掌旋前。

(3)舞蹈病手姿：当手臂前伸时，因张力过低而呈腕屈、掌指关节过伸，伴手指弹钢琴样小幅舞动。

(4)挤奶妇手法，或称盈亏征：若令患者紧握检查者第二、三手指时，检查者能感到患者的手时紧时松，握力不均，时大时小。

(5)约 1/3 患者会有心脏病症状，包括风湿性心肌炎、二尖瓣返流或主动脉瓣关闭不全。

（六）精神症状

可有失眠、躁动、不安、精神错乱、幻觉、妄想等精神症状，称为躁狂性舞蹈病。有些病例精神症状可与躯体症状同样显著，以致呈现舞蹈性精神病。随着舞蹈样动作消除，精神症状很快缓解。

四、辅助检查

（一）血清学检查

白细胞计数增加，红细胞沉降率加快，C 反应蛋白效价提高，黏蛋白增多，抗链球菌溶血素 O 滴度增加；由于小舞蹈病多发生在链球菌感染后 2～3 个月，甚至 6～8 个月，故不少患者发生舞蹈样动作时链球菌血清学检查常为阴性。

（二）咽拭子培养

检查可见 A 组溶血型链球菌。

（三）脑电图

无特异性，常为轻度弥漫性慢活动。

（四）影像学检查

部分患者头部 CT 扫描可见尾状核区低密度灶及水肿，MRI 显示尾状核、壳核、苍白球增大，T_2 加权像显示信号增强，PET 可见纹状体呈高代谢改变，但症状减轻或消失后可恢复正常。

五、诊断

凡学龄期儿童有风湿病史和典型舞蹈样症状，结合实验室及影像学检查通常可以诊断。

六、鉴别诊断

见表 3-1。

表 3-1　常见小舞蹈病鉴别要点

鉴别要点	小舞蹈病	亨廷顿病	肝豆状核变性	偏侧舞蹈症
病因	风湿性	常染色体显性遗传	遗传性铜代谢障碍	脑卒中、脑瘤
发病年龄	大多数为 5～15 岁	30 岁以后	儿童、青少年	成年
临床特征	全身或偏侧不规则舞蹈，动作快	全身舞蹈、手足徐动、动作较慢	偏侧舞蹈样运动	有不完全偏瘫
	肌张力低、肌力减退	慢	角膜 K-F 色素环	
	情绪不稳定，性格改变	进行性痴呆	精神障碍	
	可有心脏受损征象		肝脏受损征	
治疗	抗链球菌感染(青霉素)	氯丙嗪、氟哌啶醇	排铜 D-青霉胺口服	治疗原发病
	肾上腺皮质激素		口服硫酸锌减少铜吸收	对症用氟哌啶醇
	氟哌啶醇、氯丙嗪、苯巴比妥		对症用氟哌啶醇	

七、治疗

(一)一般处理

急性期应卧床休息，保持环境安静，避免强光或其他刺激，给予足够的营养支持。

(二)病因治疗

确诊本病后，无论病症轻重，均应使用青霉素或其他有效抗生素治疗，10～14 天为 1 个疗程。同时给予水杨酸钠或泼尼松，症状消失后再逐渐减量至停药，目的是最大限度地防止或减少本病复发，并控制心肌炎、心瓣膜病的发生。

1.抗生素

青霉素：首选 40 万～80 万 U，每天 1～2 次，2 周 1 个疗程，也可用红霉素、头孢菌素类药物治疗。

2.阿司匹林

0.1～1.0 g，每天 4 次，小儿按 0.1 g/kg，计算，症状控制后减量，维持 6～12 周。

3.激素

风湿热症状明显时，泼尼松每天 10～30 mg，分 3～4 次口服。

(三)对症治疗

(1)首选氟哌啶醇：0.5 mg 开始，每天口服 2～3 次，以后逐渐加量。

(2)氯丙嗪：12.5～50.0 mg，每天 2～3 次。

(3)苯巴比妥：15～30 mg，每天 2～4 次。

(4)地西泮：2.5～5.0 mg，每天 2～4 次。

八、预后

本病预后良好，可完全恢复而无任何后遗症状，大约20%的病例死于心脏并发症，35%的病例数月或数年后复发。个别病例舞蹈症状持续终身。

(朱来廷)

第六节　运动神经元病

运动神经元病(motor neuron disease，MND)是一组主要侵犯上、下运动神经元的慢性变性疾病。病变范围包括脊髓前角细胞、脑干运动神经元、大脑皮质锥体细胞及皮质脊髓束、皮质核束(皮质延髓束)。临床表现为下运动神经元损害所引起的肌萎缩、肢体无力和上运动神经元损害的体征，其中以上、下运动神经元合并受损者为最常见。一般无感觉缺损。这类患者俗称"渐冻人"，大多数患者发生于30～50岁，90%～95%的患者为散发性，5%～10%为家族性，通常呈常染色体显性遗传。年患病率(0.13～1.40)/10万，男女患病率之比为(1.2～2.5)∶1。起病隐袭，进展缓慢。患者常常伴有并发症。

MND在世界各地的发病率无很大差别，但是在关岛和日本纪伊半岛例外，当地MND的发病率高。MND的病死率为(0.7～1.0)/10万。种族、居住环境和纬度与发病无关。

一、病因

本病病因至今尚未明了，为此提出了多种可能的病因学说，涉及病毒感染、环境因素、免疫因素、兴奋性氨基酸(EAA)学说、凋亡学说及遗传因素等，但均未被证实。

(一)病毒感染学说

很早就提出慢病毒感染学说，但由于始终无确切证据证明肌萎缩性侧索硬化(ALS)患者神经系统内存在慢病毒而几乎被放弃，1985年后该理论再度被提出。脊髓灰质炎病毒对运动神经元有特殊的选择性，似提示ALS可能是一种非典型的脊髓灰质炎病毒感染所致，但至今尚无从患者脑脊髓组织及脑脊液中分离出脊髓灰质炎病毒包涵体的报道。亦有人提出人类免疫缺陷病毒(HIV)可能损害脊髓运动神经元及周围神经引起运动神经元病。在动物试验中，应用ALS患者脑脊液组织接种至灵长类动物，经长期观察，未能复制出人类ALS的病理改变，未能证明ALS是慢病毒感染所致。

(二)环境学说

某些金属如铅、铝、铜等对神经元有一定的毒性。在某些ALS的高发地区，水及土壤中的铅含量增高。以铅等金属进行动物中毒试验，发现这些动物可出现类似人类ALS的临床及病理改变，只是除有运动神经元损害外，尚有感觉神经等的损害。此外，在有铜/锌超氧化物歧化酶(Cu/Zn-SOD即SOD-1)基因突变的家族性ALS(FALS)患者中，由于SOD酶的稳定性下降，体内可能产生过多的Cu和Zn，这些贮积的金属成分可能对神经元有毒性作用。而总的来说，目前尚无足够的证据说明人类ALS是由这些金属中毒所致的。

（三）免疫学说

早在20世纪60年代就发现ALS患者血及脑脊液中免疫球蛋白的异常增高，使人们注意到ALS与免疫异常间的关系。近期Duarte等还发现患者血清单克隆免疫球蛋白较正常人明显升高。Zavalishin等也证实ALS患者的血清及脑脊液中有抗神经元结构成分的抗体存在，且脑脊液中的含量高于血清。目前研究较多的是ALS与抗神经节苷脂抗体间的关系，神经节苷脂为嗜酸性糖脂，是神经细胞的一种成分，对神经元的新陈代谢和电活性起调节作用。据报道，10%～15%ALS患者存在有此抗体，这些患者多为下运动神经元受损明显的患者，且研究显示，此抗体滴度似乎与病情严重程度有关，但不能证实ALS与抗体的因果关系。

新近还发现ALS患者血清中尚有抗钙通道抗体存在。Smith等在动物试验中发现，75%ALS患者血清IgG能与兔L-型通道蛋白起抗原抗体反应，其强度与ALS病程呈正相关。Kimura等也发现ALS患者IgG能特异性地与电压依赖性钙通道亚单位结合。以上试验都证实了ALS患者血清中存在抗电压依赖性钙通道的抗体，此抗体不仅能影响电压依赖性钙通道，还能改变激动药依赖性钙通道及钙依赖性神经递质的释放。

在细胞免疫方面，亦有报道ALS患者CD3、CD8及CD4/CD8比例异常，但对此方面尚无统一的结论。

（四）兴奋性氨基酸（EAA）学说

兴奋性氨基酸包括谷氨酸、天冬氨酸及其衍生物红藻氨酸（KA）、使君子氨酸（QA）、鹅膏氨酸（IA）和N-甲基-D-天冬氨酸（NMDA）。兴奋性氨基酸的兴奋毒性可能参与ALS的发病。谷氨酸与NMDA受体结合可致钙内流，激活一系列蛋白酶和蛋白激酶，使蛋白质的分解和自由基的生成增加，脂质过氧化过程加强，神经元自行溶解。此外，过量钙还可激活核内切酶，使DNA裂解及核崩解。ALS的病变主要局限在运动神经系统可能与谷氨酸的摄取系统有关。

（五）细胞凋亡学说

Tews等在ALS患者肌肉组织中发现了大量DNA片段，大量凋亡促进因子bax、ICE及抗凋亡因子bcl-2的表达，推断程序性细胞死亡在MND发病机制中起重要作用，并为以后抗凋亡治疗提供了理论依据。

（六）遗传学说

Siddiqe等以微卫星DNA标记对6个FALS家系进行遗传连锁分析，将FALS基因定位于21号染色体长臂。已确认此区主要包括了*SOD*-1、谷氨酸受体亚单位*GluR*5、甘氨酰胺核苷酸合成酶、甘氨酰胺核苷酸甲酰转移酶四种催化酶基因，现今认为FALS的发病与*SOD*-1基因突变关系密切，20%～50%FALS是由于*SOD*-1基因突变所致。1993年，美国的Rosen等发现18个ALS家系检测出*SOD*-1突变。迄今为止，已经发现5种遗传方式、139种突变类型，其中，大多数是错义突变，少数是无义、插入和缺失突变。非神经元（包括小胶质细胞）的突变在ALS中的作用越来越受到重视。

SOD-1基因突变所致的细胞毒性作用，可能与*SOD*-1酶不稳定性有关，此可加速体内毒性物质的聚积，并可能产生对神经细胞的高亲和力，从而加重对神经细胞的损害。但尚不足以解释运动神经元损害以及中年后发病等现象。有人提出*SOD*-1基因突变致基因产物的结构改变，使之产生新的蛋白功能，即所谓的“功能的获得”理论，但对这种具有“新”功能的蛋白质的作用尚有待进一步研究。

另外，近年来对神经微丝与ALS发病间的研究正逐渐受到重视。Hirano等曾指出，无论是散发性或家族性 ALS 的神经元胞体及轴索内均有神经微丝的蓄积。Lee 等动物试验表明神经微丝轻链基因点突变时，可复制出人类 ALS 的临床病理特征。众所周知，运动神经元较一级神经元大，且轴突极长，所以此细胞内的细胞骨架蛋白对维持运动神经元的正常生存较重要，此骨架蛋白功能异常，似可致运动神经元易损性增加。

Jemeen Sreedharan 及其在英国和澳大利亚的同僚，对英国的一个遗传性 ALS 的大家族进行了分析。他们在一个叫作 TAR DNA binding protein(*TDP*-43)的基因中发现了一种变异，而该变异看来与该疾病有关。研究人员在受 ALS 影响的神经元中发现了团簇状泛素化包涵体，其主要成分就是 TDP-43 蛋白，这些结果进一步加强了 TDP-43 与该疾病之间的关联性。研究显示，TDP-43 蛋白的生长不仅是这种基因导致的有害不良反应，而且可能是造成运动神经元最终死亡的原因。

综上所述，虽然 ALS 的病因有多种学说，但任何一种都不能很好地解释 ALS 的发病特点，可能是几种因素的综合作用，亦不能排除还有其他作用因素的存在。新近研究揭示出 *SOD*-1、*TDP*-43 基因突变与 FALS 间的联系最具振奋性，为最终揭示 ALS 病因提供了线索。

二、病理

脊髓前角和脑干神经运动核的神经细胞明显减少和变性，脊髓中以颈、腰膨大受损最重，延髓部位的舌下神经核和疑核也易受波及，大脑皮质运动区的巨大锥体细胞即 Betz 细胞也可有类似改变，但一般较轻。大脑皮质脊髓束和大脑皮质脑干束髓鞘脱失和变性。脊神经前根萎缩、变性。应用脂肪染色可追踪至脑干和内囊后肢甚至辐射冠，并可见髓鞘退变后反应性巨噬细胞的集结。动眼神经核很少被累及。肌肉表现出神经源性萎缩的典型表现。在亚急性与慢性病例中可看到肌肉内有神经纤维的萌芽，可能是神经再生的证据。

三、临床表现

根据病变部位和临床症状，可分为下运动神经元型(包括进行性脊肌萎缩症和进行性延髓麻痹)，上运动神经元型(原发性侧索硬化症)和混合型(肌萎缩性侧索硬化症)3 型。关于它们之间的关系尚未完全清楚，部分患者乃系这一单元疾病在不同发展阶段的表现，如早期只表现为肌萎缩以后才出现锥体束症状而呈现为典型的肌萎缩侧索硬化，但也有的患者病程中只有肌萎缩，极少数患者则在病程中只表现为缓慢进展的锥体束损害症状。

(一)肌萎缩性侧索硬化症(amyotrophic lateral sclerosis，ALS)

本病起病隐袭，缓慢进展，临床表现为进行性发展的上、下肢肌萎缩、无力、锥体束损害及延髓性麻痹，一般无感觉缺损。大多数患者发生于 30～50 岁，男性较女性发病率高 2～3 倍。多从一侧肢体开始，继而发展为双侧。首发症状为手指活动不灵，精细操作不准确，握力减退，继而手部肌肉萎缩，表现为“爪形手”，然后向前臂、上臂和肩胛带肌发展，肌萎缩加重，肢体无力，直至瘫痪。肌萎缩区肌肉跳动感。与此同时患肢的腱反射亢进，并出现病理反射。上肢受累后不久或同时出现下肢症状，两下肢多同时发病，肌萎缩一般不明显，但腱反射亢进与病理反射较显著，即下肢主要表现为上运动神经元受累的特征。感觉系统客观检查无异常，患者主观有麻木、发凉感。随着病程延长，无力症状扩展到躯干及颈部，最后累及面部及延髓支配肌肉，可见延髓麻痹的临床表现。至疾病晚期，双侧胸锁乳突肌萎缩，患者无力转颈和抬头，多数病例还出现皮质延髓束、皮质脑桥束受累的脑干上运动神经元损害症状，如下颌反射、吸吮反射等亢进。病初一般无膀胱括约肌功能障碍，后期可出现排尿功能异常。呼吸肌受累，导致呼吸困难、胸闷、咳嗽无力，患者多死于肺部感染。

少数不典型病例的首发症状，可从下肢远端开始，以后累及上肢和躯干肌。关岛的Chamorro族及日本纪伊半岛当地人群的肌萎缩侧索硬化常合并帕金森病和痴呆，称帕金森痴呆和肌萎缩侧索硬化复合征。

(二)进行性脊肌萎缩症

运动神经元变性仅限于脊髓前角细胞，而不累及上运动神经元，表现为下运动神经元损害的症状和体征。发病年龄在20～50岁，男性较多，隐袭起病，缓慢进展，50岁以后发病极少见。临床主要表现为上肢远端的肌肉萎缩和无力，严重者出现爪形手。再发展至前臂、上臂和肩部肌群的肌萎缩。肌萎缩区可见肌束震颤。肌张力低、腱反射减弱或消失，感觉正常，锥体束阴性。首发于下肢者少见，本病预后较肌萎缩侧索硬化症好。

(三)原发性侧索硬化

本病仅限于上运动神经元变性而不累及下运动神经元。本病少见，男性居多。临床表现为锥体束受损。病变多侵犯下胸段，主要表现为缓慢进行性痉挛性截瘫或四肢瘫，双下肢或四肢无力，肌张力高，呈剪刀步态，腱反射亢进，病理征阳性，无感觉障碍。上肢症状出现晚，一般不波及颈髓和骶髓，故无膀胱直肠功能障碍。

(四)进行性延髓麻痹

本病多发病于老年前期，仅表现为延髓支配的下运动神经元受累，大多数患者迟早会发展为肌萎缩侧索硬化症。临床特征表现为构音不良、声音嘶哑、鼻音、饮水呛咳、吞咽困难及流涎等。检查时可见软腭活动和咽喉肌无力，咽反射消失，舌肌明显萎缩，舌肌束颤似蚯蚓蠕动。下部面肌受累可表现为表情淡漠、呆板。如果双侧皮质延髓束受累时，可出现假性延髓性麻痹综合征。本病发展迅速，通常在1～2年，因呼吸肌麻痹或继发肺部感染而死亡。

四、诊断和鉴别诊断

根据发病缓慢隐袭，逐渐进展加重，具有双侧基本对称的上或下、或上下运动神经元混合损害症状，而无客观感觉障碍等临床特征，肌电图呈神经源性损害表现，肌肉活检为失神经性肌萎缩的典型病理改变，并排除了有关疾病后，一般诊断并不困难。

本病脑脊液(CSF)的压力、成分和动力学检查均属正常，少数患者蛋白量可有轻度增高。虽有肌萎缩但血清酶学检查(磷酸肌酸激酶、乳酸脱氢酶等)多为正常。部分MND患者CSF及血中谷氨酸盐水平升高，这可能是由于谷氨酸盐转运异常所致。这一发现有助于临床对抗谷氨酸盐治疗效果的评价。脑脊液中神经递质相关因子如乙酰胆碱合成酶降低，细胞色素C降低，谷氨酸转氨酶降低，而胶原纤维酸性蛋白(GFAP)片段升高。这些生化改变往往先于临床症状出现。

患肌的肌电图(EMG)可见纤颤、正尖和束颤等自发电位，运动单位电位的时限宽、波幅高、可见巨大电位，重收缩时运动单位电位的募集明显减少。肌电图检查时应多选择几块肌肉包括肌萎缩不明显的肌肉进行检测，胸锁乳突肌、胸段脊肌和舌肌EMG对诊断非常重要。腹直肌EMG检查本病胸段脊髓的临床下运动神经元损害，可提高临床早期诊断率。建立三叉神经颈反射(TCR)检测方法并用于检测ALS最早累及的上颈段及延髓区脑干的临床下运动神经元损害，可提高亚临床的检出率。应用运动单位计数的方法和技术对ALS病情变化进行动态评估和研究,可客观监测疾病发展的自然过程,定量评估病情进展与治疗的效果。应用单纤维 EMG 技术对早期 ALS 与颈椎病进行鉴别。

脊髓磁共振检查可显示脊髓萎缩。应用弥散张力磁共振成像(difusion tensor imaging, DTI)技术能早期发现 ALS 上运动神经元损害。

五、主要诊断依据

(1)中年后发病,进行性加重。

(2)表现为上、下运动神经元损害的症状和体征。

(3)无感觉障碍。

(4)脑脊液检查无异常。

(5)肌电图呈神经源性损害表现。神经传导速度往往正常。

(6)肌肉活检为失神经性肌萎缩的典型病理改变。

(7)已排除颈椎病、颈髓肿瘤、脊髓空洞症、脑干肿瘤等。

六、诊断标准

(一)ALS 必须具备的条件

(1)20 岁以后起病。

(2)进展性,无明显的缓解期和平台期。

(3)所有患者均有肌萎缩和肌无力,多数有束颤。

(4)肌电图示广泛失神经。

(二)支持脊髓性肌萎缩(SMA)的条件

(1)上述的下运动神经元体征。

(2)腱反射消失。

(3)无 Hoffmann 和 Babinski 征。

(4)神经传导速度正常。

(三)支持 ALS 的条件

(1)具备支持脊髓性肌萎缩诊断的下运动神经元体征。

(2)必须有 Hoffmann 或 Babinski 征阳性或有膝、踝阵挛。

(3)可有假性延髓性麻痹和情感不稳定或强哭强笑。

(4)多为消瘦体型。

(四)有可疑上运动神经元体征的 ALS(即 ALS-PUMNS)

(1)上述下运动神经元受累体征。

(2)肢体有肌无力和肌萎缩但腱反射保留,有肌肉抽动。

(3)无 Hoffmann 或 Babinski 征或膝、踝阵挛。

(五)原发性侧索硬化的诊断标准

(1)必要条件:①成年起病;②无卒中史或支持多发性硬化的缓解复发病史;③家族中无类似病史;④痉挛性截瘫;⑤下肢腱反射亢进;⑥Babinski 征阳性或有踝阵挛;⑦无局限性肌无力、肌萎缩及肢体或舌肌束颤;⑧无持续性的感觉异常或肯定的感觉缺失;⑨无痴呆;⑩肌电图无失神经的证据。

(2)符合和支持诊断的条件：①假性延髓性麻痹(吞咽困难、构音障碍)；②上肢的上运动神经元体征(手活动不灵活、轮替动作缓慢笨拙、双臂腱反射活跃、Hoffmann 征阳性)；③痉挛性膀胱症状；④ MRI 示运动皮质萎缩及皮质脊髓束高信号；⑤磁共振光谱(magnetic resonance spectroscope,MRS)有皮质乙酰天门冬氨酸缺失的证据；⑥运动皮质磁刺激示中枢运动传导损害。

(3)诊断原发性侧索硬化还应注意排除下列疾病：①MRI 排除多发性硬化、后脑畸形、枕骨大孔区压迫性损害、颈椎病性脊髓病、脊髓空洞和多发性脑梗死；②血液检查排除维生素 B_{12} 缺乏、HTLV-1、肾上腺脑白质营养不良、Lyme 病、梅毒、副蛋白血症；③脑脊液检查排除多发性硬化、HTLV-1 感染和神经梅毒。原发性侧索硬化的临床为排除性诊断，确诊要靠尸体解剖。

七、鉴别诊断

(一)颈椎病

颈椎病为中老年人普遍存在的脊椎退行性变，当引起上肢肌萎缩，伴下肢痉挛性肌力弱，且无感觉障碍时，与运动神经元病表现相似，有时鉴别甚为困难。但颈椎病病程十分缓慢，再根据颈椎 X 线片或颈椎 CT 扫描或脊髓 MRI 上的阳性发现，并与临床症状仔细对比分析，可作出正确判断。

(二)颅颈区畸形

颅底凹陷症等颅颈区畸形，可引起后 4 对脑神经损害，上肢肌萎缩，下肢痉挛性瘫痪，但多早年起病，病程缓慢，常有颈项短、小脑损害症状及感觉障碍，X 线片有相应阳性发现，可作鉴别。

(三)脊髓和枕骨大孔附近肿瘤

颈髓肿瘤可引起一侧或两侧上肢肌萎缩伴痉挛性截瘫，后者还有后 4 对脑神经损害症状，但肿瘤有神经根性刺激症状和感觉障碍，膀胱排尿功能障碍常见，双侧症状往往不对称，脑脊液蛋白增高，可有椎管梗阻表现，脊髓造影和磁共振检查可提供较确切诊断依据。

(四)脊髓蛛网膜炎

颈髓蛛网膜炎也可引起上肢肌萎缩和下肢痉挛性瘫痪，但多呈亚急性起病，病情常有反复，双侧症状不对称，感觉障碍弥散而零乱，脑脊液常有异常。

(五)继发于其他疾病的肌萎缩侧索硬化综合征

如某些代谢障碍(低血糖等)、中毒(汞中毒等)，以及恶性肿瘤有时也可引起类似肌萎缩侧索硬化症的临床表现，此时，须注意查找原发疾病。

八、治疗

(一)处理原则

MND 作为一种神经系统慢性致死性变性疾病，目前尚无将其治愈的方法。在考虑 MND 治疗的具体方案时，可参考美国神经病学会发布的运动神经元病处理原则。

(1)要高度重视患者自身的决定和自主性，要充分考虑患者及其家属的社会文化心理背景。

(2)给予患者及其家属充分的信息和时间以便做出对各种处理方案的选择，而且这些选择会随病情变化而改变。

(3)医务人员应给予患者连续和完整的医疗和护理。

(二)主要治疗方法

当前的主要治疗包括病因治疗、对症治疗和多种非药物的支持治疗。现阶段治疗研究的发展方向包括神经保护药、抗兴奋毒性药物、神经营养因子、抗氧化和自由基清除剂、干细胞和基因治疗等方面。

(1)维生素 E 和 B 族维生素口服。

(2)三磷腺苷(ATP)100 mg,肌内注射,每天 1 次;辅酶Ⅰ100 U,肌内注射,每天 1 次;胞磷胆碱250 mg,肌内注射,每天 1 次,可间歇应用。

(3)针对肌肉痉挛可用地西泮 2.5~5.0 mg,口服,每天 2~3 次;巴氯芬 50~100 mg/d,分次服。

(4)利鲁唑(力如太):能延长 MND 患者的存活期,但不能推迟发病时间。它通过 3 种机制发挥抑制作用,即抑制兴奋性氨基酸的释放、抑制兴奋性氨基酸受体受刺激后的反应及维持电压门控钠离子通道的非活动状态。用药方法为 50 mg,每天 2 次,口服,疗程为 1.0~1.5 年。该药耐受性好,常见不良反应有恶心、乏力和丙氨酸转氨酶升高。

(5)患肢按摩,被动活动。

(6)吞咽困难者,以鼻饲维持营养和水分的摄入。

(7)呼吸肌麻痹者,以呼吸机辅助呼吸。

(8)防治肺部感染。

(9)干细胞移植:干细胞作为一种具有较强自我更新能力和多向分化潜能的细胞,近年来在神经系统疾病治疗方面引起了医学界的普遍关注。研究发现,把神经干细胞直接移植到成年鼠脊髓损伤部位,可明显减轻脊髓损伤所导致的神经功能缺损。但治疗 MND 是否有效,仍处于试验阶段。

(10)神经营养因子:常用的神经生长因子有碱性成纤维细胞生长因子(bFGF)。bFGF 是一种广谱的神经元保护剂,动物试验表明它可以延缓 MND 的进程,防止肌肉萎缩和运动神经元变性。其他还有胰岛样生长因子-1(IGF-1)、睫状神经营养因子(CNTF)、脑源性神经营养因子(BDNF)、胶质细胞源性神经营养因子(GDNF)、非肽类神经营养因子、神经营养因子-3(NT-3)等。由于神经营养因子的半衰期短,体内生物利用度低,降解快,故应用到人体还受很多因素的限制。

(11)基因工程治疗:Finiels 等研究发现,特异高产的生长因子基因可以通过肌内注射重组腺病毒转染而到达运动神经元,然后经轴突逆向传输至神经元胞体,并通过注射肌肉的选择来决定基因转至脊髓的特定部位。此方法在动物试验中已取得成功。

(12)过氧化物歧化酶(SOD):磷脂酰胆碱铜/锌过氧化物歧化酶(PC-SOD)通过清除自由基,而达到延缓 MND 的进程,防止肌肉萎缩和运动神经元变性的作用。

(13)神经一氧化氮合酶抑制药:MND 患者中枢神经系统(CNS)中一氧化氮含量增高,SOD 活性下降,因此神经一氧化氮合酶抑制药能推迟发病时间及延缓脊髓运动神经元变性。

(14)免疫治疗:IVIG(静脉注射免疫球蛋白)治疗抗 GM1 抗体阳性的运动神经元综合征。IVIG 含有抗 GM1 独特型抗体,能阻止抗 GM1 与相应抗原的结合,从而达到治疗目的。但也有报道认为其作用机制与此无关。

(15)免疫抑制药治疗:MND 存在免疫功能异常,有自身抗体存在,属于一种自身免疫性疾病,故免疫抑制药治疗理论上有效,实践中效果并不令人满意。IL-6 及可溶性 IL-6 受体复合物,可激发信号传导成分 gp130 形成同源二聚体，具有神经保护作用。

（16）其他治疗：钙通道阻滞剂、中医中药、莨菪类药物（主要作用机制是改善患者的脊髓微循环，国内有报道此疗法效果尚可，但重复性并不理想）、变构蛇神经毒素、拟促甲状腺激素释放激素等均可治疗 MND。

九、病程及预后

本病为一进行性疾病，但不同类型的患者病程有所不同，即使同一类型患者其进展快慢亦有差异。肌萎缩侧索硬化症平均病程 3 年，进展快的甚至起病后 1 年内即可死亡，进展慢的病程有时可达 10 年以上。成人型脊肌萎缩症一般发展较慢，病程长达 10 年以上。原发性侧索硬化症临床罕见，一般发展较为缓慢。死亡多因延髓性麻痹、呼吸肌麻痹、合并肺部感染或全身衰竭所致。

（朱来廷）

第七节　帕 金 森 病

帕金森病（Parkinson disease，PD）也称为震颤麻痹，是一种常见的神经系统变性疾病，临床上特征性表现为静止性震颤、运动迟缓、肌强直及姿势步态异常。病理特征是黑质多巴胺能神经元变性缺失和路易（Lewy）小体形成。

一、研究史

本病的研究已有 190 多年的历史。1817 年，英国医师 James Parkinson 发表了经典之作《震颤麻痹的论述》，报告了 6 例患者，首次提出震颤麻痹一词。在此之前也有零散资料介绍过多种类型瘫痪性震颤疾病，但未确切描述过 PD 的特点。中国医学对本病早已有过具体描述，但由于传播上的障碍，未被世人所知。在 Parkinson 之后，Marshall Hall 在《神经系统讲座》一书中报道一例患病 28 年的偏侧 PD 患者尸检结果，提出病变位于四叠体区。随后 Trousseau 描述了被 Parkinson 忽视的体征肌强直，还发现随疾病进展可出现智能障碍、记忆力下降和思维迟缓等。Charcot（1877）详细描述 PD 患者的语言障碍、步态改变及智力受损等特点。Lewy（1913）发现 PD 患者黑质细胞有奇特的内含物，后称为 Lewy 体，认为是 PD 的重要病理特征。

瑞典 Arvid Carlsson（1958）确定兔脑内含有 DA，而且纹状体内 DA 占脑内 70%，提出 DA 是脑内独立存在的神经递质。他因发现 DA 信号转导在运动控制中作用，成为 2000 年诺贝尔生理学或医学奖的得主之一。奥地利 Hornykiewicz（1963）发现 6 例 PD 患者纹状体和黑质部 DA 含量显著减少，认为 PD 可能由于 DA 缺乏所致，推动了抗帕金森病药物左旋多巴（L-dopa）的研制。Cotzias 等（1967）首次用 L-dopa 口服治疗本病获得良好疗效。Birkmayer 和 Cotzia（1969）又分别将苄丝肼和卡比多巴与左旋多巴合用治疗 PD，使左旋多巴用量减少 90%，不良反应明显减轻。到 1975 年 Sinemet 和 Madopar 两种左旋多巴复方制剂上市，逐渐取代了左旋多巴，成为当今治疗 PD 最有效的药物之一。

Davis 等（1979）发现，注射非法合成的麻醉药品能产生持久性帕金森病。美国 Langston 等

(1983)证明化学物质1-甲基-4-苯基-1,2,3,6-四氢吡啶(MPTP)引起的PD。1996年,意大利PD大家系研究发现致病基因α-突触核蛋白(α-synuclein,*α-SYN*)突变,20世纪90年代末美国和德国两个研究组先后报道*α-SYN*基因2个点突变(A53T,A30P)与某些家族性常染色体显性遗传PD(ADPD)连锁,推动了遗传、环境因素、氧化应激等与PD发病机制的相关性研究。

二、流行病学

世界各国PD的流行病学资料表明,从年龄分布上看,大部分国家帕金森病人群发病率及患病率随年龄增长而增加,50岁以上约为0.5%,60岁以上约为1%;白种人发病率高于黄种人,黄种人高于黑种人。

我国进行的PD流行病学研究,选择北京、西安及上海3个相隔甚远的地区,在79个乡村和58个城镇,通过分层、多级、群体抽样选择29 454个年龄≥55岁的老年人样本,应用横断层面模式进行帕金森病患病率调查。依据标准化的诊断方案,确认277人罹患PD,显示65岁或以上的老人PD患病率为1.7%,估计中国年龄在55岁或以上的老年人中约有170万人患有帕金森病。这一研究提示,中国PD患病率相当于发达国家的水平,修正了中国是世界上PD患病率最低的国家的结论。预计随着我国人口的老龄化,未来我国正面临着大量的PD病例,将承受更大的PD负担。

三、病因及发病机制

特发性帕金森病的病因未明。研究显示,农业环境如杀虫剂和除草剂的使用,以及遗传因素等是PD较确定的危险因素。居住农村或橡胶厂附近、饮用井水、从事田间劳动、在工业化学品厂工作等也可能是危险因素。吸烟与PD发病间存在负相关,被认为是保护因素,但吸烟有众多危害性,不能因PD的"保护因素"而提倡吸烟。饮茶和喝咖啡者患病率也较低。

本病的发病机制复杂,可能与下列因素有关。

(一)环境因素

例如,20世纪80年代初美国加州一些吸毒者因误用MPTP,出现酷似原发性PD的某些病理变化、生化改变、症状和药物治疗反应,给猴注射MPTP也出现相似效应。鱼藤酮为脂溶性,可穿过血-脑屏障,研究表明鱼藤酮可抑制线粒体复合体Ⅰ活性,导致大量氧自由基和凋亡诱导因子产生,使DA能神经元变性。与1-甲基-4-苯基吡啶离子(MPP^+)结构相似的百草枯(Paraquat)及其他吡啶类化合物,也被证明与帕金森病发病相关。利用MPTP和鱼藤酮制作的动物模型已成为帕金森病试验研究的有效工具。锰剂和铁剂等也被报道参与了帕金森病的发病。

(二)遗传因素

流行病学资料显示,近10%~15%的PD患者有家族史,呈不完全外显的常染色体显性或隐性遗传,其余为散发性PD。目前已定位13个PD的基因位点,分别被命名为*PARK*1~13,其中9个致病基因已被克隆。

1.常染色体显性遗传性帕金森病致病基因

包括α-突触核蛋白基因(*PARK*1/*PARK*4)、*UCH-L*1基因(*PARK*5)、*LRRK*2基因(*PARK*8)、*GIGYF*2基因(*PARK*11)和*HTRA*2/*Omi*基因(*PARK*13)。①α-突触核蛋白(*PARK*1)基因定位于4号染色体长臂4q21~23,α-突触核蛋白可能增高DA能神经细胞对神经毒素的敏感性,α-突触核蛋白基因*A la*53*Thr*和*A la*39*Pro*突变导致α-突触核蛋白异常沉积,最终形成路易小体；②富亮氨酸重复序列激酶2（*LRRK*2）基因（*PARK*8），是目前为止帕金森病患者中突变频率最高的常染色体显性帕金森病致病基因，与晚发性帕金森病相关；③*HTRA*2也与晚发性PD相关；④泛素蛋白C末端羟化酶-L1（UCH-L1）为*PARK*5基因突变，定位于4号染色体短臂4p14。

2.常染色体隐性遗传性帕金森病致病基因

包括*Parkin*基因（*PARK*2）、*PINK*1基因（*PARK*6）、*DJ*-1基因（*PARK*7）和*ATP*13*A*2基因（*PARK*9）。

（1）*Parkin*基因定位于6号染色体长臂6q25.2～27，基因突变常导致Parkin蛋白功能障碍，酶活性减弱或消失，造成细胞内异常蛋白质沉积，最终导致DA能神经元变性。*Parkin*基因突变是早发性常染色体隐性家族性帕金森病的主要病因之一。

（2）*ATP*13*A*2基因突变在亚洲人群中较为多见，与常染色体隐性遗传性早发性帕金森病相关，该基因定位在1号染色体，包含29个编码外显子，编码1 180个氨基酸的蛋白质，属于三磷腺苷酶的P型超家族，主要利用水解三磷腺苷释能驱动物质跨膜转运，*ATPl*3*A*2蛋白的降解途径主要有2个：溶酶体通路和蛋白酶体通路。蛋白酶体通路的功能障碍是导致神经退行性病变的因素之一，蛋白酶体通路E3连接酶Parkin蛋白的突变可以导致PD的发生。

（3）*PINK*1基因最早在3个欧洲帕金森病家系中发现，该基因突变分布广泛，在北美、亚洲及中国台湾地区均有报道，该基因与线粒体的融合、分裂密切相关，且与*Parkin*、*DJ*-1和*Htra*2等帕金森病致病基因间存在相互作用，提示其在帕金森病发病机制中发挥重要作用。

（4）DJ-1蛋白是氢过氧化物反应蛋白，参与机体氧化应激。*DJ*-1基因突变后DJ-1蛋白功能受损，增加氧化应激反应对神经元的损害。*DJ*-1基因突变与散发性早发性帕金森病的发病有关。

3.细胞色素*P*4502*D*6基因和某些线粒体DNA突变

细胞色素*P*4502*D*6基因和某些线粒体DNA突变可能是PD发病易感因素之一，可能使P450酶活性下降，使肝脏解毒功能受损，易造成MPTP等毒素对黑质纹状体损害。

（三）氧化应激与线粒体功能缺陷

氧化应激是PD发病机制的研究热点。自由基可使不饱和脂肪酸发生脂质过氧化（LPO），后者可氧化损伤蛋白质和DNA，导致细胞变性死亡。PD患者由于B型单胺氧化酶（MAO-B）活性增高，可产生过量OH·，破坏细胞膜。在氧化的同时，黑质细胞内DA氧化产物聚合形成神经黑色素，与铁结合产生Fenton反应可形成OH·。在正常情况下细胞内有足够的抗氧化物质，如脑内的谷胱甘肽（GSH）、谷胱甘肽过氧化物酶（GSH-PX）和超氧化物歧化酶（SOD）等，因而DA氧化产生自由基不会产生氧化应激，保证免遭自由基损伤。PD患者黑质部还原型GSH降低和LPO增加，铁离子（Fe^{2+}）浓度增高和铁蛋白含量降低，使黑质成为易受氧化应激侵袭的部位。近年发现，线粒体功能缺陷在PD发病中起重要作用。对PD患者线粒体功能缺陷认识源于对MPTP作用机制研究，MPTP通过抑制黑质线粒体呼吸链复合物Ⅰ活性导致PD。体外试验证实，MPTP活性成分MPP^+能造成MES 23.5细胞线粒体膜电势（$\Delta\Psi m$）下降，氧自由基生成增加。PD患者黑质线粒体复合物Ⅰ活性可降低32%～38%，复合物Ⅰ活性降低使黑质细胞对自由基损伤敏感性显著增加。在多系统萎缩及进行性核上性麻痹患者黑质中未发现复合物Ⅰ活性改变，表明PD黑质复合物Ⅰ活性降低可能是PD相对特异性改变。PD患者存在线粒体功能缺陷可能与遗传和环境因素有关，研究提示PD患者存在线粒体DNA突变，复合物Ⅰ是由细胞核和线粒体两个基因组编码翻译，两组基因任何片段缺损都可影响复合物Ⅰ功能。近年来，*PARK*1基因突变受到普遍重视，它的编码蛋白就位于线粒体内。

(四)免疫及炎性机制

Abramsky(1978)提出PD发病与免疫/炎性机制有关。研究发现，PD患者细胞免疫功能降低，白细胞介素-1(IL-1)活性降低明显。PD患者脑脊液(CSF)中存在抗DA能神经元抗体。细胞培养发现，PD患者的血浆及CSF中的成分可抑制大鼠中脑DA能神经元的功能及生长。采用立体定向技术将PD患者血IgG注入大鼠一侧黑质，黑质酪氨酸羟化酶(TH)及DA能神经元明显减少，提示可能有免疫介导性黑质细胞损伤。许多环境因素如MPTP、鱼藤酮、百草枯、铁剂等诱导的DA能神经元变性与小胶质细胞激活有关，小胶质细胞是脑组织主要的免疫细胞，在神经变性疾病发生中小胶质细胞不仅是简单的"反应性增生"，而且参与了整个病理过程。小胶质细胞活化后可通过产生氧自由基等促炎因子，对神经元产生毒性作用。DA能神经元对氧化应激十分敏感，而活化的小胶质细胞是氧自由基产生的主要来源。此外，中脑黑质是小胶质细胞分布最为密集的区域，决定了小胶质细胞的活化在帕金森病发生发展中有重要作用。

(五)年龄因素

PD主要发生于中老年，40岁以前很少发病。研究发现自30岁后黑质DA能神经元、酪氨酸羟化酶(TH)和多巴脱羧酶(DDC)活力，以及纹状体DA递质逐年减少，DA的D_1和D_2受体密度减低。然而，罹患PD的老年人毕竟是少数，说明生理性DA能神经元退变不足以引起PD。只有黑质DA能神经元减少50%以上，纹状体DA递质减少80%以上，临床才会出现PD症状，老龄只是PD的促发因素。

(六)泛素-蛋白酶体系统功能异常

泛素-蛋白酶体系统(ubiquitin-proteasome system，UPS)可选择性降低细胞内的蛋白质，在细胞周期性增殖及凋亡相关蛋白的降解中发挥重要作用。*Parkin*基因突变常导致UPS功能障碍，不能降解错误折叠的蛋白，错误折叠蛋白的过多异常聚集则对细胞有毒性作用，引起氧化应激增强和线粒体功能损伤。应用蛋白酶体抑制剂已经构建成模拟PD的细胞模型。

(七)兴奋性毒性作用

应用微透析及高压液相色谱(HPLC)检测发现，由MPTP制备的PD猴模型纹状体中兴奋性氨基酸(谷氨酸、天门冬氨酸)含量明显增高。若细胞外间隙谷氨酸浓度异常增高，过度刺激受体可对CNS产生明显毒性作用。动物试验发现，脑内注射微量谷氨酸可导致大片神经元坏死，谷氨酸兴奋性神经毒作用是通过N-甲基-D-天冬氨酸受体(N-methyl-D-aspartic acid receptor，NMDA)介导的，与DA能神经元变性有关。谷氨酸可通过激活NMDA受体产生一氧化氮(NO)损伤神经细胞，并释放更多的兴奋性氨基酸，进一步加重神经元损伤。

(八)细胞凋亡

PD发病过程存在细胞凋亡及神经营养因子缺乏等。细胞凋亡是帕金森病患者DA能神经元变性的基本形式，许多基因及其产物通过多种机制参与DA能神经元变性的凋亡过程。此外，多种迹象表明多巴胺转运体和囊泡转运体的异常表达与DA能神经元的变性直接相关。其他如神经细胞自噬、钙稳态失衡可能也参与帕金森病的发病。

目前，大多数学者认同帕金森病并非单一因素引起，是由遗传、环境因素、免疫/炎性因素、线粒体功能衰竭、兴奋性氨基酸毒性、神经细胞自噬及老化等多种因素通过多种机制共同作用所致。

四、病理及生化病理

(一)病理

PD 主要病理改变是含色素神经元变性、缺失，黑质致密部 DA 能神经元最显著。镜下可见神经细胞减少，黑质细胞黑色素消失，黑色素颗粒游离散布于组织和巨噬细胞内，伴不同程度神经胶质增生。正常人黑质细胞随年龄增长而减少，黑质细胞 80 岁时从原有 42.5 万减至 20 万个，PD 患者少于 10 万个，出现症状时 DA 能神经元丢失 50%以上，蓝斑、中缝核、迷走神经背核、苍白球、壳核、尾状核及丘脑底核等也可见轻度改变。

残留神经元胞浆中出现嗜酸性包涵体路易小体(Lewy body)是本病重要的病理特点，Lewy 小体是细胞质蛋白质组成的玻璃样团块，中央有致密核心，周围有细丝状晕圈。一个细胞有时可见多个大小不同的 Lewy 小体，见于约 10%的残存细胞，黑质明显，苍白球、纹状体及蓝斑等亦可见，α-突触核蛋白和泛素是 Lewy 小体的重要组分。α-突触核蛋白在许多脑区含量丰富，多集中于神经元突触前末梢。在小鼠或果蝇体内过量表达 α-突触核蛋白可产生典型的帕金森病症状。尽管 α-突触核蛋白基因突变仅出现在小部分家族性帕金森病患者中，但该基因表达的蛋白是路易小体的主要成分，提示它在帕金森病发病过程中起重要作用。

(二)生化病理

PD 最显著的生物化学特征是脑内 DA 含量减少。DA 和乙酰胆碱(ACh)作为纹状体两种重要神经递质，功能相互拮抗，两者平衡对基底核环路活动起重要的调节作用。脑内 DA 递质通路主要为黑质-纹状体系，黑质致密部 DA 能神经元自血流摄入左旋酪氨酸，在细胞内酪氨酸羟化酶(TH)作用下形成左旋多巴(L-dopa)→经多巴胺脱羧酶(DDC)→DA→通过黑质-纹状体束，DA 作用于壳核、尾状核突触后神经元，最后被分解成高香草酸(HVA)。由于特发性帕金森病 TH 和 DDC 减少，使 DA 生成减少。单胺氧化酶 B(MAO-B)抑制剂减少神经元内 DA 分解代谢，增加脑内 DA 含量。儿茶酚-氧位-甲基转移酶(COMT)抑制剂减少 L-dopa 外周代谢，维持 L-dopa 稳定血浆浓度(图 3-1)，可用于 PD 治疗。

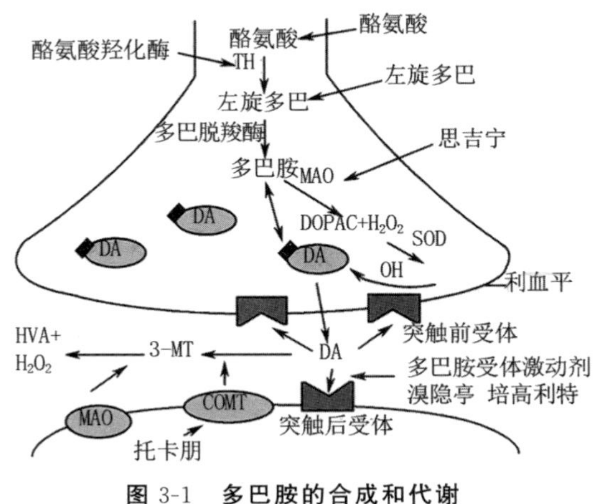

图 3-1　多巴胺的合成和代谢

PD 患者黑质 DA 能神经元变性丢失，黑质-纹状体 DA 通路变性，纹状体 DA 含量显著降低(>80%)，使 ACh 系统功能相对亢进，是导致肌张力增高、动作减少等运动症状的生化基础。此外，中脑-边缘系统和中脑-皮质系统 DA 含量亦显著减少，可能导致智能减退、行为情感异常、言语错乱等高级神经活动障碍。DA 递质减少程度与患者症状严重度一致，病变早期通过 DA 更新率增加（突触前代偿）和 DA 受体失神经后超敏现象（突触后代偿），临床症状可能不明显（代偿期），随疾病的进展可出现典型 PD 症状（失代偿期）。基底核其他递质或神经肽如去甲肾上腺素（NE）、5-羟色胺（5-HT）、P 物质（SP）、脑啡肽（ENK）、生长抑素（SS）等也有变化。

五、临床表现

帕金森病通常在 40～70 岁发病，60 岁后发病率增高，在 30 多岁前发病者少见，男性略多。起病隐袭，发展缓慢，主要表现静止性震颤、肌张力增高、运动迟缓和姿势步态异常等，症状出现的早晚可因人而异。首发症状以震颤最多见（60%～70%），其次为步行障碍（12%）、肌强直（10%）和运动迟缓（10%）。症状常自一侧上肢开始，逐渐波及同侧下肢、对侧上肢与下肢，呈 N 字形的进展顺序（65%～70%）；25%～30%的病例可自一侧的下肢开始，两侧下肢同时开始极少见，不少病例疾病晚期症状仍存在左右差异。

（一）静止性震颤

常为 PD 的首发症状，多由一侧上肢远端（手指）开始，逐渐扩展到同侧下肢及对侧肢体，上肢震颤幅度较下肢明显，下颌、口唇、舌及头部常最后受累。典型表现静止性震颤，拇指与屈曲示指呈搓丸样动作，节律 4～6 Hz，静止时出现，精神紧张时加重，随意动作时减轻，睡眠时消失；常伴交替旋前与旋后、屈曲与伸展运动。令患者活动一侧肢体如握拳或松拳，可引起另侧肢体出现震颤，该试验有助于发现早期轻微震颤。少数患者尤其 70 岁以上发病者可能不出现震颤。部分患者可合并姿势性震颤。

（二）肌强直

锥体外系病变导致屈肌与伸肌张力同时增高，关节被动运动时始终保持阻力增高，似弯曲软铅管，称为铅管样强直，如患者伴有震颤，检查者感觉在均匀阻力中出现断续停顿，如同转动的齿轮，称为齿轮样强直，是肌强直与静止性震颤叠加所致。这两种强直与锥体束受损的折刀样强直不同，后者可伴腱反射亢进及病理征。以下的临床试验有助于发现轻微的肌强直：①令患者运动对侧肢体，被检肢体肌强直可更明显；②头坠落试验，患者仰卧位，快速撤离头下枕头时头常缓慢落下，而非迅速落下；③令患者把双肘置于桌上，使前臂与桌面成垂直位，两臂及腕部肌肉尽量放松，正常人此时腕关节与前臂约成 90°屈曲，PD 患者腕关节或多或少保持伸直，好像竖立的路标，称为“路标现象”。老年患者肌强直可能引起关节疼痛，是肌张力增高使关节血供受阻所致。

（三）运动迟缓

表现为随意动作减少，包括始动困难和运动迟缓，因肌张力增高、姿势反射障碍出现一系列特征性运动障碍症状，如起床、翻身、步行和变换方向时运动迟缓，面部表情肌活动减少，常双眼凝视，瞬目减少，呈面具脸；以及手指精细动作如扣纽扣、系鞋带等困难，书写时字越写越小，称为写字过小征等。口、咽、腭肌运动障碍，使讲话缓慢，语音低沉单调，流涎等，严重时吞咽困难。

（四）姿势步态异常

患者四肢、躯干和颈部肌强直呈特殊屈曲体姿，头部前倾，躯干俯屈，上肢肘关节屈曲，腕关节伸直，前臂内收，指间关节伸直，拇指对掌。下肢髋关节与膝关节均略呈弯曲，随疾病进展姿势障碍加重，晚期自坐位、卧位起立困难。早期下肢拖曳，逐渐变为小步态，起步困难，起步后前冲，越走越快，不能及时停步或转弯，称慌张步态，行走时上肢摆动减少或消失；因躯干僵硬，转弯时躯干与头部联带小步转弯，与姿势平衡障碍导致重心不稳有关。患者害怕跌倒，遇小障碍物也要停步不前。

(五)非运动症状

PD的非运动症状包括疾病早期常出现的嗅觉减退、快动眼期睡眠行为障碍、便秘等症状。

(1)嗅觉缺失经常出现在运动症状前，是PD的早期特征，嗅觉检测作为一种可能的生物学标记物，有助于将来对PD高危人群的识别。

(2)抑郁症在PD患者中常见，约占患者的50%，多为疾病本身的表现，患者可能同时伴有5-羟色胺递质功能减低；通常应用5-羟色胺再摄取抑制剂，如舍曲林50 mg、西酞普兰20 mg等治疗可改善。运动症状好转常可使抑郁症状缓解。

(3)快速动眼期睡眠行为障碍(RBD)可见于30%的PD患者，20%～38%的RBD患者可能发展为PD。与正常人相比，RBD患者存在明显的嗅觉障碍、颜色辨别力及运动速度受损。功能影像学显示特发性RBD患者纹状体内存在多巴胺转运体减少，RBD同样可能是PD的早期标志物，其确切的病理基础尚不清楚，可能与蓝斑下核及桥脚核等下位脑干病变有关。

(4)便秘是PD患者的常见症状，具有顽固性、反复性、波动性及难治性等特点。可能与肠系膜神经丛的神经元变性导致胆碱能功能降低，胃肠道蠕动减弱有关，此外，抗胆碱药等抗帕金森病药物可使蠕动功能下降，加重便秘。

(5)其他症状：诸如皮脂腺、汗腺分泌亢进引起脂颜、多汗，交感神经功能障碍导致直立性低血压等；部分患者晚期出现轻度认知功能减退或痴呆、视幻觉等，通常不严重。

(六)辅助检查

(1)PD患者的CT、MRI检查通常无特征性异常。

(2)生化检测：高效液相色谱-电化学法(HPLC-EC)检测患者CSF和尿中高香草酸(HVA)含量降低，放免法检测CSF中生长抑素含量降低。血及脑脊液常规检查无异常。

(3)基因及生物标志物：家族性PD患者可采用DNA印迹技术、PCR、DNA序列分析等检测基因突变。采用蛋白组学等技术检测血清、CSF、唾液中α-突触核蛋白、DJ-1等潜在的早期PD生物学标志物。

(4)超声检查可见对侧中脑黑质的高回声(图3-2)。

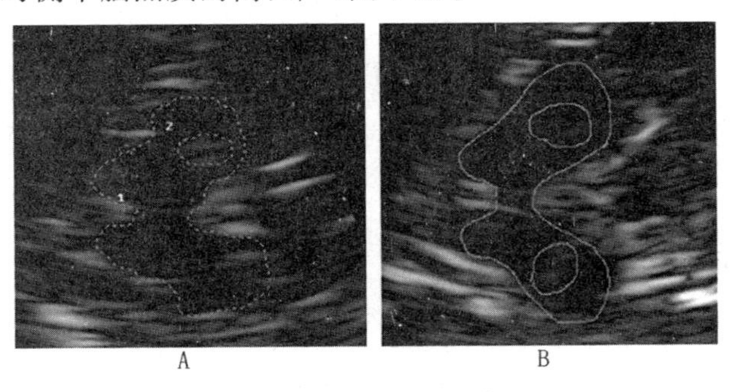

图3-2 帕金森的超声表现

A.偏侧帕金森病对侧中脑黑质出现高回声；B.双侧帕金森病两侧中脑黑质出现高回声

(5)功能影像学检测。①DA受体功能显像：PD纹状体DA受体，主要是D_2受体功能发生改变，PET和SPECT可动态观察DA受体，SPECT较简便经济，特异性D_2受体标记物^{123}I-Iodobenzamide(^{123}I-IBZM)合成使SPECT应用广泛。②DA转运体(dopa-mine transporter，DAT)功能显像：纹状体突触前膜DAT可调控突触间隙中DA有效浓度，使DA对突触前和突触后受体发生时间依赖性激动，早期 PD 患者 DAT 功能较正常下降 31%～65%，应用 ^{123}I-β-CIT PET 或 ^{99m}Tc-TRODAT-1 SPECT 可检测 DAT 功能，用于 PD 早期和亚临床诊断(图 3-3)。③神经递质功能显像：^{18}F-dopa 透过血-脑屏障入脑，多巴脱羧酶将 ^{18}F-dopa 转化为 ^{18}F-DA，PD 患者纹状体区 ^{18}F-dopa 放射性聚集较正常人明显减低，提示多巴脱羧酶活性降低。

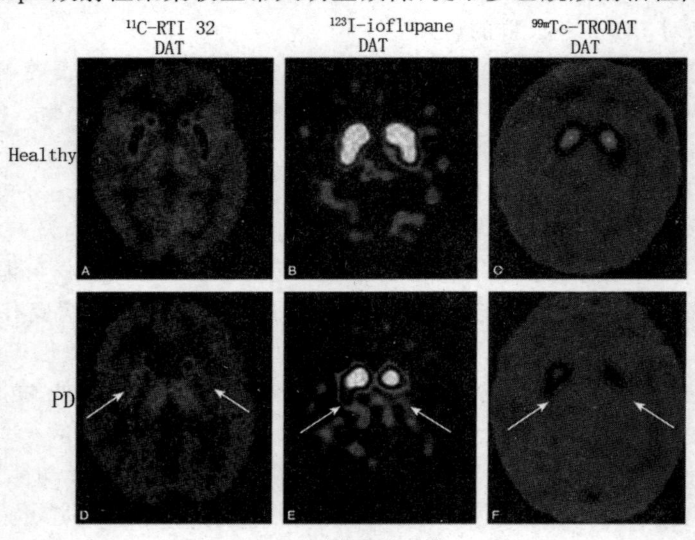

图 3-3 脑功能影像

显示帕金森病患者的纹状体区 DAT 活性降低

(6)药物试验：目前临床已很少采用。

1)左旋多巴试验：①试验前 24 小时停用左旋多巴、多巴胺受体激动剂、抗胆碱能药、抗组胺药；②试验前 30 分钟和试验开始前各进行 1 次临床评分；③早 8－9 时患者排尿便，然后口服 375～500 mg 多巴丝肼；④服药 45～150 分钟按 UPDRS-Ⅲ量表测试患者的运动功能；⑤病情减轻为阳性反应。

2)多巴丝肼弥散剂试验：药物吸收快，很快达到有效浓度，代谢快，用药量较小，可短时间(10～30 分钟)内确定患者对左旋多巴反应。对 PD 诊断、鉴别诊断及药物选择等有价值。

3)阿扑吗啡试验：①②项同左旋多巴试验；③皮下注射阿扑吗啡 2 mg；④用药后 30～120 分钟测试患者的运动功能，病情减轻为阳性反应，如阴性可分别隔 4 小时用 3 mg、5 mg 或 10 mg 阿扑吗啡重复试验。

六、诊断及鉴别诊断

(一)诊断

英国帕金森病协会脑库(UKPDBB)诊断标准及中国帕金森病诊断标准均依据中老年发病，缓慢进展性病程，必备运动迟缓及至少具备静止性震颤、肌强直或姿势步态障碍中的一项，结合对左旋多巴治疗敏感即可作出临床诊断(表 3-2)。联合嗅觉、经颅多普勒超声及功能影像(PET/SPECT)检查有助于早期发现临床前帕金森病。帕金森病的临床与病理诊断符合率约为 80%。

(二)鉴别诊断

PD 主要须与其他原因引起的帕金森综合征鉴别(表 3-3)。在所有帕金森综合征中，约 75%

为原发性帕金森病，约 25％为其他原因引起的帕金森综合征。

表 3-2　英国 PD 协会脑库(UKPDBB)临床诊断标准

包括标准	排除标准	支持标准
·运动迟缓(随意运动启动缓慢，伴随重复动作的速度和幅度进行性减少)	·反复卒中病史，伴随阶梯形进展的 PD 症状	确诊 PD 需具备以下 3 个或 3 个以上的条件
·并至少具备以下中的一项：肌强直；4～6 Hz 静止性震颤；不是由于视力、前庭或本体感觉障碍导致的姿势不稳	·反复脑创伤病史	·单侧起病
	·明确的脑炎病史	·静止性震颤
	·动眼危象	·疾病逐渐进展
	·在服用抗精神病类药物过程中出现症状	·持久性的症状不对称，以患侧受累更重
	·一个以上的亲属发病	·左旋多巴治疗有明显疗效(70％～100％)
	·病情持续好转	·严重的左旋多巴诱导的舞蹈症
	·起病 3 年后仍仅表现单侧症状	·左旋多巴疗效持续 5 年或更长时间
	·核上性凝视麻痹	·临床病程 10 年或更长时间
	·小脑病变体征	
	·疾病早期严重的自主神经功能紊乱	
	·早期严重的记忆、语言和行为习惯紊乱的痴呆	
	·Batinski 征阳性	
	·CT 扫描显示脑肿瘤或交通性脑积水	
	·大剂量左旋多巴治疗无效(排除吸收不良导致的无效)	
	·MPTP 接触史	

表 3-3　帕金森病与帕金森综合征的分类

1.原发性

- 原发性帕金森病
- 少年型帕金森综合征

2.继发性(后天性、症状性)帕金森综合征

- 感染：脑炎后、慢病毒感染
- 药物：神经安定剂(吩噻嗪类及丁酰苯类)、利血平、甲氧氯普胺、α-甲基多巴、锂剂、氟桂利嗪、桂利嗪
- 毒物：MPTP 及其结构类似的杀虫剂和除草剂、一氧化碳、锰、汞、二硫化碳、甲醇、乙醇
- 血管性：多发性脑梗死、低血压性休克
- 创伤：拳击性脑病

续表

·其他:甲状旁腺功能异常、甲状腺功能减退、肝脑变性、脑瘤、正压性脑积水
3.遗传变性性帕金森综合征
·常染色体显性遗传,路易小体病、亨廷顿病、肝豆状核变性、Hallervorden-Spatz 病、橄榄脑桥小脑萎缩、脊髓小脑变性、家族性基底核钙化、家族性帕金森综合征伴周围神经病、神经棘红细胞增多症、苍白球黑质变性
4.多系统变性(帕金森叠加征群)
·进行性核上性麻痹、Shy-Drager 综合征、纹状体黑质变性、帕金森综合征-痴呆-肌萎缩性侧索硬化复合征、皮质基底核变性、阿尔茨海默病、偏侧萎缩-偏侧帕金森综合征

1.继发性帕金森综合征

有明确的病因可寻,如感染、药物、中毒、脑动脉硬化、创伤等。继发于甲型脑炎(即昏睡性脑炎)后的帕金森综合征,目前已罕见。多种药物均可导致药物性帕金森综合征,一般是可逆的。在拳击手中偶见头部创伤引起的帕金森综合征。老年人基底核区多发性腔隙性梗死可引起血管性帕金森综合征,患者有高血压、动脉硬化及卒中史,步态障碍较明显,震颤少见,常伴锥体束征。

2.伴发于其他神经变性疾病的帕金森综合征

不少神经变性疾病具有帕金森综合征表现。这些神经变性疾病各有其特点,有些为遗传性,有些为散发的,除程度不一的帕金森症状外,还有其他症状,如不自主运动、垂直性眼球凝视障碍(见于进行性核上性麻痹)、直立性低血压(Shy-Drager 综合征)、小脑性共济失调(橄榄脑桥小脑萎缩)、出现较早且严重的痴呆(路易体痴呆)、角膜色素环(肝豆状核变性)、皮质复合感觉缺失、锥体束征和失用、失语(皮质基底核变性)等。此外,所伴发的帕金森病症状,经常以强直、少动为主,静止性震颤很少见,对左旋多巴治疗不敏感。

3.早期患者需与原发性震颤、抑郁症、脑血管病鉴别

(1)原发性震颤较常见,约 1/3 的患者有家族史,在各年龄期均可发病,姿势性或动作性震颤为唯一的表现,无肌强直和运动迟缓,饮酒或用普萘洛尔后震颤可显著减轻。

(2)抑郁症可伴表情贫乏、言语单调、随意运动减少,但无肌强直和震颤,抗抑郁剂治疗有效。

(3)早期帕金森病症状限于一侧肢体,患者常主诉一侧肢体无力或不灵活,若无震颤,易误诊为脑血管病,询问原发病和仔细体检易于鉴别。

七、治疗原则

帕金森病的治疗原则是采取综合治疗,包括药物治疗、手术治疗、康复治疗、心理治疗等,目前应用的所有治疗手段,只能改善症状,不能阻止病情发展。其中药物治疗是首选的主要的治疗手段。

八、药物治疗

(一)药物治疗原则

应从小剂量开始,缓慢递增,以较小剂量达到较满意的疗效。治疗应考虑个体化特点,用药选择不仅要考虑病情特点,而且要考虑患者的年龄、就业状况、经济承受能力等因素。药物治疗目标是延缓疾病进展、控制症状,并尽可能延长症状控制的年限,同时尽量减少药物不良反应和并发症。

(二)保护性治疗

目的是延缓疾病发展,改善患者症状。原则上,帕金森病一旦被诊断就应及早进行保护性治疗。目前,临床应用的保护性治疗药物主要是单胺氧化酶B型(MAO-B)抑制剂。曾报道,司来吉兰+维生素E疗法(deprenyl and tocopherol an-tioxidation therapy of parkinsonism,DATA-TOP)可推迟使用左旋多巴、延缓疾病发展约9个月,可用于早期轻症PD患者;但司来吉兰的神经保护作用仍未定论。多巴胺受体激动剂和辅酶Q_{10}也可能有神经保护作用。

(三)症状性治疗

选择药物的原则如下。

(1)老年前期(年龄<65岁)患者,且不伴智能减退,可以选择:①多巴胺受体激动剂;②MAO-B抑制剂司来吉兰,或加用维生素E;③复方左旋多巴+儿茶酚-氧位-甲基转移酶(COMT)抑制剂;④金刚烷胺和/或抗胆碱能药:震颤明显而其他抗帕金森病药物效果不佳时,可试用抗胆碱能药;⑤复方左旋多巴:一般在①②④方案治疗效果不佳时加用。在某些患者,如果出现认知功能减退,或因特殊工作之需,需要显著改善运动症状,复方左旋多巴也可作为首选。

(2)老年期(年龄≥65岁)患者或伴智能减退:首选复方左旋多巴,必要时可加用多巴胺受体激动剂、MAO-B抑制剂或COMT抑制剂。尽可能不用苯海索,尤其老年男性患者,除非有严重震颤,并明显影响患者的日常生活或工作能力。

(四)治疗药物

1.抗胆碱能药

抑制ACh的活力,可提高脑内DA的效应和调整纹状体内的递质平衡,临床常用苯海索。对震颤和强直有效,对运动迟缓疗效较差,适于震颤明显年龄较轻的患者。常用1～2 mg口服,每天3次。该药改善症状短期效果较明显,但常见口干、便秘和视物模糊等不良反应,偶可见神经精神症状。闭角型青光眼及前列腺肥大患者禁用。中国指南建议苯海索由于有较多的不良反应,尽可能不用,尤其老年男性患者。

2.金刚烷胺

促进神经末梢DA释放,阻止再摄取,可轻度改善少动、强直和震颤等。起始剂量50 mg,每天2～3次,1周后增至100 mg,每天2～3次,一般不超过300 mg/d,老年人不超过200 mg/d。药效可维持数月至一年。不良反应较少,如不安、意识模糊、下肢网状青斑、踝部水肿和心律失常等,肾功能不全、癫痫、严重胃溃疡和肝病患者慎用,哺乳期妇女禁用。

3.左旋多巴(L-dopa)及复方左旋多巴

PD患者迟早要用到L-dopa治疗。L-dopa可透过血-脑屏障,被脑DA能神经元摄取后脱羧变为DA,改善症状,对震颤、强直、运动迟缓等运动症状均有效。由于95%以上的L-dopa在外周脱羧成为DA,仅约1%通过血-脑屏障进入脑内,为减少外周不良反应,增强疗效,多用L-dopa与外周多巴脱羧酶抑制剂(DCI)按4∶1制成的复方左旋多巴制剂,用量较L-dopa减少3/4。

(1)复方左旋多巴剂型:包括标准片、控释片、水溶片等。

1)标准片:多巴丝肼由L-dopa与苄丝肼按4∶1组成,多巴丝肼250为L-dopa 200 mg加苄丝肼50 mg,多巴丝肼125为L-dopa 100 mg加苄丝肼25 mg;国产多巴丝肼胶囊成分与多巴丝肼相同。息宁250和Sinemet 125是由L-dopa与卡比多巴按4∶1组成。

2)控释片:有多巴丝肼液体动力平衡系统和息宁控释片。①多巴丝肼-HBS:剂量为125 mg,由L-dopa100 mg加苄丝肼25 mg及适量特殊赋形剂组成。口服后药物在胃内停留时间较长，药物基质表面先形成水化层，通过弥散作用逐渐释放，在小肠 pH 较高的环境中逐渐被吸收。多种因素可影响药物的吸收，如药物溶解度、胃液与肠液的 pH、胃排空时间等。本品不应与制酸药同时服用。②息宁控释片(sinemet CR)：L-dopa 200 mg 加卡比多巴 50 mg，制剂中加用单层分子基质结构，药物不断溶释，达到缓释效果，口服后 120～150 分钟达到血浆峰值浓度；片中间有刻痕，可分为半片服用。

3)水溶片：弥散型多巴丝肼，剂量为 125 mg，由 L-dopa 100 mg 加苄丝肼 25 mg 组成。其特点是易在水中溶解，吸收迅速，很快达到治疗阈值浓度。

(2)用药时机：何时开始复方左旋多巴治疗尚有争议，长期用药会产生疗效减退、症状波动及异动症等运动并发症。一般应根据患者年龄、工作性质、症状类型等决定用药。年轻患者可适当推迟使用，患者因职业要求不得不用 L-dopa 时应与其他药物合用，减少复方左旋多巴剂量。年老患者可早期选用 L-dopa，因发生运动并发症机会较少，对合并用药耐受性差。

(3)用药方法：从小剂量开始，根据病情逐渐增量，用最低有效量维持。

1)标准片：复方左旋多巴开始用 62.5 mg(1/4 片)，每天 2～4 次，根据需要逐渐增至 125 mg，每天3～4 次；最大剂量一般不超过 250 mg，每天 3～4 次；空腹(餐前 1 小时或餐后 2 小时)用药疗效好。

2)控释片：优点是减少服药次数，有效血药浓度稳定，作用时间长，可控制症状波动；缺点是生物利用度较低，起效缓慢，标准片转换成为控释片时每天剂量应相应增加并提前服用；适于症状波动或早期轻症患者。

3)水溶片：易在水中溶解，吸收迅速，10 分钟起效，作用维持时间与标准片相同，该剂型适用于有吞咽障碍或置鼻饲管、清晨运动不能、“开-关”现象和剂末肌张力障碍患者。

(4)运动并发症及其他药物不良反应：主要有周围性和中枢性两类，前者为恶心、呕吐、低血压、心律失常(偶见)；后者有症状波动、异动症和精神症状等。前者的不良反应可以通过小剂量开始渐增剂量、餐后服药、加用多潘立酮等可避免或减轻上述症状。后者的不良反应都在长期用药后发生，一般经过 5 年治疗后，约 50%患者会出现症状波动或异动症等运动并发症。

4.DA 受体激动剂

DA 受体包括 5 种类型，其中 D_1 受体和 D_2 受体亚型与 PD 治疗关系密切。DA 受体激动剂可有以下作用：①直接刺激纹状体突触后 DA 受体，不依赖于多巴脱羧酶将 L-dopa 转化为 DA 发挥效应；②血浆半衰期(较复方左旋多巴)长；③推测可持续而非波动性刺激 DA 受体，预防或延迟运动并发症发生，PD 早期单用 DA 受体激动剂有效，若与复方左旋多巴合用，可提高疗效，减少复方左旋多巴用量，且可减少或避免症状波动或异动症的发生。

(1)适应证：PD 后期患者用复方左旋多巴治疗产生症状波动或异动症，加用 DA 受体激动剂可减轻或消除症状，减少复方左旋多巴用量。疾病后期黑质纹状体 DA 能系统缺乏多巴脱羧酶，不能把外源性L-dopa脱羧转化为 DA，用复方左旋多巴无效，用 DA 受体激动剂可能有效。发病年纪轻的早期患者可单独应用，应从小剂量开始，渐增量至获得满意疗效。不良反应与复方左旋多巴相似，症状波动和异动症发生率低，直立性低血压和精神症状发生率较高。

(2)该类药物有两种类型：麦角类和非麦角类。目前大多推荐非麦角类 DA 受体激动剂，尤其是年轻患者病程初期。这类长半衰期制剂能避免对纹状体突触后膜 DA 受体产生“脉冲”样刺激，从而预防或减少运动并发症的发生。麦角类 DA 受体激动剂可导致心脏瓣膜病和肺胸膜纤维化，多不主张使用。

1)非麦角类：被美国神经病学学会、运动障碍学会，以及我国帕金森病治疗指南推荐为一线治疗药物。①普拉克索：为新一代选择性 D_2、D_3 受体激动剂，开始 0.125 mg，每天 3 次，每周增加0.125 mg，逐渐加量至 0.5～1.0 mg，每天 3 次，最大量不超过 4.5 mg/d；服用左旋多巴的 PD 晚期患者加服普拉克索可改善左旋多巴不良反应，对震颤和抑郁有效。②罗匹尼罗：用于早期或进展期 PD，开始 0.25 mg，每天 3 次，逐渐加量至 2～4 mg，每天 3 次，症状波动和异动症发生率低，常见意识模糊、幻觉及直立性低血压。③吡贝地尔(泰舒达缓释片)：为缓释型选择性 D_2、D_3 受体激动剂，对中脑-皮质和边缘叶通路 D_3 受体有激动效应，改善震颤作用明显，对强直和少动也有作用；初始剂量 50 mg，每天 1 次，第 2 周增至 50 mg，每天 2 次，有效剂量 150 mg/d，分 3 次口服，最大量不超过 250 mg/d。④罗替戈汀：为一种透皮贴剂，有 4.5 mg/10 cm^2、9 mg/20 cm^2、13.5 mg/30 cm^2、18 mg/40 cm^2 等规格；早期使用 4.5 mg/10 cm^2，以后视病情发展及治疗反应可增大剂量，均每天 1 贴；治疗 PD 优势为可连续、持续释放药物，消除首关效应，提供稳态血药水平，避免对 DA 受体脉冲式刺激，减少口服药治疗突然“中断”状态，减少服左旋多巴等药物易引起运动波动、“开-关”现象等。⑤阿扑吗啡：为 D_1 和 D_2 受体激动剂，可显著减少“关期”状态，对症状波动，尤其“开-关”现象和肌张力障碍疗效明显，采取笔式注射法给药后 5～15 分钟起效，有效作用时间 60 分钟，每次给药 0.5～2.0 mg，每天可用多次，便携式微泵皮下持续灌注可使患者每天保持良好运动功能；也可经鼻腔给药。

2)麦角类。①溴隐亭：D_2 受体激动剂，开始 0.625 mg/d，每隔 3～5 天增加 0.625 mg，通常治疗剂量 7.5～15.0 mg/d，分 3 次口服；不良反应与左旋多巴类似，错觉和幻觉常见，精神病病史患者禁用，相对禁忌证包括近期心肌梗死、严重周围血管病和活动性消化性溃疡等。②α-二氢麦角隐亭：2.5 mg，每天 2 次，每隔 5 天增加 2.5 mg，有效剂量 30～50 mg/d，分 3 次口服。上述 4 种药物之间的参考剂量转换为吡贝地尔：普拉克索：溴隐亭：α-二氢麦角隐亭为 100：1：10：60。③卡麦角林：是所有 DA 受体激动剂中半衰期最长(70 小时)，作用时间最长，适于 PD 后期长期应用复方左旋多巴产生症状波动和异动症患者，有效剂量 2～10 mg/d，平均 4 mg/d，只需每天 1 次，较方便。④利舒脲：具有较强的选择性 D_2 受体激动作用，对 D_1 受体作用很弱。按作用剂量比，其作用较溴隐亭强 10～20 倍，但作用时间短于溴隐亭；其 $t_{1/2}$ 短(平均 2.2 小时)，该药为水溶性，可静脉或皮下输注泵应用，主要用于因复方左旋多巴治疗出现明显的“开-关”现象者；治疗须从小剂量开始，0.05～0.10 mg/d，逐渐增量，平均有效剂量为 2.4～4.8 mg/d。

5.单胺氧化酶 B(MAO-B)抑制剂

抑制神经元内 DA 分解，增加脑内 DA 含量。合用复方左旋多巴有协同作用，减少 L-dopa 约 1/4 用量，延缓“开-关”现象。MAO-B 抑制剂中的司来吉兰即丙炔苯丙胺 2.5～5.0 mg，每天 2 次，因可引起失眠，不宜傍晚服用。不良反应有口干、胃纳少和直立性低血压等，胃溃疡患者慎用。该药可与左旋多巴合用，亦可单独应用，可缓解 PD 症状，也可能有神经保护作用。第二代 MAO-B 抑制剂雷沙吉兰已投入临床应用，其作用优于第 1 代司来吉兰 5～10 倍，对各期 PD 患者症状均有改善作用，也可能有神经保护作用；其代谢产物为一种无活性非苯丙胺物质 Aminoindan，安全性较第 1 代 MAO-B 抑制剂好。唑尼沙胺原为抗癫痫药，偶然发现应用唑尼沙胺 300 mg/d 有效控制癫痫的同时，也显著改善 PD 症状，抗 PD 机制证实为抑制 MAO-B 活性。

6.儿茶酚-氧位-甲基转移酶(COMT)抑制剂

COMT是由脑胶质细胞分泌参与DA分解酶之一。COMT抑制剂通过抑制脑内、脑外COMT活性，提高左旋多巴生物利用度，显著改善左旋多巴疗效。COMT抑制剂本身不会对CNS产生影响，在外周主要阻止左旋多巴被COMT催化降解成3-氧甲基多巴。需与复方左旋多巴合用，单独使用无效，用药次数一般与复方左旋多巴次数相同。主要用于中晚期PD患者的剂末现象、“开-关”现象等症状波动的治疗，可使“关”期时限缩短，“开”期时限增加，也推荐用于早期PD患者初始治疗，希望通过持续DA能刺激(CDS)，以推迟出现症状波动等运动并发症，但尚有待进一步研究证实。①恩他卡朋：亦名珂丹，是周围COMT抑制剂，100～200 mg口服，可提高CNS对血浆左旋多巴利用，提高血药浓度，增强左旋多巴疗效，减少临床用量；该药耐受性良好，主要不良反应是胃肠道症状，尿色变浅，但无严重肝功能损害报道。②托卡朋：亦名答是美，100～200 mg口服；该药是治疗PD安全有效的辅助药物，不良反应有腹泻、意识模糊、转氨酶升高，偶有急性重症肝炎报道，应注意肝脏毒副作用，用药期间须监测肝功能。

7.腺苷A_{2A}受体阻断剂

腺苷A_{2A}受体在基底核选择性表达，与运动行为有关。多项证据表明，阻断腺苷A_{2A}受体能够减轻DA能神经元的退变。

伊曲茶碱是一种新型腺苷A_{2A}受体阻断剂，可明显延长PD患者“开期”症状，缩短“关期”，具有良好安全性和耐受性，临床上已用于PD治疗。

(五)治疗策略

1.早期帕金森病治疗(Hoehn&Yahr Ⅰ～Ⅱ级)

疾病早期若病情未对患者造成心理或生理影响，应鼓励患者坚持工作，参与社会活动和运动治疗(关节活动、步行、平衡及语言锻炼、面部表情肌操练、太极拳等)，可暂缓用药。若疾病影响患者的日常生活和工作能力，应开始症状性治疗。

2.中期帕金森病治疗(Hoehn&Yahr Ⅲ级)

若在早期阶段首选DA受体激动剂、司来吉兰或金刚烷胺/抗胆碱能药治疗的患者，发展至中期阶段时症状改善往往已不明显，此时应添加复方左旋多巴治疗；若在早期阶段首选小剂量复方左旋多巴治疗患者，应适当增加剂量，或添加DA受体激动剂、司来吉兰或金刚烷胺，或COMT抑制剂。

3.晚期帕金森病治疗(Hoehn&Yahr Ⅳ～Ⅴ级)

晚期帕金森病临床表现极复杂，包括疾病本身进展，也有药物不良反应因素。晚期患者治疗，一方面继续力求改善运动症状，另一方面需处理伴发的运动并发症和非运动症状。

(六)运动并发症治疗

运动并发症，如症状波动和异动症是晚期PD患者治疗中最棘手的问题，包括药物剂量、用法等治疗方案调整及手术治疗(主要是脑深部电刺激术)。

1.症状波动的治疗

症状波动有3种形式。

(1)疗效减退或剂末恶化：指每次用药的有效作用时间缩短，症状随血液药物浓度发生规律性波动，可增加每天服药次数或增加每次服药剂量或改用缓释剂，也可加用其他辅助药物。

(2)“开-关”现象：指症状在突然缓解(“开期”)与加重(“关期”)之间波动，开期常伴异动症；多见于病情严重者，发生机制不详，与服药时间、血浆药物浓度无关；处理困难，可试用DA受体激动剂。

(3)冻结现象:患者行动踌躇,可发生于任何动作,突出表现是步态冻结,推测是情绪激动使细胞过度活动,增加去甲肾上腺素能介质输出所致;如冻结现象发生在复方左旋多巴剂末期,伴PD其他体征,增加复方左旋多巴单次剂量可使症状改善;如发生在“开期”,减少复方左旋多巴剂量,加用MAO-B抑制剂或DA受体激动剂或许有效,部分患者经过特殊技巧训练也可改善。

2.异动症的治疗

异动症(abnormal involuntary movements,AIMs)又称为运动障碍,常表现舞蹈-手足徐动症样、肌张力障碍样动作,可累及头面部、四肢及躯干。

异动症常见的3种形式:①剂峰异动症或改善-异动症-改善(improvement-dyskinesia-improvement,I-D-I),常出现在血药浓度高峰期(用药1～2小时),与用药过量或DA受体超敏有关,减少复方左旋多巴单次剂量可减轻异动症;晚期患者治疗窗较窄,减少剂量虽有利于控制异动症,但患者往往不能进入“开期”,故减少复方左旋多巴剂量时需加用DA受体激动剂。②双相异动症或异动症-改善-异动症(dyskinesia-improvement-dyskinesia,D-I-D),剂峰和剂末均可出现,机制不清,治疗困难,可尝试增加复方左旋多巴每次剂量或服药次数,或加用DA受体激动剂。③肌张力障碍,常表现足或小腿痛性痉挛,多发生于清晨服药前,可睡前服用复方左旋多巴控释剂或长效DA受体激动剂,或起床前服用弥散型多巴丝肼或标准片;发生于剂末或剂峰的肌张力障碍可相应增减复方左旋多巴用量。

不常见的异动症也有3种形式:①反常动作,可能由于情绪激动使神经细胞产生或释放DA引起少动现象短暂性消失;②少动危象,患者较长时间不能动,与情绪改变无关,是PD严重的少动类型,可能由于纹状体DA释放耗竭所致;③出没现象,表现出没无常的少动,与服药时间无关。

(七)非运动症状的治疗

帕金森病的非运动症状主要包括精神障碍、自主神经功能紊乱、感觉障碍等。

1.精神障碍的治疗

PD患者的精神症状表现形式多种多样,如生动梦境、抑郁、焦虑、错觉、幻觉、欣快、轻躁狂、精神错乱及意识模糊等。治疗原则:首先考虑依次逐减或停用抗胆碱能药、金刚烷胺、DA受体激动剂、司来吉兰等抗帕金森病药物;若采取以上措施患者仍有症状,可将复方左旋多巴逐步减量;经药物调整无效的严重幻觉、精神错乱、意识模糊可加用非经典抗精神病药如氯氮平、喹硫平;氯氮平被B级推荐,可减轻意识模糊和精神障碍,不阻断DA能药效,可改善异动症,但需定期监测粒细胞;喹硫平被C级推荐,不影响粒细胞数;奥氮平不推荐用于PD精神症状治疗(B级推荐)。抑郁、焦虑、痴呆等可为疾病本身表现,用药不当可能加重。精神症状常随运动症状波动,“关期”出现抑郁、焦虑,“开期”伴欣快、轻躁狂,改善运动症状常使这些症状缓解。较重的抑郁症、焦虑症可用5-羟色胺再摄取抑制剂。对认知障碍和痴呆可应用胆碱酯酶抑制剂,如石杉碱甲、多奈哌齐、利斯的明或加兰他敏。

2.自主神经功能障碍治疗

自主神经功能障碍常见便秘、排尿障碍及直立性低血压等。便秘增加饮水量和高纤维含量食物对大部分患者有效,停用抗胆碱能药,必要时应用通便剂;排尿障碍患者需减少晚餐后摄水量,可试用奥昔布宁、莨菪碱等外周抗胆碱能药;直立性低血压患者应增加盐和水摄入量,睡眠时抬高头位,穿弹力裤,从卧位站起宜缓慢,α肾上腺素能激动剂米多君治疗有效。

3.睡眠障碍

较常见，主要为失眠和快速眼动期睡眠行为异常(RBD)，可应用镇静安眠药。失眠若与夜间帕金森病运动症状相关，睡前需加用复方左旋多巴控释片。若伴不宁腿综合征(RLS)睡前加用DA受体激动剂如普拉克索，或复方左旋多巴控释片。

九、手术及干细胞治疗

(1)中晚期PD患者常不可避免地出现药物疗效减退及严重并发症，通过系统的药物调整无法解决时可考虑选择性手术治疗。苍白球损毁术的远期疗效不尽如人意，可能有不可预测的并发症，临床已很少施行。

目前，推荐深部脑刺激疗法(deep brain stimula-tion，DBS)，优点是定位准确、损伤范围小、并发症少、安全性高和疗效持久等，缺点是费用较高。适应证：①原发性帕金森病，病程5年以上；②服用复方左旋多巴曾有良好疗效，目前疗效明显下降或出现严重的运动波动或异动症，影响生活质量；③除外痴呆和严重的精神疾病。

(2)细胞移植：将自体肾上腺髓质或异体胚胎中脑黑质细胞移植到患者纹状体，纠正DA递质缺乏，改善PD运动症状，目前已很少采用。酪氨酸羟化酶(TH)、神经营养因子，如胶质细胞源性神经营养因子(GNDF)和脑源性神经营养因子(BDNF)基因治疗，以及干细胞，包括骨髓基质干细胞、神经干细胞、胚胎干细胞和诱导性潜能干细胞移植治疗在动物试验中显示出良好疗效，已进行少数临床试验也显示一定的疗效。随着基因治疗的目的基因越来越多，基因治疗与干细胞移植联合应用可能是将来发展的方向。

十、中医、康复及心理治疗

中药或针灸和康复治疗作为辅助手段对改善症状也可起到一定作用。对患者进行语言、进食、走路及各种日常生活训练和指导，日常生活帮助如设在房间和卫生间的扶手、防滑橡胶座垫、大把手餐具等，可改善生活质量。适当运动如打太极拳等对改善运动症状和非运动症状可有一定的帮助。教育与心理疏导也是PD治疗中不容忽视的辅助措施。

十一、预后

PD是慢性进展性疾病，目前尚无根治方法。多数患者发病数年仍能继续工作，也可能较快进展而致残。疾病晚期可因严重肌强直和全身僵硬，终至卧床不起。死因常为肺炎、骨折等并发症。

(焦春利)

第四章

心内科疾病

第一节　原发性高血压

大多数高血压患者病因不明，称为原发性高血压（又称高血压病），占高血压患者的 95%以上，除了高血压本身有关的症状以外，长期高血压还可成为多种心血管疾病的重要危险因素，并影响重要脏器，如心、脑、肾的功能，最终可导致这些器官的功能衰竭；在不足 5%的患者中，血压升高是某些疾病的一种临床表现，本身有明确而独立的病因，称之为继发性高血压。

一、高血压定义、分类、测量

（一）定义

目前，成人高血压的定义是收缩压≥18.7 kPa（140 mmHg）或舒张压≥12 kPa（90 mmHg）。正常血压和血压升高的划分并无明确界线，因此，高血压的标准是根据临床及流行病学资料人为界定的。但由于血压变化很大，在确定一个患者为高血压和决定开始治疗之前，必须在数周内多次测量核实血压水平升高。对于轻度或临界高血压范围内的血压值，监测应延续 3～6 周，对血压明显升高或有并发症者，所需观察期就短一些。

（二）高血压分类

高血压可以用 3 种方式分类，即血压、器官损害程度和病因学。目前，我国采用国际上统一的血压分类标准，根据血压升高水平，又进一步将高血压分为 1、2、3 级。下面所列的是《WHO/ISH 高血压治疗指南》的分类标准，它将 18 岁以上成人的血压按不同水平分类（表 4-1）。

表 4-1　血压水平的定义和分类（WHO/ISH）

类别	收缩压/mmHg	舒张压/mmHg
理想血压	<120	<80
正常血压	<130	<85
正常高值	130～139	85～89
1 级高血压（轻度）	140～159	90～99
亚组：临界高血压	140～149	90～94
2 级高血压（中度）	160～179	100～109

续表

类别	收缩压/mmHg	舒张压/mmHg
3 级高血压(重度)	≥180	≥110
单纯收缩性高血压	≥140	<90
亚组:临界高血压	140～149	<90

注:1 kPa=0.133 mmHg,患者收缩压与舒张压属不同级别时,应按两者中较高的级别分类;患者既往有高血压史,目前正服用抗高血压药,血压虽已低于 140/90 mmHg,亦应诊断为高血压。

高血压与总体心血管危险:在有心血管病史的老年患者中,每年 100 人中至少有 3 人将出现一次更严重的疾病。值得注意的是,中国和俄罗斯的脑卒中发病率高,是美国和西欧的 4 倍,但平均血压仅稍微增高。因此,在我国进行轻度高血压的治疗可能尤为有益。

(三)血压测量

这里只是在一般的测量技术基础上提出几点值得注意的地方:①根据 WHO 的建议,首先听到声响时的血压为收缩压(SBP),舒张压(DBP)则是声音消失(第 5 期)时刻的血压。多数主要研究均采用这一点,即以声音消失点确认舒张压;采用声音突然变小而低沉(第 4 期)来确认舒张压则导致舒张压值明显升高,这是应该避免的。②多数首次就诊者,还建议应测量坐位和站立位时的双臂血压。另外,老年患者的直立性低血压可能更多见,应定期测量站立位血压。③医师在场,即使影响程度稍小一些的护士在场,均能导致一些情绪性的血压升高(白大衣效应,可以更恰当地描述为单纯性诊室高血压)。④应当注意,家庭和动态血压读数较临床值平均要低数个毫米汞柱,老年人尤其如此,并且应把高血压的分界值和治疗的目标血压设定在较低的水平,以避免漏诊和漏治。

二、流行病学

流行病学研究不断发现高血压与多种疾病,尤其是冠心病、脑卒中、充血性心力衰竭和肾功能损害有某种重要的独立的关联。患高血压或糖尿病的中年人的认知能力与未患此病的中年人相比有明显的下降。

高血压患病率和发病率在不同国家、地区或种族之间有差别,工业化国家较发展中国家高,美国黑种人约为白人的 2 倍。高血压患病率、发病率及血压水平随年龄增加而升高,高血压在老年人较为常见,尤其是收缩期高血压。

我国高血压患病率总体上呈明显上升趋势,估计现有高血压患者超过 1 亿人。流行病学调查显示,我国高血压患病率和流行存在地区、城乡和民族差别,北方高于南方;沿海高于内地,城市高于农村;高原少数民族地区患病率较高。男、女性高血压患病率差别不大。

由于高血压的危险性会因其他危险因素如吸烟、血清胆固醇升高和糖尿病的存在和程度增高而大大增加,当危险因素组合不同时,同等血压水平会带来不同的危险性。评估总体的心血管疾病危险性对确定高血压个体的干预阈值具有重要意义。

需要重视在整个人群而不仅是高危人群降低血压,研究血压分布也是有价值的。不论以何种标准判断,血压增高的群体构成一个危险性金字塔,基底部的人数最多,相对危险性增加但并不太高,顶部人数最少而相对危险性最大。因此,高血压所致的并发症大多数发生在金字塔基底部,也就是分布在轻度高血压的那部分。

三、病因

原发性高血压的病因复杂，是遗传易感性和环境因素相互作用的结果，亦受其他因素的影响。

（一）影响血压的一般因素

1.年龄

横断面调查以及前瞻性观察序列分析，都证明了在不同地理、文化和社会经济特征的多数群体中，年龄和血压存在正相关关系。在大多数西方人群中，收缩压有从儿童、青少年到成年人逐渐增高的倾向，至 70 岁或 80 岁达到 18.7 kPa（140 mmHg）的平均值。舒张压也倾向于随年龄增加而增加，但速度较收缩压要慢，且平均值在 50 岁以后倾向于保持原水平或下降。这就导致了脉压的增加，而随年龄增长单纯收缩压增高更为常见。

但是在某些与外界隔绝的人群中，这种年龄相关的血压增高并不明显。低盐摄入的人群这点更突出。另外，还观察到在未开化的社会，当他们接纳西方生活方式时易获得年龄相关的血压增高倾向，体现了环境的影响（尤其是饮食改变）。可见年龄相关的血压增高既不是不可避免的，也不是一个正常衰老过程的生物学伴随现象。

2.性别

从青春期开始，男性血压倾向于一个较高的平均水平。这种差异在青年人和中年人中最为明显。中年后，女性高血压发生所占比率的改变，部分是由于中年高血压男性的病死率较高所致。

3.种族

黑种人群体血压水平高于其他种族。非洲裔美国黑种人被证实比非洲黑种人血压要高，提示种族易感性的放大效应。

4.体育活动

规律的、至少中等水平强度的需氧体育活动对预防和治疗高血压均有益处。

5.心率

高血压患者的心率均较快。

6.社会-心理因素

急性精神应激、噪声污染、空气污染和软水都被视为高血压的危险因素。精神应激、城市脑力劳动者高血压患病率超过体力劳动者，从事精神紧张度高的职业者发生高血压的可能性较大，长期生活在噪声环境中听力敏感性减退者患高血压也较多。休息后往往症状和血压可获得一定改善。新的研究结果支持关于蓄积性铅暴露与高血压危险性增高有关的假设，骨铅（而非血铅）水平与高血压的发病率增高有关，这表明铅对高血压的影响很可能是一个缓慢的过程而非一种急性现象。

（二）遗传因素

可能存在主要基因显性遗传和多基因关联遗传两种方式。在遗传表型上，不仅血压升高发生率体现遗传性，而且在血压高度、并发症发生及其他有关因素方面（如肥胖），也有遗传性。高血压有明显的家族聚集性，父母均有高血压，子女的发病概率高达 46%，约 60%高血压患者可询问到有高血压家族史。

(三)环境因素

1.饮食

不同地区人群血压水平和高血压患病率与钠盐平均摄入量显著相关，摄盐越多，血压水平和患病率越高，但是同一地区人群中个体间血压水平与摄盐量并不相关，摄盐过多导致血压升高主要见于对盐敏感的人群。钾摄入量与血压呈负相关。多数人认为饮食低钙与高血压发生有关。高蛋白质摄入属于升压因素，动物和植物蛋白质均能升压。饮食中饱和脂肪酸或饱和脂肪酸/不饱和脂肪酸比值较高也属于升压因素。饮酒与血压水平呈线性相关，尤其与收缩压，每天饮酒的乙醇量超过50 g者高血压发病率明显增高。

2.其他因素

(1)体重：体重常是衡量肥胖程度的指标，高血压患者约1/3有不同程度肥胖。超重或肥胖是血压升高的重要危险因素。一般采用体重指数(BMI)，即体重(kg)/身高$(m)^2$(以20～24为正常范围)。血压与BMI呈显著正相关。肥胖的类型与高血压发生关系密切，腹型肥胖者容易发生高血压。

(2)避孕药：服避孕药妇女血压升高发生率及程度与服用时间长短有关。35岁以上易出现血压升高。口服避孕药引起的高血压一般为轻度，可逆转，在终止避孕药3～6个月后血压常恢复正常。

(3)阻塞性睡眠呼吸暂停综合征(OSAS)：是指睡眠期间反复发作性呼吸暂停。OSAS常伴有重度打鼾，其病因主要是上呼吸道咽部肌肉收缩或狭窄、腺样体和扁桃体组织增生、舌根部脂肪浸润后垂及下腭畸形。OSAS患者50%有高血压，血压高度与OSAS病程有关。

四、发病机制

从血流动力学角度，血压主要决定于心排血量和体循环周围血管阻力，平均动脉血压(MBP)＝心排血量(CO)×总外周血管阻力(PR)。高血压的血流动力学特征主要是总外周血管阻力相对或绝对增高。从总外周血管阻力增高出发，目前高血压的发病机制较集中在以下几个环节。

(一)交感神经系统活性亢进

各种病因因素使大脑皮质下神经中枢功能发生变化，各种神经递质浓度与活性异常，包括去甲肾上腺素、肾上腺素、多巴胺、神经肽、5-羟色胺、血管升压素、脑啡肽、脑钠肽和中枢肾素-血管紧张素系统，导致交感神经系统活性亢进，血浆儿茶酚胺浓度升高，阻力小动脉收缩增强。

(二)肾性水、钠潴留

各种原因引起肾性水、钠潴留，机体为避免心排血量增高使组织过度灌注，全身阻力小动脉收缩增强，导致外周血管阻力增高，压力-利钠机制可将潴留的水钠排泄出去。也可能通过排钠激素分泌释放增加，如内源性类洋地黄物质，在排泄水钠同时使外周血管阻力增高。这个学说的理论意义在于将血压升高作为维持体内水钠平衡的一种代偿方式，而水、钠潴留是其基本的病理生理变化。

有较多因素可引起肾性水、钠潴留，如亢进的交感活性使肾血管阻力增加；肾小球有微小结构病变；肾脏排钠激素(前列腺素、激肽素、肾髓质素)分泌减少，或者肾外排钠激素(内源性类洋地黄物质、心房肽)分泌异常，或者潴钠激素(18-羟去氧皮质酮、醛固酮)释放增多等。

(三)肾素-血管紧张素-醛固酮系统(RAAS)激活

肾小球入球动脉的球旁细胞分泌肾素,激活从肝脏产生的血管紧张素原,生成血管紧张素Ⅰ,然后经肺循环的转换酶(ACE)生成血管紧张素Ⅱ(AngⅡ),AngⅡ是RAAS的主要效应物质,作用于血管紧张素Ⅱ受体(AT_1),使小动脉平滑肌收缩,刺激肾上腺皮质球状带分泌醛固酮,通过交感神经末梢突触前膜的正反馈使去甲肾上腺素分泌增加。这些作用可使血压升高,参与高血压发病并维持。近年来,发现很多组织,如血管壁、心脏、中枢神经、肾脏及肾上腺,也有RAAS各种组成成分。组织RAAS对心脏、血管功能和结构的作用,可能在高血压发生和维持中有更大影响。

(四)细胞膜离子转运异常

血管平滑肌细胞有许多特异性的离子通道、载体和酶,组成细胞膜离子转运系统,维持细胞内外钠、钾、钙离子浓度的动态平衡。遗传性或获得性细胞膜离子转运异常,包括钠泵活性降低,钠、钙离子协同转运缺陷,细胞膜通透性增强,钙泵活性降低,可导致细胞内钠、钙离子浓度升高,膜电位降低,激活平滑肌细胞兴奋-收缩耦联,使血管收缩反应性增强和平滑肌细胞增生与肥大,血管阻力增高。

(五)胰岛素抵抗

胰岛素抵抗(IR)是指必须以高于正常的血胰岛素释放水平来维持正常的糖耐量,表明机体应用胰岛素处理葡萄糖的能力减退。约50%原发性高血压患者存在不同程度的IR,在肥胖、血三酰甘油升高、高血压与糖耐量减退同时并存的四联征患者中最为明显。近年来认为,IR是2型糖尿病和高血压发生的共同病理生理基础,但是IR是如何导致血压升高,尚未明确。多数认为是IR继发性高胰岛素血症引起的,因为IR主要影响胰岛素对葡萄糖的利用效应,胰岛素的其他生物学效应仍然保留,继发性高胰岛素血症使肾脏水钠重吸收增强,交感神经系统活性亢进,动脉弹性减退,从而血压升高。IR所致交感活性亢进使机体产热增加,是对肥胖的一种负反馈调节,这种调节以血压升高和血脂代谢障碍为代价。

上述从总外周血管阻力增高出发的机制尚不能解释单纯收缩期性高血压和脉压明显增大。大动脉弹性和外周血管的压力反射波是收缩压与脉压的主要决定因素,因此,近年来重视动脉弹性功能在高血压发病中的作用。覆盖血管内膜面的内皮细胞能生成、激活和释放各种血管活性物质,例如,一氧化氮(NO)、前列腺素(PGI_2)、内皮素(ET-1)、内皮依赖性血管收缩因子(EDCF)等,调节心血管功能。随着年龄增长及各种心血管危险因素,如血脂异常、血糖升高、吸烟、高同型半胱氨酸血症等,氧自由基产生增加,NO灭活增强,氧化应激反应等均影响动脉弹性功能和结构。由于大动脉弹性减退,脉搏波传导速度增快,反射波抵达中心大动脉的时相从舒张期提前到收缩期,出现收缩期延迟压力波峰,可以导致收缩压升高,舒张压降低,脉压增大。阻力小动脉结构(血管数目稀少或壁/腔比值增加)和功能(弹性减退和阻力增大)改变,影响外周压力反射点的位置或反射波强度,也对脉压增大起重要作用。

五、临床表现及并发症

(一)症状

一般无特殊临床表现,多起病缓慢。常见症状有头晕、头痛、颈项板紧、疲劳、心悸等,呈轻度持续性,在紧张或劳累后加重,不一定与血压水平有关,多数可自行缓解。也可出现视物模糊、鼻出血等较重症状。约1/5无症状,仅在测量血压时或发生心、脑、肾等并发症时才被发现。

(二)体征

血压随季节、昼夜、情绪等因素有较大波动。冬季血压较高,夏季较低;血压有明显昼夜波动,一般夜间血压较低,清晨起床活动后血压迅速升高,形成清晨血压高峰。患者在家中的自测血压值往往低于诊所血压值。体格检查听诊时可有主动脉瓣区第二心音亢进、收缩期杂音或收缩早期喀喇音,少数在颈部或腹部可听到血管杂音。

(三)恶性或急进型高血压

发病较急骤,血压显著升高,舒张压持续≥17.3 kPa(130 mmHg);头痛、视物模糊、眼底出血、渗出和视盘水肿;肾脏损害突出,表现为持续蛋白尿、血尿及管型尿,并可伴肾功能不全;进展迅速,如不给予及时治疗,预后不佳,可死于肾衰竭、脑卒中或心力衰竭。

(四)并发症

1.高血压急症

高血压急症是指原发性或继发性高血压在病情发展过程中或在某些诱因的作用下,血压急剧升高,病情迅速恶化,常伴有心、脑、肾功能障碍。除考虑血压升高的水平和速度外,靶器官受累的程度也很重要,当合并有急性肺水肿、心肌梗死、主动脉夹层动脉瘤及急性脑血管病变时,即使血压仅中度升高,也视为高血压急症。

(1)高血压危象:在高血压病程中,由于周围血管阻力突然上升,血压明显升高,出现头痛、烦躁、眩晕、恶心、呕吐、心悸、气急及视物模糊等症状。伴靶器官病变者可出现心绞痛、肺水肿或高血压脑病。以收缩压显著升高为主,也可伴舒张压升高。发作一般历时短暂,控制血压后病情可迅速好转,但易复发。危象发作时交感神经活动亢进,血中儿茶酚胺升高。

(2)高血压脑病:是指在高血压病程中发生急性脑血液循环障碍,引起脑水肿和颅内压增高而产生的临床征象。发生机制可能为过高的血压突破了脑血管的自身调节机制,脑灌注过多,液体渗入脑血管周围组织,引起脑水肿。临床表现有严重头痛、呕吐,甚至神志改变,较轻者仅有烦躁、意识模糊,严重者可发生抽搐、昏迷。

2.高血压相关靶器官损害

未治的高血压增加血管损害的危险,累及小动脉(阻力血管)、中等动脉及大动脉(传输血管)。这些损害导致心、肾、脑血管致残致死。在中国,脑血管意外仍是高血压最常见的表现,恶性及急进型高血压也常观察到。常见的高血压并发症包括左心室肥大、冠状动脉疾病、充血性心力衰竭、脑血管病(包括脑出血、脑血栓形成、腔隙性脑梗死、短暂性脑缺血发作)、视网膜病变、颈动脉粥样硬化、肾功能不全及主动脉和周围动脉疾病等。

3.主动脉夹层

血液渗入主动脉壁中层形成的夹层血肿,并沿着主动脉壁延伸剥离的严重心血管急症,也是猝死的病因之一。高血压是导致本病的重要因素。突发剧烈的胸痛易误诊为急性心肌梗死。疼痛发作时心动过速,血压更高。可迅速出现夹层破裂(如破入心包引起急性心脏压塞)或压迫主动脉大分支的各种不同表现。

(五)老年人的高血压

由于老年人口的增多,高血压的患病率随年龄而增长,60 岁以上的老年人中 40%～45%有高血压。流行病学提示,老年高血压患者的糖尿病、主动脉钙化、心肌梗死、脑卒中、间歇性跛行的发病率和心血管病病死率及老年人总病死率高于血压正常的同龄人。美国高血压检测和随访结果表明,60～69 岁老年收缩期高血压患者,收缩压每增加 0.1 kPa(1 mmHg),每年病死率增加

1%。这说明，老年人的抗高血压治疗的绝对利益特别高。由 Dahlof 等开展的 STOP-高血压研究表明，更老的患者（年龄≥80 岁）接受治疗也有显著益处。然而对老年患者的药物应用应当谨慎，应当注意，小剂量药物治疗通常能控制老年患者的高血压。

老年高血压病的临床特点：①单纯收缩期高血压，动脉粥样硬化是其主要原因；②血压波动大，易发生直立性低血压，由于老年人存在不同程度的器官退行性变，体内各种血压调节机制敏感性降低，这些障碍影响对血压波动的缓冲能力，导致老年人血压波动大，尤其是收缩压，且易发生直立性低血压；③并发症多且严重；④假性高血压是由于老年人肱动脉僵硬，以致不能被血压计袖带所压迫而得出了错误的高读数。因此，当患者周围动脉僵硬，血压很高，而又无明显的靶器官损伤时，应考虑假性高血压的可能性。这类患者不易耐受降压治疗，服用降压药物会出现严重症状或并发症。

六、高血压诊断

全面而正确的高血压诊断非常重要，因为临床状况的严重程度取决于患者心血管危险状况和靶器官损害情况，特别是后者。

（一）血压测量

高血压诊断主要根据门诊测量的血压值，必须以未服用降压药物情况下≥2 次非同日多次血压测定所得的平均值为依据。采用经核准的水银柱或电子血压计，测量静息坐位时上臂肱动脉部位血压。必要时还应测量平卧位和站立位血压。

（二）病史采集

应注意危险因素、继发性高血压征象及器官损害的症状等病史资料的收集。

（三）体格检查

应重视发现器官损害的可能体征及支持继发性高血压的体征。

（四）实验室检查

实验室检查包括尿分析、血肌酐、血钾、血糖、血胆固醇和心电图检查。

（五）高血压诊断的分期、分级和危险分层

基础 SBP 每升高 1.3 kPa（10 mmHg），DBP 每增加 0.7 kPa（5 mmHg），脑卒中发病危险分别增高 49%及 46%。我国冠心病危险因素的前瞻性研究显示 SBP 16.0～18.5 kPa（120～139 mmHg），冠心病发病的相对危险比＜16.0 kPa（120 mmHg）者增高 40%，SBP 18.7～21.2 kPa（140～159 mmHg）者增高 1.3 倍。高血压的治疗决策不仅根据其血压水平，还要根据下列诸方面：①其他危险因素的存在情况；②并存的临床情况如糖尿病，心、脑、肾血管病；③靶器官损害；④患者的个人医疗情况等。为便于危险性分层，WHO/ISH 指南委员会根据“弗明汉心脏研究”观察对象（年龄 45～80 岁，平均 60 岁）的 10 年心血管病死亡、非致死性脑卒中和非致死性心肌梗死的患者资料，计算出年龄、性别、吸烟、糖尿病、胆固醇、早发性心血管病、靶器官损伤及心血管病和肾脏病史中某几项合并存在的对日后心血管事件绝对危险的影响，列于表 4-2。因此，确立高血压后，应根据影响预后的因素对高血压患者进行危险性分层，将其量化为低危、中危、高危和极高危 4 组。

表 4-2　影响高血压预后的因素

心血管疾病的危险因素	靶器官损害(TOD)	并存的临床情况
1.用于危险性分层的危险因素 • 收缩压和舒张压的水平(1～3 级) • 男性＞55 岁 • 女性＞65 岁 • 吸烟 • 总胆固醇＞5.72 mmol/L (220 mg/dL) • 糖尿病 • 早发心血管疾病家族史(发病年龄男＜55 岁,女＜65 岁) 2.加重预后的其他危险因素 • 高密度脂蛋白胆固醇降低 • 低密度脂蛋白胆固醇升高 • 糖尿病伴微清蛋白尿 • 葡萄糖耐量减低 • 肥胖	• 左心室肥厚(心电图、超声心动图或 X 线) • 蛋白尿和/或血浆肌酐浓度轻度升高 106～177 pmol/L(1.2～2.0 mg/dL) • 超声或 X 线证实有动脉粥样斑块(颈、髂、股或主动脉) • 视网膜普遍或灶性动脉狭窄	1.脑血管疾病 • 缺血性卒中 • 脑出血 • 短暂性脑缺血(TIA)发作 2.心脏疾病 • 心肌梗死 • 心绞痛 • 冠状动脉血运重建 • 充血性心力衰竭 3.肾脏疾病 • 糖尿病肾病 • 肾衰竭[血肌酐浓度＞177 μmol/L (2 mg/dL)] 4.血管疾病 • 夹层动脉瘤 • 症状性动脉疾病

注:从以上可看出:①靶器官损害相当于以前 WHO 制订的 2 期高血压;②与高血压有关的临床疾病相当于以前 WHO 的 3 期高血压。

表 4-3 按危险因素、靶器官损伤及并存临床情况的合并作用将危险量化为低危、中危、高危、极高危 4 组。每一组既反映疾病的绝对危险。各组内又因患者的危险因素的数量与严重性还有程度的不同。

表 4-3　按危险分层,量化地估计高血压预后

血压(mmHg) 其他危险因素和病史	1 级 SBP 140～159 或 DBP 90～99	2 级 SBP 160～179 或 DBP 100～109	3 级 SBP≥180 或 DBP≥110
Ⅰ.无其他危险因素	低危	中危	高危
Ⅱ.1～2 个危险因素	中危	中危	极高危
Ⅲ.≥3 个危险因素或靶器官损害或糖尿病	高危	高危	极高危
Ⅳ.并存临床情况	极高危	极高危	极高危

注:1 mmHg＝0.133 kPa。

(1)低危组:男性年龄＜55 岁、女性年龄＜65 岁,高血压 1 级、无其他危险因素者,属低危组。典型情况下,随后 10 年随访中发生主要心血管事件的危险＜15%。临界高血压患者的危险尤低。

(2)中危组:高血压 2 级或 1～2 级同时有 1～2 个危险因素,应否给予药物治疗,开始药物治疗前应经多长时间的观察,医师需予十分缜密的判断。典型情况下,该组患者随后 10 年内发生主要心血管事件的危险为 15%～20%,若患者属高血压 1 级,兼有一种危险因素,10 年内发生心血管事件的危险约 15%。

(3)高危组:高血压危险因素、兼患糖尿病或靶器官损伤或高血压 3 级而无其他危险因素者

属高危组。典型情况下，随后10年间发生主要心血管事件的危险为20%～30%。

(4)极高危组：高血压3级同时有1种以上危险因素或TOD，或高血压1～3级并有临床相关疾病，典型情况下，随后10年间发生主要心血管事件的危险最高(≥30%)，应迅速开始最积极的治疗。

患者收缩压与舒张压属于不同级别时，应按两者中较高的级别分类。高血压分类中将“期”改为“级”，认为术语“期”有疾病随时间进展的含义，这一点不完全适宜判断高血压程度，应以“级”为佳。原来应用的“临界高血压”概念不肯定，现改为1级高血压亚组，明确为高血压。因此，完整的高血压诊断应包括高血压水平分级和危险性分层。

七、治疗

(一)降压药物治疗原则

药物治疗降低血压可有效地降低心血管并发症的发病率和病死率，防止脑卒中、冠心病、心力衰竭和肾病的发生和发展。应采取以下原则。

(1)采用最小的有效剂量以获得可能的疗效而使不良反应减至最小。如有效，可以根据年龄和反应逐步递增剂量以获得最佳的疗效。

(2)为了有效地防止靶器官损害，要求24小时内降压稳定，并能防止从夜间较低血压到清晨血压突然升高而导致猝死、脑卒中和心脏病发作。要达到此目的，最好应用1次给药而有持续24小时降压作用的药物。其标志之一是降压谷峰比值>50%，即给药后24小时仍保持50%以上的最大降压效应，这还可增加治疗的依从性。

(3)提高降压效果而不增加不良反应，用低剂量单药治疗疗效不够时可采用2种或2种以上药物联合治疗。

(4)判断某一种或几种降压药物是否有效及是否需要更改治疗方案时，应充分考虑该药达到最大疗效所需的时间。在药物发挥最大效果前过于频繁的改变治疗方案是不合理的。

(5)高血压是一种终身性疾病，一旦确诊后应坚持终身治疗。应用降压药治疗时尤为如此。

(二)治疗策略

全面评估患者的总危险性后，判断患者属低危、中危、高危或极高危。①高危及极高危患者：无论经济条件如何，必须立即开始对高血压及并存的危险因素和临床情况进行药物治疗；②中危患者：先观察患者的血压及其他危险因素数周，进一步了解情况，然后决定是否开始药物治疗；③低危患者：观察患者相当一段时间，然后决定是否开始药物治疗。监测患者的血压和各种危险因素。所有患者，包括须予药物治疗的患者均应改变生活方式。

(三)高血压的控制与治疗

1.改善生活方式

改善生活方式是抗高血压的重要措施，同时应加强对健康保健价值的认识，作为医师，要担负随访和部分的教育责任。

(1)降低血压的生活方式措施：能明显降低血压的干预包括减轻体重，减少酒精摄入，加强体育活动和减少钠盐摄入。作用有限或未能证明效应的干预措施包括微量元素改变，饮食补充钾、鱼油、钙、镁和纤维素。如在人群中平均体重下降5 kg，高血压患者体重减少10%，则可使胰岛素抵抗、糖尿病、高脂血症和左心室肥厚改善。超重>10%的高血压患者，减轻体重能降低其中大多数人的血压，同时对相关的危险因素也有有益的效应。饮酒和血压水平及高血压患病率之间呈线性关系,提倡高血压患者应戒酒。建议男性每天饮酒的乙醇量应少于20 g,女性则应少于10 g。规律的锻炼对高血压的预防和治疗可能是有益的。运动降低收缩压和舒张压 0.7～1.3 kPa(5～10 mmHg)。每个参加运动特别是中老年人和高血压患者在运动前最好了解一下自己的身体状况,以决定自己的运动种类、强度、频度和持续时间。可选择步行、慢跑、打太极拳、打门球、气功、跳迪斯科等。做动态的等张运动如步行比静态的等长运动如举重更为有效。运动强度须因人而异,常用运动强度指标可用运动时最大心率达到180次/分(或170次/分)减去平时心率,如要求精确则采用最大心率的60%～85%作为运动适宜心率,需在医师指导下进行。运动频度一般要求每周3～5次,每次持续20～60分钟即可,可根据运动者身体状况和所选择的运动种类及气候条件等确定。减少钠盐摄入,我国膳食中约80%的钠来自烹调或含盐高的腌制品,WHO建议每人每天摄入量不超过6 g。注意补充钾和钙:MRFIT资料表明,钾与血压呈明显负相关,这一相关在INTERSALT研究中被证实。中国膳食低钾、低钙,应增加含钾多含钙高的食物,如绿叶菜、鲜奶、豆类制品等。

(2)治疗相关危险因素的生活方式。①戒烟:吸烟是一个主要的心血管病危险因素。吸烟的高血压患者脑卒中和冠心病的发病率是不吸烟者的2～3倍。虽然尼古丁只使血压一过性地升高,但它降低服药的顺应性并增加降压药物的剂量。控制吸烟是心血管疾病一级预防的一个不可分割的部分。②减少脂肪摄入:高血胆固醇,高LDL和低HDL可增加高血压动脉粥样硬化并发症的危险。高三酰甘油血症是一个更值得探讨的心血管病危险因素,常与胰岛素依赖或非胰岛素依赖型糖尿病及胰岛素抵抗有关。改善动物性食物结构,减少含脂肪高的猪肉,增加含蛋白质较高而脂肪较少的禽类及鱼类。蛋白质占总热量15%左右,动物蛋白占总蛋白质20%。③控制糖尿病:糖尿病需要综合的保健计划,包括具体的营养指导和恰当地应用胰岛素及口服降糖药物。改善生活方式(规律锻炼,适度地减轻体重及低脂肪、低糖、高纤维素饮食)能改善胰岛素敏感性及有助于降低胰岛素抵抗对血压增高的作用。④减轻精神压力,保持心理平衡长期精神压力和心情抑郁是引起高血压和其他一些慢性病重要原因之一,对于高血压患者,这种精神状态常使他们较少采用健康的生活方式,如酗酒、吸烟等,并降低对抗高血压治疗的顺应性。

2.抗高血压药物治疗

治疗目标应该是可耐受的最大限度降低血压。收缩压和舒张压在正常范围时,血压越低,发生脑卒中和冠脉事件的危险就越小。近年来明确提出高血压治疗的主要目标是最大限度地减少心血管发病和死亡的危险。由于心血管事件的危险与血压之间呈连续性相关,因此,控制血压的目标应是和血压诊断标准一致,即将血压降到"正常"甚至降到"理想"水平。临床试验观点建议对已有肾炎表现的患者当尿清蛋白0.25～1.00 g/d,理想血压为<17.3/10.7 kPa(130/80 mmHg);尿清蛋白>1 g/d时,理想血压为<16.7/11.3 kPa(125/75 mmHg),这样才能延缓和逆转肾实质损害,明显降低心血管病的危险性。老年患者收缩压降至<18.7 kPa(140 mmHg),舒张压<12.0 kPa(90 mmHg)比较理想。而对于纯收缩期高血压患者,应使收缩压至少降到18.7 kPa(140 mmHg),舒张压<12.0 kPa (90 mmHg)但不低于8.7～9.3 kPa(65～70 mmHg),舒张压降得过低可能抵消收缩压下降得到的益处。

当前用于降压的药物主要为以下6类,即利尿剂、β受体阻滞剂、血管紧张素转换酶抑制剂(ACEI)、血管紧张素Ⅱ受体阻滞剂(ARB)、钙通道阻滞剂(CCB)和α受体阻滞剂(已较少应用),见表4-4。

表 4-4 口服降压药物种类及用法和不良反应列表

药物分类	每天剂量分服次数	主要不良反应
利尿剂		血钠下降,尿酸升高
氢氯噻嗪	12.5～25.0 mg,每天 1 次	血钾下降,血钙升高,血胆固醇、血糖升高
吲达帕胺	1.25～2.50 mg,每天 1 次	血钾下降
布美他尼	0.5～4.0 mg,每天 2 次或 3 次	血钾下降
呋塞米	40～240 mg,每天 2 次或 3 次	血钾下降
螺内酯	20～100 mg,每天 1 次	血钾升高,男性乳房发育
交感神经阻滞剂		
利舍平	0.05～0.25 mg,每天 1 次	鼻充血,抑郁,心动过缓,消化性溃疡
中枢性阻滞剂		
可乐定	0.2～1.2 mg,每天 2 次或 3 次	低血压
α 受体阻滞剂		直立性低血压
哌唑嗪	2～30 mg,每天 2 次或 3 次	
特拉唑嗪	1～20 mg,每天 1 次	
β 受体阻滞剂		支气管痉挛,心功能抑制
普萘洛尔	30～90 mg,每天 2 次或 3 次	
美托洛尔	50～100 mg,每天 1 次	
阿替洛尔	12.5～50.0 mg,每天 1 次或 2 次	
倍他洛尔	5～20 mg,每天 1 次	
比索洛尔	2.5～10.0 mg,每天 1 次	
α、β 受体阻滞剂		直立性低血压,支气管痉挛,心功能抑制
拉贝洛尔	200～600 mg,每天 2 次	
卡维地洛	12.5～25.0 mg,每天 1 次或 2 次	支气管痉挛,直立性低血压
血管扩张药		
肼屈嗪	50～200 mg,每天 2 次	狼疮综合征
钙通道阻滞剂		
二氢吡啶类		水肿,头痛,颜面潮红
硝苯地平缓释片、胶囊	10～20 mg,每天 2 次	
控释片、胶囊	30～120 mg,每天 1 次	
尼群地平	20～60 mg,每天 2 次或 3 次	
非洛地平缓释片	2.5～20.0 mg,每天 1 次	
拉西地平	4～6 mg,每天 1 次	
氨氯地平	2.5～10.0 mg,每天 1 次	
非二氢吡啶类		
地尔硫䓬缓释片、胶囊	90～360 mg,每天 3 次	心脏传导阻滞,心功能抑制
血管紧张素转换酶抑制剂		咳嗽,血钾升高,血管性水肿
卡托普利	25～150 mg,每天 2 次或 3 次	
依那普利	5～40 mg,每天 2 次	
贝那普利	5～40 mg,每天 1 次或 2 次	

续表

药物分类	每天剂量分服次数	主要不良反应
赖诺普利	5～40 mg,每天1次	
福辛普利	10～40 mg,每天1次或2次	
血管紧张素Ⅱ受体阻滞剂		血管性水肿(罕见)、血钾升高
氯沙坦	50～100 mg,每天1次	
缬沙坦	80～160 mg,每天1次	
依贝沙坦	150～130 mg,每天1次	

降压药的选择应根据治疗对象的个体状况参考以下各点做出决定:①治疗对象是否存在心血管病危险因素;②治疗对象是否已有靶器官损害,心血管疾病(尤其是冠心病)、肾病、糖尿病的表现;③治疗对象是否合并有受降压药影响的其他疾病;④与治疗合并疾病所使用的药物之间有无可能发生相互作用;⑤选用的药物是否已有降低心血管病发病率与病死率的证据及其力度;⑥所在地区降压药物品种供应与价格状况及治疗对象的支付能力。首先提高治疗率,然后在此基础上逐步提高控制率。因此,可先用一类药物,如达到疗效而不良反应少,可继续应用;如疗效不满意,则改用另一类药物,或按合并用药原则加用另一类药物;如出现不良反应而不能耐受,则改用另一类药物,如果几种降压药物中任何一类的某个药物对某一特定患者降压无效,那么就应从另一类中选择某一药物代替。如果单独使用某一种药物治疗,仅部分有效,最好是从另一类中择用某一药物作为第二种治疗用药,且小剂量联合使用,而不是增加原来用药的剂量。这样,使不同药物的主要疗效叠加,同时降低了限制血压下降的内环境代偿作用。通过鼓励小剂量、联合用药治疗就减少了药物的不良反应。

(1)利尿剂:主要用于轻中度高血压,尤其在老年人高血压或并发心力衰竭时。痛风患者禁用,糖尿病和高脂血症患者慎用。小剂量可以避免低血钾、糖耐量降低和心律失常等不良反应。可选择使用氢氯噻嗪12.5 mg,每天1～2次;吲达帕胺1.25～2.50 mg,每天1次。呋塞米仅用于并发肾衰竭时。

(2)β受体阻滞剂:主要用于轻中度高血压,尤其在静息时心率较快(>80次/分)的中青年患者或合并心绞痛时。心脏传导阻滞、哮喘、慢性阻塞性肺疾病与周围血管病患者禁用。1型糖尿病患者慎用。可选择使用美托洛尔25 mg,每天1～2次;阿替洛尔25 mg,每天1～2次;比索洛尔2.5～5.0 mg,每天1次;倍他洛尔5～10 mg,每天1次。β受体阻滞剂可用于心力衰竭,但用法与降压完全不同,应加注意。

(3)钙通道阻滞剂:可用于各种程度高血压,尤其在老年人高血压或合并稳定型心绞痛时。心脏传导阻滞和心力衰竭患者禁用非二氢吡啶类钙通道阻滞剂。不稳定型心绞痛和急性心肌梗死时禁用速效二氢吡啶类钙通道阻滞剂。优先选择使用长效制剂,如非洛地平缓释片5～10 mg,每天1次;硝苯地平控释片30 mg,每天1次;氨氯地平5～10 mg,每天1次;拉西地平4～6 mg,每天1次;维拉帕米缓释片120～240 mg,每天1次。一般情况下也可使用硝苯地平或尼群地平普通片10 mg,每天2～3次。慎用硝苯地平速效胶囊。

(4)血管紧张素转换酶抑制剂:主要用于高血压合并糖尿病或者并发心脏功能不全、肾脏损害有蛋白尿的患者。妊娠和肾动脉狭窄、肾衰竭(血肌酐>265 μmol/L)患者禁用。可以选择使用以下制剂:卡托普利12.5～25.0 mg,每天2～3次;依那普利10～20 mg,每天1～2次;培哚普利 4～8 mg，每天 1 次；西拉普利 2.5～5.0 mg，每天 1 次；贝那普利 10～20 mg，每天 1 次；雷米普利 2.5～5.0 mg，每天 1 次；赖诺普利 20～40 mg，每天 1 次。

(5)血管紧张素Ⅱ受体(ATⅡ)拮抗剂：如氯沙坦 50～100 mg，每天 1 次，缬沙坦 80～160 mg，每天 1 次。适用和禁用对象与 ACEI 同，目前主要用于 ACEI 治疗后发生干咳的患者。

降压药的联合应用：联合用药时每种药物的剂量不大，药物的治疗作用应有协同或至少相加的作用，其不良反应可以相互抵消或至少不重叠或相加。联合用药时药物种数不宜过多，过多则有复杂的药物相互作用。现今认为比较合理的配伍：①ACEI(或 ARB)与利尿剂；②CCB 与β受体阻滞剂；③ACEI 或 ARB 与 CCB；④利尿剂与β受体阻滞剂；⑤α受体阻滞剂与β受体阻滞剂。合理的配伍还应考虑到各药作用时间的一致性。合并用药可以采用各药的按需剂量配比，其优点是易根据临床调整品种和剂量，另一种是采用固定配比的复方，其优点是方便，有利于提高患者的依从性。

3.其他药物治疗

对高血压患者的其他危险因素和临床疾病进行治疗也同样重要，如糖尿病、高胆固醇血症、冠心病、脑血管病或肾脏疾病合并存在时，应对上述疾病制订适宜的生活方式和药物治疗。

(1)抗血小板治疗：阿司匹林或其他抗血小板药物的应用已被证明可减少冠心病和脑血管患者的致死性和非致死性冠心病事件、脑卒中和心血管病死亡的危险。根据 HOT 研究，如果血压已得到严格的控制，或者是高危冠心病的高血压患者，无胃肠道和其他部位出血危险，可推荐较小剂量的阿司匹林治疗。

(2)降脂治疗：高血压伴脂质代谢紊乱，使冠心病和缺血性脑卒中的危险增加。对伴脂质代谢紊乱者，应积极进行降脂治疗。

4.降压治疗的效果评估

抗高血压治疗对心血管病危险的绝对效益：据国外临床试验结果，收缩压每降低 1.3～1.9 kPa(10～14 mmHg)和舒张压每降低 0.7～0.8 kPa(5～6 mmHg)，脑卒中减少 40%，冠心病减少 17%，人群总的主要心血管事件减少 33%。据我国 4 项临床试验的综合分析，收缩压每降低 1.2 kPa(9 mmHg)和舒张压每降低 0.5 kPa(4 mmHg)，脑卒中减少 36%，冠心病减少 3%，人群总的主要心血管事件减少 34%。患者的危险分层高低不同，治疗的绝对益处亦大小不一。越高危者受惠于治疗越大。极高危组患者获益最大，每治疗 1 000 例患者一年至少防止 17 例事件发生。低危组患者获益最少，每治疗 1 000 例患者一年仅防止 5 例以下事件发生。治疗对脑卒中及冠心病的绝对效益因对心力衰竭及肾脏疾病的绝对效益较小而显得更为突出。

(四)治疗随诊

1.随诊目的及内容

开始治疗后的一段时间，为了评估治疗反应，使血压稳定地维持于目标水平须加强随诊，随诊相隔时间须较短。密切监测血压及其他危险因素和临床情况的改变并观察疗效，向患者进行宣教，让患者了解自己的病情及控制血压的重要性和终身治疗的必要性。应强调按时服药，让患者了解可能出现的不良反应，解释改变生活方式的重要性，长期坚持。

若患者血压升高仅属正常高值或 1 级，危险分层属低危，仅服一种药物治疗，可每 6 个月随诊 1 次；较复杂病例随诊间隔应较短，经治疗后血压降低达标，其他危险因素得到控制，可减少随诊次数。若治疗 6 个月后血压仍未达标，可将患者转至高血压专科门诊。

高血压患者一般须终身治疗，若自行停药，其血压(或迟或早)终将回复到治疗前水平。但血压若已长期控制,可小心、逐步地减少服药数或剂量。在逐步减药时,应仔细地监测血压。

2.剂量的调整

重症或急症高血压,不宜降压太快,开始可给小剂量药物,1 个月后如疗效不够而不良反应少或可耐受,可增加剂量;如出现不良反应不能耐受,则改用另一类药物。随访期间测定血压应在每天的同一时间,对重症高血压,须及早控制血压,可较早递增剂量和联合用药。随访时还要做必要的化验检查,以了解靶器官状况和有无不良反应。对于非重症或急症高血压,血压长期稳定达 1 年以上,可考虑减小剂量,以减小药物的不良反应,但以不影响疗效为前提。

(五)高血压的社区防治

国内外经验表明,控制高血压最有效的方法是社区防治。社区防治应采用“高危人群策略”(只对高血压患者进行检出、治疗减少并发症)和“全人群策略”(对全体人群进行预防,减少发病)相结合的方法。社区高血压防治计划的根本目的是在社区人群中实施以健康教育和健康促进为主导,以高血压防治为重点的干预措施,提高整个人群的健康水平和生活质量。其主要目标是在一般人群中预防高血压的发生;在高危人群中降低血压水平,提高高血压患者的管理率、服药率和控制率,最后减少并发症的发生。社区控制计划成功的 3 个关键因素是公众教育、专业人员教育和高血压患者教育。

(朱　军)

第二节　稳定型心绞痛

稳定型心绞痛是由于劳力引起心肌耗氧量增加,而病变的冠状动脉不能及时调整和增加血流量,从而引起可逆性心肌缺血,但不引起心肌坏死。这是由于心肌供氧与耗氧之间暂时失去平衡而发生心肌缺血的临床症状,是在一定条件下冠状动脉所供应的血液和氧不能满足心肌需要的结果。本病多见于男性,多数患者年龄在 40 岁以上,常合并高血压、吸烟、糖尿病、脂质代谢异常等心血管疾病危险因子。大多数为冠状动脉粥样硬化导致血管狭窄引起,还可由主动脉瓣病变、梅毒性主动脉炎、肥厚型心肌病、先天性冠状动脉畸形、风湿性冠状动脉炎、心肌桥等引起。

一、发病机制

心肌内没有躯体神经分布,因此机械性刺激并不引起疼痛。心肌缺血时产生痛觉的机制仍不明确。当冠状动脉的供氧与心肌的氧耗之间发生矛盾时,心肌急剧的、暂时的缺血缺氧,导致心肌的代谢产物如乳酸、丙酮酸、磷酸等酸性物质及一些类似激肽的多肽类物质在心肌内大量积聚,刺激心脏内自主神经传入纤维末梢,经 $T_{1\sim5}$ 交感神经节和相应的脊髓段,传至大脑,产生疼痛感觉。因此,与心脏自主神经传入处于相同水平脊髓段的脊神经所分布的区域,如胸骨后、胸骨下段、上腹部、左肩、左上肢内侧等部位可以出现痛觉,这就是牵涉痛产生的可能原因。由于心绞痛并非躯体神经传入,所以常不是锐痛,不能准确定位。

心肌产生能量的过程需要大量的氧供,心肌耗氧量(MVO_2)的增加是引起稳定型心绞痛发作的主要原因之一。心肌耗氧量由心肌张力、心肌收缩强度和心率所决定,常用心率与收缩压的乘积作为评估心肌耗氧程度的指标。在正常情况下,冠状循环有强大的储备力量,在剧烈运动时，其血流量可增加到静息时的6～7倍，在缺氧状况下，正常的冠状动脉可以扩张，也能使血流量增加4～5倍。动脉粥样硬化而致冠状动脉狭窄或部分分支闭塞时，冠状动脉对应激状态下血流的调节能力明显减弱。在稳定型心绞痛患者，虽然冠状动脉狭窄，心肌的血液供应减少，但在静息状态下，仍然可以满足心脏的需要，故安静时患者无症状；当心脏负荷突然增加，如劳力、激动、寒冷刺激、饱食等，使心肌张力增加（心腔容积增加、心室舒张末期压力增高）、心肌收缩力增加（收缩压增高、心室压力曲线最大压力随时间变化率增加）或心率增快，均可引起心肌耗氧量增加，引起心绞痛的发作。

在其他情况下，如严重贫血、肥厚型心肌病、主动脉瓣狭窄/关闭不全等，由于血液携带氧的能力下降，或心肌肥厚致心肌氧耗增加，或心排血量过少/舒张压过低，均可以造成心肌氧供和氧耗之间的失平衡，心肌血液供给不足，遂引起心绞痛发作。在多数情况下，稳定型心绞痛常在同样的心肌耗氧量的情况下发生，即患者每次在某一固定运动强度的诱发下发生症状，因此症状的出现很具有规律性。当发作的规律性在短期内发生显著变化时（如诱发症状的运动强度明显减低），常提示患者出现了不稳定型心绞痛。

二、病理和病理生理

一般来说，至少1支冠状动脉狭窄程度＞70％才会导致心肌缺血。

（一）心肌缺血、缺氧时的代谢与生化改变

在正常情况下，心肌主要通过脂肪氧化的途径获得能量，供能的效率比较高。但相对于对糖的利用供能来说，对脂肪的利用需要消耗更多的氧。

1.心肌的缺氧代谢及其对能量产生和心肌收缩力的影响

缺血缺氧引起心肌代谢的异常改变。心肌在缺氧状态下无法进行正常的有氧代谢，从三磷酸腺苷（ATP）或肌酸磷酸（CP）产生的高能磷酸键减少，导致依赖能源的心肌收缩和膜内外离子平衡发生障碍。缺血时由于乳酸和丙酮酸不能进入三羧酸循环进行氧化，无氧糖酵解增强，乳酸在心肌内堆积，冠状静脉窦乳酸含量增高。由于无氧酵解供能效率较低，而且乳酸的堆积限制了无氧糖酵解的进行，心肌能量产生障碍及乳酸积聚引起心肌内的乳酸性酸中毒，均可导致心肌收缩功能的下降。

2.心肌细胞离子转运的改变对心肌收缩及舒张功能的影响

正常心肌细胞受激动而除极时，细胞内钙离子浓度增高，钙离子与原肌凝蛋白上的肌钙蛋白C结合后，解除了肌钙蛋白Ⅰ的抑制作用，促使肌动蛋白和肌浆球蛋白合成肌动球蛋白，引起心肌收缩。当心肌细胞缺氧时，细胞膜对钠离子的渗透性异常增高，细胞内钠离子增多及细胞内的酸中毒，使肌浆网内的钙离子流出障碍，细胞内钙离子浓度降低并妨碍钙离子与肌钙蛋白的结合，使心肌收缩功能发生障碍。缺氧也使心肌松弛发生障碍，可能因心肌高能磷酸键的储备降低，导致细胞膜上钠-钙离子交换系统功能的障碍及肌浆网钙泵对钙离子的主动摄取减少，因此钙离子与肌钙蛋白的解离缓慢，心肌舒张功能下降，左心室顺应性减低，心室充盈的阻力增加。

3.心肌缺氧对心肌电生理的影响

肌细胞受缺血性损伤时，钠离子在细胞内积聚而钾离子向细胞外漏出，使细胞膜在静止期处于部分除极化状态，当心肌细胞激动时，由于除极不完全，从而产生损伤电流。在心电图上表现为ST段的偏移。由于心腔内的压力，在冠状动脉血供不足的情况下，心内膜下的心肌更容易发生急性缺血。受急性缺血性损伤的心内膜下心肌，其静息电位较外层为高（部分除极化状态），而

在心肌除极后其电位则较外层为低(除极不完全);因此,在左心室表面记录的心电图上出现ST段的压低。当心肌缺血发作时主要累及心外膜下心肌,则心电图可以表现为ST段抬高。

(二)左心室功能及血流动力学改变

缺血部位心室壁的收缩功能,在心肌缺血发生时明显减弱甚至暂时完全丧失,而正常心肌区域代偿性收缩增强,可以表现为缺血部位收缩期膨出。但存在大面积的心肌缺血时,可影响整个左心室的收缩功能,心室舒张功能受损,充盈阻力增加。在稳定型心绞痛患者,各种心肌代谢和功能障碍是暂时、可逆性的,心绞痛发作时患者自动停止活动,使缺血部位心肌的血液供应恢复平衡,从而减轻或缓解症状。

三、临床表现

稳定型心绞痛通常均为劳力性心绞痛,其发作的性质通常在3个月内并无改变,即每天和每周疼痛发作次数大致相同,诱发疼痛的劳力和情绪激动程度相同,每次发作疼痛的性质和部位无改变,用硝酸甘油后,也在相同时间内发生疗效。

(一)症状

稳定型心绞痛的发作具有其较为特征性的临床表现,对临床的冠心病诊断具有重要价值,可以通过仔细的病史询问获得这些有价值的信息。心绞痛以发作性胸痛为主要临床表现,疼痛的特点有以下几点。

1.性质

心绞痛发作时,患者常无明显的疼痛,而表现为压迫、发闷或紧缩感,也可有烧灼感,但不尖锐,非针刺样或刀割样痛,偶伴濒死、恐惧感。发作时,患者往往不自觉地停止活动,至症状缓解。

2.部位

主要位于心前区、胸骨体上段或胸骨后,界限不清楚,约有手掌大小。常放射至左肩、左上肢内侧达无名指和小指、颈、咽或下颌部,也可以放射至上腹部甚至下腹部。

3.诱因

常由体力劳动或情绪激动(如愤怒、焦急、过度兴奋等)、饱食、寒冷、吸烟、心动过速等诱发。疼痛发生于劳力或激动的当时,而不是在劳累以后。典型的稳定型心绞痛常在类似活动强度的情况下发生。早晨和上午是心肌缺血的好发时段,可能与患者体内神经-体液因素在此阶段的激活有关。

4.持续时间和缓解因素

心绞痛出现后常逐步加重,在患者停止活动后3~5分钟逐渐消失。舌下含服硝酸甘油症状也能在2~3分钟内缓解。如果患者在含服硝酸甘油后10分钟内无法缓解症状,则认为硝酸甘油无效。

5.发作频率

稳定型心绞痛可数天或数星期发作一次,也可一天内发作多次。一般来说,发作频率固定,如短时间内发作频率较以前明显增加,应该考虑不稳定型心绞痛(恶化劳力型)。

(二)体征

稳定型心绞痛患者在心绞痛发作时常见心率增快、血压升高。通常无其他特殊发现,但仔细的体格检查可以明确患者存在的心血管病危险因素。体格检查对鉴别诊断有很大的意义,例如,在胸骨左缘闻及粗糙的收缩期杂音,应考虑主动脉瓣狭窄或肥厚梗阻型心肌病的可能。在胸痛发作期间,体格检查可能发现乳头肌缺血和功能失调引起的二尖瓣关闭不全的收缩期杂音;心肌缺血发作时可能出现左心室功能障碍,听诊时有时可闻及第四或第三心音奔马律、第二心音逆分裂或出现交替脉。

四、辅助检查

(一)心电图检查

心电图是发现心肌缺血、诊断心绞痛最常用、最便宜的检查方法。

1.静息心电图检查

稳定型心绞痛患者静息心电图多数是正常的,所以静息心电图正常并不能除外冠心病。一些患者可以存在ST-T改变,包括ST段压低(水平型或下斜型),T波低平或倒置,可伴有或不伴有陈旧性心肌梗死的表现。单纯、持续的ST-T改变对心绞痛并无显著的诊断价值,可以见于高血压、心室肥厚、束支传导阻滞、糖尿病、心肌病变、电解质紊乱、抗心律失常药物或化疗药物治疗、吸烟、心脏神经官能症患者。因此,单纯根据静息心电图诊断心肌缺血很不可靠。虽然冠心病患者可以出现静息心电图ST-T异常,并可能与冠状动脉病变的严重程度相关,但绝对不能仅根据心电图存在ST-T的异常即诊断冠心病。

心绞痛发作时特征性的心电图异常是ST-T较发作前发生明显改变,在发作以后恢复至发作前水平。由于心绞痛发作时心内膜下心肌缺血常见,心电图改变多表现为ST段压低(水平型或下斜型)0.1 mV以上,T波低平或倒置,ST段改变往往比T波改变更具特异性;少数患者在发作时原来低平、倒置的T波变为直立(假性正常化),也支持心肌缺血的诊断。虽然T波改变对心肌缺血诊断的特异性不如ST段改变,但如果发作时的心电图与发作之前比较有明显差别,发作后恢复,也具有一定的诊断意义。部分稳定型心绞痛患者可以表现为心脏传导系统功能异常,最常见的是左束支传导阻滞和左前分支传导阻滞。此外,心绞痛发作时还可以出现各种心律失常。

2.心电图负荷试验

心电图负荷试验是对疑有冠心病的患者,通过给心脏增加负荷(运动或药物)而激发心肌缺血来诊断冠心病。运动试验的阳性标准为运动中出现典型心绞痛,运动中或运动后出现ST段水平或下斜型下降≥1 mm(J点后60～80毫秒),或运动中出现血压下降者。心电图负荷试验检查的指征:临床上怀疑冠心病,为进一步明确诊断;对稳定型心绞痛患者进行危险分层;冠状动脉搭桥及心脏介入治疗前后的评价;陈旧性心肌梗死患者对非梗死部位心肌缺血的监测。禁忌证包括急性心肌梗死;高危的不稳定型心绞痛;急性心肌、心包炎;严重高血压[收缩压≥26.7 kPa(200 mmHg)和/或舒张压≥14.7 kPa(110 mmHg)]心功能不全;严重主动脉瓣狭窄;肥厚型梗阻性心肌病;静息状态下有严重心律失常;主动脉夹层。负荷试验终止的指标为ST-T降低或抬高≥0.2 mV;心绞痛发作;收缩压超过29.3 kPa(220 mmHg);血压较负荷前下降;室性心律失常(多源性、连续3个室性期前收缩和持续性室性心动过速)。

通常,运动负荷心电图的敏感性可达到约70%,特异性70%～90%。有典型心绞痛并且负荷心电图阳性,诊断冠心病的准确率达95%以上。运动负荷试验为最常用的方法,运动方式主要为分级踏板或蹬车,其运动强度可逐步分期升级。目前,通常是以达到按年龄预计的最大心率(HR_{max})或85%～90%的最大心率为目标心率,前者为极量运动试验,后者为次极量运动试验。运动中应持续监测心电图、血压的改变并记录,运动终止后即刻和此后每2分钟均应重复心电图记录，直至心率恢复运动前水平。

Duke 活动平板评分是可以用来进行危险分层的指标。

Duke 评分＝运动时间(min)－5×ST 段下降(mm)－(4×心绞痛指数)。

心绞痛指数：0 为运动中无心绞痛；1 为运动中有心绞痛；2 为因心绞痛需终止运动试验。

Duke 评分≥5 分低危，1 年病死率 0.25％；－10～＋4 分中危，1 年病死率 1.25％；≤－11 高危，1 年病死率 5.25％。Duke 评分系统适用于 75 岁以下的冠心病患者。

3.心电图连续监测(动态心电图)

连续记录 24 小时的心电图，可从中发现心电图 ST-T 改变和各种心律失常，通过将 ST-T 改变出现的时间与患者症状的对照分析，从而确定患者症状与心电图改变的意义。心电图中显示缺血性 ST-T 改变而当时并无心绞痛发作者称为无痛性心肌缺血，诊断无痛性心肌缺血时，ST 段呈水平或下斜型压低≥0.1 mV，并持续 1 分钟以上。进行 12 导联的动态心电图监测对心肌缺血的诊断价值较大。

(二)超声心动图检查

稳定型心绞痛患者的静息超声心动图检查大部分无异常表现，但在心绞痛发作时，如果同时进行超声心动图检查，可以发现节段性室壁运动异常，并可以出现一过性心室收缩与舒张功能障碍的表现。超声心动图负荷试验是诊断冠心病的手段之一，可以帮助识别心肌缺血的范围和程度，敏感性和特异性均高于心电图负荷试验。超声心动图负荷试验按负荷的性质可分为药物负荷试验(常用多巴酚丁胺)、运动负荷试验、心房调搏负荷试验及冷加压负荷试验。根据负荷后室壁的运动情况，可将室壁运动异常分为运动减弱、运动消失、矛盾运动及室壁瘤。

(三)放射性核素检查

^{201}铊(Tl)-静息和负荷心肌灌注显像：^{201}Tl 随冠状动脉血流很快被正常心肌所摄取。静息时铊显像所示灌注缺损主要见于心肌梗死后瘢痕部位；而负荷心肌灌注显像可以在运动诱发心肌缺血时，显示出冠状动脉供血不足导致的灌注缺损。不能运动的患者可做双嘧达莫试验，静脉注射双嘧达莫使正常或较正常的冠状动脉扩张，引起"冠状动脉窃血"，产生狭窄血管供应的局部心肌缺血，可取得与运动试验相似的效果。近年，还用腺苷或多巴酚丁胺做药物负荷试验。近年用^{99m}Tc-MIBI 做心肌显像取得良好效果，并已推广，它在心肌内分布随时间变化相对固定，无明显再分布，显像检查可在数小时内进行。

(四)多层 CT 或电子束 CT 平扫

多层 CT 或电子束 CT 平扫可检出冠状动脉钙化并进行积分。人群研究显示，钙化与冠状动脉病变的高危人群相联系，但钙化程度与冠状动脉狭窄程度却并不一致。因此，不推荐将钙化积分常规用于心绞痛患者的诊断。

CT 冠状动脉造影(CTA)为显示冠状动脉病变及形态的无创检查方法，具有较高的阴性预测价值，若 CTA 未见狭窄病变，一般无须进行有创检查。但 CT 冠状动脉造影对狭窄部位病变程度的判断仍有一定局限性，特别当存在明显的钙化病变时，会显著影响狭窄程度的判断，而冠状动脉钙化在冠心病患者中相当普遍。因此，CTA 对冠状动脉狭窄程度的显示仅能作为参考。

(五)左心导管检查

左心导管检查主要包括冠状动脉造影术和左心室造影术，是有创性检查方法，前者目前仍然是诊断冠心病的金标准。左心导管检查通常采用穿刺股动脉(Judkins 技术)、肱动脉(Sones 技术)或桡动脉的方法。选择性冠状动脉造影将导管插入左、右冠状动脉口，注射造影剂使冠状动脉主支及其分支显影,可以较准确地反映冠状动脉狭窄的程度和部位。左心室造影术是将导管送入左心室,用高压注射器将造影剂以12～15 mL/s的速度注入左心室以评价左心室整体收缩功能及局部室壁运动状况。心导管检查的风险与疾病的严重程度及术者经验直接相关,并发症大约为0.1%。根据冠状动脉的灌注范围,将冠状动脉分为左冠状动脉优势型、右冠状动脉优势型和均衡型。“优势型”是指哪一支冠状动脉供应左心室间隔和左心室后壁;85%为右冠状动脉优势型,7%为右冠状动脉和左冠的回旋支共同支配,即均衡型,8%为左冠状动脉优势型。

五、危险分层

通过危险分层,定义出发生冠心病事件的高危患者,对采取个体化治疗,改善长期预后具有重要意义。根据以下各个方面对稳定型心绞痛患者进行危险分层。

(一)临床评估

患者病史、症状、体格检查及实验室检查可为预后提供重要信息。冠状动脉病变严重、有外周血管疾病、心力衰竭者预后不良。心电图有陈旧性心肌梗死、完全性左束支传导阻滞、左心室肥厚、二至三度房室传导阻滞、心房颤动、分支传导阻滞者,发生心血管事件的危险性也增高。

(二)负荷试验

Duke活动平板评分可以用来进行危险分层。此外,运动早期出现阳性(ST段压低>1 mm)、试验过程中ST段压低>2 mm、出现严重室律失常时,预示患者高危。超声心动图负荷试验有很好的阴性预测价值,年死亡或心肌梗死发生率<0.5%。而静息时室壁运动异常、运动引发更严重的室壁运动异常者高危。

核素检查显示运动时心肌灌注正常则预后良好,年心脏性猝死、心肌梗死的发生率<1%,与正常人群相似;运动灌注明显异常提示有严重的冠状动脉病变,预示患者高危,运动员患者行冠状动脉造影及血运重建治疗。

(三)左心室收缩功能

左心室射血分数(LVEF)<35%的患者年病死率>3%。男性稳定型心绞痛伴心功能不全者5年存活率仅58%。

(四)冠状动脉造影

冠状动脉造影显示的病变部位和范围决定患者预后。CASS注册登记资料显示正常冠状动脉12年的存活率91%,单支病变74%,双支病变59%,三支病变50%,左主干病变预后不良,左前降支近端病变也能降低存活率,但血运重建可以降低病死率。

六、诊断和鉴别诊断

(一)诊断

根据典型的发作特点,结合年龄和存在的其他冠心病危险因素,除外其他疾病所致的胸痛,即可建立诊断。发作时典型的心电图改变:以R波为主的导联中,ST段压低,T波平坦或倒置,发作过后数分钟内逐渐恢复。心电图无改变的患者可考虑做心电图负荷试验。发作不典型者,诊断要依靠观察硝酸甘油的疗效和发作时心电图的变化,如仍不能确诊,可以考虑做心电图负荷试验或24小时的动态心电图连续监测。诊断困难者可考虑行超声心动图负荷试验、放射性核素检查和冠状动脉CTA。考虑介入治疗或外科手术者必须行选择性冠状动脉造影。在有CTA设备的医院,单纯进行冠心病的诊断已经很少使用选择性冠状动脉造影检查。

(二)鉴别诊断

稳定型心绞痛尤其需要与以下疾病进行鉴别。

1.心脏神经症

患者胸痛常为短暂(几秒钟)的刺痛或持久(几小时)的隐痛,胸痛部位多在左胸乳房下心尖部附近,部位常不固定。症状多在劳力之后出现,而不在劳力的当时发生。患者症状多在安静时出现,体力活动或注意力转移后症状反而缓解,常可以耐受较重的体力活动而不出现症状。含服硝酸甘油无效或在十多分钟后才"见效",常伴有心悸、疲乏及其他神经衰弱的症状,常喜欢叹息性呼吸。

2.不稳定型心绞痛和急性心肌梗死不稳定型心绞痛

不稳定型心绞痛和急性心肌梗死不稳定型心绞痛包括初发型心绞痛、恶化劳力性心绞痛、静息型心绞痛等。通常疼痛发作较频繁、持续时间延长、对药物治疗反应差,常伴随出汗、恶心呕吐、濒死感等症状。

3.肋间神经痛

本病疼痛常累及 1~2 个肋间,沿肋间神经走向,疼痛性质为刺痛或灼痛,持续性而非发作性,咳嗽、用力呼吸和身体转动可使疼痛加剧,局部有压痛。

4.其他疾病

其他疾病包括主动脉严重狭窄或关闭不全、冠状动脉炎引起的冠状动脉口狭窄或闭塞、肥厚型心肌病、X 综合征等疾病均可引起心绞痛,要根据其他临床表现来鉴别。此外,还需与胃食管反流、食管动力障碍、食管裂孔疝等食管疾病及消化性溃疡、颈椎病等鉴别。

七、治疗

治疗有两个主要目的:一是预防心肌梗死和猝死,改善预后;二是减轻症状,提高生活质量。

(一)一般治疗

症状出现时立刻休息,在停止活动后 3~5 分钟症状即可消除。应尽量避免各种确知的诱发因素,如过度的体力活动、情绪激动、饱餐等,冬天注意保暖。调节饮食,特别是一次进食不宜过饱,避免油腻饮食,禁绝烟酒。调整日常生活与工作量;减轻精神负担;同时治疗贫血、甲状腺功能亢进等相关疾病。

(二)药物治疗

药物治疗的目的是预防心肌梗死和猝死,改善生存率;减轻症状和缺血发作,改善生活质量。在选择治疗药物时,应首先考虑预防心肌梗死和死亡。此外,应积极处理心血管病危险因素。

1.预防心肌梗死和死亡的药物治疗

(1)抗血小板治疗:冠状动脉内血栓形成是急性冠心病事件发生的主要特点,而血小板的激活和白色血栓的形成,是冠状动脉内血栓的最早期形式。因此,在冠心病患者,抑制血小板功能对于预防事件、降低心血管死亡具有重要意义。

阿司匹林:通过抑制血小板环氧化酶从而抑制血栓素 A_2(TXA_2)诱导的血小板聚集,防止血栓形成。研究表明,阿司匹林治疗能使稳定型心绞痛患者心血管不良事件的相对危险性降低 33%,在所有缺血性心脏病的患者,无论有否症状,只要没有禁忌证,应常规、终身服用阿司匹林 75~150 mg/d。阿司匹林不良反应主要是胃肠道症状,并与剂量有关。阿司匹林引起消化道出血的年发生率为 1‰~2‰,其禁忌证包括过敏、严重未经治疗的高血压、活动性消化性溃疡、局部出血和出血体质。因胃肠道症状不能耐受阿司匹林的患者，在使用氯吡格雷代替阿司匹林的同时，应使用质子泵抑制剂（如奥美拉唑）。

二磷酸腺苷（ADP）受体拮抗剂：通过 ADP 受体抑制血小板内 Ca^{2+} 活性，从而发挥抗血小板作用，主要抑制 ADP 诱导的血小板聚集。常用药物包括氯吡格雷和噻氯匹定，氯吡格雷的应用剂量为 75 mg，每天 1 次；噻氯匹定为 250 mg，1～2 次/天。由于噻氯匹定可以引起白细胞计数、中性粒细胞和血小板计数减少，因此要定期做血常规检查，目前已经很少使用。在使用阿司匹林有禁忌证时可口服氯吡格雷。在稳定型心绞痛患者，目前尚无足够证据推荐联合使用阿司匹林和氯吡格雷。

(2)β 肾上腺素能受体阻滞剂（β 受体阻滞剂）：β 受体阻滞剂对冠心病病死率影响的荟萃分析显示，心肌梗死后患者长期接受 β 受体阻滞剂治疗，可以使病死率降低 24%。而具有内在拟交感活性的 β 受体阻滞剂心脏保护作用较差，故推荐使用无内在拟交感活性的 β 受体阻滞剂（如美托洛尔、比索洛尔、阿罗洛尔、普萘洛尔等）。β 受体阻滞剂的使用剂量应个体化，从较小剂量开始，逐级增加剂量，以达到缓解症状、改善预后的目的。β 受体阻滞剂治疗过程中，以清醒时静息心率不低于50 次/分为宜。

β 受体阻滞剂长期应用可以显著降低冠心病患者心血管事件的患病率和病死率，为冠心病二级预防的首选药物，应终身服用。如果必须停药时应逐步减量，突然停用可能引起症状反跳，甚至诱发急性心肌梗死。对慢性阻塞性肺部/支气管哮喘、心力衰竭、外周血管病患者，应谨慎使用 β 受体阻滞剂，对显著心动过缓（用药前清醒时心率＜50 次/分）或高度房室传导阻滞者不用为宜。

(3)HMG-CoA 还原酶抑制剂（他汀类药物）：他汀类药物通过抑制胆固醇合成，在治疗冠状动脉粥样硬化中起重要作用，大量临床研究和荟萃分析均证实，降低胆固醇[主要是低密度脂蛋白胆固醇（LDL-C）]治疗与冠心病病死率和总病死率的降低有明显的相关性。他汀类药物还可以改善血管内皮细胞的功能、抑制炎症反应、稳定斑块、促使动脉粥样硬化斑块消退，从而发挥调脂以外的心血管保护作用。稳定型心绞痛的患者（高危）应长期接受他汀类治疗，建议将 LDL-C 降低至 2.6 mmol/L（100 mg/dL）以下，对合并糖尿病者（极高危），应将 LDL-C 降低至 2.1 mmol/L（80 mg/dL）以下。

(4)血管紧张素转换酶抑制剂（ACEI）：ACEI 治疗在降低稳定型冠心病缺血性事件方面有重要作用。ACEI 能逆转左心室肥厚、血管增厚，延缓动脉粥样硬化进展，能减少斑块破裂和血栓形成，另外，有利于心肌氧供/氧耗平衡和心脏血流动力学，并降低交感神经活性。推荐用于冠心病患者的二级预防，尤其是合并高血压、糖尿病和心功能不全的患者。HOPE、PEACE 和 EUROPA 研究的荟萃分析显示，ACEI 用于稳定型心绞痛患者，与安慰剂相比，可以使所有原因导致的死亡降低 14%、非致死性心肌梗死降低 18%、所有原因导致的卒中降低 23%。收缩压＜12.0 kPa（90 mmHg）、肾衰竭、双侧肾动脉狭窄和过敏者，不宜使用。其不良反应包括干咳、低血压和罕见的血管性水肿。

2.抗心绞痛和抗缺血治疗

(1)β 受体阻滞剂：通过阻断儿茶酚胺对心率和心收缩力的刺激作用。减慢心率、降低血压、抑制心肌收缩力，从而降低心肌氧耗量，预防和缓解心绞痛的发作。由于心率减慢后心室射血时间和舒张期充盈时间均延长，舒张末心室容积（前负荷）增加，在一定程度上抵消了心率减慢引起的心肌耗氧量下降。因此，与硝酸酯类药物联合可以减少舒张期静脉回流，而且 β 受体阻滞剂可以抑制硝酸酯给药后对交感神经系统的兴奋作用,获得药物协同作用。

(2)硝酸酯类药物:这类药物通过扩张容量血管、减少静脉回流、降低心室容量、心腔内压和心室壁张力,同时对动脉系统有轻度扩张作用,降低心脏后负荷,从而降低心肌耗氧量。此外,硝酸酯可以扩张冠状动脉,增加心肌供氧,从而改善心肌氧供和氧耗的失平衡,缓解心绞痛症状。近期研究发现,硝酸酯还具有抑制血小板聚集的作用,其临床意义有待于进一步证实。

硝酸甘油:为缓解心绞痛发作,可使用起效较快的硝酸甘油舌下含片,1～2 片(0.3～0.6 mg),舌下含化,通过口腔黏膜迅速吸收,给药后 1～2 分钟即开始起作用,约 10 分钟后作用消失。大部分患者在给药 3 分钟内见效,如果用药后症状仍持续 10 分钟以上,应考虑舌下硝酸甘油无效。延迟见效或无效时,应考虑药物是否过期或未溶解,或应质疑患者的症状是否为稳定型心绞痛。硝酸甘油口腔气雾剂也常用于缓解心绞痛发作,作用方式同舌下含片。用 2%硝酸甘油油膏或贴片(含 5～10 mg)涂或贴在胸前或上臂皮肤而缓慢吸收,适用于预防心绞痛发作。

二硝酸异山梨酯:口服 3 次/天,每次 5～20 mg,服后半小时起作用,持续 3～5 小时。本药舌下含化后 2～5 分钟见效,作用维持 2～3 小时,每次 5～10 mg。口服二硝酸异山梨酯肝脏首过效应明显,生物利用度仅 20%～30%。气雾剂通过黏膜直接吸收,起效迅速,生物利用度相对较高。

5-单硝酸异山梨酯:为二硝酸异山梨酯的两种代谢产物之一,半衰期长达 4～6 小时,口服吸收完全,普通剂型每天给药 2 次,缓释剂型每天给药 1 次。

硝酸酯药物持续应用的主要问题是产生耐药性,其机制尚未明确,可能与体内巯基过度消耗、肾素-血管紧张素-醛固酮(RAS)系统激活等因素有关。防止发生耐药的最有效方法是偏心给药,保证每天足够长(8～10 小时)的无硝酸酯期。硝酸酯药物的不良作用有头晕、头胀痛、头部跳动感、面红、心悸等,偶有血压下降(静脉给药时相对多见)。

(3)钙通道阻滞剂:本类药物抑制钙离子进入心肌内,抑制心肌细胞兴奋收缩耦联中钙离子的作用。因而抑制心肌收缩;扩张周围血管,降低动脉压,降低心脏后负荷,减少心肌耗氧量。钙通道阻滞剂可以扩张冠状动脉,解除冠状动脉痉挛,改善心内膜下心肌的供血。此外,试验研究发现钙通道阻滞剂还可以降低血黏度,抑制血小板聚集,改善心肌的微循环。常用制剂包括二氢吡啶类钙通道阻滞剂(氨氯地平、硝苯地平等)和非二氢吡啶类钙通道阻滞剂(硫氮䓬酮等)。

钙通道阻滞剂在减轻心肌缺血和缓解心绞痛方面,与 β 受体阻滞剂疗效相当。在单用 β 受体阻滞剂症状控制不满意时,二氢吡啶类钙通道阻滞剂可以与 β 受体阻滞剂合用,获得协同的抗心绞痛作用。与硝酸酯联合使用,也有助于缓解症状。应避免将非二氢吡啶类钙通道阻滞剂与 β 受体阻滞剂合用,以免两类药物的协同作用导致对心脏的过度抑制。

推荐使用控释、缓释或长效剂型,避免使用短效制剂,以免明显激活交感神经系统。常见的不良反应包括胫前水肿、便秘、头痛、面色潮红、嗜睡、心动过缓和房室传导阻滞等。

(三)经皮冠状动脉介入治疗

经皮冠状动脉介入治疗(PCI)包括经皮冠状动脉球囊成形术(PTCA)、冠状动脉支架植入术和粥样斑块销蚀技术。自 1977 年首例 PTCA 应用于临床以来,PCI 术成为冠心病治疗的重要手段之一。COURAGE研究显示,与单纯理想的药物治疗相比,PCI＋理想药物治疗能减少血运重建的次数,提高患者的生活质量(活动耐量增加),但是心肌梗死的发生和病死率与单纯药物治疗无显著差异。对 COURAGE 研究进一步分析显示,对左心室缺血面积＞10%的患者,PCI＋理想药物治疗对硬终点的影响优于单纯药物治疗。随着新技术的出现,尤其是药物洗脱支架

(DES)及新型抗血小板药物的应用,远期疗效明显提高。冠状动脉介入治疗不仅可以改善生活质量,而且可明显降低高危患者的心肌梗死发生率和病死率。

(四)冠状动脉旁路手术

冠状动脉旁路手术(CABG)是使用患者自身的大隐静脉、内乳动脉或桡动脉作为旁路移植材料,一端吻合在主动脉,另一端吻合在有病变的冠状动脉段的远端,通过引流主动脉血流以改善病变冠状动脉所供血心肌区域的血流供应。CABG术前进行选择性冠状动脉造影,了解冠状动脉病变的程度和范围,以供制订手术计划(包括决定移植血管的根数)的参考。目前,在发达的国家和地区,CABG已成为最普通的择期心脏外科手术,对缓解心绞痛、改善冠心病长期预后有很好效果。随着动脉化旁路手术的开展,极大提高了移植血管桥的远期开通率;微创冠状动脉手术及非体外循环的CABG均在一定程度上减少创伤及围术期并发症的发生,患者能够很快恢复。目前,CABG总的手术死亡率在1%~4%。

对于低危(年病死率<1%)的患者,CABG并不比药物治疗给患者更多的预后获益。因此,CABG的适应证主要包括:①冠状动脉多支血管病变,尤其是合并糖尿病的患者。②冠状动脉左主干病变。③不适合于行介入治疗的严重冠状血管病变患者。④心肌梗死后合并室壁瘤,需要进行室壁瘤切除的患者。⑤闭塞段的远段管腔通畅,血管供应区有存活心肌。

八、预后

稳定型心绞痛患者在接受规律的冠心病二级预防后,大多数患者的冠状动脉粥样斑块能长期保持稳定,患者能够长期存活。决定稳定型心绞痛患者预后的主要因素包括冠状动脉病变的部位和范围、左心室功能、合并的心血管危险因子(如吸烟、糖尿病、高血压等)控制情况、是否坚持规律的冠心病二级预防治疗。一旦患者心绞痛发作在短期内变得频繁、程度严重、对药物治疗反应差,应考虑发生急性冠脉综合征,应采取更积极的药物治疗和血运重建治疗。

(朱　军)

第三节　不稳定型心绞痛

一、定义

临床上,将原来的初发型心绞痛、恶化型心绞痛和各型自发性心绞痛广义地统称为不稳定型心绞痛(UAP)。其特点是疼痛发作频率增加、程度加重、持续时间延长、发作诱因改变,甚至休息时亦出现持续时间较长的心绞痛。含化硝酸甘油效果差,或无效。本型心绞痛介于稳定型心绞痛和急性心肌梗死之间,易发展为心肌梗死,但无心肌梗死的心电图及血清酶学改变。

不稳定型心绞痛是介于稳定型心绞痛和急性心肌梗死之间的一组临床心绞痛综合征。有学者认为除了稳定的劳力性心绞痛为稳定型心绞痛外,其他所有的心绞痛均属于不稳定型心绞痛,包括初发劳力性心绞痛、恶化劳力性心绞痛、卧位型心绞痛、夜间发作的心绞痛、变异型心绞痛、梗死前心绞痛、梗死后心绞痛和混合型心绞痛。如果劳力性和自发性心绞痛同时发生在一个患者身上,则称为混合型心绞痛。

不稳定型心绞痛具有独特的病理生理机制及临床预后，如果得不到恰当及时的治疗，可能发展为急性心肌梗死。

二、病因及发病机制

目前认为有5种因素与产生不稳定型心绞痛有关，它们相互关联。

(一)冠状动脉粥样硬化斑块上有非阻塞性血栓

其为最常见的发病原因，冠状动脉内粥样硬化斑块破裂诱发血小板聚集及血栓形成，血栓形成和自溶过程的动态不平衡过程，导致冠状动脉发生不稳定的不完全性阻塞。

(二)动力性冠状动脉阻塞

在冠状动脉器质性狭窄基础上，病变局部的冠状动脉发生异常收缩、痉挛导致冠状动脉功能性狭窄，进一步加重心肌缺血，产生不稳定型心绞痛。这种局限性痉挛与内皮细胞功能紊乱、血管收缩反应过度有关，常发生在冠状动脉粥样硬化的斑块部位。

(三)冠状动脉严重狭窄

冠状动脉以斑块导致的固定性狭窄为主，不伴有痉挛或血栓形成，见于某些冠状动脉斑块逐渐增大、管腔狭窄进行性加重的患者，或PCI术后再狭窄的患者。

(四)冠状动脉炎症

近年来研究认为，斑块发生破裂与其局部的炎症反应有十分密切的关系。在炎症反应中感染因素可能也起一定作用，其感染物可能是巨细胞病毒和肺炎衣原体。这些患者炎症递质标志物水平检测常有明显增高。

(五)全身疾病加重的不稳定型心绞痛

在原有冠状动脉粥样硬化性狭窄基础上，由于外源性诱发因素影响冠状动脉血管导致心肌氧的供求失衡，心绞痛恶化加重。常见原因：①心肌需氧增加，如发热、心动过速、甲状腺功能亢进等。②冠脉血流减少，如低血压、休克。③心肌氧释放减少，如贫血、低氧血症。

三、临床表现

(一)症状

临床上，不稳定型心绞痛可表现为新近发生(1个月内)的劳力性心绞痛，或原有稳定型心绞痛的主要特征近期内发生了变化，如心前区疼痛发作更频繁、程度更严重、时间也延长，轻微活动甚至在休息也发作。少数不稳定型心绞痛患者可无胸部不适表现，仅表现为颌、耳、颈、臂或上胸部发作性疼痛不适，或表现为发作性呼吸困难，其他还可表现为发作性恶心、呕吐、出汗和不能解释的疲乏症状。

(二)体格检查

一般无特异性体征。心肌缺血发作时可发现反常的左心室心尖冲动，听诊有心率增快和第一心音减弱，可闻及第三心音、第四心音或二尖瓣反流性杂音。当心绞痛发作时间较长，或心肌缺血较严重时，可发生左心功能不全的表现，如双肺底细小水泡音，甚至急性肺水肿或伴低血压。也可发生各种心律失常。

体检的主要目的是努力寻找诱发不稳定型心绞痛的原因，如难以控制的高血压、低血压、心律失常、梗阻性肥厚型心肌病、贫血、发热、甲状腺功能亢进、肺部疾病等，并确定心绞痛对患者血流动力学的影响，如对生命体征、心功能、乳头肌功能或二尖瓣功能等的影响，这些体征的存在高度提示预后不良。

体检对胸痛患者的鉴别诊断至关重要，有几种疾病状态如得不到及时准确诊断，即可能出现严重后果。如背痛、胸痛、脉搏不整，心脏听诊发现主动脉瓣关闭不全的杂音，提示主动脉夹层破裂，心包摩擦音提示急性心包炎，而奇脉提示心脏压塞，气胸表现为气管移位、急性呼吸困难、胸膜疼痛和呼吸音改变等。

(三)临床类型

1.静息心绞痛

心绞痛发生在休息时，发作时间较长，含服硝酸甘油效果欠佳，病程1个月以内。

2.初发劳力性心绞痛

新近发生的严重心绞痛(发病时间在1个月以内)，CCS(加拿大心脏病学会的劳力性心绞痛分级标准，表4-5)分级，Ⅲ级以上的心绞痛为初发性心绞痛，尤其注意近48小时内有无静息心绞痛发作及其发作频率变化。

表4-5 加拿大心脏病学会的劳力性心绞痛分级标准

分级	特点
Ⅰ级	一般日常活动例如走路、登楼不引起心绞痛，心绞痛发生在剧烈、速度快或长时间的体力活动或运动后
Ⅱ级	日常活动轻度受限，心绞痛发生在快步行走、登楼、餐后行走、冷空气中行走、逆风行走或情绪波动后活动
Ⅲ级	日常活动明显受限，心绞痛发生在路一般速度行走时
Ⅳ级	轻微活动即可诱发心绞痛患者不能做任何体力活动，但休息时无心绞痛发作

3.恶化劳力性心绞痛

既往诊断的心绞痛，最近发作次数频繁、持续时间延长或痛阈降低(CCS分级增加Ⅰ级以上或CCS分级Ⅲ级以上)。

4.心肌梗死后心绞痛

急性心肌梗死24小时以后至1个月内发生的心绞痛。

5.变异型心绞痛

休息或一般活动时发生的心绞痛，发作时ECG显示暂时性ST段抬高。

四、辅助检查

(一)心电图检查

不稳定型心绞痛患者中，常有伴随症状而出现的短暂的ST段偏移伴或不伴有T波倒置，但不是所有不稳定型心绞痛患者都发生这种ECG改变。ECG变化随着胸痛的缓解而常完全或部分恢复。症状缓解后，ST段抬高或降低，或T波倒置不能完全恢复，是预后不良的标志。伴随症状产生的ST段、T波改变持续超过12小时者可能提示非ST段抬高心肌梗死。此外，临床表现拟诊为不稳定型心绞痛的患者，胸导联T波呈明显对称性倒置(≥0.2 mV)，高度提示急性心肌缺血，可能由前降支严重狭窄所致。胸痛患者ECG正常也不能排除不稳定型心绞痛可能。若发作时倒置的T波呈伪性改变(假正常化)，发作后T波恢复原倒置状态；或以前心电图正常者近期内出现心前区多导联T波深倒，在排除非Q波性心肌梗死后结合临床也应考虑不稳定型心绞痛的诊断。

不稳定型心绞痛患者中有75%～88%的一过性ST段改变不伴有相关症状，为无痛性心肌缺血。动态心电图检查不仅有助于检出上述心肌缺血的动态变化，还可用于不稳定型心绞痛患者常规抗心绞痛药物治疗的评估，以及是否需要进行冠状动脉造影和血管重建术的参考指标。

(二)心脏生化标记物

心脏肌钙蛋白：肌钙蛋白复合物包括 3 个亚单位，即肌钙蛋白 T(TnT)、肌钙蛋白 I(TnI)和肌钙蛋白 C(TnC)，目前只有 TnT 和 TnI 应用于临床。约有 35%不稳定型心绞痛患者显示血清 TnT 水平增高，但其增高的幅度与持续的时间与急性心肌梗死(AMI)有差别。AMI 患者 TnT>3 ng/mL 者占 88%，非 Q 波心肌梗死中仅占 17%，不稳定型心绞痛中无 TnT>3.0 ng/mL 者。因此，TnT 升高的幅度和持续时间可作为不稳定型心绞痛与 AMI 的鉴别诊断之参考。

不稳定型心绞痛患者 TnT 和 TnI 升高者较正常者预后差。临床怀疑不稳定型心绞痛者 TnT 定性试验为阳性结果者表明有心肌损伤(相当于 TnT>0.05 μg/L)，但如为阴性结果并不能排除不稳定型心绞痛的可能性。

(三)冠状动脉造影

目前，冠状动脉造影仍是诊断冠心病的金标准。在长期稳定型心绞痛的基础上出现的不稳定型心绞痛常提示为多支冠状动脉病变，而新发的静息心绞痛可能为单支冠状动脉病变。冠状动脉造影结果正常提示可能是冠状动脉痉挛、冠状动脉内血栓自发性溶解、微循环系统异常等原因引起，或冠状动脉造影病变漏诊。

不稳定型心绞痛有以下情况时应视为冠状动脉造影强适应证：①近期内心绞痛反复发作，胸痛持续时间较长，药物治疗效果不满意者可考虑及时行冠状动脉造影，以决定是否急诊介入性治疗或急诊冠状动脉旁路移植术(CABG)。②原有劳力性心绞痛近期内突然出现休息时频繁发作者。③近期活动耐量明显减低，特别是低于 BruceⅡ级或 4METs 者。④梗死后心绞痛。⑤原有陈旧性心肌梗死，近期出现由非梗死区缺血所致的劳力性心绞痛。⑥严重心律失常、LVEF 小于 40%或充血性心力衰竭。

(四)螺旋 CT 血管造影(CTA)

近年来，多层螺旋 CT 尤其是 64 排螺旋 CT 冠状动脉成像(CTA)在冠心病诊断中正在推广应用。CTA 能够清晰显示冠脉主干及其分支狭窄、钙化、开口起源异常及桥血管病变。有资料显示，CTA 诊断冠状动脉病变的灵敏度 96.33%、特异度 98.16%，阳性预测值 97.22%，阴性预测值 97.56%。其中对左主干、左前降支病变及>75%的病变灵敏度最高，分别达到 100%和 94.4%。CTA 对冠状动脉狭窄病变、桥血管、开口畸形、支架管腔、斑块形态均显影良好，对钙化病变诊断率优于冠状动脉造影，阴性者可排除冠心病，阳性者应进一步行冠状动脉造影检查。另外，CTA 也可以作为冠心病高危人群无创性筛选检查及冠脉支架术后随访手段。

(五)其他

其他非创伤性检查包括运动平板试验、运动放射性核素心肌灌注扫描、药物负荷试验、超声心动图等，也有助于诊断。通过非创伤性检查可以帮助决定冠状动脉造影单支临界性病变是否需要做介入性治疗，明确缺血相关血管，为血运重建治疗提供依据。同时可以提供有否存活心肌的证据，也可作为经皮腔内冠状动脉成形术(PTCA)后判断有否再狭窄的重要对比资料。但不稳定型心绞痛急性期应避免做任何形式的负荷试验，这些检查宜放在病情稳定后进行。

五、诊断

(一)诊断依据

对同时具备下述情形者,应诊断为不稳定型心绞痛。

(1)临床新出现或恶化的心肌缺血症状表现(心绞痛、急性左心衰竭)或心电图心肌缺血图形。

(2)无或仅有轻度的心肌酶(肌酸激酶同工酶)或 TnT、TnI 增高(未超过 2 倍正常值),且心电图无 ST 段持续抬高。应根据心绞痛发作的性质、特点、发作时体征和发作时心电图改变及冠心病危险因素等,结合临床综合判断,以提高诊断的准确性。心绞痛发作时,心电图 ST 段抬高或压低的动态变化或左束支阻滞等具有诊断价值。

(二)危险分层

不稳定型心绞痛的诊断确立后,应进一步进行危险分层,以便于对其进行预后评估和干预措施的选择。

1.中华医学会心血管分会关于不稳定型心绞痛的危险度分层

根据心绞痛发作情况,发作时 ST 段下移程度以及发作时患者的一些特殊体征变化,将不稳定型心绞痛患者分为高、中、低危险组(表 4-6)。

表 4-6 不稳定型心绞痛临床危险度分层

组别	心绞痛类型	发作时 ST 降低幅/mm	持续时间/分钟	肌钙蛋白 T 或 I
低危险组	初发、恶化劳力性,无静息时发作	≤1	<20	正常
中危险组	1 个月内出现的静息心绞痛,但 48 小时内无发作者(多数由劳力性心绞痛进展而来)或梗死后心绞痛	>1	<20	正常或轻度升高
高危险组	48 小时内反复发作静息心绞痛或梗死后心绞痛	>1	>20	升高

注:①陈旧性心肌梗死患者其危险度分层上调一级,若心绞痛是由非梗死区缺血所致时,应视为高危险组。②左心室射血分数(LVEF)<40%,应视为高危险组。③若心绞痛发作时并发左心功能不全、二尖瓣反流、严重心律失常或低血压[SBP≤12.0 kPa(90 mmHg)],应视为高危险组。④当横向指标不一致时,按危险度高的指标归类。例如:心绞痛类型为低危险组,但心绞痛发作时 ST 段压低>1 mm,应归入中危险组。

2.美国 ACC/AHA 关于不稳定型心绞痛/非 ST 段抬高心肌梗死危险分层

其见表 4-7。

表 4-7 ACC/AHA 关于不稳定型心绞痛/非 ST 段抬高心肌梗死的危险分层

危险分层	高危(至少有下列特征之一)	中危(无高危特点但有以下特征之一)	低危(无高中危特点但有下列特点之一)
①病史	近 48 小时内加重的缺血性胸痛发作	既往 MI、外围血管或脑血管病,或 CABG,曾用过阿司匹林	近 2 周内发生的 CCS 分级Ⅲ级或以上伴有高、中度冠脉病变可能者
②胸痛性质	静息心绞痛>20 分钟	静息心绞痛>20 分钟,现已缓解,有高、中度冠脉病变可能性,静息心绞痛<20 分钟,经休息或含服硝酸甘油缓解	无自发性心绞痛>20 分钟持续发作

续表

危险分层	高危(至少有下列特征之一)	中危(无高危特点但有以下特征之一)	低危(无高中危特点但有下列特点之一)
③临床体征或发现	第三心音、新的或加重的奔马律,左心室功能不全(EF<40%),二尖瓣反流,严重心律失常或低血压[SBP≤12.0 kPa(90 mmHg)]或存在与缺血有关的肺水肿,年龄>75 岁	年龄>75 岁	
④ECG 变化	休息时胸痛发作伴 ST 段变化>0.1 mV;新出现 Q 波,束支传导阻滞;持续性室性心动过速	T 波倒置>0.2 mV,病理性 Q 波	胸痛期间 ECG 正常或无变化
⑤肌钙蛋白监测	明显增高(TnT 或 TnI>0.1 μg/mL)	轻度升高(即 TnT>0.01,但<0.1 μg/mL)	正常

六、鉴别诊断

在确定患者为心绞痛发作后,还应对其是否稳定作出判断。

与稳定型心绞痛相比,不稳定型心绞痛症状特点是短期内疼痛发作频率增加、无规律,程度加重、持续时间延长、发作诱因改变或不明显,甚至休息时亦出现持续时间较长的心绞痛,含化硝酸甘油效果差,或无效,或出现了新的症状如呼吸困难、头晕,甚至昏厥等。不稳定型心绞痛的常见临床类型包括初发劳力性心绞痛、恶化劳力性心绞痛、卧位型心绞痛、夜间发作的心绞痛、变异型心绞痛、梗死前心绞痛、梗死后心绞痛和混合型心绞痛。

临床上,常将不稳定型心绞痛和非 ST 段抬高心肌梗死(NSTEMI)以及 ST 段抬高心肌梗死(STEMI)统称为急性冠脉综合征。

不稳定型心绞痛和非 ST 段抬高心肌梗死(NSTEMI)是在病因和临床表现上相似、但严重程度不同而又密切相关的两种临床综合征,其主要区别在于缺血是否严重到导致足够量的心肌损害,以至于能检测到心肌损害的标志物肌钙蛋白(TnI、TnT)或肌酸激酶同工酶(CK-MB)水平升高。如果反映心肌坏死的标记物在正常范围内或仅轻微增高(未超过 2 倍正常值),就诊断为不稳定型心绞痛,而当心肌坏死标志物超过正常值 2 倍时,则诊断为 NSTEMI。

不稳定型心绞痛和 ST 段抬高心肌梗死(STEMI)的区别,在于后者在胸痛发作的同时出现典型的ST 段抬高并具有相应的动态改变过程和心肌酶学改变。

七、治疗

不稳定型心绞痛的治疗目标是控制心肌缺血发作和预防急性心肌梗死。治疗措施包括内科药物治疗、冠状动脉介入治疗(PCI)和外科冠状动脉旁路移植手术(CABG)。

不稳定型心绞痛的危险分层和治疗过程可以参考图 4-1。

(一)一般治疗

对于符合不稳定型心绞痛诊断的患者应及时收住院治疗(最好收入监护病房),急性期卧床休息 1～3 天，吸氧，持续心电监测。对于低危险组患者留观期间未再发生心绞痛，心电图也无缺血改变，无左心衰竭的临床证据，留观 12～24 小时期间未发现有 CK-MB 升高，TnT 或 TnI 正常者，可在留观 24～48 小时后出院。对于中危或高危组的患者特别是 TnT 或 TnI 升高者，住院时间相对延长，内科治疗也应强化。

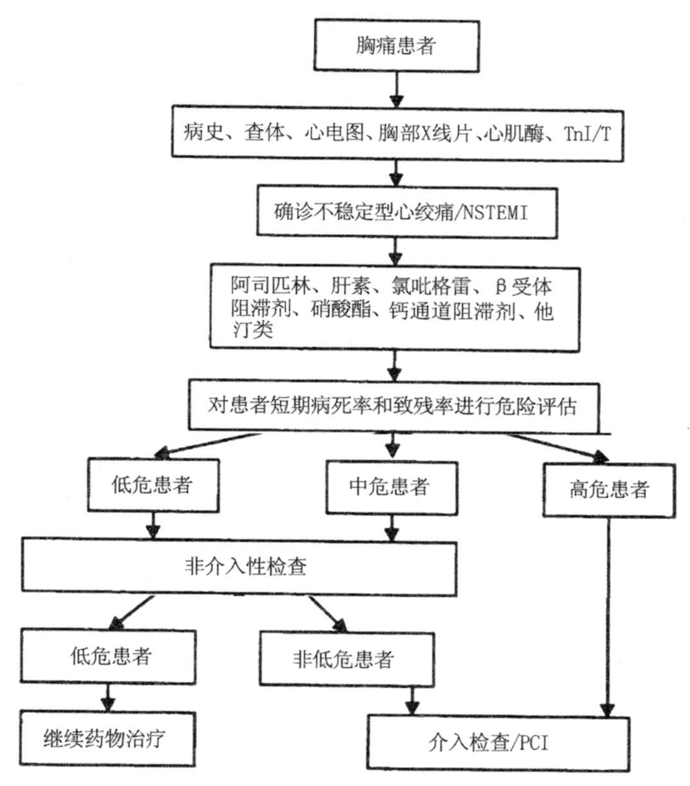

图 4-1 不稳定型心绞痛/非 ST 段抬高心肌梗死危险分层和处理流程

(二)药物治疗

1.控制心绞痛发作

(1)硝酸酯类：硝酸甘油主要通过扩张静脉，减轻心脏前负荷来缓解心绞痛发作。心绞痛发作时应舌下含化硝酸甘油，初次含硝酸甘油的患者以先含 0.5 mg 为宜。对于已有含服经验的患者，心绞痛发作时若含 0.5 mg 无效，可在 3～5 分钟追加 1 次，若连续含硝酸甘油 1.5～2.0 mg 仍不能控制疼痛症状，需应用强镇痛药以缓解疼痛，并随即采用硝酸甘油或硝酸异山梨酯静脉滴注，硝酸甘油的剂量以 5 μg/min 开始，以后每 5～10 分钟增加 5 μg/min，直至症状缓解或收缩压降低 1.3 kPa(10 mmHg)，最高剂量一般不超过 80～100 μg/min，一旦患者出现头痛或血压降低[SBP<12.0 kPa(90 mmHg)]应迅速减少静脉滴注的剂量。维持静脉滴注的剂量以 10～30 μg/min为宜。对于中危和高危险组的患者，硝酸甘油持续静脉滴注 24～48 小时即可，以免产生耐药性而降低疗效。

常用口服硝酸酯类药物：心绞痛缓解后可改为硝酸酯类口服药物，常用药物有硝酸异山梨酯(消心痛)和 5-单硝酸异山梨酯。硝酸异山梨酯作用的持续时间为 4～5 小时，故以每天 3～4 次口服为妥，对劳力性心绞痛患者应集中在白天给药。5-单硝酸异山梨酯可采用每天 2 次给药。

若白天和夜间或清晨均有心绞痛发作者，硝酸异山梨酯可每6小时给药1次，但宜短期治疗以避免耐药性。对于频繁发作的不稳定型心绞痛患者口服硝酸异山梨酯短效药物的疗效常优于服用5-单硝类的长效药物。硝酸异山梨酯的使用剂量可以从10 mg/次开始，当症状控制不满意时可逐渐加大剂量，一般不超过每次40 mg，只要患者心绞痛发作时口含硝酸甘油有效，即是增加硝酸异山梨酯剂量的指征，若患者反复口含硝酸甘油不能缓解症状，常提示患者有极为严重的冠状动脉阻塞病变，此时即使加大硝酸异山梨酯剂量也不一定能取得良好效果。

(2)β受体阻滞剂：通过减慢心率、降低血压和抑制心肌收缩力而降低心肌耗氧量，从而缓解心绞痛症状，对改善近、远期预后有益。

对不稳定型心绞痛患者控制心绞痛症状及改善其近、远期预后均有好处，除有禁忌证外，主张常规服用。首选具有心脏选择性的药物，如阿替洛尔、美托洛尔和比索洛尔等。除少数症状严重者可采用静脉推注β受体阻滞剂外，一般主张直接口服给药。剂量应个体化，根据症状、心率及血压情况调整剂量。阿替洛尔常用剂量为12.5～25.0 mg，每天2次，美托洛尔常用剂量为25～50 mg，每天2或3次，比索洛尔常用剂量为5～10 mg，每天1次，不伴有劳力性心绞痛的变异性心绞痛不主张使用。

(3)钙通道阻滞剂：通过扩张外周血管和解除冠状动脉痉挛而缓解心绞痛，也能改善心室舒张功能和心室顺应性。非二氢吡啶类有减慢心率和减慢房室传导作用。常用药物有两类。①二氢吡啶类钙通道阻滞剂：硝苯地平对缓解冠状动脉痉挛有独到的效果，故为变异性心绞痛的首选用药，一般剂量为10～20 mg，每6小时1次，若仍不能有效控制变异性心绞痛的发作还可与地尔硫䓬合用，以产生更强的解除冠状动脉痉挛的作用，当病情稳定后可改为缓释和控释制剂。对合并高血压病者，应与β受体阻滞剂合用。②非二氢吡啶类钙通道阻滞剂：地尔硫䓬有减慢心率、降低心肌收缩力的作用，故较硝苯地平更常用于控制心绞痛发作。一般使用剂量为30～60 mg，每天3～4次。该药可与硝酸酯类合用，亦可与β受体阻滞剂合用，但与后者合用时需密切注意心率和心功能变化。

如心绞痛反复发作，静脉滴注硝酸甘油不能控制时，可试用地尔硫䓬短期静脉滴注，使用方法为5～15 μg/(kg·min)，可持续静脉滴注24～48小时，在静脉滴注过程中需密切观察心率、血压的变化，如静息心率低于50次/分，应减少剂量或停用。

钙通道阻滞剂用于控制下列患者的进行性缺血或复发性缺血症状：①已经使用足量硝酸酯类和β受体阻滞剂的患者。②不能耐受硝酸酯类和β受体阻滞剂的患者。③变异性心绞痛的患者。因此，对于严重不稳定型心绞痛患者常需联合应用硝酸酯类、β受体阻滞剂和钙通道阻滞剂。

2.抗血小板治疗

阿司匹林为首选药物。急性期剂量应在150～300 mg/d，可达到快速抑制血小板聚集的作用，3天后可改为小剂量即50～150 mg/d维持治疗，对于存在阿司匹林禁忌证的患者，可采用氯吡格雷替代治疗，使用时应注意经常检查血常规，一旦出现明显白细胞或血小板计数降低应立即停药。

(1)阿司匹林：阿司匹林对不稳定型心绞痛治疗目的是通过抑制血小板的环氧化酶快速阻断血小板中血栓素 A_2 的形成。因小剂量阿司匹林(50～75 mg)需数天才能发挥作用。故目前主张：①尽早使用，一般应在急诊室服用第一次。②为尽快达到治疗性血药浓度，第一次应采用咀嚼法，促进药物在口腔颊部黏膜吸收。③剂量300 mg，每天1次，3天后改为100 mg，每天1次，很可能需终身服用。

(2)氯吡格雷:为第二代抗血小板聚集的药物,通过选择性地与血小板表面腺苷酸环化酶耦联的ADP受体结合而不可逆地抑制血小板的聚集,且不影响阿司匹林阻滞的环氧化酶通道,与阿司匹林合用可明显增加抗凝效果,对阿司匹林过敏者可单独使用。噻氯匹定的最严重不良反应是中性粒细胞减少,见于连续治疗2周以上的患者,易出现血小板减少和出血时间延长,亦可引起血栓性血小板减少性紫癜,而氯吡格雷则不明显,目前在临床上已基本取代噻氯匹定。目前,对于不稳定型心绞痛患者和接受介入治疗的患者多主张强化血小板治疗,即二联抗血小板治疗,在常规服用阿司匹林的基础上立即给予氯吡格雷治疗至少1个月,亦可延长至9个月。

(3)血小板糖蛋白Ⅱb/Ⅲa受体抑制剂:为第三代血小板抑制剂,主要通过占据血小板表面的糖蛋白Ⅱb/Ⅲa受体,抑制纤维蛋白原结合而防止血小板聚集。但其口服制剂疗效及安全性令人失望。静脉制剂主要有阿昔单抗和非抗体复合物替洛非班、拉米非班、塞米非班、依替巴肽、来达非班等,其在注射停止后数小时作用消失。目前,临床常用药物有盐酸替罗非班注射液,是一种非肽类的血小板糖蛋白Ⅱb/Ⅲa受体的可逆性阻滞剂,能有效地阻止纤维蛋白原与血小板表面的糖蛋白Ⅱb/Ⅲa受体结合,从而阻断血小板的交联和聚集。盐酸替罗非班对血小板功能的抑制的时间与药物的血浆浓度相平行,停药后血小板功能迅速恢复到基线水平。在不稳定型心绞痛患者盐酸替罗非班静脉输注可分两步,在肝素和阿司匹林应用条件下,可先给予负荷量0.4 μg/(kg·min)30分钟,而后以0.1 μg/(kg·min)维持静脉滴注48小时。对于高度血栓倾向的冠脉血管成形术患者盐酸替罗非班两步输注方案为负荷量10 μg/kg于5分钟内静脉推注,然后以0.15 μg/(kg·min)维持16～24小时。

3.抗凝血酶治疗

目前,临床使用的抗凝药物有普通肝素、低分子肝素和水蛭素,其他人工合成或口服的抗凝药正在研究或临床观察中。

(1)普通肝素:是常用的抗凝药,通过激活抗凝血酶而发挥抗栓作用,静脉滴注肝素会迅速产生抗凝作用,但个体差异较大,故临床需化验部分凝血活酶时间(APTT)。一般将APTT延长至60～90秒作为治疗窗口。多数学者认为,在ST段不抬高的急性冠状动脉综合征,治疗时间为3～5天,具体用法为75 U/kg体重,静脉滴注维持,使APTT在正常的1.5～2倍。

(2)低分子肝素是由普通肝素裂解制成的小分子复合物,相对分子量2 500～7 000,具有以下特点:抗凝血酶作用弱于肝素,但保持了抗因子Ⅹa的作用,因而抗因子Ⅹa和凝血酶的作用更加均衡;抗凝效果可以预测,不需要检测APTT;与血浆和组织蛋白的亲和力弱,生物利用度高;皮下注射,给药方便;促进更多的组织因子途径抑制物生成,更好地抑制因子Ⅶ和组织因子复合物,从而增加抗凝效果等。许多研究均表明,低分子肝素在不稳定型心绞痛和非ST段抬高心肌梗死的治疗中起作用至少等同或优于经静脉应用普通肝素。低分子肝素因生产厂家不同而规格各异,一般推荐量按不同厂家产品以千克体重计算皮下注射,连用一周或更长。

(3)水蛭素:是从药用水蛭唾液中分离出来的第一个直接抗凝血酶制药,通过重组技术合成的是重组水蛭素。重组水蛭素理论上优点:无须通过AT-Ⅲ激活凝血酶;不被血浆蛋白中和;能抑制凝血块黏附的凝血酶;对某一剂量有相对稳定的APTT,但主要经肾脏排泄,在肾功能不全者可导致不可预料的蓄积。多数试验证实,水蛭素能有效降低死亡与非致死性心肌梗死的发生率,但出血危险有所增加。

(4)抗血栓治疗的联合应用。①阿司匹林加ADP受体阻滞剂:阿司匹林与ADP受体阻滞剂的抗血小板作用机制不同，一般认为，联合应用可以提高疗效。CURE试验表明，与单用阿司匹林相比，氯吡格雷联合使用阿司匹林可使致死性和非致死性心肌梗死降低20%，减少冠状动脉重建需要和心绞痛复发。②阿司匹林加肝素：RISC试验结果表明，男性非ST段抬高心肌梗死患者使用阿司匹林明显降低死亡或心肌梗死的危险，单独使用肝素没有受益，阿司匹林加普通肝素联合治疗的最初5天事件发生率最低。目前资料显示，普通肝素或低分子肝素与阿司匹林联合使用疗效优于单用阿司匹林；阿司匹林加低分子肝素等同于甚至可能优于阿司匹林加普通肝素。③肝素加血小板GPⅡb/Ⅲa抑制剂：PUR-SUTT试验结果显示，与单独应用血小板GPⅡb/Ⅲa抑制剂相比，未联合使用肝素的患者事件发生率较高。目前，多主张联合应用肝素与血小板GPⅡb/Ⅲa抑制剂。由于两者连用可延长APTT，肝素剂量应小于推荐剂量。④阿司匹林加肝素加血小板GPⅡb/Ⅲa抑制剂：目前，合并急性缺血的非ST段抬高心肌梗死的高危患者，主张三联抗血栓治疗，是目前最有效地抗血栓治疗方案。持续性或伴有其他高危特征的胸痛患者及准备做早期介入治疗的患者，应给予该方案。

4.调脂治疗

血脂增高的干预治疗除调整饮食、控制体重、体育锻炼、控制精神紧张、戒烟、控制糖尿病等非药物干预手段外，调脂药物治疗是最重要的环节。近代治疗急性冠脉综合征的最大进展之一就是3-羟基-3甲基戊二酰辅酶A（HMGCoA）还原酶抑制剂（他汀类）药物的开发和应用，该类药物除降低总胆固醇（TC）、低密度脂蛋白胆固醇（LDL-C）、三酰甘油（TG）和升高高密度脂蛋白胆固醇（HDL-C）外，还有缩小斑块内脂质核、加固斑块纤维帽、改善内皮细胞功能、减少斑块炎性细胞数目、防止斑块破裂等作用，从而减少冠脉事件。另外，还能通过改善内皮功能减弱凝血倾向，防止血栓形成，防止脂蛋白氧化，起到了抗动脉粥样硬化和抗血栓作用。随着长期的大样本的试验结果出现，已经显示他汀类强化降脂治疗和PTCA加常规治疗可同样安全有效地减少缺血事件。所有他汀类药物均有相同的不良反应，即胃肠道功能紊乱、肌痛及肝损害，儿童、孕妇及哺乳期妇女不宜应用。常见他汀类降调脂药见表4-8。

表4-8　临床常见他汀类药物剂量

药　物	常用剂量/mg	用法
阿托伐他汀（立普妥）	10～80	每天1次，口服
辛伐他汀（舒将之）	10～80	每天1次，口服
洛伐他汀（美将之）	20～80	每天1次，口服
普伐他汀（普拉固）	20～40	每天1次，口服
氟伐他汀（来适可）	40～80	每天1次，口服

5.溶血栓治疗

国际多中心大样本的临床试验（TIMI ⅢB）已证明采用AMI的溶栓方法治疗不稳定型心绞痛反而有增加AMI发生率的倾向，故已不主张采用。至于小剂量尿激酶与充分抗血小板和抗凝血酶治疗相结合是否对不稳定型心绞痛有益，仍有待临床进一步研究。

6.经皮冠状动脉介入治疗和外科手术治疗

在高危险组患者中如果存在以下情况之一则应考虑行紧急介入性治疗或CABG。

(1)虽经内科加强治疗，心绞痛仍反复发作。

(2)心绞痛发作时间明显延长超过1小时，药物治疗不能有效缓解上述缺血发作。

(3)心绞痛发作时伴有血流动力学不稳定,如出现低血压、急性左心功能不全或伴有严重心律失常等。

不稳定型心绞痛的紧急介入性治疗的风险一般高于择期介入性治疗,故在决定之前应仔细权衡。紧急介入性治疗的主要目标是以迅速开通“罪犯”病变的血管,恢复其远端血流为原则,对于多支病变的患者,可以不必一次完成全部的血管重建。对于血流动力学不稳定的患者最好同时应用主动脉内球囊反搏,力求稳定高危患者的血流动力学。除以上少数不稳定型心绞痛患者外,大多数不稳定型心绞痛患者的介入性治疗宜放在病情稳定至少 48 小时后进行。

目前认为,当不稳定型心绞痛患者经积极的药物治疗或 PCI 治疗效果不满意,或由于各种原因不能进行 PCI 时,可考虑冠脉搭桥术(CABG)治疗。对严重的多支病变和严重的主干病变、特别是左心室功能严重障碍的患者,应首先考虑 CABG。

7.不稳定型心绞痛出院后的治疗

不稳定型心绞痛患者出院后仍需定期门诊随诊。低危险组的患者 1～2 个月随访 1 次,中、高危险组的患者无论是否行介入性治疗都应 1 个月随访 1 次,如果病情无变化,随访半年即可。

UA 患者出院后仍需继续服阿司匹林、β 受体阻滞剂。阿司匹林宜采用小剂量,每天 50～150 mg 即可,β 受体阻滞剂宜逐渐增量至最大可耐受剂量。在冠心病的二级预防中阿司匹林和降胆固醇治疗是最重要的。降低胆固醇的治疗应参照国内降血脂治疗的建议,即血清胆固醇＞4.68 mmol/L(180 mg/dL)或低密度脂蛋白胆固醇＞2.6 mmol/L(100 mg/dL)均应服他汀类降胆固醇药物,并达到有效治疗的目标。血浆三酰甘油＞2.26 mmol/L(200 mg/dL)的冠心病患者一般也需要服降低三酰甘油的药物。其他二级预防的措施包括向患者宣教戒烟、治疗高血压和糖尿病、控制危险因素、改变不良的生活方式、合理安排膳食、适度增加活动量、减少体重等。

八、影响不稳定型心绞痛预后的因素

(1)左心室功能为最强的独立危险因素,左心室功能越差,预后也越差,因为这些患者的心脏很难耐受进一步的缺血或梗死。

(2)冠状动脉病变的部位和范围:左主干病变和右冠开口病变最具危险性,三支冠脉病变的危险性大于双支或单支者,前降支病变危险大于右冠或回旋支病变,近端病变危险性大于远端病变。

(3)年龄是一个独立的危险因素,主要与老年人的心脏储备功能下降和其他重要器官功能降低有关。

(4)合并其他器质性疾病或危险因素:不稳定型心绞痛患者如合并肾衰竭、慢性阻塞性肺疾病、糖尿病、高血压、高血脂、脑血管病及恶性肿瘤等,均可影响不稳定型心绞痛患者的预后。其中肾功能状态还明显与 PCI 术预后有关。

(朱　军)

第四节　扩张型心肌病

扩张型心肌病(DCM)是以一侧或双侧心腔扩大,收缩性心力衰竭为主要特征的一组疾病。

病因不明者称为原发性扩张型心肌病，由于主要表现为充血性心力衰竭，以往又被称为充血性心肌病，该病常伴心律失常，5 年存活率低于 50%，发病率为 5/10 万～10/10 万，近年来有增高的趋势，男多于女，男女发病比例为 2.5∶1。

一、病因

（一）遗传因素

遗传因素包括单基因遗传和基因多态性。前者包括显性和隐性两种，根据基因所在的染色体进一步分为常染色体和性染色体遗传。致病基因已经清楚者归为家族性心肌病，未清楚而又有希望的基因是编码 *dystrophin* 和 *cardiotrophin*-1 的基因。基因多态性目前以 ACE 的 DD 型研究较多，但与原发性扩张型心肌病的关系尚有待进一步证实。

（二）病毒感染

主要是柯萨奇病毒，此外尚有巨细胞病毒、腺病毒（小儿多见）和埃柯病毒等。以柯萨奇病毒研究较多。病毒除直接引起心肌细胞损伤外，尚可通过免疫反应，包括细胞因子和抗体损伤心肌细胞。

（三）免疫障碍

免疫障碍分两大部分：一是引起机体抵抗力下降，机体易于感染，尤其是嗜心肌病毒如柯萨奇病毒感染；二是以心肌为攻击靶位的自身免疫损伤，目前已知的有抗 β-受体抗体，抗 M-受体抗体，抗线粒体抗体，抗心肌细胞膜抗体，抗 ADP/ATP 载体蛋白抗体等。有些抗体具有强烈干扰心肌细胞功能作用，如抗 β-受体抗体的儿茶酚胺样作用较去甲肾上腺素强 100 倍以上，抗 ADP/ATP抗体严重干扰心肌能量代谢等。

（四）其他

某些营养物质、毒物的作用或叠加作用应注意。

二、病理及病理生理

（一）大体解剖

心腔大、室壁相对较薄、附壁血栓，瓣膜及冠状动脉正常，随着病情发展，心腔逐渐变为球形。

（二）组织病理

心肌细胞肥大、变长、变性坏死、间质纤维化。组化染色（抗淋巴细胞抗体）淋巴细胞计数增多，约 46%符合 Dallas 心肌炎诊断标准。

（三）细胞病理（超微结构）

（1）收缩单位变少，排列紊乱。

（2）线粒体增多变性，细胞化学染色示线粒体嵴排列紊乱、脱失及融合；线粒体分布异常，膜下及核周分布增多，而肌纤维间分布减少。

（3）脂褐素增多。

（4）严重者心肌细胞空泡变性，脂滴增加。

在上述病理改变的基础上，原发扩张型心肌病的病理生理特点可用一句话概括：收缩功能障碍为主，继发舒张功能障碍。扩张型心肌病的可能发生机制如图 4-2 所示。

三、临床表现

（1）同充血性心力衰竭的临床表现。

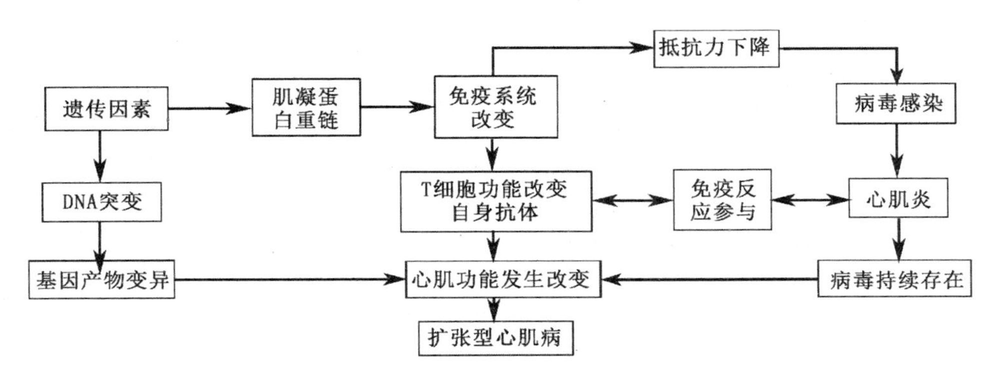

图 4-2 扩张型心肌病发病机制

(2)心律失常:快速、缓慢心律失常及各种传导阻滞,以室内传导阻滞为特点。

(3)栓塞:以肺栓塞多见。绝大部分是细小动脉多次反复栓塞,表现为少量咯血或痰中带血、肺动脉高压等。周围动脉栓塞在国内较少见,可表现为脑、脾、肾、肠系膜动脉及肢体动脉栓塞。有栓塞者预后一般较差。

四、辅助检查

(一)超声心动图检查

房室腔内径扩大,瓣膜正常,室壁搏动减弱、呈大腔小口样改变是其特点。早期仅左心室和左心房大,晚期全心大。可伴二、三尖瓣功能性反流,很少见附壁血栓。

(二)ECG 检查

QRS 可表现为电压正常、增高(心室大)和减低。有室内阻滞者 QRS 增宽。可见病理性 Q 波,多见于侧壁和高侧壁。左心室极度扩大者,胸前导联 R 波呈马鞍形改变,即 V_3、V_4 呈 rS,$V_{1R}>V_{2R}$,$V_{5R}>V_{4R}>V_{3R}$。可见继发 ST-T 改变。有各种心律失常,常见的有室性期前收缩、室性心动过速、房室传导阻滞、室内传导阻滞、心房颤动、心房扑动等。

(三)X 线检查

普大心影,早期肺淤血明显,晚期由于肺动脉高压和/或右心衰竭,肺野透亮度可增加,肺淤血不明显,左、右心室同时衰竭者肺淤血也可不明显。伴有心力衰竭者常有胸腔积液,以右侧或双侧多见,单左侧胸腔积液十分少见。

(四)SPECT 检查

核素心血池显像示左心室舒张末容积(EDV)扩大,严重者可达 800 mL,EF 下降<40%,严重者仅 3%~5%,心肌显像左心室大或左、右心室均大,左心室壁显影稀疏不均,呈花斑样。

(五)心肌损伤标志

CK-MB、cTnT、cTnI 可增高。心肌损伤标志阳性者往往提示近期疾病活动、心力衰竭加重,也提示有病毒及免疫因素参加心肌损伤。

(六)其他检查

包括肝功能、肾功能、血常规、电解质、红细胞沉降率异常等。

五、诊断及鉴别诊断

原发性扩张型心肌病目前尚无公认的诊断标准。可采用下列顺序:①心脏大、心率快、奔马律等心力衰竭表现；②EF＜40％（UCG、SPECT、LVG）；③超声心动图表现为大腔小口样改变，左心室舒张末内径指数≥27 mm/m²，瓣膜正常；④SPECT 示 EDV 增大，心肌显像呈花斑样改变；⑤以上表现用其他原因不能解释，即除外继发性心脏损伤。在临床上遇到难以解释的充血性心力衰竭首先应想到本病，通过病史询问、查体及上述检查符合①～④，且仍未找到可解释的原因即可诊断本病。

鉴别诊断：①应与所有引起心脏普大的原因鉴别；②ECG 有病理性 Q 波者应与陈旧性心梗鉴别。

六、治疗

与心力衰竭治疗基本相同，但强调的是，β 受体阻滞剂及保护心肌药物（如辅酶 Q_{10}、B 族维生素）的应用见心力衰竭。

（王素荣）

第五节　肥厚型心肌病

肥厚型心肌病是指心室壁明显肥厚而又不能用血流动力学负荷解释，或无引起心室肥厚原因的一组疾病。肥厚可发生在心室壁的任何部位，可以是对称性，也可以是非对称性，室间隔、左心室游离壁及心尖部较多见，右心室壁罕见。根据有无左心室内梗阻，可分为梗阻性和非梗阻性。根据梗阻部位又可分为左心室中部梗阻和左心室流出道梗阻，后者又称为特发性肥厚型主动脉瓣下狭窄，以室间隔明显肥厚，左心室流出道梗阻为其特点，此种类型约占肥厚型心肌病的 1/4。

一、病因

本病 30％～40％有明确家族史，余为散发。梗阻性肥厚型心肌病有家族史者更多见，可高达 60％左右。目前认为此病为常染色体显性遗传疾病，收缩蛋白基因突变是主要的致病因素。儿茶酚胺代谢异常、高血压和高强度体力活动可能是本病的促进因素。

二、病理生理

收缩功能正常乃至增强，舒张功能障碍为其共同特点。梗阻性肥厚型心肌病在左心室和主动脉之间可出现压力阶差，在左心室容量和外周阻力减小、心脏收缩加强时压力阶差增大。

三、临床表现

与发病年龄有关，发病年龄越早，临床表现越严重。部分可无任何临床表现，仅在体检或尸检时才发现。心悸、劳力性呼吸困难、心绞痛、劳力性晕厥、猝死是常见的临床表现。目前认为，晕厥及猝死的主要原因是室性心律失常，剧烈活动是其常见诱因。心脏查体可见心界轻度扩大，有病理性第四心音。晚期由于心房扩大，可发生心房颤动。也有少数演变为扩张型心肌病者，出现相应的体征。梗阻性肥厚型心肌病可在胸骨左缘第 3～4 肋间和心尖区听到粗糙混合性杂音，该杂音既具喷射性杂音的性质，亦有反流性杂音的特点。目前认为，该杂音是不对称肥厚的室间隔造成左心室流出道梗阻，血液高速流过狭窄的左心室流出道，由于 Venturi 效应（流体的流速越快，压力越低）将二尖瓣前叶吸引至室间隔，加重梗阻，同时造成二尖瓣关闭不全所造成的。该杂音受心肌收缩力、左心室容量和外周阻力影响明显。凡能增加心肌收缩力、减少左心室容量和外周阻力的因素均可使杂音加强，反之则减弱。如含服硝酸甘油片或体力活动使左心室容量减少或增加心肌收缩力，均可使杂音增强，使用 β 受体阻滞剂或下蹲位，使心肌收缩力减弱或左心室容量增加，则均可使杂音减弱。

四、辅助检查

（一）心电图检查

最常见的表现为左心室肥大和继发性 ST-T 改变，病理性 Q 波亦较常见，多出现在Ⅱ、Ⅲ、aVF、aVL、V_5、V_6 导联，偶有 V_{1R} 增高。上述改变可出现在超声心动图发现室壁肥厚之前，其机制不清。以 V_3、V_4 为中心的巨大倒置 T 波是心尖肥厚型心肌病的常见心电图表现。此外，尚有室内阻滞、心房颤动及期前收缩等表现。

（二）超声心动图检查

对本病具有诊断意义，且可以确定肥厚的部位。梗阻性肥厚型心肌病室间隔厚度与左心室后壁之比≥1.3（图 4-3A、B、D）；室间隔肥厚部分向左心室流出道突出，二尖瓣前叶在收缩期前向运动（SAM，图 4-3C）。主动脉瓣在收缩期呈半开放状态。二尖瓣多普勒超声血流图示 A 峰＞E 峰，提示舒张功能低下。

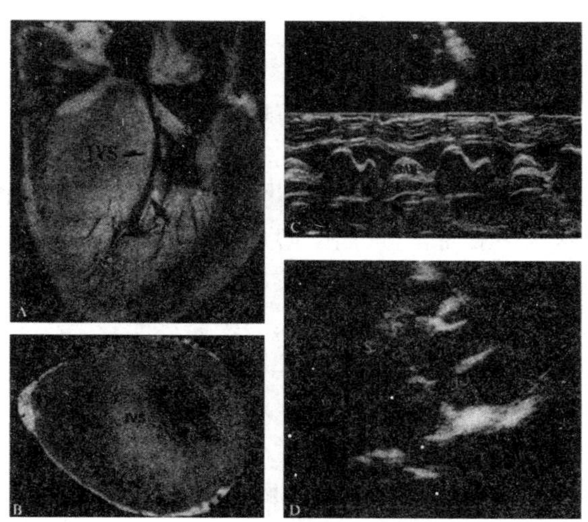

图 4-3　肥厚型心肌病

A.心脏纵切面观，室间隔厚度与之比＞1.3；B.梗阻性肥厚心肌病横断面；C.梗阻性肥厚心肌病 M 超声心动图 SAM 征；D.左心室游离壁梗阻性肥厚心肌病 B 型超声心动图 HIVS 征象。HIVS，室间隔肥厚；RV，右心室；LV，左心室；IVS，室间隔；AO，主动脉；LVPW，左心室后壁；SAM，收缩期前向运动

（三）心导管检查和心血管造影

左心室舒张末压升高，左心室腔与左心室流出道压力阶差＞2.7 kPa（20 mmHg）者则可诊断梗阻存在。Brockenbrough 现象为梗阻性肥厚型心肌病的特异性表现。该现象是指具完全代偿期间的室性期前收缩后心搏增强、心室内压增高而主动脉内压降低的反常现象。这是由于心

搏增强加重左心室流出道梗阻造成。心室造影显示左心室腔变形,呈香蕉状(室间隔肥厚)、舌状或黑桃状(心尖肥厚)。冠状动脉造影多为正常,供血肥厚区域的冠状动脉分支常较粗大。

(四)同位素心肌显像

可显示肥厚的心室壁及室壁显影稀疏,提示心肌代谢异常。此与心脏淀粉样变性心室壁厚而显影密度增高相鉴别。

(五)心肌 MRI

可显示心室壁肥厚和心腔变形。

(六)心内膜心肌活检(病理改变)

心肌细胞肥大、畸形、排列紊乱。

五、诊断及鉴别诊断

临床症状、体征及心电图可提供重要的诊断线索。诊断主要依靠超声心动图、同位素心肌显像、心脏 MRI 等影像学检查,心导管检查对梗阻性肥厚型心肌病亦具诊断意义,而 X 线心脏拍片对肥厚型心肌病诊断帮助不大。心绞痛及心电图 ST-T 改变需与冠心病鉴别。心室壁肥厚需与负荷过重引起的室壁肥厚及心脏淀粉样变性室壁肥厚鉴别。冠心病缺乏肥厚型心肌病心室壁肥厚的影像特征,通过冠状动脉造影可显示冠状动脉狭窄。后负荷过重引起的心室壁肥厚可查出后负荷过重疾病,如高血压、主动脉狭窄、主动脉缩窄等;心脏淀粉样变性心室壁肥厚时,心电图表现为低电压,可资鉴别。

六、治疗及预后

基本治疗原则为改善舒张功能,防止心律失常的发生。可用β受体阻滞剂及主要作用于心脏的钙通道阻滞剂。对重症梗阻性肥厚型心肌病[左心室腔与左心室流出道压力阶差≥8.0 kPa (60 mmHg)]患者可安装 DDD 型起搏器,室间隔化学消融及手术切除肥厚的室间隔心肌等方法治疗。本病的预后因人而异。一般而言,发病年龄越早,预后越差。成人多死于猝死,小儿多死于心力衰竭,其次是猝死。家族史阳性者猝死率较高。应指导患者避免剧烈运动、持重及屏气,以减少猝死发生。

(朱　军)

第六节　感染性心内膜炎

感染性心内膜炎(IE)为心脏内膜表面微生物感染导致的炎症反应。感染性心内膜炎最常累及的部位是心脏瓣膜,包括自体瓣膜和人工瓣膜,也可累及心房或心室的内膜面。近年来随着诊断及治疗技术的进步,感染性心内膜炎的致死率和致残率显著下降,但诊断或治疗不及时的患者,病死率仍然很高。

一、流行病学

由于疾病自身的特点及诊断的特殊性,很难对感染性心内膜炎进行注册或前瞻性研究,没有准确的患病率数据。每年的发病率为(1.9～6.2)/10万。近年来，随着人口老龄化、抗生素滥用、先天性心脏病存活年龄延长及心导管和外科手术患者的增多，感染性心内膜炎的发病率呈增加的趋势。

二、病因与诱因

(一)患者因素

1.瓣膜性心脏病

瓣膜性心脏病是感染性心内膜炎最常见的基础病。近年来，随着风湿性心脏病发病率的下降，风湿性心脏瓣膜病在感染性心内膜炎基础病中所占的比例已明显下降，占6%～23%。与此对应，随着人口老龄化，退行性心脏瓣膜病所占的比例日益升高，尤其是主动脉瓣和二尖瓣关闭不全。

2.先天性心脏病

由于介入封堵和外科手术技术的进步，成人先天性心脏病患者越来越多，在此基础上发生的感染性心内膜炎也较前增加，室间隔缺损、法洛四联症和主动脉缩窄是最常见的原因。主动脉瓣二叶钙化也是诱发感染性心内膜炎的重要危险因素。

3.人工瓣膜

人工瓣膜置换者发生感染性心内膜炎的危险是自体瓣膜的5～10倍，术后6个月内危险性最高，之后在较低的水平维持。

4.既往感染性心内膜炎病史

既往感染性心内膜炎病史是再次感染的明确危险因素。

5.近期接受可能引起菌血症的诊疗操作

各种经口腔(如拔牙)、气管、食管、胆管、尿道或阴道的诊疗操作及血液透析等，均是感染性心内膜炎的诱发因素。

6.体内存在促非细菌性血栓性赘生物形成的因素

如白血病、肝硬化、癌症、炎性肠病和系统性红斑狼疮等可导致血液高凝状态的疾病，也可增加感染性心内膜炎的危险。

7.自身免疫缺陷

自身免疫缺陷包括体液免疫缺陷和细胞免疫缺陷，如HIV。

8.静脉药物滥用

静脉药物滥用者发生感染性心内膜炎的危险可升高12倍。赘生物常位于血流从高压腔经病变瓣口或先天缺损至低压腔产生高速射流和湍流的下游，如二尖瓣关闭不全的瓣叶心房面、主动脉瓣关闭不全的瓣叶心室面和室间隔缺损的间隔右心室侧，可能与这些部位的压力下降及内膜灌注减少，有利于微生物沉积和生长有关。高速射流冲击心脏或大血管内膜可致局部损伤，如二尖瓣反流面对的左心房壁、主动脉瓣反流面对的二尖瓣前叶腱索和乳头肌及动脉导管未闭射流面对的肺动脉壁，也容易发生感染性心内膜炎。在压差较小的部位，如房间隔缺损、大室间隔缺损、血流缓慢(如心房颤动或心力衰竭)及瓣膜狭窄的患者，则较少发生感染性心内膜炎。

(二)病原微生物

近年来，导致感染性心内膜炎的病原微生物谱也发生了很大变化。金黄色葡萄球菌感染明显增多，同时也是静脉药物滥用患者的主要致病菌；而溶血性链球菌感染明显减少。凝固酶阴性的葡萄球菌以往是自体瓣膜心内膜炎的次要致病菌，现在是人工瓣膜心内膜炎和院内感染性心内膜炎的重要致病菌。此外，铜绿假单胞菌、革兰氏阴性杆菌及真菌等以往较少见的病原微生物，也日渐增多。

三、病理

感染性心内膜炎特征性的病理表现是在病变处形成赘生物，由血小板、纤维蛋白、病原微生物、炎性细胞和少量坏死组织构成，病原微生物常包裹在赘生物内部。

（一）心脏局部表现

1.赘生物本身的影响

大的赘生物可造成瓣口机械性狭窄，赘生物还可导致瓣膜或瓣周结构破坏，如瓣叶破损、穿孔或腱索断裂，引起瓣膜关闭不全，急性者最终可发生猝死或心力衰竭。人工瓣膜患者还可导致瓣周漏和瓣膜功能不全。

2.感染灶局部扩散

产生瓣环或心肌脓肿、传导组织破坏、乳头肌断裂、室间隔穿孔和化脓性心包炎等。

（二）赘生物脱落造成栓塞

1.右心感染性心内膜炎

右心赘生物脱落可造成肺动脉栓塞、肺炎或肺脓肿。

2.左心感染性心内膜炎

左心赘生物脱落可造成体循环动脉栓塞，如脑动脉、肾动脉、脾动脉、冠状动脉及肠系膜动脉等，导致相应组织的缺血坏死和/或脓肿；还可能导致局部动脉管壁破坏，形成动脉瘤。

（三）菌血症

感染灶持续存在或赘生物内的病原微生物释放入血，形成菌血症或败血症，导致全身感染。

（四）自身免疫反应

病原菌长期释放抗原入血，可激活自身免疫反应，形成免疫复合物，沉积在不同部位导致相应组织的病变，如肾小球肾炎（免疫复合物沉积在肾小球基膜）、关节炎、皮肤或黏膜出血（小血管炎，发生漏出性出血）等。

四、分类

既往习惯按病程分类，目前更倾向于按疾病的活动状态、诊断类型、瓣膜类型、解剖部位和病原微生物进行分类。

（一）按病程分类

分为急性感染性心内膜炎（病程＜6 周）和亚急性感染性心内膜炎（病程＞6 周）。急性感染性心内膜炎多发生在正常心瓣膜，起病急骤，病情凶险，预后不佳，有发生猝死的危险；病原微生物以金黄色葡萄球菌为主，细菌毒力强，菌血症症状明显，赘生物容易碎裂或脱落。亚急性感染性心内膜炎多发生在有基础病的心瓣膜，起病隐匿，经积极治疗预后较好；病原微生物主要是条件性致病菌，如溶血性链球菌、凝固酶阴性的葡萄球菌及革兰氏阴性杆菌等，这些病原微生物毒力相对较弱，菌血症症状不明显，赘生物碎裂或脱落的比例较急性感染性心内膜炎低。

（二）按疾病的活动状态分类

分为活动期和愈合期，这种分类对外科手术治疗非常重要。活动期包括术前血培养阳性及发热，术中取血培养阳性，术中发现病变组织形态呈炎症活动状态，或在抗生素疗程完成之前进行手术。术后1年以上再次出现感染性心内膜炎，通常认为是复发。

(三)按诊断类型分类

分为明确诊断、疑似诊断和可能诊断。

(四)按瓣膜类型分类

分为自体瓣膜感染性心内膜炎和人工瓣膜感染性心内膜炎。

(五)按解剖部位分类

分为二尖瓣感染性心内膜炎、主动脉瓣感染性心内膜炎及室壁感染性心内膜炎等。

(六)按病原微生物分类

按照病原微生物血培养结果分为金黄色葡萄球菌性感染性心内膜炎、溶血性链球菌性感染性心内膜炎、真菌性感染性心内膜炎等。

五、临床表现

(一)全身感染中毒表现

发热是IE最常见的症状，除有些老年或心、肾衰竭的重症患者外，几乎均有发热，与病原微生物释放入血有关。亚急性者起病隐匿，体温一般<39 ℃，午后和晚上高，可伴有全身不适、肌痛/关节痛、乏力、食欲缺乏或体重减轻等非特异性症状。急性者起病急骤，呈暴发性败血症过程，通常高热伴有寒战。其他全身感染中毒表现还包括脾大、贫血和杵状指，主要见于亚急性者。

(二)心脏表现

心脏的表现主要为新出现杂音或杂音性质、强度较前改变，瓣膜损害导致的新的或增强的杂音通常为关闭不全的杂音，尤以主动脉瓣关闭不全多见。但新出现杂音或杂音改变不是感染性心内膜炎的必备表现。

(三)血管栓塞表现

血管栓塞表现为相应组织的缺血坏死和/或脓肿。

(四)自身免疫反应的表现

自身免疫反应主要表现为肾小球肾炎、关节炎、皮肤或黏膜出血等，非特异性，不常见。皮肤或黏膜的表现具有提示性，包括：①瘀点，可见于任何部位；②指/趾甲下线状出血；③Roth 斑，为视网膜的卵圆形出血斑，中心呈白色，多见于亚急性者；④Osler 结节，为指/趾垫出现的豌豆大小红色或紫色痛性结节，多见于亚急性者；⑤Janeway 损害，为手掌或足底处直径为1～4 mm的无痛性出血性红斑，多见于急性者。

六、辅助检查

(一)血培养

血培养是明确致病菌最主要的实验室方法，并为抗生素的选择提供可靠的依据。为了提高血培养的阳性率，应注意以下几个环节。

(1)取血频次：多次血培养有助于提高阳性率，建议至少送检3次，每次采血时间间隔至少1小时。

(2)取血量：每次取血5～10 mL，已使用抗生素的患者取血量不宜过多，否则血液中的抗生素不能被培养液稀释。

(3)取血时间：有人建议取血时间以寒战或体温骤升时为佳，但感染性心内膜炎的菌血症是持续的。研究发现，体温与血培养阳性率之间没有显著相关性，因此，不需要专门在发热时取血。高热时，大部分细菌被吞噬细胞吞噬，反而影响了培养效果。

(4)取血部位：前瞻性研究表明，无论病原微生物是哪一种，静脉血培养阳性率均显著高于动脉血。因此，静脉血培养阴性的患者没有必要再采集动脉血培养。每次取血应更换穿刺部位，皮肤应严格消毒。

(5)培养和分离技术：所有怀疑感染性心内膜炎的患者，应同时做需氧菌培养和厌氧菌培养；人工瓣膜置换术后、长时间留置静脉导管或导尿管及静脉药物滥用患者，应加做真菌培养。结果阴性时应延长培养时间，并使用特殊分离技术。

(6)取血之前已使用抗生素患者的处理：如果临床高度怀疑感染性心内膜炎而患者已使用了抗生素治疗，应谨慎评估，病情允许时可以暂停用药数天后再次培养。

(二)超声心动图

所有临床上怀疑感染性心内膜炎的患者均应接受超声心动图检查，首选经胸超声心动图(TTE)；如果 TTE 结果阴性，而临床高度怀疑感染性心内膜炎，应加做经食管超声心动图(TEE)；TEE 结果阴性，而仍高度怀疑，2～7 天后应重复 TEE 检查。如果是有经验的超声医师，且超声机器性能良好，多次 TEE 检查结果阴性基本可以排除感染性心内膜炎诊断。

超声心动图诊断感染性心内膜炎的主要证据包括赘生物，附着于瓣膜、心腔内膜面或心内植入物的致密回声团块影，可活动，用其他解剖学因素无法解释；脓肿或瘘；新出现的人工瓣膜部分裂开。

临床怀疑感染性心内膜炎的患者，其中约 50%经 TTE 可检出赘生物。在人工瓣膜，TTE 的诊断价值通常不大。TEE 有效弥补了这一不足，其诊断赘生物的敏感度为 88%～100%，特异度达 91%～100%。

(三)其他检查

感染性心内膜炎患者可出现血白细胞计数升高，核左移；红细胞沉降率及 C 反应蛋白升高；高丙种球蛋白血症，循环中出现免疫复合物，类风湿因子升高，血清补体降低；贫血，血清铁及血清铁结合力下降；尿中出现蛋白和红细胞等。心电图和胸部 X 线片也可能有相应的变化，但均不具有特异性。

七、诊断和鉴别诊断

(一)诊断

首先应根据患者的临床表现筛选出疑似病例。

1.高度怀疑

(1)新出现杂音或杂音性质、强度较前改变。

(2)来源不明的栓塞事件。

(3)感染源不明的败血症。

(4)血尿、肾小球肾炎或怀疑肾梗死。

(5)发热伴以下任何一项：①心内有植入物；②有感染性心内膜炎的易患因素；③新出现的室性心律失常或传导障碍；④首次出现充血性心力衰竭的临床表现；⑤血培养阳性(为感染性心内膜炎的典型病原微生物)；⑥皮肤或黏膜表现；⑦多发或多变的浸润性肺感染；⑧感染源不明的外

周(肾、脾和脊柱)脓肿。

2.低度怀疑

发热,不伴有以上任何一项。对于疑似病例应立即进行超声心动图和血培养检查。

1994年,Durack及其同事提出了Duke标准,给感染性心内膜炎的诊断提供了重要参考。后来经不断完善形成了目前的Duke标准修订版,包括2项主要标准和6项次要标准。具备2项主要标准,或1项主要标准+3项次要标准,或5项次要标准为明确诊断;具备1项主要标准+1项次要标准,或3项次要标准为疑似诊断。

(1)主要标准:①血培养阳性,2次血培养结果一致,均为典型的感染性心内膜炎病原微生物如溶血性链球菌、牛链球菌、HACEK菌、无原发灶的社区获得性金黄色葡萄球菌或肠球菌。连续多次血培养阳性,且为同一病原微生物,这种情况包括至少2次血培养阳性,且间隔时间>12小时;3次血培养均阳性或≥4次血培养中的多数均阳性,且首次与末次血培养间隔时间至少1小时。②心内膜受累证据,超声心动图阳性发现赘生物,附着于瓣膜、心腔内膜面或心内植入物的致密回声团块影,可活动,用其他解剖学因素无法解释;脓肿或瘘;新出现的人工瓣膜部分裂开。

(2)次要标准:①存在易患因素,如基础心脏病或静脉药物滥用。②发热,体温>38 ℃。③血管栓塞表现,主要动脉栓塞,感染性肺梗死,真菌性动脉瘤,颅内出血,结膜出血及Janeway损害。④自身免疫反应的表现,肾小球肾炎、Osler结节、Roth斑及类风湿因子阳性。⑤病原微生物证据,血培养阳性,但不符合主要标准;或有感染性心内膜炎病原微生物的血清学证据。⑥超声心动图证据,超声心动图符合感染性心内膜炎表现,但不符合主要标准。

(二)鉴别诊断

感染性心内膜炎需要和以下疾病鉴别,包括心脏肿瘤、系统性红斑狼疮、Marantic心内膜炎、抗磷脂综合征、类癌综合征、高心排量肾细胞癌、血栓性血小板减少性紫癜及败血症等。

八、治疗

(一)治疗原则

(1)早期应用:连续采集3～5次血培养后即可开始经验性治疗,不必等待血培养结果。对于病情平稳的患者可延迟治疗24～48小时,对预后没有影响。

(2)充分用药:使用杀菌性而非抑菌性抗生素,大剂量,长疗程,旨在完全杀灭包裹在赘生物内的病原微生物。

(3)静脉给药为主:保持较高的血药浓度。

(4)病原微生物不明确的经验性治疗:急性者首选对金黄色葡萄球菌、链球菌和革兰氏阴性杆菌均有效的广谱抗生素,亚急性者首选对大多数链球菌(包括肠球菌)有效的广谱抗生素。

(5)病原微生物明确的针对性治疗:应根据药物敏感试验的结果选择针对性的抗生素,有条件时应测定最小抑菌浓度(MIC),以判定病原微生物对抗生素的敏感程度。

(6)部分患者需要外科手术治疗。

(二)病原微生物不明确的经验性治疗

治疗应基于临床及病原学证据。病原微生物未明确的患者,如果病情平稳,可在血培养3～5次后立即开始经验性治疗;如果过去的8天内患者已使用了抗生素治疗,可在病情允许的情况下延迟24～48小时再进行血培养,然后采取经验性治疗。2004年,欧洲心脏协会(ESC)指南推荐的方案以万古霉素和庆大霉素为基础。我国庆大霉素的耐药率较高，而且庆大霉素的肾毒性大，多选用阿米卡星(丁胺卡那霉素)替代庆大霉素，0.4～0.6 g 分次静脉给药或肌内注射。万古霉素费用较高，也可选用青霉素类，如青霉素 320 万～400 万 U 静脉给药，每 4～6 小时 1 次；或萘夫西林 2 g 静脉给药或静脉给药，每 4 小时 1 次。

病原微生物未明确的治疗流程图如图 4-4 所示，经验性治疗方案见表 4-9。

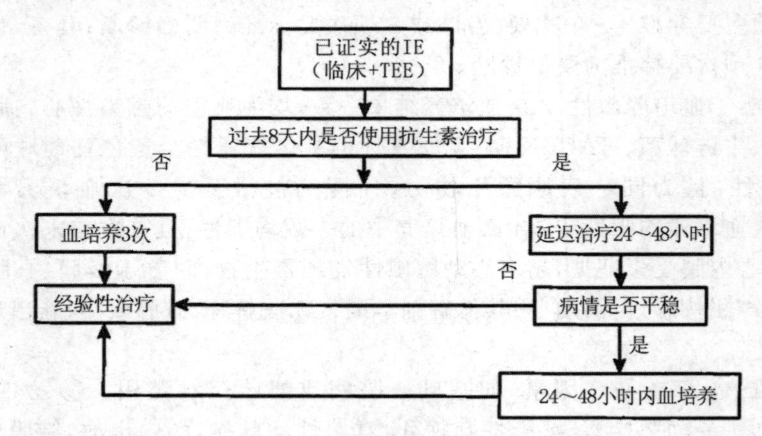

图 4-4 病原微生物未明确的治疗流程

表 4-9 经验性治疗方案

病种	药名	剂量	疗程
自体瓣膜感染性心内膜炎	万古霉素	15 mg/kg 静脉给药，每 12 小时一次	4～6 周
	* 庆大霉素	1 mg/kg 静脉给药，每 8 小时一次	2 周
人工瓣膜感染性心内膜炎	万古霉素	15 mg/kg 静脉给药，每 12 小时一次	4～6 周
	* 利福平	300～450 mg 口服，每 8 小时一次	4～6 周
	* 庆大霉素	1 mg/kg 静脉给药，每 8 小时一次	2 周

注：* 每天最大剂量 2 g，需要监测药物浓度，必要时可加用氨苄西林。

(三)病原微生物明确的针对性治疗

1.链球菌感染性心内膜炎

根据药物的敏感性程度选用青霉素、头孢曲松、万古霉素或替考拉宁。

(1)自体瓣膜感染性心内膜炎且对青霉素完全敏感的链球菌感染(MIC≤0.1 mg/L)：年龄≤65 岁，血清肌酐正常的患者，给予青霉素 1 200 万～2 000 万 U/24 h，分 4～6 次静脉给药，疗程 4 周；加庆大霉素 3 mg/(kg·24 h)(最大剂量 240 mg/24 h)，分 2～3 次静脉给药，疗程 2 周。年龄>65 岁，或血清肌酐升高的患者，根据肾功能调整青霉素的剂量，或使用头孢曲松 2 g/24 h，每天 1 次静脉给药，疗程均为 4 周。对青霉素和头孢菌素过敏的患者使用万古霉素 3 mg/(kg·24 h)，每天 2 次静脉给药，疗程 4 周。

(2)自体瓣膜感染性心内膜炎且对青霉素部分敏感的链球菌感染(MIC 0.1～0.5 mg/L)或人工瓣膜感染性心内膜炎：青霉素 2 000 万～2 400 万 U/24 h，分 4～6 次静脉给药，或使用头孢曲松 2 g/24 h，每天 1 次静脉给药，疗程均为 4 周；加庆大霉素 3 mg/(kg·24 h)，分 2～3 次静脉给药，疗程 2 周；之后继续使用头孢曲松 2 g/24 h，每天 1 次静脉给药，疗程 2 周。对这类患者也可单独选用万古霉素 3 mg/(kg·24 h),每天 2 次静脉给药,疗程 4 周。

(3)对青霉素耐药的链球菌感染(MIC>0.5 mg/L):治疗同肠球菌。

(4)替考拉宁可作为万古霉素的替代选择,推荐用法为 10 mg/kg 静脉给药,每天 2 次,9 次以后改为每天 1 次,疗程 4 周。

2.葡萄球菌感染性心内膜炎

葡萄球菌感染性心内膜炎约占所有感染性心内膜炎患者的 1/3,病情危重,有致死危险。90%的致病菌为金黄色葡萄球菌,其余 10%为凝固酶阴性的葡萄球菌。

(1)自体瓣膜感染性心内膜炎的治疗方案。①对甲氧西林(新青霉素)敏感的金黄色葡萄球菌(MSSA)感染:苯唑西林 8～12 g/24 h,分 4 次静脉给药,疗程 4 周(静脉药物滥用患者用药 2 周);加庆大霉素 3 mg/(kg·24 h),最大剂量 240 mg/24 h,分 3 次静脉给药,疗程至少 3 天。②对青霉素过敏患者 MSSA 感染:万古霉素 3 mg/(kg·24 h),每天 2 次静脉给药,疗程 4～6 周;加庆大霉素 3 mg/(kg·24 h),最大剂量 240 mg/24 h,分 3 次静脉给药,疗程至少 3 天。③对甲氧西林耐药的金黄色葡萄球菌(MRSA)感染:万古霉素 30 mg/(kg·24 h),每天 2 次静脉给药,疗程 6 周。

(2)人工瓣膜感染性心内膜炎的治疗方案。①MSSA 感染:苯唑西林 8～12 g/24 h,分 4 次静脉给药,加利福平 900 mg/24 h,分 3 次静脉给药,疗程均为 6～8 周;再加庆大霉素 3 mg/(kg·24 h),最大剂量 240 mg/24 h,分 3 次静脉给药,疗程 2 周。②MRSA 及凝固酶阴性的葡萄球菌感染:万古霉素 30 mg/(kg·24 h),每天 2 次静脉给药,疗程 6 周;加利福平 300 mg/24 h,分 3 次静脉给药,再加庆大霉素 3 mg/(kg·24 h),最大剂量 240 mg/24 h,分 3 次静脉给药,疗程均为 6～8 周。

3.肠球菌及青霉素耐药的链球菌感染性心内膜炎

与一般的链球菌不同,多数肠球菌对包括青霉素、头孢菌素、克林霉素和大环内酯类抗生素在内的许多抗生素耐药。甲氧嘧啶-磺胺异噁及新一代喹诺酮类抗生素的疗效也不确定。

(1)青霉素 MIC≤8 mg/L,庆大霉素 MIC<500 mg/L:青霉素 1600 万～2 000 万 U/24 h,分 4～6 次静脉给药,疗程 4 周;加庆大霉素 3 mg/(kg·24 h),最大剂量 240 mg/24 h,分 2 次静脉给药,疗程 4 周。

(2)青霉素过敏或青霉素/庆大霉素部分敏感的肠球菌感染:万古霉素 30 mg/(kg·24 h),每天 2 次静脉给药,加庆大霉素 3 mg/(kg·24 h),分 2 次静脉给药,疗程均 6 周。

(3)青霉素耐药菌株(MIC>8 mg/L)感染:万古霉素 3 mg/(kg·24 h),每天 2 次静脉给药,加庆大霉素 3 mg/(kg·24 h),分 2 次静脉给药,疗程均 6 周。

(4)万古霉素耐药或部分敏感菌株(MIC 4～16 mg/L)或庆大霉素高度耐药菌株感染:需要寻求微生物学家的帮助,如果抗生素治疗失败,应及早考虑瓣膜置换。

4.革兰氏阴性菌感染性心内膜炎

约 10%自体瓣膜感染性心内膜炎和 15%人工瓣膜感染性心内膜炎,尤其是瓣膜置换术后 1 年发生者多由革兰氏阴性菌感染所致。其中 HACEK 菌属最常见,包括嗜血杆菌、放线杆菌、心杆菌、埃肯菌和金氏杆菌。常用治疗方案为头孢曲松 2 g/24 h 静脉给药,每天 1 次,自体瓣膜感染性心内膜炎疗程 4 周,人工瓣膜感染性心内膜炎疗程 6 周。也可选用氨苄西林 12 g/24 h,分 3～4 次静脉给药,加庆大霉素 3 mg/(kg·24 h),分 2～3 次静脉给药。

5.立克次体感染性心内膜炎

立克次体感染性心内膜炎可导致Q热，治疗选用强力霉素100 mg静脉给药，每12小时1次，加利福平。为预防复发，多数患者需要进行瓣膜置换。由于立克次体寄生在细胞内，因此术后抗生素治疗还需要至少1年，甚至终生。

6.真菌感染性心内膜炎

近年来，真菌感染性心内膜炎有增加趋势，尤其是念珠菌属感染。由于单独使用抗真菌药物死亡率较高，而手术的死亡率下降，因此，真菌感染性心内膜炎首选外科手术治疗。药物治疗可选用两性霉素B或其脂质体，1 mg/kg，每天1次，连续静脉滴注有助减少不良反应。

(四)外科手术治疗

手术指征包括以下几点。

(1)急性瓣膜功能不全造成血流动力学不稳定或充血性心力衰竭。

(2)有瓣周感染扩散的证据。

(3)正确使用抗生素治疗7～10天后，感染仍然持续。

(4)病原微生物对抗生素反应不佳，如真菌、立克次体、布鲁氏菌、里昂葡萄球菌、对庆大霉素高度耐药的肠球菌、革兰氏阴性菌等。

(5)使用抗生素治疗前或治疗后1周内，超声心动图探测到赘生物直径＞10 mm，可以活动。

(6)正确使用抗生素治疗后，仍有栓塞事件复发。

(7)赘生物造成血流机械性梗阻。

(8)早期人工瓣膜感染性心内膜炎。

九、预后

影响预后的因素不仅包括患者的自身情况及病原微生物的毒力，还与诊断和治疗是否正确、及时有关。总体而言，住院患者出院后的长期预后尚可(10年生存率81％)，其中部分开始给予药物治疗的患者后期仍需要手术治疗。既往有感染性心内膜炎病史的患者，再次感染的风险较高。人工瓣膜感染性心内膜炎患者的长期预后较自体瓣膜感染性心内膜炎患者差。

(朱　军)

第七节　急性心力衰竭

急性心力衰竭(AHF)是临床医师面临的最常见的心脏急症之一。许多国家随着人口老龄化及急性心肌梗死患者存活率的升高，慢性心力衰竭患者的数量快速增长，同时也增加了心功能失代偿患者的数量。60％～70％AHF是由冠心病所致，尤其是在老年人。在年轻患者，AHF的原因更多见于扩张型心肌病、心律失常、先天性或瓣膜性心脏病、心肌炎等。

AHF患者预后不良。急性心肌梗死伴有严重心力衰竭患者病死率非常高，12个月的病死率为30％。据报道，急性肺水肿院内病死率为12％，1年病死率为40％。

2008年，欧洲心脏病学会更新了急性和慢性心力衰竭指南。2010年，中华医学会心血管病分会公布了我国急性心力衰竭诊断和治疗指南。

一、急性心力衰竭的临床表现

AHF是指由于心脏功能异常而出现的急性临床发作。无论既往有无心脏病病史，均可发生。心功能异常可以是收缩功能异常，亦可为舒张功能异常，还可以是心律失常或心脏前负荷和后负荷失调。它通常是致命的，需要紧急治疗。

急性心力衰竭可以在既往没有心功能异常者首次发病，也可以是慢性心力衰竭(CHF)的急性失代偿。

(一)基础心血管疾病的病史和表现

大多数患者有各种心脏病的病史，存在引起急性心力衰竭的各种病因。老年人中的主要病因为冠心病、高血压和老年性退行性心瓣膜病，而在年轻人中多由风湿性心瓣膜病、扩张型心肌病、急性重症心肌炎等所致。

(二)诱发因素

常见的诱因：①慢性心力衰竭药物治疗缺乏依从性；②心脏容量超负荷；③严重感染，尤其肺炎和败血症；④严重颅脑损害或剧烈的精神心理紧张与波动；⑤大手术后；⑥肾功能减退；⑦急性心律失常，如室性心动过速(室速)、心室颤动(室颤)、心房颤动(房颤)或心房扑动(房扑)伴快速心室率、室上性心动过速及严重的心动过缓等；⑧支气管哮喘发作；⑨肺栓塞；⑩高心排血量综合征，如甲状腺功能亢进危象、严重贫血等；⑪应用负性肌力药物，如维拉帕米、地尔硫䓬、β受体阻滞剂等；⑫应用非甾体抗炎药；⑬心肌缺血；⑭老年急性舒张功能减退；⑮吸毒；⑯酗酒；⑰嗜铬细胞瘤。这些诱因使心功能原来尚可代偿的患者骤发心力衰竭，或者使已有心力衰竭的患者病情加重。

(三)早期表现

原来心功能正常的患者出现急性失代偿的心力衰竭(首发或慢性心力衰竭急性失代偿)伴有急性心力衰竭的症状和体征，出现原因不明的疲乏或运动耐力明显降低及心率增加15～20次/分，可能是左心功能降低的最早期征兆。继续发展可出现劳力性呼吸困难、夜间阵发性呼吸困难、睡觉需用枕头抬高头部等，检查可发现左心室增大、闻及舒张早期或中期奔马律、肺动脉瓣区第二心音亢进、两肺尤其肺底部有细湿性啰音，还可有干性啰音和哮鸣音，提示已有左心功能障碍。

(四)急性肺水肿

起病急骤，病情可迅速发展至危重状态。突发的严重呼吸困难、端坐呼吸、喘息不止、烦躁不安并有恐惧感，呼吸频率可达30～50次/分；频繁咳嗽并咳出大量粉红色泡沫样血痰；听诊心率快，心尖部常可闻及奔马律；双肺满布湿性啰音和哮鸣音。

(五)心源性休克

主要表现如下。

(1)持续低血压，收缩压降至12.0 kPa(90 mmHg)以下，或原有高血压的患者收缩压降幅≥8.0 kPa(60 mmHg)，且持续30分钟以上。

(2)组织低灌注状态：①皮肤湿冷、苍白和发绀，出现紫色条纹；②心动过速>110次/分；③尿量显著减少(<20 mL/h)，甚至无尿；④意识障碍，常有烦躁不安、激动焦虑、恐惧和濒死感；⑤收缩压低于9.3 kPa(70 mmHg)，可出现抑制症状如神志恍惚、表情淡漠、反应迟钝，逐渐发展至意识模糊，甚至昏迷。

(3)血流动力学障碍：肺毛细血管楔压(PCWP)≥2.4 kPa(18 mmHg)，心排血指数(CI)≤36.7 mL/(s·m^2)[≤2.2 L/(min·m^2)]。

(4)低氧血症和代谢性酸中毒。

二、急性心力衰竭严重程度分级

主要分级有 Killip 法(表 4-10)、Forrester 法(表 4-11)和临床程度分级(表 4-12)3 种。Killip 法主要用于急性心肌梗死患者,分级依据临床表现和胸部 X 线片的结果。

表 4-10 急性心肌梗死的 Killip 法分级

分级	症状与体征
Ⅰ级	无心力衰竭
Ⅱ级	有心力衰竭,两肺中下部有湿啰音,占肺野下 1/2,可闻及奔马律。胸部 X 线片有肺淤血
Ⅲ级	严重心力衰竭,有肺水肿,细湿啰音遍布两肺(超过肺野下 1/2)
Ⅳ级	心源性休克、低血压[收缩压<12.0 kPa(90 mmHg)]、发绀、出汗、少尿

表 4-11 急性心力衰竭的 Forrester 法分级

分级	PCWP(mmHg)	CI[mL/(s·m²)]	组织灌注状态
Ⅰ级	≤18	>36.7	无肺淤血,无组织灌注不良
Ⅱ级	>18	>36.7	有肺淤血
Ⅲ级	<18	≤36.7	无肺淤血,有组织灌注不良
Ⅳ级	>18	≤36.7	有肺淤血,有组织灌注不良

注:PCWP,肺毛细血管楔压;CI,心排血指数,其法定单位[mL/(s·m²)]与旧制单位[L/(min·m²)]的换算因数为 16.67。1 mmHg=0.133 kPa。

表 4-12 急性心力衰竭的临床程度分级

分级	皮肤	肺部啰音
Ⅰ级	干、暖	无
Ⅱ级	湿、暖	有
Ⅲ级	干、冷	无/有
Ⅳ级	湿、冷	有

Forrester 分级依据临床表现和血流动力学指标,可用于急性心肌梗死后 AHF,最适用于首次发作的急性心力衰竭。临床程度的分类法适用于心肌病患者,它主要依据临床发现,最适用于慢性失代偿性心力衰竭。

三、急性心力衰竭的诊断

AHF 的诊断主要依据症状和临床表现,同时辅以相应的实验室检查,如心电图(ECG)、胸部 X 线片、生化标志物、多普勒超声心动图等,诊断的流程如图 4-5 所示。

在急性心力衰竭患者,需要系统地评估外周循环、静脉充盈、肢端体温。

在心力衰竭失代偿时,右心室充盈压通常可通过中心静脉压评估。AHF 时中心静脉压升高应谨慎分析,因为在静脉顺应性下降合并右心室顺应性下降时,即便右心室充盈压很低也会出现中心静脉压的升高。

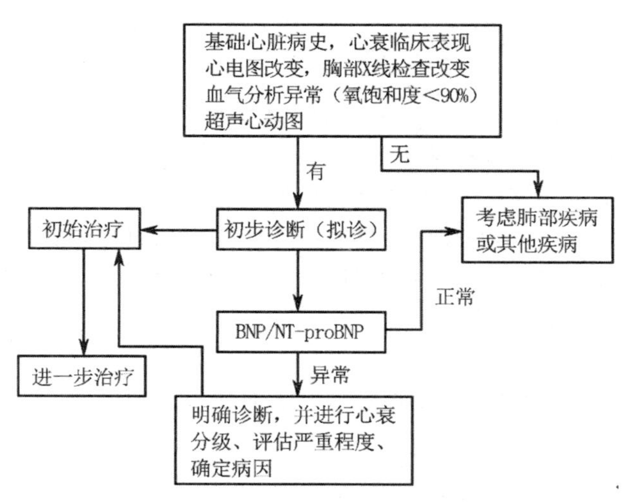

图 4-5　急性心力衰竭的诊断流程

左心室充盈压可通过肺部听诊评估，肺部存在湿啰音常提示左心室充盈压升高。进一步的确诊、严重程度的分级及随后可出现的肺淤血、胸腔积液应进行胸部 X 线片检查。左心室充盈压的临床评估常被迅速变化的临床征象所误导。应进行心脏的触诊和听诊，了解有无室性和房性奔马律（S_3、S_4）。

四、实验室检查及辅助检查

（一）ECG

急性心力衰竭时 ECG 多有异常改变。ECG 可以辨别节律，可以帮助确定 AHF 的病因及了解心室的负荷情况。这在急性冠脉综合征中尤为重要。ECG 还可了解左、右心室和心房的劳损情况、有无心包炎及既往存在的病变如左右心室的肥大。心律失常时应分析 12 导联心电图，同时应进行连续的 ECG 监测。

（二）胸部 X 线片及影像学检查

对于所有 AHF 的患者，胸部 X 线片和其他影像学检查宜尽早完成，以便及时评估已经存在的肺部和心脏病变（心脏的大小及形状）及肺淤血的程度。它不但可以用于明确诊断，还可用于了解随后的治疗效果。胸部 X 线片还可用作左心衰竭的鉴别诊断，除外肺部炎症或感染性疾病。胸部 CT 或放射性核素扫描可用于判断肺部疾病和诊断大的肺栓塞。CT、经食管超声心动图可用于诊断主动脉夹层。

（三）实验室检查

AHF 时应进行一些实验室检查。动脉血气分析可以评估氧合情况（PaO_2）、通气情况（$PaCO_2$）、酸碱平衡（pH）和碱缺失，在所有严重 AHF 患者应进行此项检查。脉搏血氧测定及潮气末 CO_2 测定等无创性检测方法可以替代动脉血气分析，但不适用于低心排血量及血管收缩性休克状态。静脉血氧饱和度（如颈静脉内）的测定对于评价全身的氧供需平衡很有价值。

血浆脑钠尿肽（B 型钠尿肽，BNP）是在心室室壁张力增加和容量负荷过重时由心室释放的，现在已用于急诊室呼吸困难的患者作为排除或确立心力衰竭诊断的指标。BNP 对于排除心力衰竭有着很高的阴性预测价值。如果心力衰竭的诊断已经明确，升高的血浆 BNP 和 N 末端脑钠尿肽前体(NT-proBNP)可以预测预后。

(四)超声心动图

超声心动图对于评价基础心脏病变及与AHF相关的心脏结构和功能改变是极其重要的，同时对急性冠脉综合征也有重要的评估值。

多普勒超声心动图应用于评估左、右心室的局部或全心功能改变、瓣膜结构和功能、心包病变、急性心肌梗死的机械性并发症和比较少见的占位性病变。通过多普勒超声心动图测定主动脉或肺动脉的血流时速曲线可以估测心排血量。多普勒超声心动图还可估计肺动脉压力(三尖瓣反流射速)，同时可监测左心室前负荷。

(五)其他检查

在涉及与冠状动脉相关的病变，如不稳定型心绞痛或心肌梗死时，血管造影是非常重要的，现已明确血运重建能够改善预后。

五、急性心力衰竭患者的监护

急性心力衰竭患者应在进入急诊室后就尽快地开始监护，同时给予相应的诊断性检查以明确基础病因。

(一)无创性监护

在所有的危重患者，必须监测的项目有血压、体温、心率、呼吸、心电图。有些实验室检查应重复做，如电解质、肌酐、血糖及有关感染和代谢障碍的指标。必须纠正低钾或高钾血症。如果患者情况恶化，这些指标的监测频率也应增加。

1.心电监测

在急性失代偿阶段ECG的监测是必需的(监测心律失常和ST段变化)，尤其是心肌缺血或心律失常是导致急性心力衰竭的主要原因时。

2.血压监测

开始治疗时维持正常的血压很重要，其后也应定时测量(如每5分钟测量一次)，直到血管活性药、利尿剂、正性肌力药剂量稳定时。在并无强烈的血管收缩和不伴有极快心率时，无创性自动袖带血压测量是可靠的。

3.血氧饱和度监测

脉搏血氧计是测量动脉氧与血红蛋白结合饱和度的无创性装置(SaO_2)。通常从联合血氧计测得的SaO_2的误差在2%之内，除非患者处于心源性休克状态。

4.心排血量和前负荷

可应用多普勒超声的方法监测。

(二)有创性监测

1.动脉置管

置入动脉导管的指征是因血流动力学不稳定，需要连续监测动脉血压或需进行多次动脉血气分析。

2.中心静脉置管

中心静脉置管联通了中心静脉循环，所以可用于输注液体和药物，也可监测中心静脉压(CVP)及静脉氧饱和度(SvO_2，上腔静脉或右心房处)，后者用以评估氧的运输情况。

在分析右心房压力时应谨慎，避免过分注重右心房压力，因为右心房压力几乎与左心房压力无关,因此也与AHF时的左心室充盈压无关。CVP也会受到重度三尖瓣关闭不全及呼气末正压通气(PEEP)的影响。

3.肺动脉导管

肺动脉导管(PAC)是一种漂浮导管,用于测量上腔静脉(SVC)、右心房、右心室、肺动脉压力、肺毛细血管楔压及心排血量。现代导管能够半连续性地测量心排血量及混合静脉血氧饱和度、右心室舒张末容积和射血分数。

虽然置入肺动脉导管用于急性左心衰竭的诊断通常不是必需的,但对于伴发有复杂心肺疾病的患者,它可以用来鉴别是心源性机制还是非心源性机制。对于二尖瓣狭窄、主动脉关闭不全、高气道压或左心室僵硬(如左心室肥厚、糖尿病、纤维化、使用正性肌力药、肥胖、缺血)的患者,肺毛细血管楔压并不能真实地反映左心室舒张末压。

建议PAC用于对传统治疗未产生预期疗效的血流动力学不稳定的患者,以及合并淤血和低灌注的患者。在这些情况下,置入肺动脉导管以保证左心室最恰当的液体负荷量,并指导血管活性药物和正性肌力药的使用。

六、急性心力衰竭的治疗

(一)临床评估

对患者均应根据上述各种检查方法以及病情变化做出临床评估,包括:①基础心血管疾病;②急性心力衰竭发生的诱因;③病情的严重程度和分级,并估计预后;④治疗的效果。此种评估应多次和动态进行,以调整治疗方案。

(二)治疗目标

(1)控制基础病因和矫治引起心力衰竭的诱因:应用静脉和/或口服降压药物以控制高血压;选择有效抗生素控制感染;积极治疗各种影响血流动力学的快速性或缓慢性心律失常;应用硝酸酯类药物改善心肌缺血。糖尿病伴血糖升高者应有效控制血糖水平,又要防止出现低血糖。对血红蛋白低于60 g/L的严重贫血者,可输注浓缩红细胞悬液或全血。

(2)缓解各种严重症状。①低氧血症和呼吸困难:采用不同方式的吸氧,包括鼻导管吸氧、面罩吸氧及无创或气管插管的呼吸机辅助通气治疗。②胸痛和焦虑:应用吗啡。③呼吸道痉挛:应用支气管解痉药物。④淤血症状:利尿剂有助于减轻肺淤血和肺水肿,也可缓解呼吸困难。

(3)稳定血流动力学状态,维持收缩压≥12.0 kPa(90 mmHg),纠正和防止低血压可应用各种正性肌力药物。血压过高者的降压治疗可选择血管扩张药物。

(4)纠正水、电解质紊乱和维持酸碱平衡。

(5)保护重要脏器,如肺、肾、肝和大脑,防止功能损害。

(6)降低死亡危险,改善近期和远期预后。

(三)急性心力衰竭的处理流程

急性心力衰竭确诊后,即按图4-6的流程处理。初始治疗后症状未获明显改善或病情严重者应行进一步治疗。

1.急性心力衰竭的一般处理

(1)体位:静息时明显呼吸困难者应半卧位或端坐位,双腿下垂以减少回心血量,降低心脏前负荷。

(2)四肢交换加压:四肢轮流绑扎止血带或血压计袖带,通常同一时间只绑扎三肢,每隔15～

20分钟轮流放松一肢。血压计袖带的充气压力应较舒张压低1.3 kPa(10 mmHg),使动脉血流仍可顺利通过,而静脉血回流受阻。此法可降低前负荷,减轻肺淤血和肺水肿。

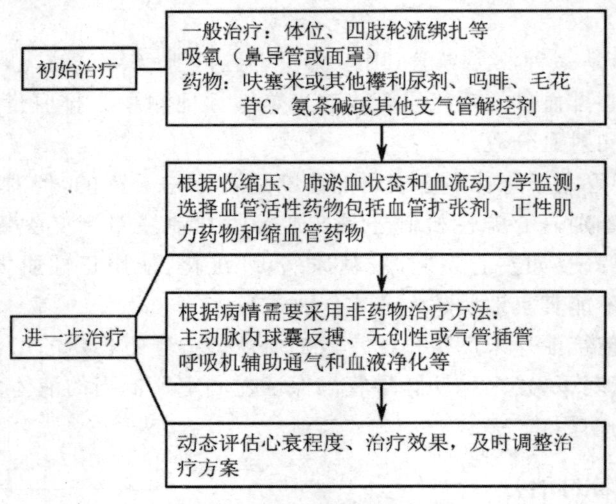

图4-6 急性心力衰竭的处理流程

(3)吸氧:适用于低氧血症和呼吸困难明显(尤其指端血氧饱和度<90%)的患者。应尽早采用,使患者 $SaO_2 \geqslant 95\%$(伴COPD者 $SaO_2 > 90\%$)。可采用不同的方式:①鼻导管吸氧,低氧流量(1~2 L/min)开始,如仅为低氧血症,动脉血气分析未见二氧化碳潴留,可采用高流量给氧6~8 L/min。乙醇湿化吸氧可使肺泡内的泡沫表面张力降低而破裂,改善肺泡的通气。方法是在氧气通过的湿化瓶中加50%~70%乙醇或有机硅消泡剂,用于肺水肿患者。②面罩吸氧,适用于伴呼吸性碱中毒患者。必要时还可采用无创性或气管插管呼吸机辅助通气治疗。

(4)做好救治的准备工作:至少开放2条静脉通道,并保持通畅。必要时可采用深静脉穿刺置管,以随时满足用药的需要。血管活性药物一般应用微量泵泵入,以维持稳定的速度和正确的剂量。固定和维护好漂浮导管、深静脉置管、心电监护的电极和导联线、鼻导管或面罩、导尿管及指端无创血氧仪测定电极等。保持室内适宜的温度、湿度,灯光柔和,环境幽静。

(5)饮食:进易消化食物,避免一次大量进食,在总量控制下,可少量多餐(6~8次/天)。应用襻利尿剂情况下不要过分限制钠盐摄入量,以避免低钠血症,导致低血压。利尿剂应用时间较长的患者要补充多种维生素和微量元素。

(6)出入量管理:肺淤血、体循环淤血及水肿明显者应严格限制饮水量和静脉输液速度,对无明显低血容量因素(大出血、严重脱水、大汗淋漓等)者的每天摄入液体量一般宜在1 500 mL以内,不要超过2 000 mL。保持每天水出入量负平衡约500 mL/d,严重肺水肿者的水负平衡为1 000~2 000 mL/d,甚至可达3 000~5 000 mL/d,以减少水、钠潴留和缓解症状。3~5天后,如淤血、水肿明显消退,应减少水负平衡量,逐渐过渡到出入水量大体平衡。在水负平衡下应注意防止发生低血容量、低血钾和低血钠等。

2.AHF时吗啡及其类似物的使用

吗啡一般用于严重AHF的早期阶段,特别是患者不安和呼吸困难时。吗啡能够使静脉扩张,也能使动脉轻度扩张,并降低心率。应密切观察疗效和呼吸抑制的不良反应。伴明显和持续低血压、休克、意识障碍、COPD等患者禁忌使用。老年患者慎用或减量。亦可应用哌替啶50~

100 mg 肌内注射。

3.AHF 治疗中血管扩张药的使用

对大多数 AHF 患者，血管扩张药常作为一线药，它可以用来开放外周循环，降低前和/或后负荷。

(1)酸酯类药物：急性心力衰竭时此类药在不减少每搏心排血量和不增加心肌氧耗情况下能减轻肺淤血，特别适用于急性冠状动脉综合征伴心力衰竭的患者。临床研究已证实，硝酸酯类静脉制剂与呋塞米合用治疗急性心力衰竭有效；应用大剂量硝酸酯类药物联合小剂量呋塞米的疗效优于单纯大剂量的利尿剂。静脉应用硝酸酯类药物应十分小心滴定剂量，经常测量血压，防止血压过度下降。硝酸甘油静脉滴注起始剂量 5～10 μg/min，每 5～10 分钟递增 5～10 μg/min，最大剂量 100～200 μg/min；亦可每 10～15 分钟喷雾一次(400 μg)，或每次舌下含服 0.3～0.6 mg。硝酸异山梨酯静脉滴注剂量 5～10 mg/h，亦可每次舌下含服2.5 mg。

(2)硝普钠(SNP)：适用于严重心力衰竭。临床应用宜从小剂量 10 μg/min 开始，可酌情逐渐增加剂量至 50～250 μg/min。由于其强效降压作用，应用过程中要密切监测血压，根据血压调整合适的维持剂量。长期使用时其代谢产物(硫代氰化物和氰化物)会产生毒性反应，特别是在严重肝肾衰竭的患者应避免使用。减量时，硝普钠应该缓慢减量，并加用口服血管扩张药，以避免反跳。AHF 时硝普钠的使用尚缺乏对照试验，而且在 AMI 时使用，病死率增高。在急性冠脉综合征所致的心力衰竭患者，因为 SNP 可引起冠脉窃血，故在此类患者中硝酸酯类的使用优于硝普钠。

(3)奈西立肽：这是一类新的血管扩张药肽类，近期被用以治疗 AHF。它是人脑钠尿肽(BNP)的重组体，是一种内源性激素物质。它能够扩张静脉、动脉、冠状动脉，由此降低前负荷和后负荷，在无直接正性肌力的情况下增加心排血量。慢性心力衰竭患者输注奈西立肽对血流动力学产生有益的作用，可以增加钠排泄，抑制肾素-血管紧张素-醛固酮和交感神经系统。它和静脉使用硝酸甘油相比，能更有效地促进血流动力学改善，并且不良反应更少。该药临床试验的结果尚不一致。近期的两项研究(VMAC 和 PROACTION)表明，该药的应用可以带来临床和血流动力学的改善，推荐应用于急性失代偿性心力衰竭。国内一项Ⅱ期临床研究提示，该药较硝酸甘油静脉制剂能够更显著降低 PCWP，缓解患者的呼吸困难。应用方法：先给予负荷剂量 1.500 μg/kg，静脉缓慢推注，继以 0.0075～0.0150 μg/(kg · min)静脉滴注；也可不用负荷剂量而直接静脉滴注。疗程一般 3 天，不建议超过 7 天。

(4)乌拉地尔：该药具有外周和中枢双重扩血管作用，可有效降低血管阻力，降低后负荷，增加心排血量，但不影响心率，从而减少心肌耗氧量。适用于高血压心脏病、缺血性心肌病(包括急性心肌梗死)和扩张型心肌病引起的急性心力衰竭；可用于 CO 降低、PCWP＞2.4 kPa(18 mmHg)的患者。通常静脉滴注 100～400 μg/min，可逐渐增加剂量，并根据血压和临床状况予以调整。伴严重高血压者可缓慢静脉注射 12.5～25.0 mg。

应用血管扩张药的注意事项：下列情况下禁用血管扩张药物。①收缩压＜12.0 kPa(90 mmHg)，或持续低血压并伴症状尤其有肾功能不全的患者，以避免重要脏器灌注减少；②严重阻塞性心瓣膜疾病患者，如主动脉瓣狭窄、二尖瓣狭窄患者，有可能出现显著的低血压，应慎用；③梗阻性肥厚型心肌病。

4.急性心力衰竭时血管紧张素转化酶抑制剂(ACEI)的使用

ACEI 在急性心力衰竭中的应用仍存在诸多争议。急性心力衰竭的急性期、病情尚未稳定的患者不宜应用。急性心肌梗死后的急性心力衰竭可以试用，但须避免静脉应用，口服起始剂量宜小。在急性期病情稳定 48 小时后逐渐加量,疗程至少 6 周,不能耐受 ACEI 者可以应用 ARB。

在心排血量处于边缘状况时,ACEI 应谨慎使用,因为它可以明显降低肾小球滤过率。当联合使用非甾体抗炎药,以及出现双侧肾动脉狭窄时,不能耐受 ACEI 的风险增加。

5.利尿剂

(1)适应证:AHF 和失代偿心力衰竭的急性发作,伴有液体潴留的情况是应用利尿剂的指征。利尿剂缓解症状的益处及其在临床上被广泛认可,无须再进行大规模的随机临床试验来评估。

(2)作用效应:静脉使用襻利尿剂也有扩张血管效应,在使用早期(5～30 分钟)它降低肺阻抗的同时也降低右心房压和肺毛细血管楔压。如果快速静脉注射大剂量(>1 mg/kg)时,就有反射性血管收缩的可能。它与慢性心力衰竭时使用利尿剂不同,在严重失代偿性心力衰竭使用利尿剂能使容量负荷恢复正常,可以在短期内减少神经内分泌系统的激活。特别是在急性冠脉综合征的患者,应使用低剂量的利尿剂,最好已给予扩血管治疗。

(3)实际应用:静脉使用襻利尿剂(呋塞米、托拉塞米),它有强效快速的利尿效果,在 AHF 患者优先考虑使用。在入院以前就可安全使用,应根据利尿效果和淤血症状的缓解情况来选择剂量。开始使用负荷剂量,然后继续静脉滴注呋塞米或托拉塞米,静脉滴注比一次性静脉注射更有效。噻嗪类和螺内酯可以联合襻利尿剂使用,低剂量联合使用比高剂量使用一种药更有效,而且继发反应也更少。将襻利尿剂和多巴酚丁胺、多巴胺或硝酸盐联合使用也是一种治疗方法,它比仅仅增加利尿剂更有效,不良反应也更少。

(4)不良反应、药物的相互作用:虽然利尿剂可安全地用于大多数患者,但它的不良反应也很常见,甚至可威胁生命。它们包括神经内分泌系统的激活,特别是肾素-血管紧张素-醛固酮系统和交感神经系统的激活;低血钾、低血镁和低氯性碱中毒可能导致严重的心律失常;可以产生肾毒性及加剧肾衰竭。过度利尿可过分降低静脉压、肺毛细血管楔压及舒张期灌注,由此导致每搏输出量和心排血量下降,特别见于严重心力衰竭和以舒张功能不全为主的心力衰竭或缺血所致的右心室功能障碍。

6.β受体阻滞剂

(1)适应证和基本原理:目前,尚无应用β受体阻滞剂治疗 AHF,改善症状的研究。相反,在 AHF 时是禁止使用β受体阻滞剂的。急性心肌梗死后早期肺部啰音超过基底部的患者,以及低血压患者均被排除在应用β受体阻滞剂的临床试验之外。急性心肌梗死患者没有明显心力衰竭或低血压,使用β受体阻滞剂能限制心肌梗死范围,减少致命性心律失常,并缓解疼痛。

(2)当患者出现缺血性胸痛对阿片制剂无效、反复发生缺血、高血压、心动过速或心律失常时,可考虑静脉使用β受体阻滞剂。在 Gothenburg 美托洛尔研究中,急性心肌梗死后早期静脉使用美托洛尔或安慰剂,接着口服治疗 3 个月。美托洛尔组发展为心力衰竭的患者明显减少。如果患者有肺底部啰音的肺淤血征象,联合使用呋塞米、美托洛尔治疗可产生更好的疗效,降低病死率和并发症。

实际应用:当患者伴有明显急性心力衰竭,肺部啰音超过基底部时,应慎用β受体阻滞剂。对出现进行性心肌缺血和心动过速的患者,可以考虑静脉使用美托洛尔。

但是,对急性心肌梗死伴发急性心力衰竭患者,病情稳定后,应早期使用β受体阻滞剂。对于慢性心力衰竭患者,在急性发作稳定后(通常 4 天后),应早期使用β受体阻滞剂。

在大规模临床试验中，比索洛尔、卡维地洛或美托洛尔的初始剂量很小，然后逐渐缓慢增加到目标剂量。应个体化增加剂量。β受体阻滞剂可能过度降低血压，减慢心率。一般原则是，在服用β受体阻滞剂的患者由于心力衰竭加重而住院，除非必须用正性肌力药物维持，否则应继续服用β受体阻滞剂。但如果疑为β受体阻滞剂剂量过大（如有心动过缓和低血压）时，可减量继续用药。

7.正性肌力药

此类药物适用于低心排血量综合征，如伴症状性低血压或CO降低伴有循环淤血的患者，可缓解组织低灌注所致的症状，保证重要脏器的血液供应。血压较低和对血管扩张药物及利尿剂不耐受或反应不佳的患者尤其有效。使用正性肌力药有潜在的危害性，因为它能增加耗氧量、增加钙负荷，所以应谨慎使用。

对于失代偿的慢性心力衰竭患者，其症状、临床过程和预后很大程度上取决于血流动力学。所以，改善血流动力学参数成为治疗的目的。在这种情况下，正性肌力药可能有效，甚至挽救生命。但它改善血流动力学参数的益处，部分被它增加心律失常的危险抵消了。而且在某些病例，由于过度增加能量消耗引起心肌缺血和心力衰竭的慢性进展。但正性肌力药的利弊比率，不同的药并不相同。对于那些兴奋β_1受体的药物，可以增加心肌细胞内钙离子的浓度，可能有更高的危险性。有关正性肌力药用于急性心力衰竭治疗的对照试验研究较少，特别对预后的远期效应的评估更少。

（1）洋地黄类：此类药物能轻度增加CO和降低左心室充盈压；对急性心力衰竭患者的治疗有一定帮助。一般应用毛花苷C 0.2～0.4 mg缓慢静脉注射，2～4小时后可以再用0.2 mg，伴快速心室率的房颤患者可酌情适当增加剂量。

（2）多巴胺：小剂量<2 μg/(kg·min)的多巴胺仅作用于外周多巴胺受体，直接或间接降低外周阻力。在此剂量下，对于肾脏低灌注和肾衰竭的患者，它能增加肾血流量、肾小球滤过率、利尿和增加钠的排泄，并增强对利尿剂的反应。大剂量>2 μg/(kg·min)的多巴胺直接或间接刺激β受体，增加心肌的收缩力和心排血量。当剂量>5 μg/(kg·min)时，它作用于α受体，增加外周血管阻力。此时，虽然它对低血压患者很有效，但它对AHF患者可能有害，因为它增加左心室后负荷，增加肺动脉压和肺阻力。多巴胺可以作为正性肌力药[>2 μg/(kg·min)]用于AHF伴有低血压的患者。当静脉滴注低剂量≤2 μg/(kg·min)时，它可以使失代偿性心力衰竭伴有低血压和尿量减少的患者增加肾血流量，增加尿量。但如果无反应，则应停止使用。

（3）多巴酚丁胺：多巴酚丁胺的主要作用在于通过刺激β_1受体和β_2受体产生剂量依赖性的正性变时、正性变力作用，并反射性地降低交感张力和血管阻力，其最终结果依个体而不同。小剂量时，多巴酚丁胺能产生轻度的血管扩张反应，通过降低后负荷而增加射血量。大剂量时，它可以引起血管收缩。心率通常呈剂量依赖性增加，但增加的程度弱于其他儿茶酚胺类药物。但在房颤的患者，心率可能增加到难以预料的水平，因为它可以加速房室传导。全身收缩压通常轻度增加，但也可能不变或降低。心力衰竭患者静脉滴注多巴酚丁胺后，观察到尿量增多，这可能是它提高心排血量而增加肾血流量的结果。多巴酚丁胺用于外周低灌注（低血压、肾功能下降）伴或不伴有淤血或肺水肿、使用最佳剂量的利尿剂和扩血管剂无效时。多巴酚丁胺常用来增加心排血量。它的起始静脉滴注速度为2～3 μg/(kg·min)，可以逐渐增加到20 μg/(kg·min)，无需负荷量。静脉滴注速度根据症状、尿量反应或血流动力学监测结果来调整。它的血流动力学作用和剂量成正比，在静脉滴注停止后，它的清除也很快。在接受β受体阻滞剂治疗的患者，需要增加多巴酚丁胺的剂量,才能恢复它的正性肌力作用。单从血流动力学看,多巴酚丁胺的正性肌力作用增加了磷酸二酯酶抑制剂(PDEI)作用。PDEI 和多巴酚丁胺的联合使用能产生比单一用药更强的正性肌力作用。长时间地持续静脉滴注多巴酚丁胺(48 小时以上)会出现耐药,部分血流动力学效应消失。长时间应用应逐渐减量。静脉滴注多巴酚丁胺常伴有心律失常发生率的增加,可来源于心室和心房。这种影响呈剂量依赖性,可能比使用 PDEI 时更明显。在使用利尿剂时应及时补钾。心动过速时使用多巴酚丁胺要慎重,多巴酚丁胺静脉滴注可以促发冠心病患者的胸痛。现在还没有关于 AHF 患者使用多巴酚丁胺的对照试验,一些试验显示它增加不利的心血管事件。

(4)磷酸二酯酶抑制剂:米力农和依诺昔酮是两种临床上使用的Ⅲ型磷酸二酯酶抑制剂(PDEI)。在 AHF 时,它们能产生明显的正性肌力、松弛性及外周扩血管效应,由此增加心排血量和搏出量,同时伴随有肺动脉压、肺毛细血管楔压的下降,全身和肺血管阻力下降。它在血流动力学方面,介于纯粹的扩血管剂(如硝普钠)和正性肌力药(如多巴酚丁胺)之间。因为它们的作用部位远离 β 受体,所以在使用 β 受体阻滞剂的同时,PDEI 仍能够保留其效应。Ⅲ型 PDEI 用于低灌注伴或不伴有淤血,使用最佳剂量的利尿剂和扩血管剂无效时应用。当患者在使用 β 受体阻滞剂时,和/或对多巴酚丁胺没有足够的反应时,Ⅲ型 PDEIs 可能优于多巴酚丁胺。由于其过度的外周扩血管效应可引起的低血压,静脉推注较静脉滴注时更常见。有关 PDEI 治疗对 AHF 患者的远期疗效目前数据尚不充分,但人们已提高了对其安全性的重视,特别是在缺血性心脏病心力衰竭患者。

(5)左西孟旦:这是一种钙增敏剂,通过结合于心肌细胞上的肌钙蛋白 C 促进心肌收缩,还通过介导 ATP 敏感的钾通道而发挥血管舒张作用和轻度抑制磷酸二酯酶的效应。其正性肌力作用独立于 β 肾上腺素能刺激,可用于正接受 β 受体阻滞剂治疗的患者。左西孟旦的乙酰化代谢产物,仍然具有药理活性,半衰期约 80 小时,停药后作用可持续 48 小时。临床研究表明,急性心力衰竭患者应用本药静脉滴注可明显增加 CO 和每搏输出量,降低 PCWP、全身血管阻力和肺血管阻力;冠心病患者不会增加病死率。用法:首剂 12~24 μg/kg 静脉注射(大于 10 分钟),继以0.1 μg/(kg · min)静脉滴注,可酌情减半或加倍。对于收缩压<13.3 kPa(100 mmHg)的患者,不需要负荷剂量,可直接用维持剂量,以防止发生低血压。在比较左西孟旦和多巴酚丁胺的随机对照试验中,已显示左西孟旦能改善呼吸困难和疲劳等症状,并产生很好的结果。不同于多巴酚丁胺的是,当联合使用 β 受体阻滞剂时,左西孟旦的血流动力学效应不会减弱,甚至会更强。在大剂量使用左西孟旦静脉滴注时,可能会出现心动过速、低血压,对收缩压低于 11.3 kPa(85 mmHg)的患者不推荐使用。在与其他安慰剂或多巴酚丁胺比较的对照试验中显示,左西孟旦并没有增加恶性心律失常的发生率。

8.非药物治疗

(1)IABP:临床研究表明,这是一种有效改善心肌灌注同时又降低心肌耗氧量和增加 CO 的治疗手段。

IABP 的适应证:①急性心肌梗死或严重心肌缺血并发心源性休克,且不能由药物治疗纠正;②伴血流动力学障碍的严重冠心病(如急性心肌梗死伴机械并发症);③心肌缺血伴顽固性肺水肿。

IABP 的禁忌证:①存在严重的外周血管疾病;②主动脉瘤;③主动脉瓣关闭不全;④活动性出血或其他抗凝禁忌证;⑤严重血小板缺乏。

(2)机械通气。急性心力衰竭者行机械通气的指征:①出现心跳呼吸骤停而进行心肺复苏时;②合并Ⅰ型或Ⅱ型呼吸衰竭。机械通气的方式有下列两种。

1)无创呼吸机辅助通气:这是一种无需气管插管、经口/鼻面罩给患者供氧、由患者自主呼吸触发的机械通气治疗。分为持续气道正压通气(CPAP)和双相间歇气道正压通气(BiPAP)两种模式。①作用机制:通过气道正压通气可改善患者的通气状况,减轻肺水肿,纠正缺氧和二氧化碳潴留,从而缓解Ⅰ型或Ⅱ型呼吸衰竭。②适用对象:Ⅰ型或Ⅱ型呼吸衰竭患者经常规吸氧和药物治疗仍不能纠正时应及早应用。主要用于呼吸频率≤25次/分、能配合呼吸机通气的早期呼吸衰竭患者。在下列情况下应用受限:不能耐受和合作的患者、有严重认知障碍和焦虑的患者、呼吸急促(频率>25次/分)、呼吸微弱和呼吸道分泌物多的患者。

2)气道插管和人工机械通气:应用指征为心肺复苏时、严重呼吸衰竭经常规治疗不能改善者,尤其是出现明显的呼吸性和代谢性酸中毒并影响到意识状态的患者。

(3)血液净化治疗,以下为其机制、适应证、不良反应和处理心室机械辅助装备。

1)机制:此法不仅可维持水、电解质和酸碱平衡,稳定内环境,还可清除尿毒症毒素(肌酐、尿素、尿酸等)、细胞因子、炎症递质及心脏抑制因子等。治疗中的物质交换可通过血液滤过(超滤)、血液透析、连续血液净化和血液灌流等来完成。

2)适应证:本法对急性心力衰竭有益,但并非常规应用的手段。出现下列情况之一时可以考虑采用:①高容量负荷如肺水肿或严重的外周组织水肿,且对襻利尿剂和噻嗪类利尿剂抵抗;②低钠血症(血钠<110 mmol/L)且有相应的临床症状,如神志障碍、肌张力减退、腱反射减弱或消失、呕吐及肺水肿等,在上述两种情况应用单纯血液滤过即可;③肾功能进行性减退,血肌酐>500 μmol/L或符合急性血液透析指征的其他情况。

3)不良反应和处理:建立体外循环的血液净化均存在与体外循环相关的不良反应,如生物不相容、出血、凝血、血管通路相关并发症、感染、机器相关并发症等。应避免出现新的内环境紊乱,连续血液净化治疗时应注意热量及蛋白的丢失。

(4)心室机械辅助装置:急性心力衰竭经常规药物治疗无明显改善时,有条件的可应用此种技术。此类装置有体外膜式氧合(ECMO)、心室辅助泵(如可置入式电动左心辅助泵、全人工心脏)。根据急性心力衰竭的不同类型,可选择应用心室辅助装置,在积极纠治基础心脏病的前提下,短期辅助心脏功能,可作为心脏移植或心肺移植的过渡。ECMO可以部分或全部代替心肺功能。临床研究表明,短期循环呼吸支持(如应用ECMO)可以明显改善预后。

(朱 军)

第八节 慢性心力衰竭

慢性原发性心肌病变和心室长期压力或容量负荷过重,可分别引起原发性或继发性心肌舒缩功能受损。在早期,通过代偿调节,尚能使心室每搏量和心排血量(心排血量)满足休息和活动时组织代谢的需要;在后期,即使通过充分代偿调节已不能维持足够的每搏量和心排血量。前者称为慢性心功能不全的代偿期,亦称潜在性、代偿性或无症状性心功能不全;后者称为慢性心功能不全的失代偿期,亦称为失代偿性心功能不全。由于慢性心功能不全的失代偿期大多有各器官阻性充血(或淤血)的表现,因而通常称为充血性心力衰竭,亦称有症状性心力衰竭。

一、病因

先天或获得性心肌、心瓣、心包或大血管、冠脉结构异常,导致血流动力功能不全是慢性心功能不全的基础病因。成人充血性心力衰竭的常见的病因为冠状动脉粥样硬化心脏病(冠心病)、高血压心脏病(高心病)、瓣膜病、心肌病和肺源性心脏病(肺心病)。其他较常见的病因有心肌炎、肾炎和先天性心脏病。较少见的易被忽视的病因有心包疾病、甲状腺功能亢进与减退症、贫血、维生素 B_1 缺乏病、动静脉瘘、心房黏液瘤,以及肿瘤、结缔组织疾病、高原病及少见的内分泌病等。

上述心力衰竭的基本原因,可通过下列机制影响心功能,引起心力衰竭。①原发性心肌收缩力受损:包括心肌梗死、心肌炎症、变性或坏死(如冠心病、肺心病、心肌病等)、心肌缺氧或纤维化(如冠心病、肺心病、心肌病等)、心肌的代谢、中毒性改变等,都使心肌收缩力减弱而导致心力衰竭。②心室的压力负荷(后负荷)过重:肺及体循环高压,左、右心室流出道狭窄,主动脉瓣或肺动脉瓣狭窄等,均能使心室收缩时阻力增高、后负荷加重,引起继发性心肌舒缩功能减弱而导致心力衰竭。③心室的容量负荷(前负荷)过重:瓣膜关闭不全、心内或大血管间左至右分流等,使心室舒张期容量增加,前负荷加重,也可引起继发性心肌收缩力减弱和心力衰竭。④高动力性循环状态:主要发生于贫血、体循环动静脉瘘、甲状腺功能亢进症、维生素 B_1 缺乏性心脏病,由于周围血管阻力降低,心排血量增多,也能引起心室容量负荷加重,导致心力衰竭。⑤心室前负荷不足:二尖瓣狭窄、心脏压塞和限制型心肌病等,引起心室充盈受限,体、肺循环充血。

心力衰竭的诱发因素常见有以下 9 种。①感染:呼吸道感染为最多,其次为风湿热。在儿童风湿热则占首位。女性患者中尿路感染亦常见。亚急性感染性心内膜炎也常因损害心瓣膜和心肌而诱发心力衰竭。②过度体力活动和情绪激动。③钠盐摄入过多。④心律失常,特别是快速性心律失常,如伴有快速心室率的心房颤动(房颤)、心房扑动(房扑)。⑤妊娠和分娩。⑥输液(特别是含钠盐的液体)、输血过快和/或过多。⑦洋地黄过量或不足。⑧药物作用:使用抑制心肌收缩力的药物,如β受体阻滞剂,体内儿茶酚胺的消耗药物(如利血平类),交感神经节阻滞剂(如胍乙啶)和某些抗心律失常药物(如奎尼丁、普鲁卡因胺、维拉帕米等);水、钠潴留,激素和药物的应用,如肾上腺皮质激素等造成水、钠潴留。⑨其他:出血和贫血、肺栓塞、室壁瘤、心肌收缩不协调、乳头肌功能不全等。

二、临床表现和实验室检查

按心力衰竭开始发生于哪一侧和充血主要表现的部位,将心力衰竭分为左心衰竭、右心衰竭和全心衰竭。心力衰竭开始发生在左侧心脏,以肺充血为主的称为左心衰竭;开始发生在右侧心脏并以肝、肾等器官和周围静脉淤血为主的,称为右心衰竭。两者同时存在的称全心衰竭。以左心衰竭开始的情况较为多见,大多经过一段时间发展为肺动脉高压而引起右心衰竭。单独的右心衰竭较少见。

(一)左心衰竭

可分为左心室衰竭和左心房衰竭两种。左心室衰竭多见于高血压心脏病、冠心病、主动脉病变和二尖瓣关闭不全。急性肾小球肾炎和风湿性全心炎是儿童和少年患者左心室衰竭的常见病因。二尖瓣狭窄时,左心房压力明显增高,也有肺充血表现,但非左心室衰竭引起,因而称为左心房衰竭。

1.症状

(1)呼吸困难:是左心衰竭的主要症状。不同情况下肺充血的程度有差异,呼吸困难的表现有下列不同形式。①劳力性呼吸困难:开始仅在剧烈活动或体力劳动后出现呼吸急促,如登楼、上坡或平地快走等活动时出现气急。随肺充血程度的加重,可逐渐发展到更轻的活动时或体力劳动后、甚至休息时,也发生呼吸困难。②端坐呼吸:一种由于平卧时极度呼吸困难而必须采取的高枕、半卧位或坐位以解除或减轻困难的状态。程度较轻的,高枕或半卧位时无呼吸困难;严重的必须端坐;最严重的即使端坐床边,两腿下垂,上身向前,双手紧握床边,仍不能缓解严重的呼吸困难。③阵发性夜间呼吸困难:又称心源性哮喘,是左心室衰竭早期的典型表现。呼吸困难可连续数夜,每夜发作或间断发作。典型发作在夜间熟睡1～2小时后,患者因气闷、气急而突然惊醒,被迫立即坐起,可伴阵咳、哮鸣性呼吸音或咳泡沫样痰。发作较轻的采取坐位后十余分钟至1小时左右呼吸困难自动消退,患者又能平卧入睡,次日白天无异常感觉。严重的可持续发作,阵发咳嗽,咳粉红色泡沫样痰,甚至发展成为急性肺水肿。由于早期呼吸困难多在夜间发作,开始常能自动消退,白天症状可不明显,因而并不引起患者注意。即使就医,也常因缺少心力衰竭的阳性体征而被忽视。发作时伴阵咳或哮鸣的可被误诊为支气管炎或哮喘。④急性肺水肿:急性肺水肿的表现与急性左心功能不全相同。

(2)体力下降:倦怠、乏力、运动耐力减弱。

2.体征

(1)原有心脏病的体征。

(2)陈-施呼吸:见于严重心力衰竭,预后不良。呼吸有节律地由暂停逐渐增快、加深,再逐渐减慢、变浅,直到再停,0.5～1.0分钟后呼吸再起,如此周而复始。脑缺氧严重的患者还可伴有嗜睡、烦躁、神志错乱等精神症状。

(3)左心室增大:心尖冲动向左下移位,心率增快,心尖区有舒张期奔马律,肺动脉瓣区第二心音亢进,其中舒张期奔马律最有诊断价值,在患者心率增快或卧位并做深呼气时更容易听到。左心室扩大还可形成相对性二尖瓣关闭不全,产生心尖区收缩期杂音。

(4)交替脉:脉搏强弱交替。轻度交替脉仅能在测血压时发现。

(5)肺部啰音:阵发性呼吸困难或急性肺水肿时可有粗大湿啰音,满布两肺,并可伴有哮鸣音。

(6)胸腔积液:左心衰竭患者中的25%有胸腔积液。胸腔积液可局限于肺叶间,也可呈单侧或双侧胸腔积液,胸腔积液蛋白含量高,心力衰竭好转后消退。

3.早期X线检查

肺静脉充盈左心衰竭在X线检查时仅见肺上叶静脉扩张、下叶静脉较细,肺门血管阴影清晰。在肺间质水肿期可见肺门血管影增粗、模糊不清,肺血管分支扩张增粗,或肺叶间淋巴管扩张。在肺泡水肿阶段,开始可见密度增高的粟粒状阴影,继而发展为云雾状阴影。急性肺水肿时可见自肺门伸向肺野中部及周围的扇形云雾状阴影。此外,左心衰竭有时还可见认到局限性肺叶间、单侧或双侧胸腔积液;慢性左心衰竭患者还可以有叶间胸膜增厚,心影可增大(左心室增大)。

(二)右心衰竭

多由左心衰竭引起。出现右心衰竭后,由于右心室排血量减少,肺充血现象有所减轻,呼吸困难亦随之减轻。单纯右心衰竭多由急性或慢性肺心病引起。

1.症状

主要由慢性持续淤血引起各脏器功能改变所致,如长期消化道淤血引起的食欲缺乏、恶心、呕吐等;肾脏淤血引起尿量减少、夜尿多、蛋白尿和肾功能减退;肝淤血引起上腹饱胀,甚至剧烈腹痛,长期肝淤血可引起黄疸、心源性肝硬化。

2.体征

(1)原有心脏病体征。

(2)心脏增大:以右心室增大为主者可伴有心前区抬举性搏动(胸骨左缘心脏冲动有力且持久)。心率增快,部分患者可在胸骨左缘相当于右心室表面处听到舒张早期奔马律。右心室明显扩大可形成功能性三尖瓣关闭不全,产生三尖瓣区收缩期杂音,吸气时杂音增强。

(3)静脉充盈:颈外静脉充盈为右心衰竭的早期表现。半卧位或坐位时在锁骨上方见到颈外静脉充盈,或颈外静脉充盈最高点距离胸骨角水平 10 cm 以上,都表示静脉压增高,常在右侧较明显。严重右心衰竭静脉压显著升高时,手背静脉和其他表浅静脉也充盈,并可见静脉搏动。

(4)肝大和压痛:出现也较早,大多发生于皮下水肿之前。肝大剑突下较肋下肋缘明显,质地较软,具有充实饱满感,边缘有时扪不清,叩诊剑突下有浊音区,且有压痛。压迫肝脏(或剑突下浊音区)时可见颈静脉充盈加剧(肝-颈静脉反流现象)。随心力衰竭的好转或恶化,肝大可在短时期内减轻或增剧。右心衰竭突然加重时,肝脏急性淤血,肝小叶中央细胞坏死,引起肝脏急剧增大,可伴有右上腹与剑突下剧痛和明显压痛、黄疸,同时血清 ALT 常显著升高,少数人甚至达 1 000 U。一旦心力衰竭改善,肝大和黄疸消退,血清转氨酶也在 1～2 周内恢复正常。长期慢性右心衰竭引起心源性肝硬化时,肝触诊质地较硬,压痛可不明显,常伴黄疸、腹水及慢性肝功能损害。

(5)下垂性水肿:早期右心衰竭水肿常不明显,多在颈静脉充盈和肝大明显后才引起凹陷性水肿。水肿最早出现在身体的下垂部位,起床活动者以足、踝内侧和胫前较明显,仰卧者骶区消肿;侧卧者卧侧肢体水肿显著。病情严重可发展到全身水肿。

(6)胸腔积液和腹水:胸膜静脉回流至上腔静脉、支气管静脉和肺静脉,右心衰竭时静脉压增高,可有双侧或单侧胸腔积液。双侧胸腔积液时,右侧量常较多,单侧胸腔积液也以右侧为多见,其原因不明。胸腔积液含蛋白量较高(2～3 g/100 mL),细胞数正常。大量腹水多见于三尖瓣狭窄、三尖瓣下移和缩窄性心包炎,亦可见于晚期心力衰竭和右心房球形血栓堵塞下腔静脉入口时。

(7)心包积液:少量心包积液在右心衰竭或全心衰竭时多见。

(8)发绀:长期右心衰竭患者大多数有发绀,可表现为面部毛细血管扩张、发绀和色素沉着。

(9)其他:晚期患者可有明显营养不良、消瘦,甚至恶病质。

3.实验室检查

(1)静脉压增高:肘静脉压超过 1.4 kPa(14 cmH_2O)或重压肝脏 0.5～1.0 分钟后上升 0.1 kPa(1 cmH_2O)以上的,提示有右心衰竭[我国 1 425 例正常成年人测定正常范围0.3～1.4 kPa(3～14 cmH_2O),平均 1.0 kPa(9.9 cmH_2O)]。

(2)血液检查:血清胆红素和丙氨酸氨基转移酶(ALT)可略增高。

(3)尿的改变:可有轻度蛋白尿、尿中有少量透明或颗粒管型和少量红细胞,可有轻度氮质血症。

（三）舒张性心力衰竭

正常心脏舒张期等容弛张阶段心室腔压力快速下降，持续至二尖瓣开放后，进入快速充盈阶段，再经过缓慢充盈和心房收缩阶段，心室充盈量在肺静脉平均压低于 1.6 kPa（12 mmHg）时足以提供适应机体需要的心排血量。舒张功能障碍时，心室舒张和/或充盈不良，充盈压增高，充盈量减少，左心房和肺静脉压相应增高。心室充盈量在肺静脉平均压等于 1.6 kPa（12 mmHg）条件下才能提供足以适应机体需要的心排血量。舒张性功能障碍的主要后果是心室充盈压增高，与其上游静脉压增高所致肺或体循环淤血。

舒张功能障碍可表现为舒张早期心室功能受损和/或心室顺应性减低，起始通过充盈压增高可能维持静息时每搏量正常，但常难以满足机体需要增高时的心排血量。心力衰竭患者大多有左心室收缩功能障碍伴不同程度舒张功能障碍；部分患者以左心室舒张功能障碍为主，静息时收缩功能正常或接近正常。心肌缺血、心肌肥厚和心肌纤维性变是舒张功能障碍常见的病理基础。最常见的病因包括冠心病、原发性高血压病、糖尿病、主动脉瓣狭窄、肥厚型心肌病、限制型心肌病等。心室顺应性降低也见于部分高龄正常人。

舒张性心力衰竭的临床表现可从无症状、运动耐力下降到气促、肺水肿。急性心肌缺血或高血压未满意控制的患者可出现急性舒张功能不全所致急性肺水肿。

超声心动图多普勒测定或核素心肌显影评估收缩和舒张功能是诊断舒张和/或收缩功能障碍的常用方法。目前，大多数采用多普勒超声心动图二尖瓣血流频谱间接测定心室舒张功能。

（四）心功能的判定和分级

心功能指心脏做功能力的限度。NYHA 心功能的限度美国纽约心脏病学会据患者自觉症状的分级。①Ⅰ级：体力活动不受限，一般体力活动不引起过度的乏力、心悸、气促和心绞痛。②Ⅱ级：轻度体力活动受限，静息时无不适，但低于日常活动量即致乏力、心悸、气促或心绞痛。③Ⅲ级：体力活动明显受限，静息时无不适，但低于日常活动量即致乏力、心悸、气促或心绞痛。④Ⅳ级：不能无症状地进行任何体力活动，休息时可有心力衰竭或心绞痛症状，任何体力活动都加重不适。

上述分级方案修订时，增加了客观评价指标（包括心电图、负荷试验、X 线、超声心动图和核素显影检查结果）：①无心血管疾病的客观依据。②有轻度心血管疾病的客观依据。③有中等程度心血管疾病的客观依据。④严重心血管疾病的客观依据。轻、中、重心血管疾病的定义难以确切标明，由临床医师主观判断。

联合症状和客观指标分级可能弥补原有方案主观症状与客观指标分离，仅反映血流动力学的症状变化等不足。如客观检查示严重主动脉瓣狭窄或严重冠脉狭窄的患者，自觉症状不明显或极轻微，联合分级定为ⅠD。而客观检查示轻度主动脉瓣狭窄或轻度冠脉狭窄的无症状患者，则定为ⅠB。又如 LVEF 均＜35％的无症状左心室收缩功能障碍者定为ⅠC，而有症状性心力衰竭者定为Ⅱ～ⅢC。

本分组简便易行，新修订的联合指标分级在对比不同临床试验人选对象的心功能状态、评价治疗效果以及分析不同亚组的治疗影响时，均很有帮助。

三、诊断

典型的心力衰竭诊断并不困难。左心衰竭的诊断依据为原有心脏病的体征和体循环淤血的表现，且患者大多有左心衰竭的病史。

值得注意的是心力衰竭的早期诊断。早期心力衰竭患者症状可不明显，常能自由活动，坚持工作，劳力性气促和阵发性夜间呼吸困难是左心衰竭的早期症状，但常不引起注意，并常因白天就诊缺少阳性体征而被忽视，如不详细询问病史、不仔细检查、未发现舒张期奔马律及 X 线典型表现，易被漏诊。颈静脉充盈和肝大是右心衰竭的早期症状，易被忽视。心力衰竭时肝大等也不一定都是心力衰竭所致。如劳力性气促可由阻塞性肺气肿、肺功能不全、肥胖或身体虚弱引起。夜间呼吸困难也可由支气管哮喘发作引起。肺底湿啰音可由慢性支气管炎、支气管扩张或肺炎引起。心力衰竭引起的湿啰音大多为两侧对称性的，偶见于单侧，或仅有哮鸣音。下肢水肿可由静脉曲张、静脉炎、肾脏或肝脏疾病、淋巴水肿等所致，还可在久坐或月经前后、妊娠后期发生；妇女原因不明性下肢水肿亦不少见。另外，心力衰竭时可因长期卧床液体积聚在腰骶部而不发生下肢水肿。肝大可由血吸虫病、肝炎、脂肪肝引起。颈静脉充盈可由肺气肿或纵隔瘤压迫上腔静脉引起。胸腔积液可由胸膜结核、肿瘤和肺梗死引起；腹水也可由肝硬化、低蛋白血症、腹膜结核、肿瘤引起。

心力衰竭时常伴心脏扩大，但正常大小的心脏也可发生心力衰竭，如急性心肌梗死。肺气肿时心脏扩大可被掩盖；心脏移位或心包积液又可被误认为心脏扩大。

X 线是确诊左心肺间质水肿期的主要依据，还有助于心力衰竭和肺部疾病的鉴别。超声心动图不能确诊心力衰竭，但是区分收缩或舒张功能不全的主要手段，还能评估心脏结构和功能，帮助确立心力衰竭病因。静脉压测定有助于确诊早期右心衰竭。血流动力学监测不适用于慢性心力衰竭的诊断。心电图和血生化指标则对心力衰竭诊断无帮助。

四、并发症

血流迟缓和长期卧床可导致下肢静脉血栓形成，继而发生肺栓塞和肺梗死，此时有胸痛、咯血、黄疸、心力衰竭加重甚至休克等表现。左、右心腔内附壁血栓可分别引起体动脉和肺动脉栓塞；体动脉栓塞可致脑、肾、脾、肠系膜梗死及上、下肢坏死。有卵圆孔未闭者，体循环静脉血栓脱落形成的栓子，有可能在到达右穿过未闭的卵圆孔到达左心房，再经左心房进入体循环，形成所谓反常栓塞。长期卧床患者特别是有肺水肿者极易并发呼吸道感染，特别是支气管肺炎。

五、防治

近年来对心力衰竭的防治有重大进展。评价疗效的方法除根据症状、血流动力学效应、运动耐量和生活质量的改善外，还增加了长期治疗的安全性、病死率、生存期、神经激素系统激活程度等指标。治疗药物也在 ARB/ACEI、β 受体阻滞剂、醛固酮受体拮抗剂基础上，考虑血管紧张素受体-脑啡肽酶抑制剂——沙库巴曲缬沙坦治疗。

具体措施包括以下几方面。

(一)病因防治

风湿性心瓣膜病在我国仍属慢性心力衰竭的常见病因。应用青霉素治疗链球菌感染，已使风湿热和风湿性心瓣膜病在发达国家基本绝迹。择期手术治疗心瓣膜病，有效地控制高血压及积极防治冠脉病变与心肌缺血等病因治疗；消除心力衰竭的诱因如控制感染、避免体力过劳和精神刺激等，可预防心力衰竭的发生。

(二)收缩性心力衰竭的治疗

1.减轻心脏负荷

包括减少体力活动和精神刺激。严重者宜绝对卧床休息,在心功能逐步改善过程中,适当下床活动,以免卧床休息过久并发静脉血栓形成或肺炎。此外,应注意解除精神负担,必要时给予小量镇静药。

2.限制钠盐的摄入

适当限制日常饮食中的钠盐摄入量,食盐量每天2～5 g,忌盐腌制食物。应用利尿剂引起大量利尿时,钠盐限制不宜过严,以免发生低钠血症。

3.利尿剂的应用

利尿剂通过抑制肾小管不同部位的Na^+重吸收,或增加肾小球Na^+的滤过,增进H_2O、Na^+排出,从而降低心室充盈压,减轻肺循环和/或体循环淤血所致临床症状,其疗效肯定,但对心力衰竭整体过程的影响(如生存率等)不明,长期应用利尿剂理论上可能产生以下不良反应:①降低心排血量,从而激活RAS,血浆肾素和醛固酮增高;②导致低钾血症;③降低糖耐量;④导致高尿酸血症;⑤导致高脂血症;⑥导致室性心律失常。目前,利尿剂为治疗心力衰竭伴水、钠潴留患者的一线药物,大多与其他心力衰竭的治疗药物(如地高辛、ACEI)联合应用,单纯舒张性心力衰竭利尿剂宜慎用。

常用的利尿剂:①噻嗪类利尿剂。氢氯噻嗪12.5～50.0 mg/d,氯噻酮12.5～50.0 mg/d,美托拉宗1～10 mg/d,氯噻嗪250～1 000 mg/d。②襻利尿剂。呋塞米口服20～40 mg/d,布美他尼口服0.5～1.0 mg/d,依他尼酸口服25～50 mg/d。③保钾利尿剂。螺内酯25～75 mg/d,阿米洛利2.5～7.5 mg/d,氨苯蝶啶50～100 mg/d。

合理应用利尿剂:①利尿剂适用于有左或右心室充盈压增高表现的患者,如颈静脉充盈伴静脉压增高、肝大伴肝颈静脉反流征阳性、劳力性或夜间阵发气促、肺淤血、肺水肿及心源性水肿等。②急性心力衰竭伴肺水肿时,静脉推注襻利尿剂(呋塞米)是首选治疗。其静脉扩张作用可在利尿作用出现前迅速减轻前负荷与症状。③轻度钠潴留患者应用噻嗪类利尿剂常可获得满意疗效,中度以上钠潴留患者多需应用襻利尿剂。起始先用小剂量间断治疗,如每周2～3次,利尿效果不满意时,再增加剂量和/或连续服用,病情减轻后再间断给药。定期测体重可及时发现隐性水肿,以调节利尿剂用量。连续利尿应注意预防低钾血症,可联用保钾利尿剂。④重度心力衰竭或伴肾功能不全的患者,宜选用襻利尿剂,也可联用襻利尿剂和美托拉宗。注意大量利尿所致并发症。⑤顽固性水肿大多联合应用利尿剂,如大剂量襻利尿剂和噻嗪类、保钾利尿剂联用,间断辅以静脉推注襻利尿剂。噻嗪类或襻利尿剂与ACEI联用,可减少利尿剂引起低钾血症和RAS系统激活等不良反应,降低耐药性的发生率。联用时应密切观察血压、血容量、肾功能与血电解质改变。

(三)正性肌力药物的应用

由于慢性心力衰竭患者心肌收缩力减弱,改善心肌收缩功能曾被认为是心力衰竭的首要治疗。

正性肌力药物主要有以下几种。

1.洋地黄类

常用洋地黄类药物见表4-13。

(1)禁忌证:①洋地黄过量或中毒。洋地黄过量或中毒的表现之一是心力衰竭症状加重,常被误诊为剂量不足而盲目增加洋地黄量,甚至因而致死。②肥厚性梗阻型心肌病并发心力衰竭的病理生理机制为心室舒张不全与收缩过度,因而属单纯舒张性心力衰竭。洋地黄不能改善心室舒张功能,其正性收缩作用可使流出道梗阻加重,因而除并发心房颤动或其他房性快速心律失常外,不宜用洋地黄治疗。③房室阻滞。部分或完全性房室阻滞都属于洋地黄应用的禁忌证。但如并发急性肺水肿,来不及置人工心脏起搏器治疗时,可在严密观察下试用快速作用的洋地黄制剂,并在病情许可时安置起搏器。起搏器安置后仍有心力衰竭表现的患者,可以加用洋地黄治疗。④室性期前收缩和室性心动过速(室速)曾被列为洋地黄应用的禁忌证。但由心力衰竭引起的室性期前收缩或室性心动过速及因室性期前收缩或室性心动过速而加重的心力衰竭,而能排除洋地黄过量,则洋地黄治疗可中断上述的恶性循环。

表 4-13 用于慢性心力衰竭的洋地黄类药物

制剂	给药途径	作用时间				负荷量		平均每天维持量
		开始	高峰	持续	消失	剂量	给药法	
洋地黄	口服	2～4 小时	8～12 小时	4～7 天	2～3 周	0.7 g	3 次/天,每次 0.1 g(首剂0.2 g)共 2 天	0.05 g
洋地黄毒苷	口服	2～4 小时	8～12 小时	4～7 天	2～3 周	0.7 mg	3 次/天,每次 0.1 mg(首剂0.2 mg)共 2 天	0.05 mg
地高辛	口服	1～2 小时	4～12 小时			1.5 mg	3 次/天,每次 0.25 mg 共 2 天	0.250～0.375 mg
	静脉	10 分钟	第一峰 30～60 分钟 第二峰 4～6 小时	1～2 小时	3～6 天	0.75 mg	首剂 0.25～0.50 mg,4～6 小时后可再注射 0.25 mg	
毛花苷 C	静脉	10 分钟	1～2 小时	1～2 天	3～6 天	0.8 mg	首剂 0.6 mg 或 0.4 mg,2～4 小时后再注射 0.2～0.4 mg	
毒毛花苷 K	静脉	5 分钟	1 小时	1～2 天	2～3 天	0.250～0.375 mg	首剂 0.25 mg,必要时可在 2 小时后再注射 0.125 mg	

(2)预防性用药:已证明尚能维持代偿功能。使用洋地黄也能提高心肌工作效率,因而有主张在特殊条件下用洋地黄预防心力衰竭的。如:①准备进行心内手术的患者,术前洋地黄预防治疗。为避免手术完毕直流电复律时并发严重室性快速心律失常,一般于术前 2 天停用。②缩窄性心包炎、心包剥离术前用洋地黄可预防术后严重心力衰竭和心源性休克。

(3)给药方法:一般每天给予维持量即可。为使洋地黄制剂较早出现疗效,可选用毛花苷 C 或地高辛,先给负荷量继以维持量,负荷量可分次给予。3 天内用过地高辛的一般不用负荷量,但如病情需要,可小剂量分次给药,并密切观察疗效及毒副作用。对急性左心衰竭和心室率快速的房性快速心律失常(伴或不伴心力衰竭)患者,宜将负荷量一次给予。急性心肌梗死、急性心肌炎、肺心病、黏液性水肿或贫血等引起的心力衰竭,负荷量不宜过大,并应分次给予。肾功能不全者禁用负荷量。

2.非洋地黄类正性肌力药

(1)肾上腺素能受体兴奋药：多巴胺是去甲肾上腺素的前体，其作用随应用剂量的大小而表现不同，较小剂量[2 μg/(kg·min)]表现为心肌收缩力增强，血管扩张，特别是肾小动脉扩张，心率加快不明显。这些都是治疗心力衰竭所需的作用。如果大剂量或更大剂量[5～10 μg/(kg·min)]则可出现心力衰竭不利的相反作用。

此外，患者对多巴胺的反应个体差异较大，应由小剂量开始逐渐增量，以不引起心率加快及血压升高为度。

(2)磷酸二酯酶抑制剂：氨力农用量为负荷量 0.75 mg/kg，稀释后静脉注入，再以5～10 μg/(kg·min)静脉滴注，每天总量 100 mg。米力农用量为 0.75 mg/kg，稀释后静脉注入，再以 0.5 μg/(kg·min)静脉滴注 4 小时。

(四)血管紧张素转换酶抑制剂(ACEI)的应用

提早对心力衰竭治疗，从心脏尚处于代偿期而无明显症状时，即开始给予 ACEI 的干预治疗是心力衰竭治疗方面的重要进展。通过 ACEI 限制心肌、小血管重构，以达到维护心肌的功能，推迟充血性心力衰竭的到来，降低远期死亡率。

ACEI 目前种类很多，在选择应用时主要考虑其半衰期的长短，确定用药剂量及每天次数。卡托普利为最早用于临床的含巯基的 ACEI，用量为 12.5～25.0 mg，每天 2 次；贝那普利半衰期较长并有 1/3 经肝脏排泄，对有早期肾功能损害者较适用，用量为 5～10 mg，每天 1 次；培哚普利亦为长半衰期制剂，用量为 2～4 mg，每天 1 次。

(五)β受体阻滞剂的应用

从传统的观念看来β受体阻滞剂以其负性肌力作用而禁用于心力衰竭。但现代观点认为心力衰竭时心脑的代偿机制虽然在早期能维持心脏排血功能，但在长期的发展过程中将对心肌产生有害的影响，加速患者的死亡。代偿机制中交感神经兴奋性的增强是一个重要的组成部分，而G 受体阻滞剂可对抗这一效应。为此 20 世纪 80 年代以来不少学者在严密观察下审慎地进行了β受体阻滞剂治疗心力衰竭的临床验证，其中一项较大规模的试验应用美托洛尔治疗扩张型心肌病心力衰竭，与对照组相比其结果证实患者不仅可以耐受用药，还可以降低致残率、住院率，提高运动量。

进一步研究是β受体阻滞剂的制剂选择问题，美托洛尔选择性阻滞 β_1 受体而无血管扩张作用；卡维地洛作为新的非选择性并有扩张血管作用的β受体阻滞剂，用于心力衰竭治疗，大规模临床试验其结果优于美托洛尔，可明显降低病死率、住院率及提高患者的运动耐量。

由于β受体阻滞剂确实具有负性肌力的作用，临床应用仍应十分慎重。待心力衰竭情况稳定后，首先从小剂量开始，逐渐增加剂量，适量维持。

(六)舒张性心力衰竭的治疗

舒张性心力衰竭的治疗原则与收缩功能不全有所差别，主要措施如下。

(1)β受体阻滞剂：改善心肌顺应性，使心室的容量-压力曲线下降，表明舒张功能改善。

(2)钙通道阻滞剂：降低心肌细胞内钙浓度，改善心脏主动舒张功能，主要用于肥厚型心肌病。

(3)ACE 阻滞剂：有效控制高血压，从长远来看改善心肌及小血管重构，有利于改善舒张功能，最适用于高血压心脏病及冠心病。

(4)尽量维持窦性心律，保持房室顺序传导，保证心室舒张期充分容量。

(5)对肺淤血症状较明显者，可适量应用静脉扩张药(硝酸甘油制剂)或利尿剂降低前负荷，但不宜过度，因过分的减少前负荷可使心排血量下降。

(6)在无收缩功能障碍的情况下，禁用正性肌力药物。

(七)血管紧张素受体-脑啡肽酶抑制剂(ARNI)治疗

心力衰竭的神经内分泌发病机制是一个里程碑式的发现，针对交感神经激活的β受体阻滞剂和针对肾素-血管紧张素-醛固酮系统的血管紧张素转化酶抑制剂、血管紧张素受体拮抗剂、醛固酮拮抗剂能显著改善心力衰竭患者的预后，已成为心力衰竭治疗的基石。但即使给予了“最适治疗”，心力衰竭的死亡率、致残率仍很高，新的治疗靶点研发紧迫。血管紧张素受体-脑啡肽酶抑制剂是近年来心力衰竭治疗上的重要发现。

脑啡肽酶抑制剂可通过抑制脑啡肽酶水平提高脑啡肽浓度，因此对心力衰竭有良好的治疗作用。但是，单独应用脑啡肽酶抑制剂会使肾上腺髓质素、缓激肽、血管紧张素Ⅱ和内皮素Ⅰ浓度升高，以致血管收缩和舒张效果互相抵消。沙库巴曲缬沙坦通过将血管紧张素Ⅱ受体阻滞剂(ARB)与脑啡肽酶抑制剂整合到一起解决了这一问题。

《舒张性心力衰竭诊断和治疗专家共识》指出，收缩性心力衰竭合并心室舒张功能障碍患者应用沙库巴曲缬沙坦可减少心力衰竭住院率和心血管死亡风险。

(八)“顽固性心力衰竭”及不可逆心力衰竭的治疗

“顽固性心力衰竭”又称为难治性心力衰竭，是指经过各种治疗，心力衰竭不见好转，甚至还有进展者，但并非心脏情况已至终末期不可逆转者。对这类患者应努力寻找潜在的原因，并纠正，如风湿活动、感染性心内膜炎、贫血、甲状腺功能亢进症、电解质紊乱、洋地黄类过量、反复发生的小面积肺栓塞等。或者患者是否有与心脏无关的其他疾病如肿瘤等。同时调整心力衰竭用药，强效利尿剂和血管扩张药及正性肌力药物联合应用等。对重度顽固性水肿也有试用血液超滤法。

对不可逆心力衰竭患者大多是病因无法纠正的，如扩张型心肌病、晚期缺血性心肌病患者，心肌情况已至终末状态不可逆转。其唯一的出路是心脏移植。从技术上看心脏移植成功率已很高，5年存活率已可达60%。

(朱　军)

第五章

呼吸内科疾病

第一节　急性上呼吸道感染

急性上呼吸道感染是指鼻腔、咽或喉部急性炎症的概称。患者不分年龄、性别、职业和地区。全年皆可发病，冬春季节多发，可通过含有病毒的飞沫或被污染的用具传播，多数为散发性，但常在气候突变时流行。由于病毒的类型较多，人体对各种病毒感染后产生的免疫力较弱且短暂，并且无交叉免疫，同时在健康人群中有病毒携带者，故一个人一年内可有多次发病。

急性上呼吸道感染70％～80％由病毒引起。主要有流感病毒（甲、乙、丙型）、副流感病毒、呼吸道合胞病毒、腺病毒、鼻病毒、埃可病毒、柯萨奇病毒、麻疹病毒、风疹病毒等。细菌感染可直接或继病毒感染之后发生，以溶血性链球菌为多见，其次为流感嗜血杆菌、肺炎链球菌和葡萄球菌等。偶见革兰氏阴性杆菌。其感染的主要表现为鼻炎、咽喉炎或扁桃体炎。

当有受凉、淋雨、过度疲劳等诱发因素，使全身或呼吸道局部防御功能降低时，原已存在于上呼吸道或从外界侵入的病毒或细菌可迅速繁殖，引起本病，尤其是老幼体弱或有慢性呼吸道疾病，如鼻旁窦炎、扁桃体炎、慢性阻塞性肺疾病患者更易罹患。

本病不仅具有较强的传染性，而且可引起严重并发症，应积极防治。

一、诊断标准

根据病史、流行情况、鼻咽部发生的症状和体征，结合周围血常规和胸部X线检查可作出临床诊断。进行细菌培养和病毒分离，或病毒血清学检查、免疫荧光法、酶联免疫吸附法、血凝抑制试验等，可能确定病因诊断。

（一）临床表现

根据病因不同，临床表现可有不同的类型。

1.普通感冒

普通感冒俗称“伤风”，又称急性鼻炎或上呼吸道卡他，以鼻咽部卡他症状为主要表现。成人多为鼻病毒引起，其次为副流感病毒、呼吸道合胞病毒、埃可病毒、柯萨奇病毒等。起病较急，初期有咽干、咽痒或烧灼感，发病同时或数小时后，可有喷嚏、鼻塞、流清水样鼻涕，2～3天后变稠。可伴咽痛，有时由于耳咽管炎使听力减退，也可出现流泪、味觉迟钝、呼吸不畅、声嘶、轻微咳嗽等。一般无发热及全身症状，或仅有低热、不适、轻度畏寒和头痛。检查可见鼻腔黏膜充血、水肿、有分泌物，咽部轻度充血。如无并发症，一般5～7天后痊愈。

2.流行性感冒

流行性感冒简称“流感”，是由流行性感冒病毒引起。潜伏期1～2天，最短数小时，最长3天。起病多急骤，症状变化很多，主要以全身中毒症状为主，呼吸道症状轻微或不明显。临床表现和轻重程度差异颇大。

(1)单纯型：最为常见，先有畏寒或寒战、发热，继之全身不适，腰背发酸、四肢疼痛，头昏、头痛。部分患者可出现食欲缺乏、恶心、便秘等消化道症状。发热可高达39～40 ℃，一般持续2～3天。大部分患者有轻重不同的打喷嚏、鼻塞、流涕、咽痛、干咳或伴有少量黏液痰，有时有胸骨后烧灼感、紧压感或疼痛。年老体弱的患者，症状消失后体力恢复慢，常感软弱无力、多汗，咳嗽可持续1～2周或更长。体格检查：患者可呈重病容，衰弱无力，面部潮红，皮肤上偶有类似麻疹、猩红热、荨麻疹样皮疹，软腭上有时有点状红斑，鼻咽部充血水肿。本型中轻者，全身和呼吸道症状均不显著，病程仅1～2天，颇似一般感冒，单从临床表现颇难确诊。

(2)肺炎型：本型常发生在2岁以下的小儿，或原有慢性基础疾病，如二尖瓣狭窄、肺源性心脏病、免疫力低下及孕妇、年老体弱者。其特点是在发病后24小时内可出现高热、烦躁、呼吸困难、咯血痰和明显发绀。全肺可有呼吸音减低、湿啰音或哮鸣音，但无肺实变体征。X线检查可见双肺广泛小结节性浸润，近肺门较多，肺周围较少。上述症状可进行性加重，抗生素无效。病程1周至1个月余，大部分患者可逐渐恢复，也可因呼吸循环衰竭在5～10天死亡。

(3)中毒型：较少见。肺部体征不明显，具有全身血管系统和神经系统损害，有时可有脑炎或脑膜炎表现。临床表现为高热不退、神志昏迷，成人常有谵妄，儿童可发生抽搐。少数患者由于血管神经系统紊乱或肾上腺出血，导致血压下降或休克。

(4)胃肠型：主要表现为恶心、呕吐和严重腹泻，病程2～3天，恢复迅速。

3.以咽炎为主要表现的感染

(1)病毒性咽炎和喉炎：由鼻病毒、腺病毒、流感病毒、副流感病毒及肠病毒、呼吸道合胞病毒等引起。临床特征为咽部发痒和灼热感，疼痛不持久，也不突出。当有吞咽疼痛时，常提示有链球菌感染，咳嗽少见。急性喉炎多为流感病毒、副流感病毒及腺病毒等引起，临床特征为声嘶、讲话困难、咳嗽时疼痛，常有发热、咽炎或咳嗽。体检可见喉部水肿、充血，局部淋巴结轻度肿大和触痛，可闻及喘鸣音。

(2)疱疹性咽峡炎：常由柯萨奇病毒A引起，表现为明显咽痛、发热，病程约为1周。检查可见咽充血，软腭、悬腭垂、咽及扁桃体表面有灰白色疱疹及浅表溃疡，周围有红晕。多于夏季发病，多见于儿童，偶见于成人。

(3)咽结膜热：主要由腺病毒、柯萨奇病毒等引起。临床表现有发热、咽痛、畏光、流泪、咽及结膜明显充血。病程4～6天，常发生于夏季，游泳中传播。儿童多见。

(4)细菌性咽-扁桃体炎：多由溶血性链球菌引起，次为流感嗜血杆菌、肺炎链球菌、葡萄球菌等引起。起病急，明显咽痛、畏寒、发热、体温可达39 ℃以上。检查可见咽部明显充血，扁桃体肿大、充血，表面有黄色点状渗出物，颌下淋巴结肿大、压痛，肺部无异常体征。

(二)实验室检查

1.血常规

病毒性感染，白细胞计数多为正常或偏低，淋巴细胞比例升高。细菌感染者白细胞计数和中性粒细胞增多及核左移。

2.病毒和病毒抗原的测定

视需要可用免疫荧光法、酶联免疫吸附法、血清学诊断和病毒分离鉴定，以判断病毒的类型，区别病毒和细菌感染。细菌培养可判断细菌类型和进行药物敏感试验。

3.血清 PCT 测定

有条件的单位可检测血清 PCT，有助于鉴别病毒性和细菌性感染。

二、治疗原则

上呼吸道病毒感染目前尚无特殊抗病毒药物，通常以对症处理、休息、忌烟、多饮水、保持室内空气流通、防治继发细菌感染为主。

(一)对症治疗

可选用含有解热镇痛、减少鼻咽充血和分泌物、镇咳的抗感冒复合剂或中成药，如对乙酰氨基酚、双酚伪麻片、美扑伪麻片、银翘解毒片等。儿童忌用阿司匹林或含阿司匹林药物及其他水杨酸制剂，因为此类药物与流感的肝脏和神经系统并发症(Reye 综合征)相关，偶可致死。

(二)支持治疗

休息、多饮水、注意营养，饮食要易于消化，特别在儿童和老年患者更应重视。密切观察和监测并发症，抗生素仅在明确或有充分证据提示继发细菌感染时有应用指征。

(三)抗流感病毒药物治疗

现有抗流感病毒药物有两类：即离子通道 M_2 阻滞剂和神经氨酸酶抑制剂。其中 M_2 阻滞剂只对甲型流感病毒有效，治疗患者中约有 30%可分离到耐药毒株，而神经氨酸酶抑制剂对甲、乙型流感病毒均有很好作用，耐药发生率低。

1.离子通道 M_2 阻滞剂

金刚烷胺和金刚乙胺。

(1)用法和剂量：见表 5-1。

表 5-1　金刚烷胺和金刚乙胺用法和剂量

药名	年龄(岁)			
	1～9	10～12	13～16	≥65
金刚烷胺	5 mg/(kg・d)(最高 150 mg/d)，分 2 次	100 mg，每天 2 次	100 mg，每天 2 次	≤100 mg/d
金刚乙胺	不推荐使用	不推荐使用	100 mg，每天 2 次	100 mg/d 或 200 mg/d

(2)不良反应：金刚烷胺和金刚乙胺可引起中枢神经系统和胃肠不良反应。中枢神经系统不良反应有神经质、焦虑、注意力不集中和轻微头痛等，其中金刚烷胺较金刚乙胺的发生率高。胃肠道反应主要表现为恶心和呕吐，这些不良反应一般较轻，停药后大多可迅速消失。

(3)肾功能不全患者的剂量调整：金刚烷胺的剂量在肌酐清除率≤50 mL/min 时酌情减少，并密切观察其不良反应，必要时可停药，血透对金刚烷胺清除的影响不大。肌酐清除率<10 mL/min 时，金刚乙胺推荐减为 100 mg/d。

2.神经氨酸酶抑制剂

目前有 2 个品种，即奥司他韦和扎那米韦。

(1)用法和剂量：①奥司他韦，成人 75 mg，每天 2 次，连服 5 天，应在症状出现 2 天内开始用药。儿童用法见表5-2，1岁以内不推荐使用。②扎那米韦，6岁以上儿童及成人剂量均为每次吸入10 mg，每天2次，连用5天，应在症状出现2天内开始用药。6岁以下儿童不推荐作用。

表5-2 儿童奥司他韦用量(mg)

药名	体重(kg)			
	≤15	16～23	24～40	＞40
奥司他韦	30	45	60	75

(2)不良反应：奥司他韦不良反应少，一般为恶心、呕吐等消化道症状，也有腹痛、头痛、头晕、失眠、咳嗽、乏力等不良反应的报道。扎那米韦吸入后最常见的不良反应有头痛、恶心、咽部不适、眩晕、鼻出血等。个别哮喘和慢性阻塞性肺疾病(COPD)患者使用后可出现支气管痉挛和肺功能恶化。

(3)肾功能不全的患者无须调整扎那米韦的吸入剂量。对肌酐清除率＜30 mL/min的患者，奥司他韦减量至75 mg，每天1次。

(四)抗生素治疗

通常不需要抗生素治疗。如有细菌感染，可根据病原菌选用敏感的抗生素。经验用药，常选青霉素、第一代和第二代头孢菌素、大环内酯类或氟喹诺酮类。

(张桂光)

第二节 急性气管-支气管炎

急性气管-支气管炎是由生物、物理、化学刺激或过敏等因素引起的急性气管-支气管黏膜炎症。常发生于寒冷季节或气候突变时，也可由急性上呼吸道感染迁延不愈所致。

一、病因

(一)微生物

病原体与上呼吸道感染类似。

(二)物理、化学因素

冷空气、粉尘、刺激性气体或烟雾。

(三)变态反应

常见的吸入致敏源包括化粉、有机粉尘、真菌孢子、动物毛皮排泄物；或对细菌蛋白质的过敏，钩虫、蛔虫的幼虫在肺内的移行均可引起气管-支气管急性炎症反应。

二、诊断

(一)症状

咳嗽、咳痰，先为干咳或少量黏液性痰，随后转为黏液脓性，痰量增多，咳嗽加剧，偶有痰中带血。伴有支气管痉挛时可有气促、胸骨后发紧感。可有发热(38 ℃左右)与全身不适等症状，但有自限性，3～5天后消退。

(二)体征

粗糙的干啰音,局限性或散在湿啰音,常于咳痰后发生变化。

(三)实验室检查

(1)血常规检查:一般白细胞计数正常,细菌性感染较重时白细胞总数升高或中性粒细胞计数增多。

(2)痰涂片或培养可发现致病菌。

(3)胸部X线检查大多正常或肺纹理增粗。

(四)鉴别诊断

(1)流行性感冒:流行性感冒可引起咳嗽,但全身症状重,发热、头痛和全身酸痛明显,血白细胞数量减少。根据流行病史、补体结合试验和病毒分离可鉴别。

(2)急性上呼吸道感染:鼻咽部症状明显,咳嗽轻微,一般无痰。肺部无异常体征。胸部X线正常。

(3)其他:如支气管肺炎、肺结核、肺癌、肺脓肿等可表现为类似的咳嗽咳痰的多种疾病表现,应详细检查,以资鉴别。

三、治疗

(一)对症治疗

干咳无痰者可选用喷托维林(咳必清),25 mg,每天3次;或右美沙芬,15～30 mg,每天3次;或可卡因,15～30 mg,每天3次;或用含中枢性镇咳药的合剂,如联邦止咳露、止咳糖浆,10 mL,每天3次。其他中成药如咳特灵、克咳胶囊等均可选用,痰多不易咳出者可选用祛痰药,如溴己新(必嗽平),16 mg,每天3次;或用盐酸氨溴索(沐舒坦),30 mg,每天3次;或桃金娘油提取物化痰,也可雾化帮助祛痰有支气管痉挛或气道反应性高的患者可选用茶碱类药物,如氨茶碱,100 mg,每天3次;或长效茶碱舒氟美200 mg,每天2次;或多索茶碱0.2 g,每天2次或雾化吸入异丙托品;或口服特布他林,1.25～2.50 mg,每天3次。头痛、发热时可加用解热镇痛药,如阿司匹林0.3～0.6 g,每6～8小时1次。

(二)有细菌感染时选用合适的抗生素

痰培养阳性,按致病菌及药敏试验选用抗菌药。在未得到病原菌阳性结果之前,可选用大环内酯类,如罗红霉素成人每天2次,每次150 mg,或β-内酰胺类,如头孢拉定成人1～4 g/d,分4次服,头孢克洛成人2～4 g/d,分4次口服。

四、疗效标准与预后

症状体征消失,化验结果正常为痊愈。

(张桂光)

第三节　慢性支气管炎

慢性支气管炎是由于感染或非感染因素引起气管、支气管黏膜及其周围组织的慢性非特异性炎症。临床上以慢性咳嗽、咳痰或气喘为主要症状。疾病不断进展,可并发阻塞性肺气肿、肺源性心脏病,严重影响劳动和健康。

一、病因和发病机制

病因尚未完全清楚,一般认为是多种因素长期相互作用的结果,这些因素可分为外因和内因两个方面。

(一)吸烟

大量研究证明吸烟与慢性支气管炎的发生有密切关系。吸烟时间越长,量越多,患病率也越高。戒烟可使症状减轻或消失,病情缓解,甚至痊愈。

(二)理化因素

包括刺激性烟雾、粉尘、大气污染(如二氧化硫、二氧化氮、氯气、臭氧等)的慢性刺激。这些有害气体的接触者慢性支气管炎患病率远较不接触者为高。

(三)感染因素

感染是慢性支气管炎发生、发展的重要因素,病毒感染以鼻病毒、黏液病毒、腺病毒和呼吸道合胞病毒为多见。细菌感染常继发于病毒感染之后,如肺炎链球菌、流感嗜血杆菌等。这些感染因素造成气管、支气管黏膜的损伤和慢性炎症。感染虽与慢性支气管炎的发病有密切关系,但目前尚无足够证据说明为首发病因。只认为是慢性支气管炎的继发感染和加剧病变发展的重要因素。

(四)气候

慢性支气管炎发病及急性加重常见于冬天寒冷季节,尤其是在气候突然变化时。寒冷空气可以刺激腺体,增加黏液分泌,使纤毛运动减弱,黏膜血管收缩,有利于继发感染。

(五)过敏因素

主要与喘息性支气管炎的发生有关。在患者痰液中嗜酸性粒细胞数量与组胺含量都有增高倾向,说明部分患者与过敏因素有关。尘埃、尘螨、细菌、真菌、寄生虫、花粉及化学气体等,都可以成为过敏因素而致病。

(六)呼吸道局部免疫功能减低及自主神经功能失调

其为慢性支气管炎发病提供内在的条件。老年人常因呼吸道的免疫功能减退,免疫球蛋白的减少,呼吸道防御功能退化等导致患病率较高。副交感神经反应增高时,微弱刺激即可引起支气管收缩痉挛,分泌物增多,而产生咳嗽、咳痰、气喘等症状。

综上所述,当机体抵抗力减弱时,呼吸道在不同程度易感性的基础上,有一种或多种外因的存在,长期反复作用,可发展成为慢性支气管炎。如长期吸烟损害呼吸道黏膜,加上微生物的反复感染,可发生慢性支气管炎。

二、病理

由于炎症反复发作,引起上皮细胞变性、坏死和鳞状上皮化生,纤毛变短,参差不齐或稀疏脱落。黏液腺泡明显增多,腺管扩张,杯状细胞也明显增生。支气管壁有各种炎性细胞浸润、充血、水肿和纤维增生。支气管黏膜发生溃疡,肉芽组织增生,严重者支气管平滑肌和弹性纤维也遭破坏以致机化,引起管腔狭窄。

三、临床表现

(一)症状

起病缓慢,病程长,常反复急性发作而逐渐加重。主要表现为慢性咳嗽、咳痰、喘息。开始症状轻微,气候变冷或感冒时,则引起急性发作,这时患者咳嗽、咳痰、喘息等症状加重。

1.咳嗽

主要由支气管黏膜充血、水肿或分泌物积聚于支气管腔内而引起咳嗽。咳嗽严重程度视病情而定,一般晨间和晚间睡前咳嗽较重,有阵咳或排痰,白天则较轻。

2.咳痰

痰液一般为白色黏液或浆液泡沫性,偶可带血。起床后或体位变动可刺激排痰,因此,常以清晨排痰较多。急性发作伴有细菌感染时,则变为黏液脓性,咳嗽和痰量也随之增加。

3.喘息或气急

喘息性慢性支气管炎可有喘息,常伴有哮鸣音。早期无气急。反复发作数年,并发阻塞性肺气肿时,可伴有轻重程度不等的气急,严重时生活难以自理。

(二)体征

早期可无任何异常体征。急性发作期可有散在的干、湿性啰音,多在背部及肺底部,咳嗽后可减少或消失。喘息型可听到哮鸣音及呼气延长,而且不易完全消失。并发肺气肿时有肺气肿体征。

四、实验室和其他检查

(一)X 线检查

早期可无异常。病变反复发作,可见两肺纹理增粗、紊乱,呈网状或条索状、斑点状阴影,以下肺野较明显。

(二)呼吸功能检查

早期常无异常。如有小呼吸道阻塞时,最大呼气流速-容积曲线在 75%和 50%肺容量时,流量明显降低,它比第 1 秒用力呼气容积更为敏感。发展到呼吸道狭窄或有阻塞时,常有阻塞性通气功能障碍的肺功能表现,如第 1 秒用力呼气量占用力肺活量的比值减少(<70%),最大通气量减少(低于预计值的 80%);流速-容量曲线减低更为明显。

(三)血液检查

慢性支气管炎急性发作期或并发肺部感染时,可见白细胞及中性粒细胞计数增多。喘息型者嗜酸性粒细胞计数可增多。缓解期多无变化。

(四)痰液检查

涂片或培养可见致病菌。涂片中可见大量中性粒细胞,已破坏的杯状细胞,喘息型者常见较多的嗜酸性粒细胞。

五、诊断和鉴别诊断

(一)诊断标准

根据咳嗽、咳痰或伴喘息,每年发病持续 3 个月,连续 2 年或以上,并排除其他引起慢性咳嗽的心、肺疾病,可作出诊断。如每年发病持续不足 3 个月,而有明确的客观检查依据(如 X 线片、呼吸功能等)也可诊断。

(二)分型、分期

1.分型

可分为单纯型和喘息型两型。单纯型的主要表现为咳嗽、咳痰;喘息型者除有咳嗽、咳痰外尚有喘息,伴有哮鸣音,喘鸣在阵咳时加剧,睡眠时明显。

2.分期

按病情进展可分为3期。急性发作期是指“咳”“痰”“喘”等症状任何一项明显加剧,痰量明显增加并出现脓性或黏液脓性痰,或伴有发热等炎症表现1周之内。慢性迁延期是指有不同程度的“咳”“痰”“喘”症状迁延1个月以上者。临床缓解期是指经治疗或临床缓解,症状基本消失或偶有轻微咳嗽少量痰液,保持2个月以上者。

(三)鉴别诊断

慢性支气管炎需与下列疾病相鉴别。

1.支气管哮喘

常于幼年或青年突然起病,一般无慢性咳嗽、咳痰史,以发作性、呼气性呼吸困难为特征。发作时两肺布满哮鸣音,缓解后可无症状。常有个人或家族过敏性疾病史。喘息型慢性支气管炎多见于中老年患者,一般以咳嗽、咳痰伴发喘息及哮鸣音为主要症状,感染控制后症状多可缓解,但肺部可听到哮鸣音。典型病例不难区别,但哮喘并发慢性支气管炎和/或肺气肿则难以区别。

2.咳嗽变异性哮喘

以刺激性咳嗽为特征,常由受到灰尘、油烟、冷空气等刺激而诱发,多有家族史或过敏史。抗生素治疗无效,支气管激发试验阳性。

3.支气管扩张

具有咳嗽、咳痰反复发作的特点,合并感染时有大量脓痰,或反复咯血。肺部以湿啰音为主,可有杵状指(趾)。X线检查常见下肺纹理粗乱或呈卷发状。支气管造影或CT检查可以鉴别。

4.肺结核

多有发热、乏力、盗汗、消瘦等结核中毒症状,咳嗽、咯血等及局部症状。经X线检查和痰结核菌检查可以明确诊断。

5.肺癌

患者年龄常在40岁以上,特别是有多年吸烟史,发生刺激性咳嗽,常有反复发生或持续的血痰,或者慢性咳嗽性质发生改变。X线检查可发现有块状阴影或结节状影或阻塞性肺炎。用抗生素治疗,未能完全消散,应考虑肺癌的可能,痰脱落细胞检查或经纤维支气管镜活检一般可明确诊断。

6.肺尘埃沉着病(尘肺)

有粉尘等职业接触史。X线检查肺部可见硅结节,肺门阴影扩大及网状纹理增多,可做出诊断。

六、治疗

在急性发作期和慢性迁延期应以控制感染和祛痰、镇咳为主。伴发喘息时,应予解痉平喘治疗。对临床缓解期宜加强锻炼,增强体质,提高机体抵抗力,预防复发为主。

(一)急性发作期的治疗

1.控制感染

根据致病菌和感染严重程度或药敏试验选择抗生素。轻者可口服，较重患者用肌内注射或静脉滴注抗生素。常用的有喹诺酮类、头孢菌素类、大环内酯类、β 内酰胺类或磺胺类口服，如左氧氟沙星 0.4 g，1 次/天；罗红霉素 0.3 g，2 次/天；阿莫西林 2～4 g/d，分 2～4 次口服；头孢呋辛 1.0 g/d，分 2 次口服；复方磺胺甲噁唑 2 片，2 次/天。能单独应用窄谱抗生素应尽量避免使用广谱抗生素，以免二重感染或产生耐药菌株。

2.祛痰、镇咳

可改善患者症状，迁延期仍应坚持用药。可选用氯化铵合剂 10 mL，每天 3 次；也可加用溴己新8～16 mg，每天 3 次；盐酸氨溴索 30 mg，每天 3 次。干咳则可选用镇咳药，如右美沙芬、那可丁等。中成药镇咳也有一定效果。对年老体弱无力咳痰者或痰量较多者，更应以祛痰为主，协助排痰，畅通呼吸道。应避免应用强的镇咳药，如可卡因等，以免抑制中枢，加重呼吸道阻塞和炎症，导致病情恶化。

3.解痉、平喘

主要用于喘息明显的患者，常选用氨茶碱 0.1 g，每天 3 次，或用茶碱控释药；也可用特布他林、沙丁胺醇等 β_2 激动药加糖皮质激素吸入。

4.气雾疗法

对于痰液黏稠不易咳出的患者，雾化吸入可稀释气管内的分泌物，有利排痰。目前主要用超声雾化吸入，吸入液中可加入抗生素及痰液稀释药。

(二)缓解期治疗

(1)加强锻炼，增强体质，提高免疫功能，加强个人卫生，注意预防呼吸道感染，如感冒流行季节避免到拥挤的公共场所，出门戴口罩等。

(2)避免各种诱发因素的接触和吸入，如戒烟、脱离接触有害气体的工作岗位等。

(3)反复呼吸道感染者可试用免疫调节药或中医中药治疗，如卡介苗、多糖核酸、胸腺素等。

(张桂光)

第四节　支气管扩张

支气管扩张是支气管慢性异常扩张的疾病，直径＞2 mm 中等大小近端支气管及其周围组织慢性炎症及支气管阻塞，引起支气管组织结构较严重的病理性破坏。儿童及青少年多见，常继发于麻疹、百日咳后的支气管炎，迁延不愈的支气管肺炎等。主要症状为慢性咳嗽、咳大量脓痰和/或反复咯血。

一、病因和发病机制

(一)支气管-肺组织感染

婴幼儿时期支气管肺组织感染是支气管扩张最常见的病因。由于婴幼儿支气管较细，且支气管壁发育尚未完善，管壁薄弱，易于阻塞和遭受破坏。反复感染破坏支气管壁各层组织，尤其是肌层组织及弹性组织的破坏，减弱了对管壁的支撑作用。支气管炎使支气管黏膜充血、水肿、分泌物堵塞引流不畅，从而加重感染。左下叶支气管细长且位置低，受心脏影响，感染后引流不畅，故发病率高。左舌叶支气管开口与左下叶背段支气管开口相邻，易被左下叶背段感染累及，因此两叶支气管同时扩张也常见。

支气管内膜结核引起管腔狭窄、阻塞、引流不畅，导致支气管扩张。肺结核纤维组织增生、牵拉收缩，也导致支气管变形扩张，因肺结核多发于上叶，引流好，痰量不多或无痰，所以称之为“干性”支气管扩张。其他如吸入腐蚀性气体、支气管曲霉菌感染、胸膜粘连等可损伤或牵拉支气管壁，反复继发感染，引起支气管扩张。

(二)支气管阻塞

肿瘤、支气管异物和感染均引起支气管腔内阻塞，支气管周围肿大淋巴结或肿瘤的外压可致支气管阻塞。支气管阻塞导致肺不张，失去肺泡弹性组织缓冲，胸腔负压直接牵拉支气管壁引起支气管扩张。右肺中叶支气管细长，有三组淋巴结围绕，因非特异性或结核性淋巴结炎而肿大，从而压迫支气管，引起右肺中叶肺不张和反复感染，又称中叶综合征。

(三)支气管先天性发育障碍和遗传因素

支气管先天发育障碍，如巨大气管-支气管症，可能是先天性结缔组织异常、管壁薄弱所致的扩张。因软骨发育不全或弹性纤维不足，导致局部管壁薄弱或弹性较差所致支气管扩张，常伴有鼻旁窦炎及内脏转位(右位心)，称为 Kartagener 综合征。与遗传因素有关的肺囊性纤维化，由于支气管黏液腺分泌大量黏稠黏液，分泌物潴留在支气管内引起阻塞、肺不张和反复继发感染，可发生支气管扩张。遗传性α_1-抗胰蛋白酶缺乏症也伴有支气管扩张。

(四)全身性疾病

近年来发现类风湿关节炎、克罗恩病、溃疡性结肠炎、系统性红斑狼疮、支气管哮喘和泛细支气管炎等疾病可同时伴有支气管扩张。一些不明原因的支气管扩张，其体液和细胞免疫功能有不同程度的异常，提示支气管扩张可能与机体免疫功能失调有关。

二、病理

发生支气管扩张的主要原因是炎症。支气管壁弹力组织、肌层及软骨均遭到破坏，由纤维组织取代，使管腔逐渐扩张。支气管扩张的形状可为柱状或囊状，也常混合存在呈囊柱状。典型的病理改变为支气管壁全层均有破坏，黏膜表面常有溃疡及急、慢性炎症，纤毛柱状上皮细胞鳞状化生、萎缩，杯状细胞和黏液腺增生，管腔变形、扭曲、扩张，腔内含有多量分泌物。常伴毛细血管扩张，或支气管动脉和肺动脉的终末支扩张与吻合，进而形成血管瘤，破裂可出现反复大量咯血。支气管扩张发生反复感染，病变范围扩大蔓延，逐渐发展影响肺通气功能及肺弥散功能，导致肺动脉高压，引起肺心病、右心衰竭。

三、临床表现

本病多起病于小儿或青年，呈慢性经过，多数患者在童年期有麻疹、百日咳或支气管肺炎迁延不愈的病史。早期常无症状，随病情发展可出现典型临床症状。

(一)症状

(1)慢性咳嗽、大量脓痰：与体位改变有关，每天痰量可达 100～400 mL，支气管扩张分泌物积聚，体位变动时分泌物刺激支气管黏膜，引起咳嗽和排痰。痰液静置后分 3 层：上层为泡沫，中层为黏液或脓性黏液，底层为坏死组织沉淀物。合并厌氧菌混合感染时，则痰有臭味，常见病原体为铜绿假单胞菌、金黄色葡萄球菌、流感嗜血杆菌、肺炎链球菌和卡他莫拉菌。

（2）反复咯血：50%～70%的患者有不同程度的咯血史，从痰中带血至大量咯血，咯血量与病情严重程度、病变范围不一定成比例。部分患者以反复咯血为唯一症状，平时无咳嗽、咳脓痰等症状，称为干性支气管扩张，病变多位于引流良好的上叶支气管。

（3）反复肺部感染：特点为同一肺段反复发生肺炎并迁延不愈，此由于扩张的支气管清除分泌物的功能丧失，引流差，易于反复发生感染。

（4）慢性感染中毒症状：反复感染可引起发热、乏力、头痛、食欲减退等，病程较长者可有消瘦、贫血，儿童可影响生长发育。

（二）体征

早期或干性支气管扩张可无异常肺部体征。典型者在下胸部、背部可闻及固定、持久的局限性粗湿啰音，有时可闻及哮鸣音。部分慢性患者伴有杵状指/趾，病程长者可有贫血和营养不良，出现肺炎、肺脓肿、肺气肿、肺心病等并发症时可有相应体征。

四、实验室检查及辅助检查

（一）实验室检查

白细胞总数与分类一般正常，急性感染时白细胞总数及中性粒细胞比例可增高，贫血患者血红蛋白含量下降，红细胞沉降率可增快。

（二）X 线检查

早期轻症患者胸部 X 线片可无特殊发现，典型 X 线表现为一侧或双侧下肺纹理增粗紊乱，其中有多个不规则的透亮阴影，或沿支气管分布的蜂窝状、卷发状阴影，急性感染时阴影内可出现小液平面。柱状支气管扩张的 X 线表现是“轨道征”，是增厚的支气管壁影。胸部 CT 显示支气管管壁增厚的柱状扩张，并延伸至肺周边，或成串、成簇的囊状改变，可含气液平面。支气管造影可确诊此病，并明确支气管扩张的部位、形态、范围和病变严重程度，为手术治疗提供资料。高分辨 CT 较常规 CT 具有更高的空间和密度分辨力，能够显示以次级肺小叶为基本单位的肺内细微结构，已基本取代支气管造影（图 5-1）。

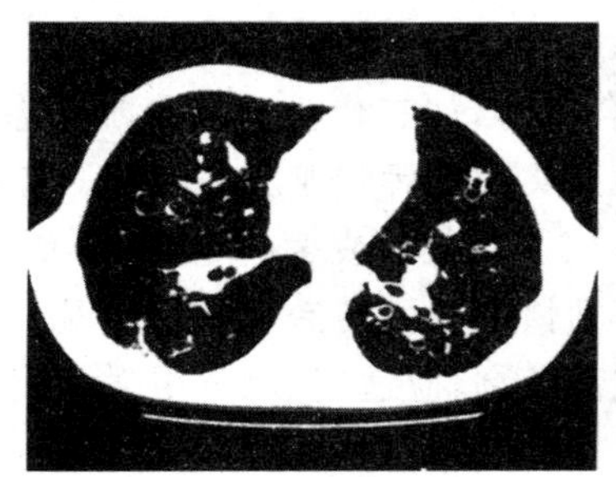
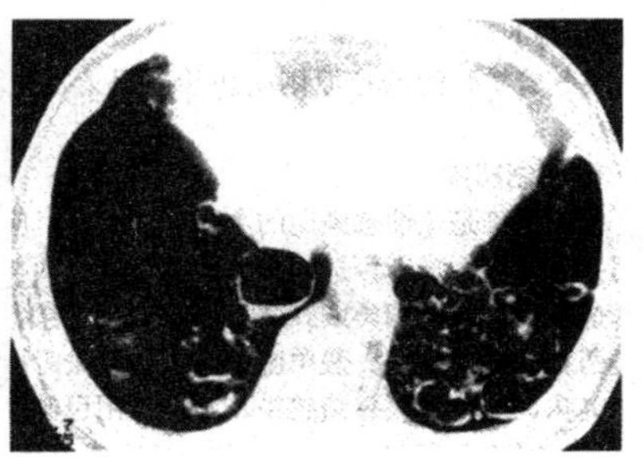

图 5-1　胸部 CT

（三）支气管镜检

可发现出血、扩张或阻塞部位及原因，可进行局部灌洗、清除阻塞，局部止血，取灌洗液行细菌学、细胞学检查，有助于诊断、鉴别诊断与治疗。

五、诊断

根据慢性咳嗽、咳大量脓痰、反复咯血和肺同一肺段反复感染等病史，查体于下胸部及背部可闻及固定而持久的粗湿啰音、结合童年期有诱发支气管扩张的呼吸道感染病史，X线显示局部肺纹理增粗、紊乱或呈蜂窝状、卷发状阴影，可作出初步临床诊断，支气管造影或高分辨CT可明确诊断。

六、鉴别诊断

(1)慢性支气管炎：多发生于中老年吸烟者，于气候多变的冬春季节咳嗽、咳痰明显，多为白色黏液痰，感染急性发作时出现脓性痰，反复咯血症状不多见，两肺底散在的干湿啰音，咳嗽后可消失。胸部X线片肺纹理紊乱，或有肺气肿改变。

(2)肺脓肿：起病急，全身中毒症状重，有高热、咳嗽、大量脓臭痰，X线检查可见局部浓密炎症阴影，其中有空洞伴气液平面，有效抗生素治疗炎症可完全吸收。慢性肺脓肿则以往有急性肺脓肿的病史。支气管扩张和肺脓肿可以并存。

(3)肺结核：常有低热、盗汗、乏力等结核中毒症状，干、湿性啰音多位于上肺部，胸部X线片和痰结核菌检查可作出诊断。结核可合并支气管扩张，部位多见于双肺上叶及下叶背段支气管。

(4)先天性肺囊肿：是一种先天性疾病，无感染时可无症状，X线检查可见多个薄壁的圆形或椭圆形阴影，边界纤细，周围肺组织无炎症浸润，胸部CT检查和支气管造影有助于诊断。

(5)弥漫性泛细支气管炎：慢性咳嗽、咳痰，活动时呼吸困难，合并慢性鼻旁窦炎，胸部X线片与胸部CT有弥漫分布的边界不太清楚的小结节影。类风湿因子、抗核抗体、冷凝集试验可呈阳性，需病理学确诊。大环内酯类的抗生素治疗2个月以上有效。

七、治疗

支气管扩张的治疗原则是防治呼吸道反复感染，保持呼吸道引流通畅，必要时手术治疗。

(一)控制感染

控制感染是急性感染期的主要治疗措施。应根据病情参考细菌培养及药物敏感试验结果选用抗菌药物。轻者可选用氨苄西林或阿莫西林0.5 g，每天4次，或用第一、二代头孢菌素；也可用氟喹诺酮类或磺胺类药物。重症患者需静脉联合用药，如三代头孢菌素加氨基糖苷类药物有协同作用。假单胞菌属细菌感染者可选用头孢他啶、头孢吡肟和亚胺培南等。若痰有臭味，多伴有厌氧菌感染，则可加用甲硝唑0.5 g静脉滴注，每天2～3次；或替硝唑0.4～0.8 g静脉滴注，每天2次。其他抗菌药物如大环内酯类、四环素类可酌情应用。经治疗后如体温正常，脓痰明显减少，则1周左右考虑停药。缓解期不必常规使用抗菌药物，应适当锻炼，增强体质。

(二)清除痰液

清除痰液是控制感染和减轻全身中毒症状的关键。

(1)祛痰剂：口服氯化铵0.3～0.6 g，或溴己新8～16 mg，每天3次。

(2)支气管舒张剂：由于支气管痉挛，部分患者痰液排出困难，在无咳血的情况下，可口服氨茶碱0.1～0.2 g，每天3～4次或其他缓解气道痉挛的药物，也可加用$β_2$受体激动剂或异丙托溴铵吸入。

(3)体位引流：体位引流是根据病变部位采取不同的体位，原则上使患处处于高位，引流支气管的开口朝下，以利于痰液排入大气道咳出，对于痰量多、不易咳出者更重要。每天2～4次，每次15～30分钟。引流前可行雾化吸入，体位引流时轻拍病变部位以提高引流效果。

(4)纤维支气管镜吸痰：若体位引流痰液难以排出，可行纤维支气管镜吸痰，清除阻塞。可用生理盐水冲洗稀释痰液，并局部应用抗生素治疗，效果明显。

(三)咯血的处理

大咯血最重要的环节是防止窒息。若经内科治疗未能控制，可行支气管动脉造影，对出血的小动脉定位后注入明胶海绵或聚乙烯醇栓，或导入钢圈进行栓塞止血。

(四)手术治疗

适用于心肺功能良好，反复呼吸道感染或大咯血内科治疗无效，病变范围局限于一叶或一侧肺组织者。危及生命的大咯血，明确出血部位时部分病患需急诊手术。

八、预防及预后

积极防治婴幼儿麻疹、百日咳、支气管肺炎及肺结核等慢性呼吸道疾病，增强机体免疫及抗病能力，防止异物及尘埃误吸，预防呼吸道感染。

病变较轻者及病灶局限内科治疗无效手术切除者预后好；病灶广泛，后期并发肺心病者预后差。

（张桂光）

第五节　支气管哮喘

支气管哮喘是全球范围内最常见的慢性呼吸道疾病，它是由多种细胞（如嗜酸性粒细胞、肥大细胞、T细胞、中性粒细胞、气管上皮细胞等）和细胞组分参与的气道慢性炎症性疾病。这种慢性炎症导致气道高反应性的产生，通常出现广泛多变的可逆性气流受限，并引起反复发作的喘息、气急、胸闷或咳嗽等症状，常在夜间和/或清晨发作、加剧，多数患者可自行缓解或经治疗缓解。哮喘的发病率在世界范围内呈上升趋势。据统计，全世界约有3亿人患有哮喘，全球患病率为1%～18%。我国有1 000万～3 000万哮喘患者。近年来，我国0～14岁儿童哮喘患病率为0.12%～3.34%，较10年前平均上升了64.84%。

一、病因

目前认为，支气管哮喘是一种有明显家族聚集倾向的多基因遗传性疾病，它的发生既受遗传因素又受环境因素的影响。

(一)遗传

近年来随着分子生物学技术的发展，哮喘相关基因的研究也取得了一定的进展，第5、6、11、12、13、14、17、19、21号染色体可能与哮喘有关，但具体关系尚未搞清楚，哮喘的多基因遗传特征：①外显不全；②遗传异质化；③多基因遗传；④协同作用。这就导致在一个群体中发现的遗传连锁有相关性，而在另一个不同群体中则不能发现这种相关。

国际哮喘遗传学协作研究组曾研究了3个种族共140个家系，采用360个常染色体上短小串联重复多态性遗传标记进行全基因扫描。将哮喘候选基因粗略定位于5p15、5q23-31、6p21-23、11q13、12q14-24.2、13q21.3、14q11.2-13、17p11、1q11.2、19q13.4、21q21。这些哮喘遗传易感基因大致分3类：①决定变态反应性疾病易感的HLA-Ⅱ类分子基因遗传多态性（如6p21-23）；②T细胞受体（TCR）高度多样性与特异性IgE（如14q11.2）；③决定IgE调节及哮喘特征性气道炎症发生发展的细胞因子基因及药物相关基因（如11q13、5q31-33）。而5q31-33区域内含有包括细胞因子簇IL-3、IL-4、IL-9、IL-13、GM-CSF和β_2-肾上腺素能受体、淋巴细胞糖皮质激素受体、白三烯C_4合成酶等多个与哮喘发病相关的候选基因。这些基因对IgE调节及对哮喘的炎症发生发展很重要，因此5q31-33又被称为细胞因子基因簇。上述染色体区域的鉴定无一显示有与一个以上种族人群存在连锁的证据，表明特异性哮喘易感基因只有相对重要性，同时表明环境因素或调节基因在疾病表达方面，对于不同种族可能存在差异，也提示哮喘和特应症具有不同的分子基础。这些遗传学染色体区域很大，平均含＞20 Mb的DNA和数千个基因，而且目前由于标本量的限制，许多结果不能被重复。因此，寻找并鉴定哮喘相关基因还有大量的工作要做。

（二）变应原

1.常见变应原

尘螨是最常见的变应原，是哮喘在世界范围内重要的发病因素。常见的有4种，即屋尘螨、粉尘螨、宇尘螨和多毛螨。屋尘螨是持续潮湿气候中最主要的螨虫。真菌亦是存在于室内空气中的变应原之一，常见为青霉、曲霉、交链孢霉等。花粉与草粉是最常见的引起哮喘发作的室外变应原，木本植物（树花粉）常引起春季哮喘，而禾本植物的草类花粉常引起秋季哮喘。

2.职业性变应原

常见的变应原有谷物粉、面粉、动物皮毛、木材、丝、麻、木棉、饲料、蘑菇、松香、活性染料、乙二胺等。低分子量致敏物质的作用机制尚不明确，高分子量的致敏物质可能是通过与变应原相同的变态反应机制致敏患者并引起哮喘发作。

3.药物及食物添加剂

药物引起哮喘发作有特异性过敏和非特异性过敏两种，前者以生物制品过敏最常见，而后者发生于交感神经阻滞剂和增强副交感神经作用剂，如普萘洛尔、新斯的明。食物过敏大多属于Ⅰ型变态反应，如牛奶，鸡蛋，鱼、虾、蟹等海鲜及调味类食品等可作为变应原，常可诱发哮喘患者发作。

（三）促发因素

1.感染

哮喘的形成和发作与反复呼吸道感染有关，尤其是呼吸道病毒感染，最常见的是鼻病毒，其次是流感病毒、副流感病毒、呼吸道合胞病毒及冠状病毒等。病毒感染引起气管上皮细胞产生多种炎症介质，使随后吸入的变应原的炎症反应和气道收缩反应增强，亦可诱导速激肽和组胺失活减少，提高迷走神经介导的反射性支气管收缩。细菌感染在急性哮喘中的作用还未确定。近年，衣原体和支原体感染报道有所增多，部分哮喘病例治疗衣原体感染可改善症状。

2.气候改变

当气温、湿度、气压和空气中离子等发生改变时可诱发哮喘，故在寒冷季节或秋冬气候转变时较多发病。

3.环境污染

环境污染与哮喘发病关系密切。诱发哮喘的有害刺激物中，最常见的是煤气、油烟、被动吸烟、杀虫喷雾剂等。烟雾可刺激处于高反应状态的哮喘患者的气道，使支气管收缩，甚至痉挛，致哮喘发作。

4.精神因素

患者紧张不安、情绪激动等，也会促使哮喘发作，一般认为是通过大脑皮层和迷走神经反射或过度换气所致。

5.运动

有70%～80%的哮喘患者在剧烈运动后诱发哮喘发作，称为运动性哮喘。典型病例是运动6～10分钟，在停止运动后1～10分钟内出现支气管痉挛，临床表现为咳嗽、胸闷、喘鸣，听诊可闻及哮鸣音，多数患者在30～60分钟内可自行缓解。运动后约有1小时的不应期，40%～50%的患者在此期间再进行运动则不发生支气管痉挛。有些患者虽无哮喘症状，但是运动前后的肺功能测定能发现存在支气管痉挛，可能机制为剧烈运动后过度呼吸，使气道黏膜的水分和热量丢失，呼吸道上皮暂时出现渗透压过高，诱发支气管平滑肌痉挛。

6.药物

有些药物可引起哮喘发作，主要有包括阿司匹林在内的非甾体抗炎药(NSAIDs)和含碘造影剂或交感神经阻断剂等，如误服普萘洛尔等β_2受体阻断剂可引发哮喘。2.3%～20.0%的哮喘患者因服用阿司匹林等非甾体抗炎药而诱发哮喘，称为阿司匹林哮喘(aspirin induced asthma，ASA)。在ASA中部分患者合并有鼻息肉，被称为阿司匹林过敏-哮喘-鼻息肉三联症，其临床特点：①服用阿司匹林类解热镇痛药诱发剧烈哮喘，多在摄入后30分钟到3小时内发生；②儿童多在2岁之前发病，但大多为30～40岁的中年患者；③女性多于男性，男女之比约为2∶3；④发病无明显季节性；⑤病情较重，大多对糖皮质激素有依赖性；⑥半数以上有鼻息肉，常伴有过敏性鼻炎和/或鼻窦炎，鼻息肉切除后有时哮喘症状加重或促发；⑦变应原皮试多呈阴性反应；⑧血清总IgE多正常；⑨其家族中较少有过敏性疾病的患者。发病机制尚未完全明确，有人认为患者的支气管环氧化酶可能因一种传染性介质(可能是病毒)的影响，致使环氧化酶易受阿司匹林类药物的抑制，影响了花生四烯酸的代谢，抑制前列腺素的合成及生成不均衡，有气道扩张作用的前列腺素E_2和I_2明显减少，而有收缩支气管平滑肌作用的前列腺素$F_{2\alpha}$的合成较多，前列腺素E_2、I_2/前列腺素$F_{2\alpha}$失衡。环氧化酶被抑制后，花生四烯酸的代谢可能被转移到脂氧化酶途径，致使收缩支气管平滑肌的白三烯生成增多，导致支气管平滑肌强而持久的收缩。阿司匹林过敏的患者对其他抑制环氧化酶(COX)的NSAIDs存在交叉过敏(对乙酰氨基酚除外，主要原因考虑为ASA抑制COX-1，而对乙酰氨基酚通过抑制COX-3发挥作用)。

7.月经、妊娠等生理因素

不少女性哮喘患者在月经前3～4天有哮喘加重的现象，可能与经前期孕酮的突然下降有关。如果患者每月必发，且经量不多，适时地注射黄体酮，有时可阻止严重的经前期哮喘。妊娠对哮喘的影响并无规律性，大多病情未见明显变化，妊娠对哮喘的作用主要表现为机械性的影响及哮喘有关的激素变化，如果处理得当，则不会对妊娠和分娩产生不良后果。

8.围生期胎儿的环境

妊9周的胎儿胸腺已可产生T细胞，且在整个妊娠期胎盘主要产生辅助性Ⅱ型T细胞因子，因而在肺的微环境中，Th2的反应是占优势的，若母亲已有特异性体质，又在妊娠期接触大量的变应原或受到呼吸道病毒特别是合胞病毒的反复感染，即可能加重其调控的变态反应，以致出生后存在变态反应和哮喘发病的可能性。

二、发病机制

哮喘是多种炎症细胞和炎症介质参与的气道慢性炎症，该炎症过程与气道高反应性和哮喘症状密切相关；气道结构细胞特别是气管上皮细胞和上皮下基质、免疫细胞的相互作用及气道神经调节的异常均加重气道高反应性，且直接或间接加重了气道炎症。

(一)变态反应性炎症

目前研究认为，哮喘是由 Th2 细胞驱导的对变应原的一种高反应。由其产生的气道炎症可分为以下几类。

1.IgE 介导的、T 细胞依赖的炎症途径

可分为以下三个阶段：IgE 激活和 FcR 启动；炎症介质和细胞因子的释放；黏附分子表达促使白细胞跨膜移动。Th2 细胞分泌 IL-4 调控 B 细胞生成 IgE，后者结合到肥大细胞、嗜碱性粒细胞和嗜酸性粒细胞上的特异性受体，使之呈现致敏状态；当再次接触同种抗原时，抗原与特异性 IgE 交联结合，从而导致炎症介质链式释放。根据效应发生时间和持续时间，可分为早期相反应(引起速发性哮喘反应)和晚期相反应(引起迟发性哮喘反应)，前者在接触变应原后数秒内发生，可持续数小时，与哮喘的急性发作有关；后者在变应原刺激后 6～12 小时发生，可持续数天，引起气道的慢性炎症。有多种炎症细胞包括肥大细胞、嗜酸性粒细胞、嗜碱性粒细胞、T 细胞、肺泡巨噬细胞、中性粒细胞和气管上皮细胞参与气道炎症的形成(表 5-3)，其中肥大细胞是气道炎症的主要原发效应细胞。炎症细胞、炎症介质和细胞因子的相互作用是维持气道炎症反应的基础(表 5-4)。

表 5-3　参与气道慢性炎症的主要炎症细胞

炎症细胞	作用
肥大细胞	致敏原刺激或渗透压变化均可活化肥大细胞，释放收缩支气管的炎症介质(组胺、巯乙胺酰白三烯、前列腺素 D_2)；气道内肥大细胞增多与气道高反应性相关
嗜酸性粒细胞	破坏气管上皮细胞；参与生长因子的释放和气道重建
T 细胞	释放细胞因子 IL-4、IL-5、IL-9 和 IL-13，这些因子参与嗜酸性粒细胞炎症，刺激 B 细胞产生 IgE；参与整个气道炎症反应
树突状细胞	诱导初始型 T 细胞对吸入抗原的初级免疫反应和变态反应；还可诱导免疫耐受的形成，并在调节免疫反应和免疫耐受中起决定作用
巨噬细胞	致敏原通过低亲和力 IgE 受体激活巨噬细胞，释放细胞因子和炎症介质发挥“放大效应”
中性粒细胞	在哮喘患者的气道内、痰液中数量增加，但其病理生理作用尚不明确，可能是类固醇激素应用所致

表 5-4　调控哮喘气道慢性炎症的主要介质

介质	作用
化学因子	主要表达于气管上皮细胞，趋化炎症细胞至气道；内皮素趋化嗜酸性粒细胞；胸腺活化调控因子(TARC)和巨噬细胞源性趋化因子(MDC)趋化 Th2 细胞
白三烯	主要由肥大细胞、嗜酸性粒细胞分泌，是潜在的支气管收缩剂，其抑制剂可改善肺功能和哮喘症状
细胞因子	参与炎症反应，IL-1β、TNF-β 扩大炎症反应；GM-CSF 延长嗜酸性粒细胞存活时间；IL-5 有助于嗜酸性粒细胞分化；IL-4 有助于 Th2 增殖发育；IL-13 有助于 IgE 合成

续表

介质	作用
组胺	由肥大细胞分泌，收缩支气管，参与炎症反应
NO	由气管上皮细胞产生，是潜在的血管扩张剂，其与气道炎症密切相关，因此呼出气 NO 常被用来监测哮喘控制状况
PGD2	由肥大细胞分泌，是支气管扩张剂，趋化 Th2 细胞至气道

2.非 IgE 介导、T 细胞依赖的炎症途径

Th2 细胞还可通过释放的多种细胞因子（IL-4、IL-13、IL-3、IL-5 等）直接引起各种炎症细胞的聚集和激活，以这种方式直接促发炎症反应，主要是迟发型变态反应。如嗜酸性粒细胞聚集活化（IL-5 起主要作用）分泌的主要碱基蛋白、嗜酸性粒细胞阳离子蛋白、嗜酸性粒细胞衍生的神经毒素、过氧化物酶和胶原酶等均可引起气道损伤；中性粒细胞分泌的蛋白水解酶等可进一步加重炎症反应。此外，上述炎症及其炎症介质可促使气道固有细胞活化，如肺泡巨噬细胞可释放 TX、PG、PAF 等加重哮喘反应；气管上皮细胞和血管内皮细胞产生内皮素（ETs），是所知的最强的支气管平滑肌收缩剂，且还具有促进黏膜腺体分泌和促平滑肌及成纤维细胞增殖的效应，参与气道重构。

在慢性哮喘缓解期内，气道炎症主要由 Th2 分泌的细胞因子如 IL-5 等趋化嗜酸性粒细胞浸润所致；而在急性发作期，气道内中性粒细胞趋化因子 IL-8 浓度增加，中性粒细胞浸润。因此，对于逐渐减少吸入激素用量而引起症状加重的可通过增加吸入激素用量来抑制嗜酸性粒细胞活性；对于突然停用吸入激素而引起的哮喘加重则需加用长效的受体激动剂减弱中性粒细胞的炎症反应。

有关哮喘免疫调节紊乱的机制，得到最广泛关注的“卫生学假说”认为童年时期胃肠道暴露于细菌或细菌产物能够促进免疫系统的成熟，预防哮喘的发生。其核心为 Th1/Th2 细胞因子平衡学说，认为诸如哮喘等变态反应性疾病是由 Th2 细胞驱导的对无害抗原或变应原的一种高反应。Th1 和 Th2 细胞所产生的细胞因子有相互制约彼此表型分化及功能的特性。IFN 和 IL-4 分别为 Th1 和 Th2 特征性细胞因子。IFN-α、IL-12 可促使活化的 Th0 细胞向 Th1 方向发育，而 IL-4 则促使其向 Th2 方向发育。当 Th1 细胞占优势时，就会抑制 Th2 细胞的功能。如果婴幼儿时呼吸系统或消化系统受到感染，比如结核病、麻疹、寄生虫病甚至甲型肝炎病毒感染等，有可能通过巨噬细胞产生 IFN-α 和 IL-12，继而刺激 NK 细胞产生 IFN-γ，后者可增强 Th1 细胞的发育，同时抑制 Th2 细胞的活化，从而抑制变态反应性疾病的发生发展。

早年发现肠道寄生虫的感染虽然可以强有力地增加 Th2 反应，但是它却同样减少了变态反应性疾病的发生。哮喘患者血清、BALF 和体外 T 细胞培养的 IFN-γ 水平是升高的，并且与肺功能的下降呈明显正相关性。一些病毒、支原体和衣原体感染可致产生 IFN-γ 的 $CD4^+$ 和 $CD8^+$ T 细胞活化，通常使哮喘恶化。这些表明 IFN-γ 在哮喘免疫病理中促炎因子的作用可能比其下调 Th2 细胞因子的作用更明显。由此可见，基于 Th1/Th2 相互制约的卫生学假说并不能完全解释哮喘发生的免疫失调机制，把哮喘的免疫病理核心看成是 Th1 和 Th2 的失衡，试图通过上调 Th1 纠正 Th2 的免疫偏倚以治疗变应性哮喘的思路可能是把问题过于简单化。

目前提出了一种基于调节性 T 细胞理论的新卫生学假说。该假说认为，大多数病原体表面存在病原相关性分子（PAMPs）。当以树突状细胞为主的抗原递呈细胞接触抗原时，除抗原吞噬

递呈过程外，表面一些特殊的模式识别受体(PRRs)如 Toll-like recepters(TLRs)和凝集素受体与 PAMPs 结合，可能通过抑制性刺激分子或分泌 IL-10、TGF-β 等调节性因子促进 Th0 细胞向具有调节功能的 Treg 细胞分化，最具代表性地是表达 $CD4^+CD25^+$ 产生大量 IL-10 的 TR 亚群，还有 $CD4^+CD25^+$ 的抑制性 T 细胞如 Tr1 和 Th3。这些具有抑制调节功能的 T 细胞亚群会同时抑制 Th1 和 Th2 介导的病理过程。由于优越的卫生条件，缺乏微生物暴露，减少了细菌脂多糖(LPS)和 CpG 基团等 PAMPs 通过 PRRs 刺激免疫调节细胞的可能性，导致后天 Th1 或 Th2 反应发展过程中失去 Treg 的平衡调节作用。相比之下，儿童期接触的各种感染因素可激活 Treg，可能在日后抑制病原微生物诱导的过强 Th1 或 Th2 反应中发挥重要的功能。

(二)气道重塑

除了气道炎症反应外，哮喘患者气道发生重塑，可导致相对不可逆的气道狭窄。研究证实，非正常愈合的损伤上皮细胞可能主动参与了哮喘气道炎症的发生发展以及气道重塑形成过程。Holgate 在上皮-间质营养单位(EMTU)学说中，提出哮喘气管上皮细胞正常修复机制受损，促纤维细胞生长因子-转化生长因子($TGF-\beta_1$)与促上皮生长因子 EGF 分泌失衡，继而导致气道重塑，是难治性哮喘的重要发病机制。哮喘患者损伤的气管上皮呈现以持续高表达表皮生长因子受体(EGFR)为特征的修复延迟，可能通过内皮素-1(ET-1)和/或转化生长因子 β_1($TGF-\beta_1$)介导早期丝裂原活化蛋白激酶(MAPK)家族(ERK1/2 和 p38 MAPK)信号网络通路而实现，诱导上皮下成纤维细胞表达 α-平滑肌肌动蛋白(α-SMA)，实现成纤维细胞向肌纤维母细胞转化。上皮下成纤维细胞被活化使过量基质沉积，活化的上皮细胞与上皮下成纤维细胞还可生成释放大量的炎症介质，包括成纤维细胞生长因子(FGF-2)、胰岛素样生长因子(IGF-1)、血小板衍化生长因子(PDGF)、内皮素-1(ET-1)、转化生长因子 β_1($TGF-\beta_1$)和β_2 ($TGF-\beta_2$)，导致气道重建。由此推测，保护气道黏膜，恢复正常上皮细胞表型，可能在未来哮喘治疗中占有重要地位。

气道组织和结构细胞的重塑与 T 细胞依赖的炎症通过信号转导相互作用，屏蔽变应原诱导的机体正常的 T 细胞免疫耐受机制，可能是慢性哮喘持续发展，气道高反应性存在的根本原因。延迟愈合的重塑气管上皮高表达 ET-1 可能是诱导 Th2 细胞在气道聚集，引起哮喘特征性嗜酸性粒细胞气道炎症的一个重要原因。因此，气管上皮细胞“重塑”有可能激活特异性的炎症信号转导通路，加速 $CD4^+$ T 细胞亚群的活化，从而使变应原诱导的局部黏膜免疫炎症持续发展。

(三)气道高反应性

气道反应性是指气道对各种化学、物理或药物刺激的收缩反应。气道高反应性(AHR)是指气道对正常不引起或仅引起轻度应答反应的刺激物出现过度的气道收缩反应。气道高反应性是哮喘的重要特征之一。气道炎症是导致气道高反应性最重要的机制，当气道受到变应原或其他刺激后，由于多种炎症细胞、炎症介质和细胞因子的参与、气管上皮和上皮内神经的损害等而导致 AHR。有人认为，气道基质细胞内皮素(ET)的自分泌及旁分泌，以及细胞因子(尤其是肿瘤坏死因子 TNF-α)与内皮素相互作用在 AHR 的形成上有重要作用。此外，AHR 与 β 肾上腺素能受体功能低下、胆碱能神经兴奋性增强和非肾上腺素能非胆碱能(NANC)神经的抑制功能缺陷有关。在病毒性呼吸道感染、冷空气、SO_2、干燥空气、低渗和高渗溶液等理化因素刺激下均可使气道反应性增高。气道高反应性程度与气道炎症密切相关，但两者并非等同。气道高反应性目前已公认是支气管哮喘患者的共同病理生理特征，然而出现气道高反应者并非都是支气管哮喘，如长期吸烟、接触臭氧、病毒性上呼吸道感染、慢性阻塞性肺疾病、过敏性鼻炎、支气管扩张、热带肺嗜酸性粒细胞增多症和过敏性肺泡炎等患者也可出现，所以应该全面地理解 AHR 的临床意义。

(四)神经因素

支气管的自主神经支配很复杂,除以前所了解的胆碱能神经、肾上腺素能神经外,还存在非肾上腺素能非胆碱能(NANC)神经系统。支气管哮喘与β-肾上腺素能受体功能低下和迷走神经张力亢进有关,并可能存在有α-肾上腺素能神经的反应性增加。NANC神经系统又分为抑制性NANC神经系统(i-NANC)和兴奋性NANC神经系统(e-NANC)。i-NANC是产生气道平滑肌松弛的主要神经系统,其神经递质尚未完全阐明,可能是血管活性肠肽(VIP)和/或组胺酸甲硫胺。VIP具有扩张支气管、扩张血管、调节支气管腺体分泌的作用,是最强烈的内源性支气管扩张物质,而气道平滑肌的收缩可能与该系统的功能受损有关。e-NANC是一种无髓鞘感觉神经系统,其神经递质是P物质,而该物质存在于气道迷走神经化学敏感性的C纤维传入神经中。当气管上皮损伤后暴露出C纤维传入神经末梢,受炎症介质的刺激,引起局部轴突反射,沿传入神经侧索逆向传导,并释放感觉神经肽,如P物质、神经激肽、降钙素基因相关肽,结果引起支气管平滑肌收缩、血管通透性增强、黏液分泌增多等。近年研究证明,一氧化氮(NO)是人类NANC的主要神经递质,在正常情况下主要产生构建型NO(eNO)。在哮喘发病过程中,细胞因子刺激气管上皮细胞产生的诱导型NO(iNO)则可使血管扩张,加重炎症过程。

三、病理

支气管哮喘的基本病理改变为气道炎症和重塑。炎症包括肥大细胞、肺巨噬细胞、嗜酸性粒细胞、淋巴细胞与中性粒细胞浸润;气道黏膜下水肿,微血管通透性增加,支气管内分泌物潴留,支气管平滑肌痉挛,纤毛上皮剥离,基底膜漏出,杯状细胞增殖及支气管分泌物增加等病理改变,称之为慢性剥脱性嗜酸性粒细胞性支气管炎。

早期表现为支气管黏膜肿胀、充血,分泌物增多,气道内炎症细胞浸润,气道平滑肌痉挛等可逆性的病理改变。上述的改变可随气道炎症的程度而变化。若哮喘长期反复发作,支气管呈现慢性炎症改变,表现为柱状上皮细胞纤毛倒伏、脱落,上皮细胞坏死,黏膜上皮层杯状细胞增多,黏液蛋白产生增多,支气管黏膜层大量炎症细胞浸润、黏液腺增生、基底膜增厚,支气管平滑肌增生,则进入气道重塑阶段,主要表现为上皮下肌纤维母细胞增多导致胶原的合成增加,形成增厚的上皮下基底膜层,可累及全部支气管树,主要发生在膜性和小的软管性气道,即中央气道,是哮喘气道重塑不同于COPD的特征性病理改变。具有收缩性的上皮下肌纤维母细胞增加,可能是哮喘气道高反应性形成的重要病理生理基础。

气道炎症和重塑并行,与AHR密切相关。后者如气道壁的厚度与气道开始收缩的阈值成反比关系,平滑肌增生使支气管对刺激的收缩反应更强烈,血管容量增加可使气道阻力增高,同时这些因素具有协同/累加效应。肉眼可见肺膨胀及肺气肿较为突出,支气管及细支气管内含有黏稠痰液及黏液栓。支气管壁增厚,黏膜充血肿胀形成皱襞,黏液栓塞局部可发生肺不张。

广泛的气道狭窄是产生哮喘临床症状的基础。气道狭窄的机制包括支气管平滑肌收缩、黏膜水肿、慢性黏液栓(含有大量的嗜酸性粒细胞和库施曼螺旋体)形成、气道重塑及肺实质弹性支持的丢失。

四、临床表现

典型的支气管哮喘出现反复发作的胸闷、气喘、呼吸困难、咳嗽等症状,在发作前常有鼻塞、打喷嚏、眼痒等先兆症状，发作严重者可短时内出现严重呼吸困难，低氧血症。有时咳嗽为唯一症状（咳嗽变异型哮喘）。在夜间或凌晨发作和加重是哮喘的特征之一。哮喘症状可在数分钟内发作，有些症状轻者可自行缓解，但大部分需积极处理。

发作时可出现两肺散在、弥漫分布的呼气相哮鸣音，呼气相延长，有时吸气、呼气相均有干啰音。严重发作时可出现呼吸音低下，哮鸣音消失，临床上称为“静止肺”，预示着病情危重，随时会出现呼吸骤停。

哮喘患者在不发作时可无任何症状和体征。

五、诊断

（一）诊断标准

（1）反复发作喘息、气急、胸闷或咳嗽，多与接触变应原，冷空气，物理、化学性刺激及病毒性上呼吸道感染、运动等有关。

（2）发作时在双肺可闻及散在或弥漫性，以呼气相为主的哮鸣音，呼气相延长。

（3）上述症状和体征可经治疗缓解或自行缓解。

（4）除外其他疾病所引起的喘息、气急、胸闷和咳嗽。

（5）临床表现不典型者，应至少具备以下一项试验阳性：①支气管激发试验或运动激发试验阳性；②支气管舒张试验阳性[一秒钟用力呼气容积（FEV_1）增加≥12%，且 FEV_1 增加绝对值≥200 mL]；③最大呼气流量（PEF）日内变异率≥20%。

符合（1）～（4）条或（4）（5）条者，可以诊断为支气管哮喘。

（二）分期

根据临床表现可分为急性发作期、慢性持续期和临床缓解期。慢性持续期是指每周均不同频度和/或不同程度地出现症状（喘息、气急、胸闷、咳嗽等）；临床缓解期系指经过治疗或未经治疗，症状、体征消失，肺功能恢复到急性发作前水平，并维持 3 个月以上。

（三）相关诊断试验

1.变应原检测

有体内的变应原皮肤点刺试验和体外的特异性 IgE 检测，可明确患者的过敏症状，指导患者尽量避免接触变应原及进行特异性免疫治疗。

2.肺功能测定

肺功能测定有助于确诊支气管哮喘，也是评估哮喘控制程度的重要依据之一。主要有通气功能检测、支气管舒张试验、支气管激发试验和峰流速（PEF）及其日变异率测定。哮喘发作时呈阻塞性通气改变，呼气流速指标显著下降。第 1 秒用力呼气量（FEV_1）、FEV_1 占用力肺活量比值（$EFV_1/FVC\%$）、最大呼气中期流速（MMEF）及最大呼气流速（PEF）均下降。肺容量指标见用力肺活量（FVC）减少、残气量增高、功能残气量和肺容量增高，残气占肺总量百分比增高。缓解期上述指标可正常。对于有气道阻塞的患者，可行支气管舒张试验，常用药物为吸入型支气管扩张药（沙丁胺醇、特布他林），如 FEV_1 较用药前增加＞12%，且绝对值增加＞200 mL，为支气管舒张试验阳性，对诊断支气管哮喘有帮助。对于有哮喘症状但肺功能正常的患者，可行支气管激发试验，常用吸入激发剂为醋甲胆碱、组胺。吸入激发剂后其通气功能下降、气道阻力增加。在设定的激发剂量范围内，如 FEV_1 下降＞20%，为支气管激发试验阳性，使 FEV_1 下降 20%的累积剂量（Pd_{20}-FEV_1）或累积浓度（Pc_{20}-FEV_1）可对气道反应性增高的程度作出定量判断。

PEF 及其日变异率可反映通气功能的变化，哮喘发作时 PEF 下降，并且，哮喘患者常有通气功能昼夜变化，夜间或凌晨通气功能下降，如果昼夜 PEF 变异率≥20%有助于诊断为哮喘。

3.胸部 X 线检查

胸部 X 线摄片多无明显异常。但哮喘严重发作者应常规行胸部 X 线检查，注意有无肺部感染、肺不张、气胸、纵隔气肿等并发症的存在。

4.其他

痰液中嗜酸性粒细胞或中性粒细胞计数、呼出气 NO（FeNO）可评估与哮喘相关的气道炎症。

六、鉴别诊断

（一）上气道肿瘤、喉水肿和声带功能障碍

这些疾病可出现气喘，但主要表现为吸气性呼吸困难，肺功能测定流速-容量曲线可见吸气相流速减低。纤维喉镜或支气管镜检查可明确诊断。

（二）各种原因所致的支气管内占位

支气管内良恶性肿瘤、支气管内膜结核等导致的固定的、局限性哮鸣音，需与哮喘鉴别。胸部 CT 检查、纤维支气管检查可明确诊断。

（三）急性左心衰竭

急性左心衰竭发作时症状与哮喘相似，阵发性咳嗽、气喘，两肺可闻及广泛的湿啰音和哮鸣音，需与哮喘鉴别。但急性左心衰竭患者常有高心病、风心病、冠心病等心脏疾病史，胸部 X 线片可见心影增大、肺淤血征，有助于鉴别。

（四）嗜酸性粒细胞

嗜酸性粒细胞性肺炎、变态反应肉芽肿性血管炎、结节性多动脉炎、变应性肉芽肿（Churg-strauss 综合征）。

这类患者除有喘息外，胸部 X 线或 CT 检查提示肺内有浸润阴影，并可自行消失或复发。常有肺外的其他表现，血清免疫学检查可发现相应的异常。

（五）慢性阻塞性肺疾病（COPD）

COPD 患者亦出现呼吸困难，常与哮喘症状相似，大部分 COPD 患者对支气管扩张剂和抗炎药疗效不如哮喘，对气道阻塞的可逆性不如哮喘。但临床上有大约 10%的 COPD 患者对激素和支气管扩张剂反应很好，这部分患者往往同时合并有哮喘。而支气管哮喘患者晚期出现气道重塑亦可以合并 COPD。

七、治疗和管理

（一）控制目标

近年来，随着对支气管哮喘病因和发病机制认识的不断深入，明确了气道的慢性炎症是哮喘的本质，针对气道炎症的抗感染治疗是哮喘的根本治疗。并且意识到哮喘的气道炎症持续存在于疾病的整个过程，故治疗哮喘应该与治疗糖尿病、高血压等其他慢性疾病一样，长期规范地应用药物治疗，从而预防哮喘急性发作，减少并发症的发生，改善肺功能，提高生活质量，以达到并维持哮喘的临床控制。2006 年全球哮喘防治创议（GINA）明确指出，哮喘的治疗目标是达到并维持哮喘的临床控制，哮喘临床控制的定义包括以下 6 项：①无（或≤2 次/周）白天症状；②无日

常活动(包括运动)受限;③无夜间症状或因哮喘憋醒;④无(或≤2 次/周)需接受缓解药物治疗;⑤肺功能正常或接近正常;⑥无哮喘急性加重。哮喘虽然不能被根治,但经过规范治疗,大多数哮喘患者都可以得到很好的控制。全球多中心 GOAL 研究结果表明,对于大多数哮喘患者(包括轻度、中度、重度),经过吸入糖皮质激素(ICS)加吸入长效 β_2 受体激动剂(LABA)(沙美特罗/氟替卡松)联合用药 1 年,有接近 80%的患者可以达到指南所定义的临床控制。

(二)治疗药物

哮喘的治疗药物根据其作用机制可分为具有扩张支气管作用和抗炎作用两大类,某些药物兼有扩张支气管和抗炎作用。

1.扩张支气管药物

(1)β_2 受体激动剂:通过对气道平滑肌和肥大细胞膜表面的 β_2 受体的兴奋,舒张气道平滑肌、减少肥大细胞和嗜碱性粒细胞脱颗粒和介质的释放、降低微血管的通透性、增加气管上皮纤毛的摆动等,从而缓解哮喘症状。此类药物较多,可分为短效(作用维持 4~6 小时)和长效(作用维持 12 小时)β_2 受体激动剂。后者又可分为速效(数分钟起效)和缓慢起效(30 分钟起效)两种。

短效 β_2 受体激动剂(简称 SABA):常用的药物如沙丁胺醇和特布他林等。有吸入、口服、注射给药途径。①吸入:可供吸入的短效 β_2 受体激动剂有气雾剂、干粉剂和溶液。这类药物舒张气道平滑肌作用强,通常在数分钟内起效,疗效可维持数小时,是缓解轻中度急性哮喘症状的首选药物,也可用于运动性哮喘的预防。如沙丁胺醇每次吸入 100~200 μg 或特布他林 250~500 μg,必要时每 20 分钟重复 1 次。这类药物应按需间歇使用,不宜长期、单一使用,也不宜过量应用,否则可引起骨骼肌震颤、低血钾、心律失常等不良反应。压力型定量手控气雾剂(pMDI)和干粉吸入装置吸入短效 β_2 受体激动剂不适用于重度哮喘发作,其溶液(如沙丁胺醇、特布他林)经雾化吸入适用于轻至重度哮喘发作。②口服:如沙丁胺醇、特布他林等,通常在服药后15~30 分钟起效,疗效维持 4~6 小时。如沙丁胺醇 2~4 mg,特布他林 1.25~2.50 mg,每天 3 次。使用虽较方便,但心悸、骨骼肌震颤等不良反应比吸入给药时明显。缓释剂型和控释剂型的平喘作用维持时间可达 8~12 小时,适用于夜间哮喘患者的预防和治疗。长期、单一应用 β_2 受体激动剂可造成细胞膜 β_2 受体的下调,表现为临床耐药现象,应予以避免。③注射:虽然平喘作用较为迅速,但因全身不良反应的发生率较高,较少使用。

长效 β_2 受体激动剂(简称 LABA):这类 β_2 受体激动剂的分子结构中具有较长的侧链,舒张支气管平滑肌的作用可维持 12 小时以上。有吸入、口服和透皮给药等途径,目前在我国临床使用的吸入型 LABA 有以下两种。①沙美特罗:经气雾剂或碟剂装置给药,给药后 30 分钟起效,平喘作用维持12 小时以上,推荐剂量 50 μg,每天 2 次吸入。②福莫特罗:经都保装置给药,给药后 3~5 分钟起效,平喘作用维持 8 小时以上。平喘作用具有一定的剂量依赖性,推荐剂量 4.5~9.0 μg,每天 2 次吸入。福莫特罗因起效迅速,可按需用于哮喘急性发作时的治疗。近年来推荐联合 ICS 和 LABA 治疗哮喘,这两者具有协同的抗炎和平喘作用,并可增加患者的依从性、减少大剂量 ICS 引起的不良反应,尤其适合于中重度持续哮喘患者的长期治疗。口服 LABA 有丙卡特罗、班布特罗,作用时间可维持 12~24 小时,适用于中重度哮喘的控制治疗,尤其适用于缓解夜间症状。透皮吸收剂型现有妥洛特罗贴剂,妥洛特罗本身为中效 β_2 受体激动剂,由于采用结晶储存系统来控制药物的释放,药物经过皮肤吸收,疗效可维持 24 小时,并减轻了全身不良反应,每天只需贴附 1 次,使用方法简单,对预防夜间症状有较好疗效。LABA 不推荐长期单独使用,应该在医师指导下与 ICS 联合使用。

(2)茶碱类：具有舒张支气管平滑肌作用，并具有强心、利尿、扩张冠状动脉、兴奋呼吸中枢和呼吸肌等作用，低浓度茶碱还具有抗炎和免疫调节作用。

口服给药：包括氨茶碱和控(缓)释型茶碱。短效氨茶碱用于轻中度哮喘急性发作的治疗，控(缓)释型茶碱用于慢性哮喘的长期控制治疗。一般剂量为每天 6～10 mg/kg。控(缓)释型茶碱口服后昼夜血药浓度平稳，平喘作用可维持 12～24 小时，尤适用于夜间哮喘症状的控制。茶碱与糖皮质激素和抗胆碱能药物联合应用具有协同作用。但本品与 β_2 受体激动剂联合应用时，易出现心率增快和心律失常，应慎用并适当减少剂量。

静脉给药：氨茶碱加入葡萄糖溶液中，缓慢静脉注射[注射速度不宜超过 0.25 mg/(kg · min)]或静脉滴注，适用于中重度哮喘的急性发作。负荷剂量为 4～6 mg/kg，维持剂量为 0.6～0.8 mg/(kg · h)。由于茶碱的“治疗窗”窄，茶碱代谢存在较大的个体差异，药物不良反应较多，可引起心律失常、血压下降，甚至死亡，在有条件的情况下应监测其血药浓度，及时调整浓度和滴速。对于以往长期口服茶碱的患者，更应注意其血药浓度，尽量避免静脉注射，防止茶碱中毒。茶碱的有效、安全的血药浓度范围为 6～15 mg/L。影响茶碱代谢的因素较多，如发热性疾病、妊娠、抗结核治疗可以降低茶碱的血药浓度；而肝脏疾病、充血性心力衰竭及合用西咪替丁或喹诺酮类、大环内酯类等药物均可影响茶碱代谢而使其排泄减慢，导致茶碱的毒性增加，应引起临床医师们的重视，并酌情调整剂量。多索茶碱的作用与氨茶碱相同，但不良反应较轻。二羟丙茶碱(喘定)的作用较茶碱弱，不良反应也较少。

(3)抗胆碱能药物：吸入型抗胆碱能药物如溴化异丙托品和噻托溴铵可阻断节后迷走神经传出支，通过降低迷走神经张力而舒张支气管。本品吸入给药，有气雾剂、干粉剂和雾化溶液三种剂型。经 pMDI 吸入溴化异丙托品气雾剂，常用剂量为 40～80 μg，每天 3～4 次；经雾化泵吸入溴化异丙托品溶液的常用剂量为 50～125 μg，每天 3～4 次。噻托溴铵为新近上市的长效抗胆碱能药物，对 M_1 和 M_3 受体具有选择性抑制作用，每天 1 次吸入给药。本品与 β_2 受体激动剂联合应用具有协同、互补作用。

2.抗炎药物

(1)糖皮质激素：糖皮质激素是最有效的抗变态反应性炎症的药物，其药理作用机制如下。①抑制各种炎症细胞包括巨噬细胞、嗜酸性粒细胞、T 细胞、肥大细胞、树突状细胞和气管上皮细胞等的生成、活化及其功能；②抑制 IL-2、IL-4、IL-5、IL-13、GM-CSF 等各种细胞因子的产生；③抑制磷脂酶 A2、一氧化氮合成酶、白三烯、血小板活化因子等炎症介质的产生和释放；④增加抗炎产物的合成；⑤抑制黏液分泌；⑥活化和提高气道平滑肌 β_2 受体的反应性，增加细胞膜上 β_2 受体的合成；⑦降低气道高反应性。糖皮质激素通过与细胞内糖皮质激素受体(GR)结合，形成 GR-激素复合体转运至核内，从而调节基因的转录，抑制各种细胞因子和炎症介质的基因转录和合成，增加各种抗炎蛋白的合成，从而发挥其强大的抗炎作用。激素的给药途径有吸入、口服和静脉给药。

吸入给药：吸入给药是哮喘治疗的主要给药途径，药物直接作用于呼吸道，起效快，所需剂量小，不良反应少。吸入糖皮质激素(ICS)的局部抗炎作用强，通过吸气过程给药，药物直接作用于呼吸道，通过消化道和呼吸道进入血液的药物大部分被肝脏灭活，因此全身不良反应少。研究证明 ICS 可以有效改善哮喘症状，提高生活质量，改善肺功能，降低气道高反应性，控制气道炎症，减少哮喘发作的频率，减轻发作的严重程度，降低病死率。ICS 的局部不良反应包括声音嘶哑、咽部不适和念珠菌感染。吸药后及时漱口、选用干粉吸入剂或加用储雾器可减少上述不良反应。ICS全身不良反应的大小与药物剂量、药物的生物利用度、肝脏首过代谢率及全身吸收药物的半衰期等因素有关。目前有证据表明，成人哮喘患者每天吸入低中剂量激素，不会出现明显的全身不良反应。长期高剂量吸入糖皮质激素可能出现的全身不良反应包括皮肤瘀斑、肾上腺功能的抑制和骨质疏松等。目前，ICS主要有三类。①定量气雾剂(MDI)。②干粉吸入剂：主要有布地奈德都保、丙酸氟替卡松碟剂及含布地奈德、丙酸氟替卡松的联合制剂。干粉吸入装置比普通定量气雾剂使用方便，配合容易，吸入下呼吸道的药物量较多，局部不良反应较轻，是目前较好的剂型。③雾化溶液：目前仅有布地奈德溶液，经射流装置雾化吸入，对患者吸气的配合要求不高，起效较快，适用于哮喘急性发作时的治疗。

口服给药：适用于中度哮喘发作、慢性持续哮喘吸入大剂量ICS治疗无效的患者和作为静脉应用激素治疗后的序贯治疗。一般使用半衰期较短的糖皮质激素，如泼尼松、泼尼松龙或甲基泼尼松龙等。对于糖皮质激素依赖型哮喘，可采用每天或隔天清晨顿服给药的方式，以减少外源性激素对脑-垂体-肾上腺轴的抑制作用。泼尼松的维持剂量最好每天≤10 mg。长期口服糖皮质激素可能会引起骨质疏松症、高血压、糖尿病、下丘脑-垂体-肾上腺轴的抑制、肥胖症、白内障、青光眼、皮肤菲薄导致皮纹和瘀斑、肌无力等不良反应。对于伴有结核病、寄生虫感染、骨质疏松、青光眼、糖尿病、严重忧郁或消化性溃疡的哮喘患者，全身给予糖皮质激素治疗时应慎重，并应密切随访。全身使用激素对于中度以上的哮喘急性发作是必需的，可以预防哮喘的恶化、减少因哮喘而急诊或住院的机会、降低病死率。建议早期、足量、短程使用。推荐剂量：泼尼松龙40～50 mg/d，3～10天。具体使用要根据病情的严重程度，当症状缓解时应及时停药或减量。

静脉给药：哮喘重度急性发作时，应及时静脉给予琥珀酸氢化可的松(400～1 000 mg/d)或甲基泼尼松龙(80～160 mg/d)。无糖皮质激素依赖倾向者，可在短期(3～5天)内停药；有激素依赖倾向者应延长给药时间，控制哮喘症状后改为口服给药，并逐步减少激素用量。

(2)白三烯调节剂：包括半胱氨酰白三烯受体阻滞剂和5-脂氧化酶抑制剂，半胱氨酰白三烯受体阻滞剂通过对气道平滑肌和其他细胞表面白三烯(CysLT1)受体的拮抗，抑制肥大细胞和嗜酸性粒细胞释放的半胱氨酰白三烯的致喘和致炎作并具有较强的抗炎作用。本品可减轻哮喘症状、改善肺功能、减少哮喘的恶化。但其抗炎作用不如ICS，不能取代ICS。作为联合治疗中的一种药物，可减少中重度哮喘患者每天吸入ICS的剂量，并可提高吸入ICS的临床疗效，本品与ICS联用的疗效比吸入LABA与ICS联用的疗效稍差。但本品服用方便，尤适用于阿司匹林哮喘、运动性哮喘和伴有变应性鼻炎哮喘患者的治疗。口服给药：扎鲁司特20 mg，每天2次；孟鲁司特10 mg，每天1次。

(3)色甘酸钠和尼多酸钠：是一种非皮质激素类抗炎药，可抑制IgE介导的肥大细胞释放介质，并可选择性抑制巨噬细胞、嗜酸性粒细胞和单核细胞等炎症细胞介质的释放。能预防变应原引起的速发和迟发反应，以及运动和过度通气引起的气道收缩。吸入给药，不良反应较少。

(4)抗IgE单克隆抗体：抗IgE单克隆抗体可以阻断肥大细胞的脱颗粒，减少炎症介质的释放，可应用于血清IgE水平增高的哮喘的治疗。主要用于经过ICS和LABA联合治疗后症状仍未控制的严重变应性哮喘患者。该药临床使用的时间尚短，其远期疗效与安全性有待进一步观察。

(5)抗组胺药物：酮替芬和新一代组胺H_1受体阻滞剂(如氯雷他定、阿司咪唑、曲尼司特等)具有抗变态反应作用，其在哮喘治疗中作用较弱，可用于伴有变应性鼻炎的哮喘患者的治疗。

(张桂光)

第六节　肺炎链球菌肺炎

一、定义

肺炎链球菌肺炎是由肺炎链球菌感染引起的急性肺部炎症，为社区获得性肺炎中最常见的细菌性肺炎。起病急骤，临床以高热、寒战、咳嗽、血痰及胸痛为特征，病理为肺叶或肺段的急性表现。近年来，因抗生素的广泛应用，典型临床和病理表现已不多见。

二、病因

致病菌为肺炎链球菌，革兰氏阳性，有荚膜，复合多聚糖荚膜共有86个血清型。成人致病菌多为1型、5型。为口咽部定植菌，不产生毒素(除Ⅲ型)，主要靠荚膜对组织的侵袭作用而引起组织的炎性反应，通常在机体免疫功能低下时致病。冬春季因带菌率较高(40%～70%)为本病多发季节。青壮年男性或老幼多见。长期卧床、心力衰竭、昏迷和手术后等易发生肺炎链球菌性肺炎。常间诱因有病毒性上呼吸道感染史或受寒、酗酒、疲劳等。

三、诊断

(一)临床表现

因患者年龄、基础疾病及有无并发症，就诊是否使用过抗生素等影响因素，临床表现差别较大。

(1)起病：多急骤，短时寒战继之出现高热，呈稽留热型，肌肉酸痛及全身不适，部分患者体温低于正常。

(2)呼吸道症状：起病数小时即可出现，初起为干咳，继之咳嗽，咳黏性痰，典型者痰呈铁锈色，累及胸膜可有针刺样胸痛，下叶肺炎累及膈胸膜时疼痛可放射至上腹部。

(3)其他系统症状：食欲缺乏、恶心、呕吐及急腹症消化道症状。老年人精神萎靡、头痛、意识朦胧等。部分严重感染的患者可发生外周循环衰竭，甚至早期出现休克。

(4)体检：急性病容，呼吸急促，体温达39～40 ℃，口唇单纯疱疹，可有发绀及巩膜黄染，肺部听诊为实变体征或可听到啰音，累及胸膜时可有胸膜摩擦音甚至胸腔积液体征。

(5)并发症及肺外感染表现：①脓胸(5%～10%)，治疗过程中又出现体温升高、白细胞计数增高时，要警惕并发脓胸和肺脓肿的可能。②脑膜炎，可出现神经症状或神志改变。③心肌炎或心内膜炎、心率快、出现各种心律失常或心脏杂音、脾大、心力衰竭。

(6)败血症或毒血症(15%～75%)：可出现皮肤、黏膜出血点，巩膜黄染。

(7)感染性休克：表现为外周循环衰竭，如血压降低、四肢厥冷、心动过速等，个别患者起病既表现为休克而呼吸道症状并不明显。

(8)麻痹性肠梗阻。

(9)罕见DIC、ARDS。

(二)实验室检查

(1)血常规:白细胞数为(10～30)$\times 10^9$/L,中型粒细胞计数增多80%以上,分类核左移并可见中毒颗粒。乙醇中毒、免疫力低下及年老体弱者白细胞总数可正常或减少,提示预后较差。

(2)病原体检查:①痰涂片及荚膜染色镜检,可见革兰氏染色阳性双球菌,2～3次痰检为同一细菌有意义。②痰培养加药敏可助确定菌属并指导有效抗生素的使用,干咳无痰者可做高渗盐水雾化吸入导痰。③血培养致病菌阳性者可做药敏试验。④脓胸者应做胸腔积液菌培养。⑤对重症或疑难病例,有条件时可采用下呼吸道直接采样法做病原学诊断。如防污染毛刷采样(PSB)、防污染支气管-肺泡灌洗(PBAL)、经胸壁穿刺肺吸引(LA)、环甲膜穿刺经气管引(TTA)。

(三)胸部X线

(1)早期病变肺段纹理增粗、稍模糊。

(2)典型表现为大叶性、肺段或亚肺段分布的浸润、实变阴影,可见支气管气道征及肋膈角变钝。

(3)病变吸收较快时可出现浓淡不均假空洞征。

(4)吸收较慢时可出现机化性肺炎。

(5)老年人、婴儿多表现为支气管肺炎。

四、鉴别诊断

(1)干酪样肺炎:常有结枝中毒症状,胸部X线表现肺实变、消散慢,病灶多在肺尖或锁骨下、下叶后段或下叶背段,新旧不一、有钙化点、易形成空洞并肺内播散。痰抗酸菌染色可发现结核菌,PPD试验常阳性,青霉素G治疗无效。

(2)其他病原体所致肺炎:①多为院内感染,金黄色葡萄球菌肺炎和克雷伯杆菌肺炎的病情通常较重。②多有基础疾病。③痰或血的细菌培养阳性可鉴别。

(3)急性肺脓肿:早期临床症状相似,病情进展可出现可大量脓臭痰,查痰菌多为金黄色葡萄球菌、克雷伯杆菌、革兰氏阴性杆菌、厌氧菌等。胸部X线可见空洞及液平。

(4)肺癌伴阻塞性肺炎:常有长期吸烟史、刺激性干咳和痰中带血史,无明显急性感染中毒症状;痰脱落细胞可阳性;症状反复出现;可发现肺肿块、肺不张或肿大的肺门淋巴结;胸部CT及支气管镜检查可帮助鉴别。

(5)其他:ARDS、肺梗死、放射性肺炎和胸膜炎等。

五、治疗

(一)抗菌药物治疗

首先应给予经验性抗生素治疗,然后根据细菌培养结果进行调整。经治疗不好转者,应再次复查病原学及药物敏感试验进一步调整治疗方案。

1.轻症患者

(1)首选青霉素:青霉素每天240万U,分3次肌内注射。或普鲁卡因青霉素每天120万U,分2次肌内注射,疗程5～7天。

(2)青霉素过敏者:可选用大环内酯类,如红霉素每天2 g,分4次口服,或红霉素每天1.5 g分次静脉滴注;或罗红霉素每天0.3 g,分2次口服或林可霉素每天2 g,肌内注射或静脉滴注;或克林霉素每天 0.6～1.8 g，分 2 次肌内注射，或克林霉素每天 1.8～2.4 g 分次静脉滴注。

2.较重症患者

青霉素每天 120 万 U，分 2 次肌内注射，加用丁胺卡那每天 0.4 g 分次肌内注射；或红霉素每天 1.0～2.0 g，分 2～3 次静脉滴注；或克林霉素每天 0.6～1.8 g，分 3～4 次静脉滴注；或头孢塞吩钠（先锋霉素Ⅰ）每天 2～4 g，分 3 次静脉注射。

疗程 2 周或体温下降 3 天后改口服。老人、有基础疾病者可适当延长。8%～15%青霉素过敏者对头孢菌素类有交叉过敏应慎用。如为青霉素速发性变态反应则禁用头孢菌素。如青霉素皮试阳性而头孢菌素皮试阴性者可用。

3.重症或有并发症患者（如胸膜炎）

青霉素每天 1 000 万～3 000 万 U，分 4 次静脉滴注；头孢唑啉钠（先锋霉素Ⅴ），每天2～4 g，分 2 次静脉滴注。

4.极重症者如并发脑膜炎

头孢曲松每天 1～2 g 分次静脉滴注；碳青霉素烯类如亚胺培南-西司他丁（泰能）每天 2 g，分次静脉滴注；或万古霉素每天 1～2 g，分次静脉滴注并加用第三代头孢菌素；或亚胺培南加第三代头孢菌素。

5.耐青霉素肺炎链球菌感染者

近年来，耐青霉素肺炎链球菌感染不断增多，通常最小抑制浓度（MIC）≥1.0 mg/L 为中度耐药，MIC≥2.0 mg/L 为高度耐药。临床上可选用以下抗生素：克林霉素每天 0.6～1.8 g 分次静脉滴注；或万古霉素每天 1～2 g 分次静脉滴注；或头孢曲松每天 1～2 g 分次静脉滴注；或头孢噻肟每天 2～6 g 分次静脉滴注；或氨苄西林/舒巴坦、替卡西林/棒酸、阿莫西林/棒酸。

（二）支持疗法

包括卧床休息、维持液体和电解质平衡等。应根据病情及检查结果决定补液种类。给予足够热量、蛋白和维生素。

（三）对症治疗

胸痛者止痛；刺激性咳嗽可给予可卡因，止咳祛痰可用氯化铵或棕色合剂，痰多者禁用止咳剂；发热物理降温，不用解热药；呼吸困难者鼻导管吸氧。烦躁、谵妄者服用地西泮 5 mg 或水合氯醛 1.0～1.5 g 灌肠，慎用巴比妥类。鼓肠者给予缸管排气，胃扩张给予胃肠减压。

（四）并发症的处理

（1）呼吸衰竭：机械通气、支持治疗（面罩、气管插管、气管切开）。

（2）脓胸：穿刺抽液必要时肋间引流。

（五）感染性休克的治疗

（1）补充血容量：低分子右旋糖苷和平衡盐液静脉滴注，以维持收缩压 12.0～13.3 kPa（90～100 mmHg）。脉压＞4.0 kPa（30 mmHg），尿量＞30 mL/h，中心静脉压 0.6～1.0 kPa（4.4～7.4 mmHg）。

（2）血管活性药物的应用：输液中加入血管活性药物以维持收缩压 12.0～13.3 kPa（90～100 mmHg）。为升高血压的同时保证和调节组织血流灌注，近年来主张血管活性药物为主，配合收缩性药物，常用的有多巴胺、间羟胺、去甲肾上腺素和山莨菪碱等。

（3）控制感染：及时、有效地控制感染是治疗中的关键。要及时选择足量、有效的抗生素静脉并联合给药。

(4)糖皮质激素的应用:病情或中毒症状重及上述治疗血压不恢复者,在使用足量抗生素的基础上可给予氢化可的松 100～200 mg 或地塞米松 5～10 mg 静脉滴注,病情好转立即停药。

(5)纠正水、电解质和酸碱平衡紊乱:严密监测血压、心率、中心静脉压、血气、水电解质变化,及时纠正。

(6)纠正心力衰竭:严密监测血压、心率、中心静脉压、意识及外周循环状态,及时给予利尿及强心药物,并改善冠状动脉供血。

(张桂光)

第七节　肺炎克雷伯杆菌肺炎

一、概述

肺炎克雷伯杆菌肺炎(旧称肺炎杆菌肺炎),是最早被认识的革兰氏阴性杆菌肺炎,并且仍居当今社区获得性革兰氏阴性杆菌肺炎的首位,医院获得性革兰氏阴性杆菌肺炎的第二或第三位。肺炎克雷伯杆菌是克雷伯菌属最常见菌种,约占临床分离株的 95%。肺炎克雷伯杆菌又分肺炎、臭鼻和鼻硬结 3 个亚种,其中又以肺炎克雷伯杆菌肺炎亚种最常见。根据荚膜抗原成分的不同,肺炎克雷伯杆菌分 78 个血清型,肺炎者以 1～6 型为多。由于抗生素的广泛应用,20 世纪 80 年代以来肺炎克雷伯杆菌耐药率明显增加,特别是它产生超广谱 β-内酰胺酶(ESBLs),能水解所有第三代头孢菌素和单酰胺类抗生素。目前不少报道肺炎克雷伯杆菌中产 ESBLs 比率高达 30%～40%,并可引起医院感染暴发流行,正受到密切关注。该病好发于原有慢性肺部疾病、糖尿病、手术后和乙醇中毒者,以中老年为多见。

二、诊断

(一)临床表现

多数患者起病突然,部分患者可有上呼吸道感染的前驱症状,主要症状为寒战、高热、咳嗽、咳痰、胸痛、呼吸困难和全身衰弱。痰色如砖红色,被认为是该病的特征性表现,可惜临床上甚为少见;有的患者咳痰呈铁锈色,或痰带血丝,或伴明显咯血。体检患者呈急性病容,常有呼吸困难和发绀,严重者有全身衰竭、休克和黄疸。肺叶实变期可发生相应实变体征,并常闻及湿啰音。

(二)辅助检查

1.一般实验室检查

周围血白细胞总数和中性粒细胞比例增加,核型左移。若白细胞不高或反见减少,提示预后不良。

2.细菌学检查

经筛选的合格痰标本(鳞状上皮细胞＜10 个/低倍视野或白细胞＞25 个/低倍视野),或下呼吸道防污染标本培养分离到肺炎克雷伯杆菌,且达到规定浓度(痰培养菌量≥10^6 cfu/mL、防污染样本毛刷标本菌是≥10^3 cfu/mL),可以确诊。据报道,20%～60%的病例血培养阳性,更具有诊断价值。

3.影像学检查

X线征象包括大叶实变、小叶浸润和脓肿形成。右上叶实变时重而黏稠的炎性渗出物，使叶间裂呈弧形下坠是肺炎克雷伯肺炎具有诊断价值的征象，但是并不常见。在慢性肺部疾病和免疫功能受损患者，患该病时大多表现为支气管肺炎。

三、鉴别诊断

该病应与各类肺炎包括肺结核相鉴别，主要依据病原体检查，并结合临床作出判别。

四、治疗

(一)一般治疗

与其他细菌性肺炎治疗相同。

(二)抗菌治疗

轻、中症患者最初经验性抗菌治疗，应选用β-内酰胺类联合氨基糖苷类抗生素，然后根据药敏试验结果进行调整。若属产ESBLs菌株，或既往常应用第三代头孢菌素治疗或在ESBLs流行率高的病区(包括ICU)或临床重症患者最初经验性治疗应选择碳青霉烯类抗生素(亚胺培南或美罗培南)，因为目前仅有该类抗生素对ESBLs保持高度稳定，没有耐药。哌拉西林/三唑巴坦、头孢吡肟对部分ESBLs菌株体外有效，还有待积累更多经验。

(刘光兴)

第八节　葡萄球菌肺炎

一、定义

葡萄球菌肺炎是致病性葡萄球菌引起的急性化脓性肺部炎症，主要为原发性(吸入性)金黄色葡萄球菌肺炎和继发性(血源性)金黄色葡萄球菌肺炎。临床上化脓坏死倾向明显，病情严重，细菌耐药率高，预后多较凶险。

二、易感人群和传播途径

多见于儿童和年老体弱者，尤其是长期应用皮质激素、抗肿瘤药物及其他免疫抑制剂者，慢性消耗性疾病患者，如糖尿病、恶性肿瘤、再生障碍性贫血、严重肝病、急性呼吸道感染和长期应用抗生素的患者。金黄色葡萄球菌肺炎的传染源主要有葡萄球菌感染病灶，特别是感染医院内耐药菌株的患者，其次为带菌者。主要通过接触和空气传播，医务人员的手、诊疗器械、患者的生物用品及铺床、换被褥都可能是院内交叉感染的主要途径。细菌可以通过呼吸道吸入或血源播散导致肺炎。目前因介入治疗的广泛开展和各种导管的应用，为表皮葡萄球菌的入侵提供了更多的机会，其在院内感染性肺炎中的比例也在提高。

三、病因

葡萄球菌为革兰氏阳性球菌，兼性厌氧，分为金黄色葡萄球菌、表皮葡萄球菌、腐生葡萄球菌，其中金黄色葡萄球菌致病性最强。血浆凝固酶可以使纤维蛋白原转变成纤维蛋白，后者包绕于菌体表面，从而逃避白细胞的吞噬，与细菌的致病性密切相关。凝固酶阳性的细菌，如金黄色葡萄球菌，凝固酶阴性的细菌，如表皮葡萄球菌、腐生葡萄球菌。但抗甲氧西林金黄色葡萄球菌（MRSA）和抗甲氧西林凝固酶阴性葡萄球菌（MRSCN）的感染日益增多，同时对多种抗生素耐药，包括喹诺酮类、大环内酯类、四环素类、氨基糖苷类等。近年来，国外还出现了耐万古霉素金黄色葡萄球菌（VRSA）的报道。目前 MRSA 分为两类，分别是医院获得性 MRSA（HA-MRSA）和社区获得性 MRSA（CA-MRSA）。

四、诊断

（一）临床表现

（1）多数急性起病，血行播散者常有皮肤疖痈史，皮肤黏膜烧伤、裂伤、破损，一些患者有金黄色葡萄球菌败血症病史，部分患者找不到原发灶。

（2）通常全身中毒症状突出，衰弱、乏力、大汗、全身关节肌肉酸痛、急起高热、寒战、咳嗽、由咳黄脓痰演变为脓血痰或粉红色乳样痰、无臭味、胸痛和呼吸困难进行性加重、发绀，重者甚至出现呼吸窘迫及血压下降、少尿等外周循环衰竭的表现。少部分患者肺炎症状不典型，可亚急性起病。

（3）血行播散引起者早期以中毒性表现为主，呼吸道症状不明显。有时虽无严重的呼吸系统症状和高热，而患者已发生中毒性休克，出现少尿、血压下降。

（4）早期呼吸道体征轻微与其严重的全身中毒症状不相称是其特点之一，不同病情及病期体征不同，典型大片实变少见，如有则病侧呼吸运动减弱，局部叩诊浊音，可闻及管样呼吸音。有时可闻及湿啰音，双侧或单侧。合并脓胸、脓气胸时，视程度不同可有相应的体征。部分患者可有肺外感染灶、皮疹等。

（5）社区获得性肺炎中，若出现以下情况需要高度怀疑 CA-MRSA 的可能：流感样前驱症状；严重的呼吸道症状伴迅速进展的肺炎，并发展为 ARDS；体温超过 39 ℃；咯血；低血压；白细胞计数降低；X 线显示多叶浸润阴影伴空洞；近期接触 CA-MRSA 的患者；属于 CA-MRSA 寄殖群体；近 6 个月来家庭成员中有皮肤脓肿或疖肿的病史。

（二）实验室及辅助检查

外周血白细胞在 20×10^9/L 左右，可高达 50×10^9/L，重症者白细胞可低于正常。中性粒细胞数增高，有中毒颗粒、核左移现象。血行播散者血培养阳性率可达 50%。原发吸入者阳性率低。痰涂片革兰氏染色可见大量成堆的葡萄球菌和脓细胞，白细胞内见到球菌有诊断价值。普通痰培养阳性有助于诊断，但有假阳性，通过保护性毛刷采样定量培养，细菌数量 $>10^3$ cfu/mL 时几乎没有假阳性。

血清胞壁酸抗体测定对早期诊断有帮助，血清滴度 ≥1∶4 为阳性，特异性较高。

（三）影像学检查

肺浸润、肺脓肿、肺气囊肿和脓胸、脓气胸是金黄色葡萄球菌感染的四大 X 线征象，在不同类型和不同病期以不同的组合表现。早期病变发展，金黄色葡萄球菌最常见的胸部 X 线片异常是支气管肺炎伴或不伴脓肿形成或胸腔积液。原发性感染者早期胸部 X 线表现为大片絮状、密度不均的阴影，可呈节段或大叶分布，也呈小叶样浸润，病变短期内变化大，可出现空洞或蜂窝状透亮区，或在阴影周围出现大小不等的气肿大泡。血源性感染者的胸部 X 线表现呈两肺多发斑片状或团块状阴影或多发性小液平空洞。

五、鉴别诊断

（一）其他细菌性肺炎

如流感嗜血杆菌、克雷伯杆菌、肺炎链球菌引起的肺炎，典型者可通过发病年龄、起病急缓、痰的颜色、痰涂片、胸部X线等检查加以初步鉴别。各型不典型肺炎的临床鉴别较困难，最终的鉴别均需病原学检查。

（二）肺结核

上叶金黄色葡萄球菌肺炎易与肺结核混淆，尤其是干酪性肺炎，也有高热、畏寒、大汗、咳嗽、胸痛，胸部X线片也有相似之处，还应与发生在下叶的不典型肺结核鉴别，通过仔细询问病史及相关的实验室检查大多可以区别，还可以观察治疗反应帮助诊断。

六、治疗

（一）对症治疗

休息、祛痰、吸氧、物理或化学降温、合理饮食、防止脱水和电解质紊乱，保护重要脏器功能。

（二）抗菌治疗

1.经验性治疗

治疗的关键是尽早选用敏感有效的抗生素，防止并发症。可根据金黄色葡萄球菌感染的来源（社区还是医院）和本地区近期药敏资料选择抗生素。社区获得性感染考虑为金黄色葡萄球菌感染，不宜选用青霉素，应选用苯唑西林和头孢唑林等第一代头孢菌素，若效果欠佳，在进一步病原学检查时可换用糖肽类抗生素治疗。怀疑医院获得性金黄色葡萄球菌肺炎，则首选糖肽类抗生素。经验性治疗中，尽可能获得病原学结果，根据药敏结果修改治疗方案。

2.针对病原菌治疗

治疗应依据痰培养及药物敏感试验结果选择抗生素。对青霉素敏感株，首选大剂量青霉素治疗，过敏者，可选大环内酯类、克林霉素、半合成四环素类、SMZco或第一代头孢菌素。甲氧西林敏感的产青霉素酶菌仍以耐酶半合成青霉素治疗为主，如甲氧西林、苯唑西林、氯唑西林，也可选头孢菌素（第一代或第二代头孢菌素）。对MRSA和MRSCN首选糖肽类抗生素：①万古霉素，1～2 g/d，（或去甲万古霉素1.6 g/d），但要将其血药浓度控制在20 μg/mL以下，防止耳、肾毒性的发生。②替考拉宁，0.4 g，首3剂每12小时1次，以后维持剂量为0.4 g/d，肾功能不全者应调整剂量。疗程不少于3周。MRSA、MRSCN还可选择利奈唑胺，（静脉或口服）1次600 mg，每12小时1次，疗程10～14天。

（三）治疗并发症

如并发脓胸或脓气胸时可行闭式引流，抗感染时间可延至8～12周。合并脑膜炎时，最好选用脂溶性强的抗生素，如头孢他啶、头孢哌酮、万古霉素及阿米卡星等，疗程要长。

（四）其他治疗

避免应用可导致白细胞计数减少的药物和糖皮质激素。

七、临床路径

（1）详细询问近期有无皮肤感染、中耳炎、进行介入性检查或治疗，有无慢性肝肾疾病、糖尿病病史，是否接受放化疗或免疫抑制剂治疗。了解起病急缓、痰的性状及演变，有无胸痛、呼吸困难、程度及全身中毒症状，尤应注意高热、全身中毒症状明显与呼吸系统症状不匹配者。

(2)体检要注意生命体征，皮肤黏膜有无感染灶和皮疹，肺部是否有实变体征，还要仔细检查心脏有无新的杂音。

(3)进行必要的辅助检查，包括血常规、血培养(发热时)、痰的涂片和培养(用抗生素之前)、胸部X线检查，并动态观察胸部影像学变化，必要时可行纤维支气管镜检查及局部灌洗。

(4)处理：应用有效的抗感染治疗，加强对症支持，防止并积极治疗并发症。

(5)预防：增强体质，防止流感，可进行疫苗注射。彻底治疗皮肤及深部组织的感染，加强年老体弱者的营养支持，隔离患者和易感者，严格抗生素的使用规则，规范院内各项操作及消毒制度，减少交叉感染。

(刘光兴)

第九节　肺炎支原体肺炎

一、定义

肺炎支原体肺炎是由肺炎支原体引起的急性呼吸道感染和肺部炎症，即“原发性非典型肺炎”，占社区获得性肺炎的15%～30%。

二、病因

支原体是介于细菌与病毒之间能独立生活的最小微生物，无细胞壁，仅有3层膜组成细胞膜，共有30余种，部分可寄生于人体，但不致病，至目前为止，仅肯定肺炎支原体能引起呼吸道病变。当其进入下呼吸道后，一般并不侵入肺泡内，当存在超免疫反应时，可导致肺炎和神经系统、心脏损害。

三、诊断

(一)临床表现

(1)病史：本病潜伏期2～3周，儿童、青年发病率高，以秋冬季为多发，以散发为主，多由患者急性期飞沫经呼吸道吸入而感染。

(2)症状：起病较细菌性肺炎和病毒性肺炎缓慢，约半数患者并无症状。典型肺炎表现者仅占10%，还可以咽炎、支气管炎、大泡性耳鼓膜炎形式出现。开始表现为上呼喊道感染症状，咳嗽、头痛、咽痛、低热继之出现中度发热，顽固的刺激性咳嗽常为突出表现，也可有少量黏痰或少量脓性痰。

(3)体征：胸部体检可无胸部体征或仅有少许湿啰音。其临床症状轻，体征轻于胸部X线表现是其特点之一。

(4)肺外表现：极少数患者可伴发肺外其他系统的病变，出现胃肠炎、溶血性贫血、心肌炎、心包炎、肝炎。少数还伴发周围神经炎、脑膜炎及小脑共济失调等神经系统症状。

本病的症状一般较轻，发热持续1～3周，咳嗽可延长至4周或更久始消失。极少数伴有肺外严重并发症时可能引起死亡。

(二)胸部X线表现

胸部X线片表现多样化，但无特异性，肺部浸润多呈斑片状或均匀的模糊阴影，中、下肺野明显，有时呈网状、云雾状、粟粒状或间质浸润，严重者中、下肺结节影，少数病例可有胸腔积液。

(三)实验室检查

血常规显示白细胞总数正常或轻度增加，以淋巴细胞为主。红细胞沉降率加快。痰、鼻分泌物和咽拭子培养可获肺炎支原体，但检出率较低。目前诊断主要靠血清学检查。可通过补体结合试验、免疫荧光试验、酶联免疫吸附试验测定血清中特异性抗体。补体结合抗体于起病10天后出现，在恢复期滴度高于1∶64，抗体滴度呈4倍增长对诊断有意义。应用免疫荧光技术、核酸探针及PCR技术直接检测抗原有更高的敏感性、特异性及快速性。

(四)诊断依据

肺炎支原体肺炎的诊断需结合临床症状、胸部影像学检查和实验室资料确诊。

四、鉴别诊断

(一)病毒性肺炎

发病以冬春季节多见。免疫力低下的儿童和老年人是易感人群。不同病毒可有其特征性表现。麻疹病毒所致口腔黏膜斑，从耳后开始逐渐波及全身的皮疹。疱疹病毒性肺炎可同时伴发有皮肤疱疹。巨细胞病毒所致伴有迁移性关节痛，肌肉痛的发热。本病肺实变体征少见，这种症状重而体征少胸部X线表现轻不对称性是病毒性肺炎的特点之一。用抗生素治疗无效。确诊有赖于病原学和血清学检查。

(二)肺炎球菌肺炎

起病急骤，先有寒战，继之高热，体温可达39～41 ℃，多为稽留热，早期有干咳，渐有少量黏痰、脓性痰或典型的铁锈色痰。常有肺实变体征或胸部X线改变，痰中可查到肺炎链球菌。

(三)军团菌肺炎

本病多发生在夏秋季，中老年发病多，暴发性流行，持续性高热，发热约半数超过40 ℃，1/3有相对缓脉。呼吸系统症状相对较少，而精神神经系统症状较多，约1/3患者出现嗜睡、神志模糊、谵语、昏迷、痴呆、焦虑、惊厥、定向障碍、抑郁、幻觉、失眠、健忘、言语障碍、步态失常等。早期部分患者有早期消化道症状，尤其是水样腹泻。从痰、胸液、血液中可直接分离出军团菌，血清学检查有助于诊断。

(四)肺结核

起病缓慢，有结核接触史，病变位于上肺野，短期内不消失，痰中可查到结核杆菌，红霉素治疗无效。

五、治疗

(1)抗感染治疗：支原体肺炎主要应用大环内酯类抗生素，红霉素为首选，剂量为1.5～2.0 g/d，分3～4次服用，或用交沙霉素1.2～1.8 g/d，克拉霉素每次0.5 g，2次/天，疗程10～14天。新型大环内酯类抗生素，如克拉霉素和阿奇霉素对肺炎支原体感染效果良好。克拉霉素0.5 g，2次/天；阿奇霉素第1天0.5 g，后4天每次0.25 g，1次/天。也可应用氟喹诺酮类抗菌药物，如氧氟沙星、环丙沙星或左氧氟沙星等；病情重者可静脉给药，但不宜用于18岁以下的患者和孕妇。

(2)对症和支持：如镇咳和雾化吸入治疗。

(3)出现严重肺外并发症，应给予相应处理。

(刘光兴)

第十节 衣原体肺炎

衣原体是一组专性细胞内寄生物。目前已发现衣原体有4个种：沙眼衣原体、鹦鹉热衣原体、肺炎衣原体和牲畜衣原体。其中与肺部感染关系最大的是鹦鹉热衣原体和肺炎衣原体，下面分别介绍由这两种衣原体引起的肺炎。

一、鹦鹉热肺炎

鹦鹉热是由鹦鹉热衣原体引起的急性传染病。这种衣原体寄生于鹦鹉、鸽、鸡、野鸡、火鸡、鸭、鹅、孔雀等百余种鸟类体内。由于最先是在鹦鹉体内发现的，并且是最常见的宿主，故得此名。

病原体吸入后首先在呼吸道局部的单核、巨噬细胞系统中繁殖，之后经血液循环播散到肺内及其他器官。肺内病变常位于肺门，并向外周扩散引起小叶性和间质性肺炎，以下垂部位的肺叶、肺段为主。早期肺泡内充满中性粒细胞及渗出液，其后为单核细胞。病变部位可发生突变、小量出血，严重时发生肺组织坏死，或者黏稠的明胶样黏液分泌物阻塞支气管引起严重缺氧。此外，本病也可累及肝、脾、心、肾、消化道和脑、脑膜。

(一)临床表现

本病潜伏期为7～15天。起病多隐袭。少数无症状，起病轻者如流感样，中重度者急性起病，寒战、高热，第1周体温可高达40 ℃。头痛、乏力、肌肉痛、关节痛、畏光、鼻出血。1周之后咳嗽、少量黏痰，重症者出现精神症状，如嗜睡、谵妄、木僵、抽搐，并出现缺氧、呼吸窘迫。此外，还可出现一些消化道症状，如食欲下降、恶心、呕吐、腹痛。主要体征：轻症者只有咽部充血；中、重度者出现类似伤寒的玫瑰疹，相对缓脉，肺部可闻及湿啰音；重症者可出现肺实变体征，此外还可出现黄疸、肝大、脾大、浅表淋巴结肿大。

(二)辅助检查

血白细胞多正常，红细胞沉降率增快。将患者血及支气管分泌物接种到鸡胚、小白鼠或组织培养液中，可分离到衣原体。特异性补体结合试验或凝集试验呈阳性，急性期与恢复期(发病后2～3周)双份血清补体试验滴度增加4倍有诊断意义。X线检查显示从肺门向外周放射状浸润病灶，下叶为多，呈弥漫性支气管肺炎或间质性肺炎表现，偶见粟粒样结节或实变影，偶有少量胸腔积液。

(三)诊断与鉴别诊断

参照禽类接触史、症状、体征、辅助检查结果进行诊断。由于本病临床表现、胸部X线检查无特异性，故应注意与各种病毒性肺炎、细菌性肺炎、真菌性肺炎、伤寒、布鲁氏菌病及传染性单核细胞增多症区别。

(四)治疗

四环素2～3 g/d,分4～6次口服,连服2周,或退热后再继续服10天。必要时采取吸氧及其他对症处理,重症者可给予支持疗法。如发生急性呼吸窘迫综合征(ARDS),应迅速采取相应措施。

(五)预后

轻者可自愈。重症未经治疗者病死率可达20%～40%,近年来应用抗生素治疗后病死率明显下降到1%。

二、肺炎衣原体肺炎

肺炎衣原体目前已经成为社区获得性肺炎的第3或第4位最常见的致病菌,在社区获得性肺炎住院患者中由肺炎衣原体致病的占6%～10%。研究发现肺炎衣原体感染流行未找到鸟类引起传播的证据,提示肺炎衣原体是一种人类致病原,属于人-人传播,可能主要是通过呼吸道的飞沫传染,无症状携带者和长期排菌状态者(有时可长达1年)可促进传播。该病潜伏期10～65天。年老体弱、营养不良、COPD、免疫功能低下者易被感染。据报道,近一半的人一生中感染过肺炎衣原体。肺炎衣原体易感性与年龄有关,儿童抗体检出率较低,5岁者抗体检出率<5%,10岁时<10%,而青少年时期迅速升高达30%～40%,中老年检出率仍高达50%。有人报道肺炎衣原体感染分布呈双峰型,第1峰在8～9岁,第2峰从70岁开始。感染的性别差异在儿童时期不明显,但进入成年期则男性高于女性,到老年期更明显。肺炎衣原体感染一年四季均可发生,通常持续5～8个月。感染在热带国家多见,既可散发也可呈暴发流行(社区或家庭内)。感染后免疫力很弱,易于复发,每隔3～4年可有一次流行高峰,持续2年左右。

(一)临床表现

肺炎衣原体主要引起急性呼吸道感染,包括肺炎、支气管炎、鼻旁窦炎、咽炎、喉炎、扁桃体炎,临床上以肺炎为主。起病多隐袭,早期表现为上呼吸道感染症状,与支原体肺炎颇为相似,通常症状较轻,发热、寒战、肌痛、咳嗽、肺部可听到湿啰音。发生咽喉炎者表现为咽喉痛、声音嘶哑,有些患者可表现为两阶段病程:开始表现为咽炎,经对症处理好转,1～3周后又发生肺炎或支气管炎,此时咳嗽加重。少数患者可无症状。肺炎衣原体也可使患有其他疾病的老年住院患者、大手术后患者、严重外伤者罹患肺炎,往往为重症感染。原有COPD、心力衰竭患者感染肺炎衣原体时症状较重、咳脓痰、呼吸困难,甚或引起死亡。肺炎衣原体感染时也可伴有肺外表现,如中耳炎、结节性红斑、心内膜炎、急性心肌梗死、关节炎、甲状腺炎、脑炎、吉兰-巴雷综合征等。

(二)辅助检查

血白细胞正常或稍高,红细胞沉降率加快,由于本病临床表现缺乏特异性,所以其诊断主要依据是有关病因的特殊实验室检查,包括病原体分离和血清学检测。

1.病原体分离培养

可从痰、咽拭子、扁桃体隐窝拭子、咽喉分泌物、支气管肺泡灌洗液中直接分离肺炎衣原体。采集标本后立即置于转运保存液中,在4 ℃下送到实验室进行分离培养。肺炎衣原体培养较困难,培养基包括鸡胚卵黄囊、HeLa229细胞、HL细胞等。最近认为HEP-2细胞株可以促进肺炎衣原体生长,使临床标本容易分离。

2.酶联免疫吸附法(ELISA)

测定痰标本中肺炎衣原体抗原。其原理是用属特异性脂多糖单克隆抗体对衣原体抗原进行特异性检测,然后用沙眼衣原体种特异性主要外膜蛋白(MOMP)的单克隆抗体对沙眼衣原体进行直接衣原体显像。如果特异性衣原体抗原检测阳性,而沙眼衣原体种特异性检测阴性,则该微生物为肺炎衣原体或鹦鹉热衣原体;如标本对所有检测均呈阳性,则为沙眼衣原体。

3.应用 PCR 技术检测肺炎衣原体

按照 MOMP 基因保守区序列设计的引物可检测各种衣原体,按可变区肺炎衣原体种特异性的核酸序列设计的引物可以特异性地检测肺炎衣原体。PCR 检测需要注意质量控制,避免出现较多假阳性。

4.血清学试验

有两种,即 TWAR 株原体抗原的微量免疫荧光(MIF)抗体试验和补体结合(CF)抗体试验。前者是一种特异性检查方法,可用于鉴别 3 种衣原体;后一种试验属于非特异性,对所有衣原体均可发生反应。MIF 抗体包括特异性 IgG 和 IgM,可以鉴别新近感染或既往感染,初次感染或再感染。IgG 抗体阳性但效价不高,提示为既往感染。因为 IgM 和 CF 抗体通常在感染后 2～6 个月逐渐消失,而 IgG 抗体可持续存在。所以 IgG 抗体可用来普查肺炎衣原体感染。急性感染的抗体反应有两种形式:①初次感染或原发感染后免疫反应,多见于年轻人,早期衣原体 CF 抗体迅速升高,而 MIF 抗体出现较慢。其中 IgM 发病后 3 周才出现,IgG 发病后 6～8 周才出现;②再次感染或重复感染后免疫反应,多见于年龄较大的成年人,IgG 抗体常在 1～2 周出现,效价可以很高,往往没有衣原体 CF 抗体及 IgM 抗体出现,或其效价很低。目前,制定的血清学阳性反应诊断标准是 MIF 抗体急性感染期双份血清效价升高 4 倍以上,或单次血清标本 IgM≥1∶16,和/或单次血清标本 IgG≥1∶512。既往感染史时 IgG<1∶512,但是≥1∶16,衣原体 CF 抗体效价升高 4 倍以上,或≥1∶64。重复感染者多有 CF 抗体和 IgM 抗体。大多数老年人多为再次感染,常无 CF 抗体反应。如果 CF 抗体效价升高,常提示为肺炎支原体感染。

5.胸部 X 线片

多显示肺叶或肺部浸润病灶,可见于双肺任何部位,但多见于下叶。

(三)诊断和鉴别诊断

当肺炎患者应用 β-内酰胺类抗生素治疗无效,患者仍旧干咳时应警惕肺炎衣原体感染。由于目前临床上缺乏特异性诊断肺炎衣原体感染的方法,所以确诊主要依靠实验室检查。应注意与肺炎支原体肺炎相鉴别。

(四)治疗

对于肺炎衣原体有效的抗生素有米诺环素、多西环素(强力霉素)、红霉素。另外,利福平、罗比霉素(RKM)、罗红霉素(RXM)、克拉霉素(CAM)等效果也很好。喹诺酮类如氧氟沙星、妥舒沙星也有效。通常成人首选四环素,孕妇和儿童首选红霉素。剂量稍大,疗程应充分,如四环素或红霉素 2 g/d,10～14 天,或 1 g/d 连用 21 天。

(刘光兴)

第十一节 病毒性肺炎

病毒性肺炎是由不同种类病毒侵犯肺脏引起的肺部炎症，通常是由于上呼吸道病毒感染向下呼吸道蔓延所致。临床主要表现为发热、头痛、全身酸痛、干咳等。本病一年四季均可发生，但冬春季更为多见。肺炎的发生除与病毒的毒力、感染途径及感染数量有关外，还与宿主年龄、呼吸道局部和全身免疫功能状态有关。通常小儿发病率高于成人，婴幼儿发病率高于年长儿童。据报道，在非细菌性肺炎中病毒性肺炎占25%～50%，婴幼儿肺炎中约60%为病毒性肺炎。

一、流行病学

罹患各种病毒感染的患者为主要传染源，通常以空气飞沫传播为主，患者和隐性感染者说话、咳嗽、打喷嚏时可将病毒播散到空气中，易感者吸入后即可被感染。其次通过被污染的食具、玩具及与患者直接接触也可引起传播。粪-口传播仅见于肠道病毒。此外，也可以通过输血和器官移植途径传播，在新生儿和婴幼儿中母婴间的垂直传播也是一条重要途径。

病毒性肺炎以婴幼儿和老年人多见，流感病毒性肺炎则好发于原有心肺疾病和慢性消耗性疾病患者。某些免疫功能低下者，如艾滋病患者、器官移植者，肿瘤患者接受大剂量免疫抑制剂、细胞毒药物及放射治疗时，病毒性肺炎的发生率明显升高。据报道骨髓移植患者中约50%可发生弥漫性间质性肺炎，其中约半数为巨细胞病毒(CMV)所致。肾移植患者中约30%发生CMV感染，其中40%为CMV肺炎。

病毒性肺炎一年四季均可发生，但以冬春季节为多，流行方式多表现为散发或暴发。一般认为，在引起肺炎的病毒中以流感病毒最多见。根据近年来对我国北京、上海、广州、河北、新疆等地区病原学监测，小儿下呼吸道感染中腺病毒和呼吸道合胞病毒引起者分别占第1、2位。北方地区发病率普遍高于南方，病情也比较严重。此外，近年来随着器官移植的广泛开展，CMV肺炎的发生率有明显增高趋势。

二、病因

(一)流感病毒

流感病毒属正黏液病毒科，为单股RNA类病毒，有甲、乙、丙3型，流感病毒性肺炎多由甲型流感病毒引起，由乙型和丙型引起者较少。甲型流感病毒抗原变异比较常见，主要是血凝素和神经氨酸酶的变异。当抗原转变产生新的亚型时可引起大流行。

(二)腺病毒

腺病毒为无包膜的双链DNA病毒，主要在细胞核内繁殖，耐湿、耐酸、耐脂溶剂能力较强。现已分离出41个与人类有关的血清型，其中容易引起肺炎的有3、4、7、11、14和21型。我国以3、7型最为多见。

(三)呼吸道合胞病毒(RSV)

RSV是具有包膜的单股RNA病毒，属副黏液病毒科肺病毒属，仅1个血清型。RSV极不稳定，室温中两天内效价下降100倍，为下呼吸道感染的重要病原体。

(四)副流感病毒

副流感病毒属副黏液病毒科,与流感病毒一样表面有血凝素和神经氨酸酶。与人类相关的副流感病毒分为1、2、3、4四型,其中4型又分为A、B两个亚型。在原代猴肾细胞或原代人胚肾细胞培养中可分离出本病毒。近年来,在我国北京和南方一些地区调查结果表明引起婴幼儿病毒性肺炎的病原体排序中副流感病毒仅次于合胞病毒和腺病毒,居第3位。

(五)麻疹病毒

麻疹病毒属副黏液病毒科,仅有1个血清型。电镜下呈球形或多形性。外壳小突起中含血凝素,但无神经氨酸酶,故与其他副黏液病毒不同。该病毒在人胚和猴肾细胞中培养5～10天后可出现多核巨细胞和核内包涵体。本病毒经上呼吸道和眼结膜侵入人体引起麻疹。肺炎是麻疹最常见的并发症,也是引起麻疹患儿死亡的主要原因。

(六)水痘带状疱疹病毒(VZV)

VZV为双链DNA病毒,属疱疹病毒科,仅对人有传染性。其在外界环境中生存力很弱,可被乙醚灭活。该病毒在被感染的细胞核内增生,存在于患者疱疹的疱浆、血液及口腔分泌物中。接种人胚羊膜等组织内可产生特异性细胞病变,在细胞核内形成包涵体。成人水痘患者发生水痘肺炎的较多。

(七)鼻病毒

鼻病毒属微小核糖核酸病毒群,为无包膜单股RNA病毒,已发现100多个血清型。鼻病毒是人类普通感冒的主要病原,也可引起下呼吸道感染。

(八)巨细胞病毒(CMV)

CMV属疱疹病毒科,是在宿主细胞核内复制的DNA病毒。CMV具有很强的种族特异性。人的CMV只感染人。CMV通常是条件致病原。除可引起肺炎外还可引起全身其他脏器感染。

此外,EB病毒、冠状病毒及柯萨奇病毒、埃可病毒等也可引起肺炎,只是较少见。

三、发病机制与病理

病毒性肺炎通常是由于上呼吸道病毒感染向下蔓延累及肺脏的结果。正常人群感染病毒后并不一定发生肺炎,只有在呼吸道局部或全身免疫功能低下时才会发病。上呼吸道发生病毒感染时常损伤上呼吸道黏膜,屏障和防御功能下降,造成下呼吸道感染,甚至引起细菌性肺炎。

单纯病毒性肺炎的主要病理改变为细支气管及其周围炎和间质性肺炎。细支气管病变包括上皮破坏、黏膜下水肿,管壁和管周可见以淋巴细胞为主的炎性细胞浸润,在肺泡壁和肺泡间隔的结缔组织中有单核细胞浸润,肺泡水肿,被覆着含有蛋白和纤维蛋白的透明膜,使肺泡内气体弥散距离增大。严重时出现以细支气管为中心的肺泡组织片状坏死,在坏死组织周边可见包涵体。在由合胞病毒、麻疹病毒、CMV引起的肺炎患者的肺泡腔内还可见到散在的多核巨细胞。腺病毒性肺炎患者常可出现肺实变,以左下叶最多见,实质以外的肺组织可有明显过度充气。

继发细菌性肺炎时肺泡腔可见大量的以中性粒细胞为主的炎性细胞浸润。严重者可形成小脓肿,或形成纤维条索性、化脓性胸膜炎及广泛性出血。

四、临床表现

病毒性肺炎通常起病缓慢,绝大部分患者开始时均有咽干、咽痛,其后打喷嚏、鼻塞、流涕、发热、头痛、食欲减退、全身酸痛等上呼吸道感染症状,病变进一步向下发展累及肺脏发生肺炎时则表现为咳嗽，多为阵发性干咳，并有气急、胸痛、持续高热。此时体征尚不明显，有时可在下肺区闻及细湿啰音。病程多为2周左右，病情较轻。婴幼儿及免疫缺陷者罹患病毒性肺炎时病情多比较严重，除肺炎的一般表现外，还多有持续高热、剧烈咳嗽、血痰、气促、呼吸困难，发绀、心悸等。体检可见三凹征和鼻翼翕动。在肺部可闻及广泛的干、湿性啰音和哮鸣音，也可出现急性呼吸窘迫综合征（ARDS）、心力衰竭、急性肾衰竭、休克。胸部X线检查主要为间质性肺炎，两肺呈网状阴影，肺纹理增粗、模糊。严重者两肺中下野可见弥漫性结节性浸润，但大叶性实变少见。胸部X线改变多在2周后逐渐消退，有时可遗留散在的结节状钙化影。

流感病毒性肺炎多见于流感流行时，慢性心肺疾病患者及孕妇为易感人群。起病前流感症状明显，多有高热，呼吸道症状突出，病情多比较严重，病程达3～4周，病死率较高。腺病毒感染所致肺炎表现突然高热，体温达39～40 ℃，呈稽留热，热程较长。约半数患者出现呕吐、腹胀、腹泻，可能与腺病毒在肠道内繁殖有关。合胞病毒性肺炎绝大部分为2岁以内儿童，多有一过性高热，喘憋症状明显。麻疹病毒性肺炎为麻疹并发症，起病初期多有上呼吸道感染症状，典型者表现为起病2～3天后，首先在口腔黏膜出现麻疹斑，1～2天后从耳后发际开始出皮疹，以后迅速扩展到颜面、颈部、躯干、四肢。麻疹肺炎可发生于麻疹的各个病期，但以出疹后一周内最多见。因此在患儿发疹期，尤其是疹后期发热持续不退，或退热后又发热，同时呼吸道症状加重，肺部出现干湿性啰音，提示继发肺炎。水痘是由水痘带状疱疹病毒引起的一种以全身皮肤水疱疹为主要表现的急性传染病。成人水痘并发肺炎较为常见。原有慢性疾病和/或免疫功能低下者水痘并发肺炎的机会多。水痘肺炎多发生于水痘出疹后1～6天，高热、咳嗽、咳血痰，两肺可闻及湿啰音和哮鸣音，很少有肺实变。

五、实验室检查

（一）血液及痰液检查

病毒性肺炎患者白细胞总数一般多正常，也可降低，红细胞沉降率往往正常。继发细菌感染时白细胞总数增多和中性粒细胞增高。痰涂片所见的白细胞以单核细胞为主，痰培养多无致病细菌生长。

（二）病原学检查

1.病毒分离

由于合胞病毒、流感病毒、单纯疱疹病毒等对外界温度特别敏感，故发病后应尽早用鼻咽拭子取材，或收集鼻咽部冲洗液、下呼吸道分泌物，取材后放置冰壶内尽快送到实验室。如有可能最好床边接种标本，通过鸡胚接种、人胚气管培养等方法分离病毒。上述方法可靠、重复性好、特异性强，但操作繁琐费时，对急性期诊断意义不大。但对流行病学具有重要作用。

2.血清学检查

血清学诊断技术包括补体结合试验、中和试验和血凝抑制试验等。比较急性期和恢复期双份血清抗体滴度，效价升高4倍或4倍以上即可确诊。本法主要为回顾性诊断，不适合早期诊断。采用急性期单份血清检测合胞病毒、副流感病毒的特异性IgM抗体，其敏感性和特异性比较高，可作为早期诊断指标。

3.特异性快速诊断

（1）电镜技术：用于合胞病毒、副流感病毒、单纯疱疹病毒及腺病毒之诊断。由于检查耗时、技术复杂、费用较高，难以推广使用。

(2)免疫荧光技术:其敏感性和特异性均与组织培养相近。其合胞病毒抗原检测的诊断准确率达70.0%～98.9%,具有快速、简便、敏感、特异性高等特点。

(3)酶联免疫吸附试验及酶标组化法:广泛用于检测呼吸道病毒抗原,既快速又简便。

4.包涵体检测

CMV感染时可在呼吸道分泌物,包括支气管肺泡灌洗液和经支气管肺活检标本中发现嗜酸性粒细胞核内和胞质内含包涵体的巨细胞,可帮助确诊。

六、诊断

病毒性肺炎的诊断主要依据是其临床表现及相关实验室检查。由于各型病毒性肺炎缺乏明显的特征,因而最后确诊往往需要凭借病原学检查结果。当然某些病毒原发感染的典型表现,如麻疹早期颊黏膜上的麻疹斑、水痘时典型皮疹均可为诊断提供重要依据。

七、鉴别诊断

主要需与细菌性肺炎进行鉴别。病毒性肺炎多见于小儿,常有流行,发病前多有上呼吸道感染和全身不适等前驱表现,外周血白细胞总数正常或偏低,分类中性粒细胞不高。而细菌性肺炎以成人多见,无流行性,白细胞总数及中性粒细胞明显增高。X线检查时病毒性肺炎以间质性肺炎为主,肺纹理增粗,而细菌性肺炎多以某一肺叶或肺段病变为主,显示密度均匀的片状阴影。中性粒细胞碱性磷酸酶试验、四唑氮盐还原试验、C反应蛋白水平测定及疫苗培养和病毒学检查均有助于两种肺炎的鉴别。需要注意的是呼吸道病毒感染基础上容易继发肺部细菌感染,其中以肺炎链球菌、金黄色葡萄球菌、流感嗜血杆菌及溶血性链球菌为多见,通常多发生于原有病毒感染热退1～4天后患者再度畏寒、发热,呼吸道症状加剧,咳嗽、咳黄痰、全身中毒症状明显。

此外,病毒性肺炎尚需与病毒性上呼吸道感染、急性支气管炎、支原体肺炎、衣原体肺炎和某些传染病的早期进行鉴别。

八、治疗

目前缺少特效抗病毒药物,因而仍以对症治疗为主。

(一)一般治疗

退热、止咳、祛痰、维持呼吸道通畅、给氧,纠正水和电解质、酸碱失衡。

(二)抗病毒药物

金刚烷胺,成人0.1 g,每天2次;小儿酌减,连服3～5天。早期应用对防治甲型流感有一定效果。利巴韦林对合胞病毒、腺病毒及流感病毒性肺炎均有一定疗效,每天用量为10 mg/kg,口服或肌内注射。近来提倡气道内给药。年龄＜2岁者每次10 mg,2岁以上的每次20～30 mg,溶于30 mL蒸馏水内雾化吸入,每天2次,连续5～7天。由CMV、疱疹病毒引起的肺炎患者可用阿昔洛韦、阿糖腺苷等治疗。

(三)中草药

板蓝根、黄芪、金银花、大青叶、连翘、贯仲、菊花等可能有一定效果。

(四)生物制剂

有报道,肌内注射γ-干扰素治疗小儿呼吸道病毒感染,退热快、体征恢复迅速、缩短疗程、无明显不良反应。雾化吸入从初乳中提取的SIgA治疗婴幼儿RSV感染也取得良好效果。此外,还可试用胸腺素、转移因子等制剂。继发细菌性肺炎时应给予敏感的抗生素。

九、预后

大多数病毒性肺炎预后良好，无后遗症。但是如为流感后发生重症肺炎，或年老体弱、原有慢性病者感染病毒性肺炎后易继发细菌性肺炎，预后较差。另外，CMV 感染者治疗也颇为棘手。

十、预防

接种流感疫苗、水痘疫苗和麻疹疫苗对于预防相应病毒感染有一定效果，但免疫功能低下者禁用麻疹减毒活疫苗。口服 3、4、7 型腺病毒减毒活疫苗对预防腺病毒性肺炎有一定效果。早期较大剂量注射丙种球蛋白对于麻疹和水痘的发病有一定预防作用。应用含高滴度 CMV 抗体免疫球蛋白被动免疫对预防 CMV 肺炎也有一定作用。对于流感病毒性肺炎、CMV 肺炎、水痘疱疹病毒性肺炎患者应予隔离，减少交叉感染。

（刘光兴）

第十二节　肺　结　核

肺结核是结核分枝杆菌（简称结核杆菌或结核菌）引起的慢性肺部感染性疾病，占各器官结核病总数的 80%～90%，其中痰中排菌者称为传染性肺结核病。这是一个非常古老但迄今仍然威胁人类健康的重要疾病和重大公共卫生问题。

一、发病机制

（一）结核菌感染的宿主反应及其生物学过程

结核菌入侵宿主体内，从感染、发病到转归均与多数细菌性疾病有显著不同，宿主反应具有特殊意义。结核菌感染引起的宿主反应分为 4 期。①起始期：入侵呼吸道的结核菌被肺泡巨噬细胞吞噬，因菌量、毒力和巨噬细胞非特异性杀菌能力的不同，被吞噬结核菌的命运各异，若在出现有意义的细菌增殖和宿主细胞反应之前结核菌即被非特异性防御机制清除或杀灭，则不留任何痕迹或感染证据，如果细菌在肺泡巨噬细胞内存活和复制，便扩散至邻近非活化的肺泡巨噬细胞，形成早期感染灶。②T 细胞反应期：由 T 细胞介导的细胞免疫（cell mediated immunity，CMI）和迟发型变态反应（delay type hypersensitivity，DTH）在此期形成，从而对结核病发病、演变及转归产生决定性影响。③共生期：生活在流行区的多数感染者发展至 T 细胞反应期，仅少数发生原发性结核病，大部分感染者结核菌可以持续存活，细菌与宿主处于共生状态，纤维包裹的坏死灶干酪样中央部位被认为是结核杆菌持续存在的主要场所，低氧、低 pH 和抑制性脂肪酸的存在使细菌不能增殖。宿主的免疫机制亦是抑制细菌增殖的重要因素，倘若免疫受到损害便可引起受抑制结核菌的重新活动和增殖。④细胞外增殖和传播期：固体干酪灶中包含具有生长能力但不繁殖的结核菌，干酪灶一旦液化便给细菌增殖提供了理想环境，即使免疫功能健全的宿主，从液化干酪灶释放的大量结核杆菌亦足以突破局部免疫防御机制，引起播散。

(二)CMI 和 DTH

CMI 是宿主获得性抗结核保护作用的最主要机制。结核杆菌经 C_3 调理作用而被巨噬细胞吞噬,在细胞内酸性环境下其抗原大部分被降解,一部分则与胞体内的 Ⅰa 分子偶联成复合物而被溶酶体酶消化,并被转移至细胞膜和递呈给 Th 细胞,作为第一信号。在这一过程中伴随产生的淋巴细胞激活因子(LAF)即 IL-1 成为第二信号,两者共同启动 T 细胞应答反应。CMI 以 $CD4^+$ 细胞最重要,它产生和释放多种细胞因子放大免疫反应。$CD8^+$ 参与 Th1/Th2 调节。与 CMI 相伴的 DTH 是结核病免疫反应另一种形式,长期以来认为两者密不可分,只是表现形式不同。近年来大量的研究表明,DTH 和 CMI 虽然有些过程和现象相似,但两者本质不同:①刺激两种反应的抗原不同,结核菌核糖体 RNA 能激发 CMI,但无 DTH;结核蛋白及脂质 D 仅引起 DTH,而不产生 CMI。②介导两种反应的 T 细胞亚群不同,DTH 是由 TDTH 细胞介导的,而介导 CMI 的主要是 Th 细胞,Tc 在两种反应都可以参与作用。③菌量或抗原负荷差异和 Th1/Th2偏移,感染结核菌后机体同时产生 Th1+Th2 介导的免疫反应,在菌量少、毒力低或感染早期 Th1 型反应起主导作用,表现为 CMI 为主;而菌量大、毒力强或感染后期,则向 Th2 型反应方向偏移,出现以 DTH 为主的反应。④起调节作用的细胞因子(cytokines,CKs)不同,调节 CMI 效应的 CKs 很多,而 DTH 引起组织坏死的主要是 TNF。⑤对结核菌的作用方式不同,CMI 通过激活巨噬细胞来杀灭细胞内吞噬的结核菌,而 DTH 则通过杀死含菌而未被激活的巨噬细胞及其邻近的细胞组织,以消除十分有利于细菌生长的细胞内环境。关于 DTH 是否对抗结核保护反应负责或参与作用,在很大程度上取决于 DTH 反应的程度。轻度 DTH 可以动员和活化免疫活性细胞,并能直接杀伤靶细胞,使感染有结核菌的宿主细胞死亡而达到杀菌功效。比较剧烈的 DTH 则造成组织溃烂、坏死液化和空洞形成,已被吞噬的结核菌释放至细胞外,取得养料,从而进行复制和增殖,并引起播散。总体上,DTH 的免疫损伤超过免疫保护作用。

二、病理

(一)渗出型病变

渗出型病变表现为组织充血、水肿,随之有中性粒细胞、淋巴细胞、单核细胞浸润和纤维蛋白渗出,可有少量类上皮细胞和多核巨细胞,抗酸染色可见到结核菌。其发展演变取决于 DTH 和 CMI,剧烈 DTH 可导致病变坏死,进而液化,若 CMI 强或经有效治疗,病变可完全吸收,不留痕迹或残留纤维化,或演变为增生型病变。

(二)增生型病变

典型表现为结核结节,其中央为巨噬细胞衍生而来的朗汉斯巨细胞,周围由巨噬细胞转化来的类上皮细胞成层排列包绕。在类上皮细胞外围还有淋巴细胞和浆细胞散在分布与覆盖。增生型病变另一种表现是结核性肉芽肿,多见于空洞壁、窦道及其周围,以及干酪坏死灶周围,由类上皮细胞和新生毛细血管构成,其中散布有朗格汉斯巨细胞、淋巴细胞及少量中性粒细胞。

(三)干酪样坏死

干酪样坏死为病变恶化的表现。干酪样坏死灶可以多年不变,坏死病变中结核菌很少。倘若局部组织变态反应剧烈,干酪样坏死组织发生液化,经支气管排出即形成空洞,其内壁含有大量代谢活跃、生长旺盛的细胞外结核菌,成为支气管播散的来源。在有效化疗作用下,空洞内结核菌的消灭和病灶的吸收使空洞壁变薄并逐渐缩小,最后空洞完全闭合。有些空洞不能完全关闭,但结核的特异性病变均会消失,支气管上皮细胞向洞壁内伸展,成为净化空洞,亦是空洞愈合的良好形式。有时空洞引流支气管阻塞，其中坏死物浓缩，空气被吸收，周围逐渐为纤维组织所包绕，形成结核球，病灶较前缩小并可以保持稳定，但一旦支气管再通，空洞出现，病灶重新活动。

由于机体反应性、免疫状态、局部组织抵抗力的不同，入侵菌量、毒力、类型和感染方式的差别，以及治疗措施的影响，上述3种基本病理改变可以互相转化、交错存在，很少单一病变独立存在，而是以某一种改变为主。

三、临床表现

(一)发病过程和临床类型

1.原发型肺结核

原发型肺结核指初次感染即发病的肺结核，又称初染结核。典型病变包括肺部原发灶、引流淋巴管和肺门或纵隔淋巴结的结核性炎症，三者联合称为原发复合征。有时胸部X线片上仅显示肺门或纵隔淋巴结肿大，也称支气管淋巴结结核。多见于儿童，偶尔见于未受感染的成年人。原发性病灶多好发于胸膜下通气良好的肺区如上叶下部和下叶上部。其时机体尚未形成特异性免疫力，病菌沿所属淋巴管到肺门淋巴结，进而可出现早期菌血症。4～6周后免疫力形成，原发灶和肺门淋巴结炎消退，90%以上可以不治自愈。倘若原发感染机体不能建立足够免疫力或变态反应强烈，则发展为临床原发性肺结核。少数严重者肺内原发灶可成为干酪性肺炎；淋巴结干酪样坏死破入支气管引起支气管结核和沿支气管的播散；肿大淋巴结压迫或大量坏死物破入并阻塞支气管可出现肺不张；早期菌血症或干酪性病变蚀及血管可演进为血行播散型结核病。

2.血行播散型肺结核

大多伴随于原发性肺结核，儿童较多见。在成人，原发感染后隐潜性病灶中的结核菌破溃进入血液，偶尔由于肺或其他脏器继发型和活动性结核病灶侵蚀邻近淋巴和血道而引起。本型肺结核发生于免疫力极度低下者。急性血行播散型肺结核常伴有结核性脑膜炎和其他脏器结核。

3.继发型肺结核

由于初染后体内潜伏病灶中的结核菌重新活动和释放而发病，少数可以为外源性再感染。本型是成人肺结核的最常见类型。常呈慢性起病和经过，但也有呈急性发病和急性临床过程者。由于免疫和变态反应的相互关系及治疗措施等因素影响，继发型肺结核在病理和胸部X线片形态上又有渗出浸润型肺结核、增生型肺结核、纤维干酪型肺结核、干酪型肺炎、空洞型肺结核、结核球(瘤)、慢性纤维空洞型肺结核等区分。继发型肺结核好发于两肺上叶尖后段或下叶尖段，肺门淋巴结很少肿大，病灶趋于局限，但易有干酪坏死和空洞形成，排菌较多，在流行病学上更具重要性。

(二)症状和体征

1.全身症状

发热为肺结核最常见的全身性毒性症状，多数为长期低热，每于午后或傍晚开始，次日晨降至正常，可伴有倦怠、乏力、夜间盗汗。当病灶急剧进展扩散时则出现高热，呈稽留热或弛张热，可以有畏寒，但很少有寒战。其他全身症状有食欲减退、体重减轻、妇女月经不调、易激惹、心悸、面颊潮红等轻度毒性和自主神经功能紊乱症状。

2.呼吸系统症状

(1)咳嗽、咳痰：浸润性病灶咳嗽轻微，干咳或仅有少量黏液痰。有空洞形成时痰量增加，若伴继发性感染，痰呈脓性。合并支气管结核时则咳嗽加剧，可出现刺激性呛咳，伴局限性哮鸣或喘鸣。

(2)咯血:1/3～1/2 的患者在不同病期有咯血。结核性炎症使毛细血管通透性增高,常表现血痰;病变损伤小血管则血量增加;若空洞壁的动脉瘤破裂则引起大咯血,出血可以源自肺动脉,亦可来自支气管动脉。凡合并慢性气道疾病、心功能损害、肺功能损害、年迈、咳嗽反射抑制、全身衰竭等,使气道清除能力减弱,咯血容易导致窒息。咯血易引起结核播散,特别是中量、大量咯血时,咯血后的持续高热常是有力提示。

(3)胸痛:部位不定的隐痛为神经反射引起。固定性针刺样痛随呼吸和咳嗽加重,而患侧卧位症状减轻,常是胸膜受累的缘故。

(4)气急:重度毒血症状和高热可引起呼吸频率增加。真正气急仅见于广泛肺组织破坏、胸膜增厚和肺气肿,特别是并发肺心病和心肺功能不全时。

3.体征

取决于病变性质、部位、范围或程度。病灶以渗出型病变为主的肺实变且范围较广或干酪性肺炎时,叩诊浊音,听诊闻及支气管呼吸音和细湿音。继发型肺结核好发于上叶尖后段,于肩胛间区可闻及细湿啰音,极大提示有诊断价值。空洞性病变位置浅表而引流支气管通畅时,有支气管呼吸音或伴湿啰音;巨大空洞可出现带金属调的空瓮音,现已很少见。慢性纤维空洞性肺结核的体征有患侧胸廓塌陷、气管和纵隔间向患侧移位、叩诊音浊、听诊呼吸音降低或闻及湿啰音,以及肺气肿征象。支气管结核有局限性哮鸣音,特别是于呼气末或咳嗽末。

4.特殊表现

(1)变态反应:多见于青少年女性。临床表现类似风湿热,故有人称其为结核性风湿症。多发性关节痛或关节炎,以四肢大关节较常受累。皮肤损害表现为结节性红斑及环形红斑,前者多见,好发于四肢尤其是四肢伸侧面及踝关节附近,此起彼伏,间歇性地出现。常伴有长期低热。水杨酸制剂治疗无效。其他变态反应表现有类贝赫切特综合征(白塞病)、滤泡性结膜炎等。

(2)无反应性结核:是一种严重的单核-吞噬细胞系统结核病,亦称结核性败血症。肝、脾、淋巴结或骨髓及肺、肾等呈严重干酪样坏死,其中有大量成簇结核菌,而缺乏类上皮细胞和巨细胞反应,渗出性反应亦极轻微,见于极度免疫抑制的患者。临床表现为持续高热、骨髓抑制或见类白血病反应。呼吸道症状和胸部X线片表现往往很不明显或者缺如。无反应性结核病易误诊为败血症、白血病、伤寒和结缔组织疾病等。

四、实验室和辅助检查

(一)病原学检查

1.痰涂片显微镜检查

痰标本涂片萋-尼染色找抗酸杆菌具有快速、简便等优点。厚涂片可提高检测阳性率。荧光染色检查不需油镜,视野范围广、敏感性高,但容易有假阳性。抗酸染色直接镜检不能区分结核和非结核分枝杆菌(nontuberculous mycobacteria,NTM),但在我国非结核分枝杆菌病相对较少,涂片找到抗酸杆菌绝大多数为结核杆菌,可以提示诊断。

2.结核菌培养

敏感性和特异性高。培养后可进行药敏测试,随着耐多药结核菌增多,药敏愈显重要。结核菌培养传统方法至少 1 个月,近来应用 BactecTB 系统进行培养和早期鉴定,可以缩短至 2 周左右,药敏试验通常在培养阳性后的 4～6 天即可完成。

3.分子生物学检测

聚合酶链反应(PCR)技术可以将标本中微量的结核菌DNA加以扩增。一般镜检仅能检测每毫升10^4～10^5条菌,而PCR可检出1～100 fg结核菌DNA(相当于每毫升1～20条菌)。但DNA提取过程遭遇污染等技术原因可以出现假阳性,而且PCR无法区别活菌和死菌,故不能用于结核病的治疗效果评估、流行病学调查等。目前,PCR检测仅推荐在非结核分枝杆菌病高发地区涂片抗酸杆菌阳性的病例,用来快速区分结核与非结核分枝杆菌。

4.结核菌抗原和抗体检测

采用ELISA方法检测痰标本中结核菌抗原的结果差异甚大,可能与痰标本中结核菌抗原分布不甚均匀有关。采用不同的抗原(如A60、LAM等)检测肺结核患者血标本中结核菌IgG的诊断价值尚不肯定。

5.γ-干扰素释放试验

采用结核杆菌有特异性的抗原(卡介苗和绝大多数非结核分枝杆菌所不具有),包括早期分泌性抗原靶6(ESAT-6)和培养滤过蛋白-10(CFP-10),在体外刺激血液单核细胞释放干扰素-γ,对后者加以测定。操作过程很少受干扰,报告结果快(24小时)。γ-干扰素释放试验敏感性70%左右,虽然尚欠理想,但特异性在95%以上。

(二)影像学检查

后前位普通胸部X线片是诊断肺结核十分有用的辅助方法。它对了解病变部位、范围、性质及其演变有帮助,典型胸部X线片改变有重要诊断参考价值。胸部X线片诊断肺结核缺乏特异性,尤其病变在非好发部位及形态不典型时更是如此。胸部CT检查有助于微小或隐蔽性肺结核病灶的发现和结节性病灶的鉴别诊断。耐多药肺结核病考虑外科手术治疗时,需要比较精确地了解病变累及范围,可考虑胸部CT检查。

(三)结核菌素(简称结素)皮肤试验

结素是结核菌的代谢产物,从长出结核菌的液体培养基提炼而成,主要成分为结核蛋白,目前国内均采用国产结素纯蛋白衍生物(purified protein derivative,PPD)。我国推广的试验方法是国际通用的皮内注射法。将PPD 5 U(0.1 mL)注入左前臂内侧上中1/3交界处皮内,使局部形成皮丘。48～96小时(一般为72小时)观察局部硬结大小。判断标准:硬结直径<5 mm为阴性反应,直径5～9 mm为一般阳性反应,直径10～19 mm为中度阳性反应,直径≥20 mm或直径不足20 mm但有水疱或坏死为强阳性反应。美国则根据不同年龄、免疫状态、本土居民还是移民(来自何地)等对结核菌素皮肤试验判断有不同标准。结素试验的主要用途:①社区结核菌感染的流行病学调查或接触者的随访。②监测阳转者,适用于儿童和易感高危对象。③协助诊断。目前所用结素(抗原)并非高度特异。许多因素可以影响反应结果,如急性病毒感染或疫苗注射、免疫抑制性疾病或药物、营养不良、结节病、肿瘤、其他难治性感染、老年人迟发变态反应衰退者,可以出现假阴性。尚有少数患者已证明活动性结核病并无前述因素影响,但结素反应阴性,即"无反应性"。尽管结素试验在理论和解释上尚存在困惑,但在流行病学和临床上仍是有用的。阳性反应表示感染,3岁以下婴幼儿按活动性结核病论;成人强阳性反应提示活动性结核病可能,应进一步检查;阴性反应特别是较高浓度试验仍阴性则可排除结核病;菌阴肺结核诊断除典型胸部X线征象外,必须辅以结素试验阳性以佐证。

(四)纤维支气管镜(纤支镜)检查

经纤支镜对支气管或肺内病灶钳取活组织做病理学检查,同时采取刷检、冲洗或吸引标本用于结核菌涂片和培养，有利于提高肺结核的诊断敏感性和特异性，尤其适用于痰涂阴性等诊断困难患者。纤支镜对于支气管结核的诊断和鉴别诊断尤其具有价值。

五、诊断与鉴别诊断

(一)病史和临床表现

轻症肺结核病例可以无症状而仅在胸部X线检查时发现，即使出现症状亦大多缺少特异性，但病史和临床表现仍是诊断的基础，凡遇下列情况者应高度警惕结核病的可能性：①反复发作或迁延不愈的咳嗽、咳痰，或呼吸道感染经抗生素治疗3～4周仍无改善；②痰中带血或咯血；③长期低热或所谓“发热待查”；④体检肩胛间区有湿啰音或局限性哮鸣音；⑤有结核病诱因或好发因素，尤其是糖尿病、免疫抑制性疾病和接受激素或免疫抑制剂治疗者；⑥有关节疼痛和皮肤结节性红斑、滤泡性结膜炎等变态反应性表现；⑦有渗出性胸膜炎、肛瘘、长期淋巴结肿大既往史，以及婴幼儿和儿童有家庭开放性肺结核密切接触史者。

(二)诊断依据

1.菌阳肺结核

痰涂片和/或培养阳性，并具有相应临床和胸部X线片表现，确诊肺结核。

2.菌阴肺结核

符合以下4项中至少3项临床诊断成立：①典型肺结核临床症状和胸部X线片表现；②临床可排除其他非结核性肺部病患；③PPD(5 U)阳性或血清抗结核抗体阳性；④诊断性抗结核治疗有效。必要时应做纤维支气管镜采集微生物标本和活检标本通过微生物学和/或组织病理学确诊。

(三)活动性判定

确定肺结核有无活动性对治疗和管理十分重要，是诊断的一个重要内容。活动性判断应综合临床、胸部X线片表现和痰菌决定，而主要依据是痰菌和胸部X线片。痰菌阳性肯定属活动性。胸部X线片上凡渗出型和渗出增生型病灶、干酪型肺炎、干酪灶和空洞(除净化空洞外)都是活动性的征象；增生型病灶、纤维包裹紧密的干酪硬结灶和纤维钙化灶属非活动性病变。由于肺结核病变多为混合性，在未达到完全性增生或纤维钙化时仍属活动性。在胸部X线片上非活动性应使病变达到最大限度吸收，这就需要有旧片对比或经随访观察才能确定。初次胸部X线片不能肯定活动性的病例可作为“活动性未定”，给予动态观察。

(四)分类和记录程序

为适应我国目前结核病控制和临床工作的实际，中华医学会结核病学分会《结核病新分类法》将结核病分为原发型肺结核、血行播散型肺结核、继发型肺结核、结核性胸膜炎和其他肺外结核5型。在诊断时应按分类书写诊断，并注明范围(左侧、右侧、双侧)、痰菌和初治、复治情况。

(五)鉴别诊断

肺结核临床和胸部X线片表现可以酷似许多疾病，必须详细搜集临床及实验室和辅助检查资料，综合分析，并根据需要选择侵袭性诊断措施，如纤维支气管镜采集微生物标本和活组织检查。不同类型的肺结核需要鉴别的疾病不同。

1.肺癌

中央型肺癌常有痰中带血，肺门附近有阴影，与肺门淋巴结结核相似。周围型肺癌可呈球状、分叶状块影，需与结核球鉴别。肺癌多见于40岁以上嗜烟男性，常无明显毒性症状，多有刺激性咳嗽、胸痛及进行性消瘦。在胸部X线片上结核球周围可有卫星灶、钙化，而肺癌病灶边缘常有切迹、毛刺。胸部CT扫描对鉴别诊断常有帮助。结合痰结核菌、脱落细胞检查及通过纤支镜检查与活检等,常能及时鉴别。肺癌与肺结核可以并存,亦需注意发现。

2.肺炎

原发复合征的肺门淋巴结结核不明显或原发灶周围存在大片渗出,病变波及整个肺叶并将肺门掩盖时,以及继发型肺结核主要表现为渗出性病变或干酪性肺炎时,需与肺炎特别是肺炎链球菌肺炎鉴别。细菌性肺炎起病急骤、高热、寒战、胸痛伴气急,胸部X线片上病变常局限于一个肺叶或肺段,血白细胞总数及中性粒细胞数增多,抗生素治疗有效,可资鉴别;肺结核尚需注意与其他病原体肺炎进行鉴别,关键是病原学检测有阳性证据。

3.肺脓肿

肺脓肿空洞多见于肺下叶,脓肿周围的炎症浸润较严重,空洞内常有液平面。肺结核空洞则多发生在肺上叶,空洞壁较薄,洞内很少有液平面或仅见浅液平。此外,肺脓肿起病较急、高热、大量脓痰,痰中无结核菌,但有多种其他细菌,血白细胞总数及中性粒细胞数增多,抗生素治疗有效。慢性纤维空洞合并感染时易与慢性肺脓肿混淆,后者痰结核菌阴性。

4.支气管扩张

有慢性咳嗽、咳脓痰及反复咯血史,需与继发型肺结核鉴别。胸部X线片多无异常发现或仅见局部肺纹理增粗或卷发状阴影,CT检查有助确诊。应当警惕的是化脓性支气管扩张可以并发结核感染,在细菌学检测时应予以顾及。

5.慢性支气管炎

症状酷似继发型肺结核。近年来,老年人肺结核的发病率增高,与慢性支气管炎的高发年龄趋近,需认真鉴别,及时行胸部X线检查和痰检有助确诊。

6.非结核分枝杆菌肺病

非结核分枝杆菌(nontuberculous mycobacteria,NTM)指结核和麻风分枝杆菌以外的所有分枝杆菌,可引起各组织器官病变,其中NTM肺病临床和X线片表现类似肺结核。鉴别诊断需依据菌种鉴定。

7.其他发热性疾病

伤寒、败血症、白血病、纵隔淋巴瘤等与结核病有诸多相似之处。伤寒有高热、血白细胞计数减少及肝脾大等临床表现,易与急性血行播散型肺结核混淆。但伤寒热型常呈稽留热,有相对缓脉、皮肤玫瑰疹,血清肥达试验阳性,血、大便培养伤寒杆菌生长。败血症起病急,有寒战及弛张热型,白细胞计数及中性粒细胞数增多,常有近期皮肤感染,疖疮挤压史或尿路、胆道等感染史,皮肤常见瘀点,病程中出现迁徙病灶或感染性休克,血或骨髓培养可发现致病菌。结核病偶见血常规呈类白血病反应或单核细胞异常增多,需与白血病鉴别。后者多有明显出血倾向,骨髓涂片及动态胸部X线片随访有助确立诊断。支气管淋巴结结核表现为发热及肺门淋巴结肿大,应与结节病、纵隔淋巴瘤等鉴别。结节病患者结素试验阴性,肺门淋巴结肿大常呈对称性,状如"土豆";而淋巴瘤发展迅速,常有肝、脾及浅表淋巴结肿大,确诊需组织活检。

六、治疗

(一)抗结核化学治疗

1.化疗药物

(1)异烟肼(INH):具有强杀菌作用、价格低廉、不良反应少、可口服等特点,是治疗肺结核病的基本药物之一。INH 抑制结核菌叶酸合成，包括 3 个环节：①INH被结核菌摄取；②INH 被结核菌内触酶-过氧化酶活化；③活化的 INH 阻止结核菌叶酸合成。它对于胞内和胞外代谢活跃、持续繁殖或近乎静止的结核菌均有杀菌作用。INH 可渗入全身各组织中，容易通过血-脑屏障，胸腔积液、干酪样病灶中药物浓度很高。成人剂量每天 300 mg（或每天 4～8 mg/kg），一次口服；儿童每天 5～10 mg/kg（每天不超过 300 mg）。急性血行播散型肺结核和结核性脑膜炎，剂量可以加倍。主要不良反应有周围神经炎、中枢神经系统中毒，采用维生素 B_6 能缓解或消除中毒症状。但维生素 B_6 可影响 INH 疗效；常规剂量时神经系统不良反应很少，故无须服用维生素 B_6。肝脏损害（血清 ALT 升高等）与药物的代谢毒性有关，如果 ALT 高于正常值上限 3 倍则需停药。通常每月随访一次肝功能，对于肝功能已有异常者应增加随访次数，且需与病毒性肝炎相鉴别。

（2）利福平（RFP）：对胞内和胞外代谢旺盛、偶尔繁殖的结核菌均有杀菌作用。它属于利福霉素的半合成衍生物，通过抑制 RNA 聚合酶，阻止 RNA 合成发挥杀菌活性。RFP 主要在肝脏代谢，胆汁排泄。仅有 30%通过肾脏排泄，肾功能损害一般不需减量。RFP 能穿透干酪样病灶和进入巨噬细胞内。在正常情况下不通过血-脑脊液屏障，而脑膜炎症可增加其渗透能力。RFP 在组织中浓度高，在尿、泪、汗和其他体液中均可检测到。成人剂量空腹 450～600 mg，每天 1 次。主要不良反应有胃肠道不适、肝功能损害（ALT 升高、黄疸等）、皮疹和发热等。间歇疗法应用高剂量（600～1 200 mg/d）易产生免疫介导的流感样反应、溶血性贫血、急性肾衰竭和血小板减少症，一旦发生，应予以停药。

（3）吡嗪酰胺（PZA）：类似于 INH 的烟酸衍生物，但与 INH 之间无交叉耐药性。PZA 能杀灭巨噬细胞内尤其酸性环境中的结核菌，已成为结核病短程化疗中不可缺少的主要药物。胃肠道吸收好，全身各部位均可到达，包括中枢神经系统。PZA 由肾脏排泄。最常见的不良反应为肝毒性反应（ALT 升高和黄疸等）、高尿酸血症，皮疹和胃肠道症状少见。

（4）链霉素（SM）和其他氨基糖苷类：通过抑制蛋白质合成来杀灭结核菌。对于空洞内胞外结核菌作用强，pH 中性时起效。尽管链霉素具有很强的组织穿透力，而对于血-脑屏障仅在脑膜炎时才能透入。主要不良反应为不可逆的第Ⅷ对脑神经损害，包括共济失调、眩晕、耳鸣、耳聋等。与其他氨基糖苷类相似，可引起肾脏毒性反应。变态反应少见。成人每天 15～20 mg/kg，或每天 0.75～1.00 g（50 岁以上或肾功能减退者可用 0.50～0.75 g），分 1～2 次肌内注射。目前已经少用，仅用于怀疑 INH 初始耐药者。其他氨基糖苷类如阿米卡星（AMK）、卡那霉素（KM）也有一定抗结核作用，但不用作一线药物。

（5）乙胺丁醇（EMB）：通过抑制结核菌 RNA 合成发挥抗菌作用，与其他抗结核药物无交叉耐药性，且产生耐药性较为缓慢。成人与儿童剂量均为每天 15～25 mg/kg，开始时可以每天 25 mg/kg，2 个月后减至每天 15 mg/kg。可与 INH、RFP 同时一次顿服。常见不良反应有球后视神经炎、变态反应、药物性皮疹、皮肤黏膜损伤等。球后视神经炎可用大剂量维生素 B_1 和血管扩张药物治疗，必要时可采用烟酰胺球后注射治疗，大多能在 6 个月内恢复。

（6）对氨基水杨酸（PAS）：对结核菌抑菌作用较弱，仅作为辅助抗结核治疗药物。可能通过与对氨苯甲酸竞争影响叶酸合成，或干扰结核菌生长素合成，使之丧失摄取铁的作用而达到抑菌作用。成人 8～12 g/d，分 2～3 次口服。静脉给药一般用 8～12 g 溶于 5%葡萄糖液 500 mL 中滴注。本药需新鲜配制和避光静脉滴注。肾功能不全患者慎用。主要不良反应有胃肠道刺激、肝功能损害、溶血性贫血及变态反应（皮疹、剥脱性皮炎）等。

2.化疗的理论基础和基本原则

现代化疗的目标不仅是杀菌和防止耐药性产生，而且在于最终灭菌，防止和杜绝复发。结核菌的代谢状态及其同药物的相互作用是影响化疗的重要因素。结核病灶中存在4种不同代谢状态菌群。A群（快速繁殖菌）细菌处于生长繁殖、代谢旺盛期，主要见于pH中性的结核空洞壁和空洞内。INH对快速生长的细菌作用最强，RFP其次。B群为酸性环境中半休眠状态的菌群，PZA能作用于此类菌群，有利于最终消灭细胞内静止菌。由于急性炎症伴缺氧以及二氧化碳、乳酸蓄积，pH可降至5.0～5.5，PZA对这种环境下的细胞外菌亦有作用。C群是半休眠状态但偶有突发性或短期内旺盛生长的细菌，RFP对此最为有效。D群则为完全休眠菌，药物不起作用，须靠机体免疫机制加以消除。联合用药不仅防止耐药，而且有希望达到灭菌和彻底治愈。结核区别于其他病原菌的重要生物学特性是它可以长期处于代谢低落的静止或者半休眠状态（B、C组菌群），一定条件下又重新生长繁殖。因此，药物治疗除联合外尚必须长时间维持相对稳定的血药浓度，使未被杀灭的静止菌在重新转为生长繁殖菌时即暴露在有效药物的控制下，这就需要规则用药并完成全疗程。用药不规则或未完成疗程是化疗失败的最重要原因。从结核病的病理组织学特点来看，以渗出为主的早期病变，血运丰富，药物易于渗入病灶内。而这类病灶中细菌大多处于代谢活跃状态，药物最易发挥作用。相反在纤维干酪样病灶特别是厚壁空洞，药物作用明显削弱。结核病组织学改变的可逆性，或者一定程度上也就是对抗结核药物的治疗反应依渗出、早期干酪灶、包裹性干酪灶和纤维空洞的顺序而递减。虽然现代化疗是一种严格的抗感染治疗，而不以组织复原为主要目标，但不同组织学改变对化疗的反应依然是影响化疗疗效的重要因素，早期治疗无疑事半功倍。因此，结核病的化疗显著区别于通常细菌性感染的化疗，必须根据其特有规律，掌握正确原则。这些原则概括为早期、联合、规则、适量、全程，其中以联合和规则用药最为重要。为保证这些原则的有效贯彻，在管理上必须实行督导下化疗。

3.标准化治疗方案

（1）初治：肺结核（包括肺外结核）必须采用标准化治疗方案。对于新病例其方案分两个阶段，即2个月强化（初始）期和4～6个月的巩固期。强化期通常联合用3～4个杀菌药，在2周之内传染性患者经治疗转为非传染性，症状得以改善。巩固期药物减少，但仍需用灭菌药，以清除残余菌并防止复发。

（2）复治：有下列情况之一者为复治。①初治失败的患者；②规则用药满疗程后痰菌又转阳的患者；③不规则化疗超过1个月的患者；④慢性排菌患者。获得性耐药是复治中的难题，推荐强化期5药和巩固期3药的联合方案。强化期能够至少有2个仍然有效的药物，疗程亦需适当延长。

（3）MDR-TB的治疗：MDR-TB是被WHO认定的全球结核病疫情回升的第3个主要原因。治疗有赖于通过药敏测定筛选敏感药物。疑有多耐药而无药敏试验条件时可以分析用药史进行估计。强化期选用4～5种药物，其中至少包括3种从未使用过的药物或仍然敏感的药物，如PZA、KM、CPM、1321Th、PAS（静脉）、FQs，推荐的药物尚有CS、氯苯酚嗪等。强化期治疗至少3个月。巩固期减至2～3种药物，至少应用18个月。

（二）手术治疗

化疗的发展使外科治疗在肺结核治疗中的比重和地位显著降低。但对药物治疗失败或威胁生命的单侧肺结核病特别是局限性病变，外科治疗仍是可选择的重要治疗方法。其指征：①化疗尤其是经过规则的强有力化疗药物治疗9～12个月，痰菌仍阳性的干酪样病灶、厚壁空洞、阻塞型空洞。②一侧毁损肺、支气管结核管腔狭窄伴远端肺不张或肺化脓症。③结核脓胸或伴支气管胸膜瘘。④不能控制的大咯血。⑤疑似肺癌或并发肺癌可能。这些患者大多病情严重、有过反复播散、病变范围广泛,因此是否适宜手术尚须参考心肺功能、播散灶控制与否等,就手术效果、风险程度及康复各方面进行全面衡量,以做出合理选择。

(三)症状治疗

1.发热

随着有效抗结核治疗,肺结核患者的发热大多在 1 周内消退,少数发热不退者可应用小剂量非类固醇类退热剂。急性血行播散型肺结核和浆膜渗出性结核伴有高热等严重毒性症状或高热持续时,激素可能有助于改善症状,亦可促进渗液吸收、减少粘连,但必须在充分有效抗结核药物保护下早期应用,疗程 1 个月左右即应逐步撤停。

2.大咯血

大咯血是肺结核患者的重要威胁,应特别警惕和尽早发现窒息先兆征象,如咯血过程突然中断,出现呼吸急促、发绀、烦躁不安、精神极度紧张、有濒死感或口中有血块等。抢救窒息的主要措施是畅通气道(体位引流、支气管镜吸引气管插管)。止血药物治疗可以应用神经垂体后叶素。对于药物难以控制,而肺结核病变本身具备手术指征且心肺功能可胜任者,手术治疗可以显著降低大咯血病死率。对于不能耐受手术和病变不适宜手术的大咯血,支气管动脉栓塞止血有良效。

七、预防

(一)DOTS 战略

WHO 结核病对策部总结近 20 余年来的经验,将 DOTS 上升为一种保证结核病控制对策获得成功的战略:①政府的支持和承诺;②通过对因症就诊进行痰涂片镜检发现患者;③对涂阳患者给予标准短程化疗(6~8 个月)并至少初治 2 个月在直接督视下服药;④保证抗结核药物供应;⑤可以用来评估治疗效果和全部规划实施的标准化病例登记和报告系统。DOTS 是当今降低和防止结核菌感染、结核病死亡、控制耐多药结核病最有效、最可能实施的战略。DOTS 的核心是规则、全程治疗。目标是有效地治疗患者,大幅度降低传染源密度,从而有效降低感染率和减少发病,防治结合,“寓预防于治疗”。

(二)卡介苗接种

机体获得性特异性免疫只产生在活菌感染之后。卡介苗(bacillus calmette-guérin,BCG)是一种无毒牛型结核菌活菌疫苗,接种后机体反应与低毒结核菌原发感染相同,产生变态反应同时获得免疫力。目前比较普遍的看法是 BCG 尚不足以预防感染,但可以显著降低儿童发病及其严重性,特别是结核性脑膜炎等严重结核病减少,并可减少此后内源性恶化的可能性。WHO 已将 BCG 列入儿童扩大免疫计划。我国推行 BCG 接种仍规定新生儿出生时即接种 BCG,每隔5 年左右对结素转阴者补种,直至 15 岁。

(三)治疗潜伏结核感染(化学预防)

任何年龄结素新近转阳者第一年发病危险性是 3.3%,5 年内为 5%~15%。业已证明 INH 可以有效预防感染者的发病。在低感染率的发达国家主张对潜伏结核感染进行 INH 化学预防。方法为 INH 300 mg/d,持续 9 个月,适用于所有潜伏结核感染,包括 HIV 感染者和孕妇;INH 900 mg,每周 2 次,疗程 9 个月;以及 RFP 600 mg/d,持续 4 个月,在选择性对象亦可使用,但前者需要督导,后者不够经济。INH 联合 PZA 方案可缩短疗程至 2 个月,因不良反应发生率高,不予推荐。

(刘光兴)

第十三节　肺　水　肿

肺内正常的解剖和生理机制保持肺间质水分恒定和肺泡处于理想的湿润状态，以利于完成肺的各种功能。如果某些原因引起肺血管外液体量过度增多甚至渗入肺泡，引起生理功能紊乱，则称之为肺水肿。临床表现主要为呼吸困难、发绀、咳嗽、咳白色或血性泡沫痰，两肺散在湿啰音，影像学呈现为以肺门为中心的蝶状或片状模糊阴影。了解肺液体和溶质转运的基本原理是合理有效治疗肺水肿的基础。

一、肺内液体交换的形态学基础

肺泡表面为上皮细胞，肺泡表面约有90%被扁平Ⅰ型肺泡细胞覆盖，其余为Ⅱ型肺泡细胞(图5-2)。细胞间连接紧密，正常情况下液体不能透过。Ⅱ型肺泡细胞含有丰富的磷脂类物质，主要成分是二软脂酰卵磷脂，其分泌物进入肺泡，在肺泡表面形成一薄层减低肺泡表面张力的肺泡表面活性物质，维持肺泡开放，并有防止肺泡周围间质液向肺泡腔渗漏的功能。Ⅱ型肺泡细胞除了分泌表面活性物质外，还参与钠运输。钠先通过肺泡腔侧的阿米洛利敏感性钠通道进入细胞内，再由位于基膜侧的钠钾泵将钠泵入肺间质。肺毛细血管内衬着薄而扁平的内皮细胞，内皮细胞间的连接较为疏松，允许少量液体和某些蛋白质颗粒通过。近年来的研究还发现，支气管肺泡上皮还表达4种特异性水转运蛋白或称为水通道蛋白(AQP)1、3、4、5，可加速水的转运，参与肺泡液体的交换。

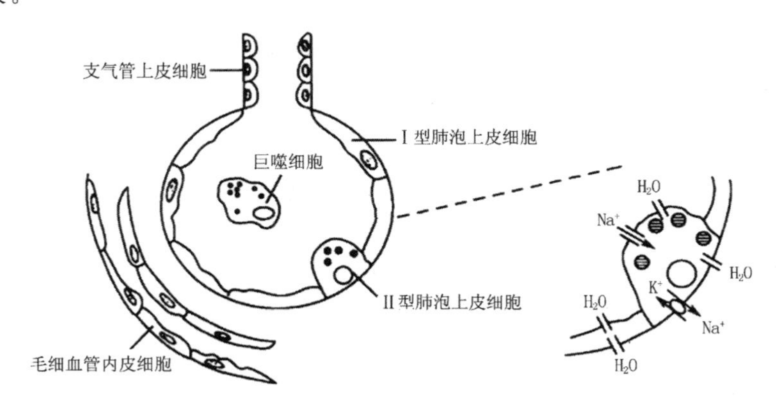

图5-2　肺泡液体交换形态学基础

电镜观察可见肺泡的上皮与血管的基膜之间不是完全融合，与毛细血管相关的肺泡壁存在一侧较薄和一侧较厚的边(图5-3)。薄侧上皮与内皮的基膜相融合，即由肺泡上皮、基膜和毛细血管内皮三层组成，有利于血与肺泡的气体交换。厚侧由肺毛细血管内皮层、基膜、胶原纤维和弹力纤维交织网、肺泡上皮、极薄的液体层和表面活性物质层组成。上皮与内皮基膜之间被间隙(肺间质)分离，该间隙与支气管血管束周围间隙、小叶间隔和脏层胸膜下的间隙相连通，以利液体交换。进入肺间质的液体主要通过淋巴系统回收。在厚侧肺泡隔中，电镜下可看到神经和点状胶原物质组成的感受器。当间质水分增加，胶原纤维肿胀刺激J感受器，传至中枢，反射性使呼吸加深加快,引起胸腔负压增加,淋巴管液体引流量增多。

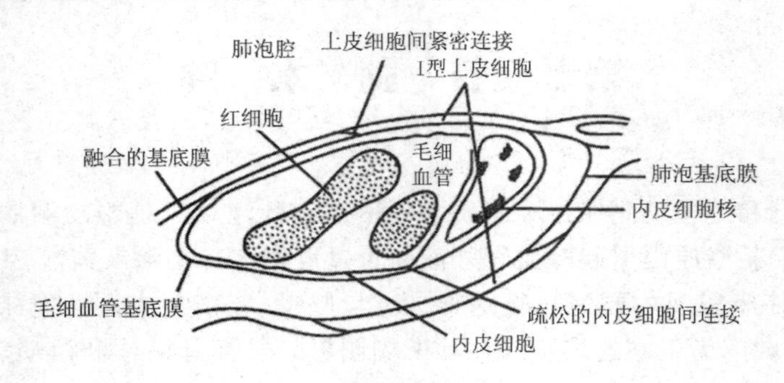

图 5-3　肺泡毛细血管结构

二、发病机制

无肺泡液体清除时,控制水分通过生物半透膜的各种因素可用 Starling 公式概括,若同时考虑到滤过面积和回收液体至血管内的机制,可改写为下面公式。

$$EVLW=\{(SA\times Lp)[(P_{mv}-P_{pmv})-\sigma(\pi_{mv}-\pi_{pmv})]\}-Flymph$$

式中 EVLW 为肺血管外液体含量;SA 为滤过面积;Lp 为水流体静力传导率;P_{mv} 和 P_{pmv} 分别为微血管内和微血管周围静水压;σ 为蛋白反射系数;π_{mv} 和 π_{pmv} 分别为微血管内和微血管周围胶体渗透压;Flymph 为淋巴流量,概括了所有将液体回收到血管内的机制。

这里之所以使用微血管而不是毛细血管这一术语,是因为液体滤出还可发生在小动脉和小静脉处。此外,$SA\times Lp=K_f$,是水传导力的滤过系数。虽然很难测定 SA 和 Lp,但其中强调了 SA 对肺内液体全面平衡的重要性。反射系数表示血管对蛋白的通透性。如果半透膜完全阻止可产生渗透压的蛋白通过,σ 值为 1.0,相反,如其对蛋白的滤过没有阻力,σ 值为 0。因此,σ 值可反映血管通透性变化影响渗透压梯度,进而涉及肺血管内外液体流动的作用。肺血管内皮的 σ 值为 0.9,肺泡上皮的 σ 值为 1.0。因此,在某种程度上内皮较肺泡上皮容易滤出液体,导致肺间质水肿发生在肺泡水肿前。

从公式可看出,如果 SA、Lp、P_{mv} 和 π_{pmv} 部分或全部增加,其他因素不变,EVLW 即增多。P_{pmv}、σ、π_{mv} 和 Flymph 的减少也产生同样效应。由于重力和肺机械特性的影响,肺内各部位的 P_{mv} 和 P_{pmv} 并不是均匀一致的。在低于右心房水平的肺区域中,虽然 P_{mv} 和 P_{pmv} 均可升高,但前者的升高程度大于后者,这有助于解释为什么肺水肿易首先发生在重力影响最明显的部位。

正常时,尽管肺微血管和间质静水压力受姿势、重力、肺容量乃至循环液体量变化的影响,但肺间质和肺泡均能保持理想的湿润状态。这是由于淋巴系统、肺间质蛋白和顺应性的特征有助于对抗液体潴留并连续不断地清除肺内多余的水分。肺血管静水压力和通透性增加时,淋巴流量可增加 10 倍以上对抗肺水肿的产生。起次要作用的是肺间质内蛋白的稀释效应,它由微血管内静水压力升高后致使液体滤过增多引起,效应是降低 π_{pmv},反过来减少净滤过量,但对血管通透性增加引起的肺水肿不起作用。预防肺水肿的另一因素是顺应性变化效应。肺间质中紧密连接的凝胶结构不易变形,顺应性差,肺间质轻度积液后压力即迅速升高,阻止进一步滤过。但同时由于间质腔扩张范围小,当移除肺间质内水分的速度赶不上微血管滤出的速度时,易发生肺泡水肿。

近年来的研究又发现,肺水肿的形成还受肺泡上皮液体清除功能的影响。肺泡Ⅱ型细胞在儿茶酚胺依赖性和非依赖性机制的调节下，可主动清除肺泡内的水分，改善肺水肿。据此，可以推论，肺水肿的发病机制除了 Starling 公式中概括的因素外，还受肺泡上皮主动液体转运功能的左右。只有液体漏出的作用强于回收的作用，并超过了肺泡液体的主动转运能力后才发生肺水肿。而且，肺泡液体转运功能完整也有利于肺水肿的消散。

三、分类

为便于指导临床诊断和治疗，可将肺水肿分为微血管压升高性（高压性肺水肿）、微血管压正常性（常压性肺水肿）和高微血管压合并高肺毛细血管膜通透性肺水肿（混合性肺水肿）3 类（表 5-5）。

表 5-5　肺水肿分类

Ⅰ	高压性肺水肿
	心源性：左心衰竭、二尖瓣病、左心房黏液瘤
	肺静脉受累：原发性静脉闭塞性疾病、纵隔纤维化或肉芽肿病变
	神经源性：颅脑外伤、颅内压升高、癫痫发作后
Ⅱ	常压性肺水肿
	吸入有毒烟雾和可溶性气溶胶：二氧化氮、二氧化硫、一氧化碳、高浓度氧、臭氧、烟雾烧伤、氨气、氯气、光气、有机磷酸酯
	吸入有毒液体：液体性胃内容物、淹溺、高张性造影剂、乙醇
	高原肺水肿
	新生儿暂时性呼吸急促
	胸穿后肺复张性肺水肿
	血浆胶体渗透压减少
	淋巴回流障碍
	其他：外伤性脂肪栓塞、肺挫伤急性放射性反应、循环毒素（四氧嘧啶、蛇毒）、循环的血管活性物质（组胺、激肽、前列腺素、5-羟色胺）
Ⅲ	混合性肺水肿
	吸毒或注射毒品过量
	急性呼吸窘迫综合征（ARDS）

四、病理和病理生理

肺表面苍白，含水量增多，切面有大量液体渗出。显微镜下观察，可将其分为间质期、肺泡壁期和肺泡期。

间质期是肺水肿的最早表现，液体局限在肺泡外血管和传导气道周围的疏松结缔组织中，支气管、血管周围腔隙和叶间隔增宽，淋巴管扩张。液体进一步潴留时，进入肺泡壁期。液体蓄积在厚的肺泡毛细血管膜一侧，肺泡壁进行性增厚。发展到肺泡期时，充满液体的肺泡壁会丧失其环形结构，出现褶皱。无论是微血管内压力增高还是通透性增加引起的肺水肿，肺泡腔内液体中蛋白与肺间质内相同时，提示表面活性物质破坏，而且上皮丧失了滤网能力。

肺水肿可影响肺顺应性、弥散功能、通气/血流比值和呼吸类型。其程度与病理改变有关，间质期最轻，肺泡期最重。肺含水量增加和肺表面活性物质破坏，可降低肺顺应性，增加呼吸功。间质和肺泡壁液体潴留可加宽弥散距离。肺泡内部分或全部充满液体可引起弥散面积减少和通气/血流比值降低，产生肺泡动脉血氧分压差增加和低氧血症。区域性肺顺应性差异易使吸入气体进入顺应性好的肺泡，加重通气/血流比值失调。同时由于肺间质积液刺激J感受器，呼吸浅速，进一步增加每分钟无效腔通气量，减少呼吸效率、增加呼吸功耗。当呼吸肌疲劳不能代偿性增加通气和保证肺泡通气量后，即出现二氧化碳潴留和呼吸性酸中毒。

此外，肺水肿间质期即可表现出对血流动力学的影响。间质静水压升高可压迫附近微血管，增加肺循环阻力，升高肺动脉压力。低氧和酸中毒还可直接收缩肺血管，进一步恶化血流动力学，加重右心负荷，引起心功能不全。

五、临床表现

高压性肺水肿体检时可发现心脏病体征，临床表现依病程而变化。在肺水肿间质期，患者可主诉咳嗽、胸闷、呼吸困难，但因为增加的水肿液体大多局限在间质腔内，只表现轻度呼吸浅速，听不到啰音。因弥散功能受影响或通气/血流比值失调而出现动脉血氧分压降低。待肺水肿液体渗入到肺泡后，患者可主诉咳白色或血性泡沫痰，出现严重的呼吸困难和端坐呼吸，体检时可听到两肺满布湿啰音。血气分析指示低氧血症加重，甚至出现二氧化碳潴留和混合性酸中毒。

常压性和混合性肺水肿的临床表现可因病因而异，而且同一病因引起肺水肿的临床表现也可依不同的患者而变化。吸入有毒气体后患者可表现为咳嗽、胸闷、气急，听诊可发现肺内干啰音或哮鸣音。吸入胃内容物后主要表现为气短、咳嗽。通常为干咳，如果经抢救患者得以存活，度过急性肺水肿期，可咳出脓性黏痰，痰培养可鉴定出不同种类的需氧菌和厌氧菌。淹溺后，由于肺泡内的水分吸收需要一定时间，可表现咳嗽、肺内湿啰音，血气分析提示严重的持续性低氧血症，部分病例表现为代谢性酸中毒，呼吸性酸中毒少见。高原肺水肿的症状发生在到达高原的12小时至3天，主要为咳嗽、呼吸困难、乏力和咯血，常合并胸骨后不适。体检可发现发绀和心动过速，吸氧或回到海平面后迅速改善。对于吸毒或注射毒品患者来讲，最严重的并发症之一即是肺水肿。过量应用海洛因后，肺水肿的发生率为48%～75%，也有报道应用美沙酮、右丙氧芬、氯氮䓬和乙氯维诺可诱发肺水肿。患者送到医院时通常已昏迷，鼻腔和口腔喷出粉红色泡沫状水肿液，发生严重的低氧血症、高碳酸血症、呼吸性合并代谢性酸中毒、ARDS（急性呼吸窘迫综合征）。

六、影像学改变

典型间质期肺水肿的X线表现主要为肺血管纹理模糊、增多，肺门阴影不清，肺透光度降低，肺小叶间隔增宽。两下肺肋膈角区可见Kerley B线，偶见Kerley A线。肺泡水肿主要为腺泡状致密阴影，弥漫分布或局限于一侧或一叶的不规则相互融合的模糊阴影，或呈肺门向外扩展逐渐变淡的蝴蝶状阴影。有时可伴少量胸腔积液。但肺含量增加30%以上才可出现上述表现。CT和磁共振成像可定量甚至区分肺充血和肺间质水肿，尤其是体位变化前后的对比检查更有意义。

七、诊断和鉴别诊断

根据病史、症状、体检和X线表现常可对肺水肿作出明确诊断，但需要肺含水量增多超过

30%时才可出现明显的X线变化,必要时可应用CT和磁共振成像帮助早期诊断和鉴别诊断。热传导稀释法和血浆胶体渗透压-肺毛细血管楔压梯度测定可计算肺血管外含水量及判断有无肺水肿,但均需留置肺动脉导管,为创伤性检查。用^{99m}Tc-人血球蛋白微囊或^{113}In-运铁蛋白进行肺灌注扫描时,如果通透性增加可聚集在肺间质中,通透性增加性肺水肿尤其明显。此外,高压性肺水肿与常压性肺水肿在处理上有所不同,两者应加以鉴别(表5-6)。

表5-6 高压性肺水肿与常压性肺水肿鉴别

项目	高血压肺水肿	常压性肺水肿
病史	有心脏病史	无心脏病史,但有其他基础疾病病史
体征	有心脏病体征	无心脏异常体征
发热和白细胞计数升高	较少	相对较多
X线表现	自肺门向周围蝴蝶状浸润,肺上野血管影增深	肺门不大,两肺周围弥漫性小斑片阴影
水肿液性质	蛋白含量低	蛋白含量高
水肿液胶体渗透压/血浆胶体渗透压	<0.6	>0.7
肺毛细血管楔压	出现充血性心力衰竭静脉注射时PCWP>2.4 kPa	≤1.6 kPa
肺动脉舒张压-肺毛细血管楔压差	<0.6 kPa	>0.6 kPa
利尿剂治疗效果	心影迅速缩小	心影无变化,且肺部阴影不能在1~2天内消散

八、高压性肺水肿治疗

(一)病因治疗

输液速度过快者应立即停止或减慢速度。尿毒症患者可用透析治疗。感染诱发者应立即应用恰当抗生素。毒气吸入者应立即脱离现场,给予解毒剂。麻醉剂过量摄入者应立即洗胃及给予对抗药。

(二)氧疗

肺水肿患者通常需要吸入较高浓度氧气才能改善低氧血症,最好用面罩给氧。湿化器内置75%~95%乙醇或10%硅酮有助于消除泡沫。

(三)吗啡

每剂5~10 mg皮下或静脉注射可减轻焦虑,并通过中枢性交感神经抑制作用降低周围血管阻力,使血液从肺循环转移到体循环,并可舒张呼吸道平滑肌,改善通气。对心源性肺水肿效果最好,但禁用于休克、呼吸抑制和慢性阻塞性肺疾病合并肺水肿者。

(四)利尿剂

静脉注射呋塞米(速尿)40~100 mg或布美他尼(丁尿胺)1 mg,可迅速利尿、减少循环血量和升高血浆胶体渗透压,减少微血管滤过液体量。此外,静脉注射呋塞米还可扩张静脉,减少静脉回流,在利尿作用发挥前即可产生减轻肺水肿的作用。但不宜用于血容量不足者。

(五)血管舒张剂

血管舒张剂是治疗急性高压性肺水肿的有效药物,通过扩张静脉,促进血液向外周再分配,进而降低肺内促进液体滤出的驱动压。此外，还可扩张动脉、降低系统阻力（心脏后负荷），增加心排血量，其效果可在几分钟内出现。对肺水肿有效的血管舒张剂分别是静脉舒张剂、动脉舒张剂和混合性舒张剂。静脉舒张剂代表为硝酸甘油，以 10～15 μg/min 的速度静脉给药，每 3～5 分钟增加 5～10 μg 的剂量直到平均动脉压下降（通常＞2.7 kPa）、肺血管压力达到一定的标准或心绞痛减轻。混合性舒张剂代表为硝普钠，通常以 10 μg/min 的速度静脉给药，每 3～5 分钟增加 5～10 μg 的剂量直到达到理想效果。动脉舒张压不应＜8.0 kPa(60 mmHg)，收缩压峰值应该高于 12.0 kPa(90 mmHg)，多数患者在 50～100 μg/min 剂量时可以获得理想的效果。

（六）强心剂

强心剂主要适用于快速心房纤颤或扑动诱发的肺水肿。2 周内未用过洋地黄类药物者，可用毒毛花苷 K 0.25 mg或毛花苷 C 0.4～0.8 mg 溶于葡萄糖内缓慢静脉注射，也可选用氨力农静脉滴注。

（七）β_2 受体激动剂

已有研究表明，雾化吸入长效、短效 β_2 受体激动剂，如特布他林或沙美特罗可能有助于预防肺水肿或加速肺水肿的吸收和消散，但其疗效还有待于进一步验证。

（八）肾上腺糖皮质激素

对肺水肿的治疗价值存在分歧。一些研究表明，它能减轻炎症反应和微血管通透性，促进表面活性物质合成，增强心肌收缩力，降低外周血管阻力和稳定溶酶体膜。可应用于高原肺水肿、中毒性肺水肿和心肌炎合并肺水肿。通常用地塞米松 20～40 mg/d 或氢化可的松 400～800 mg/d静脉注射，连续 2～3 天，但不适合长期应用。

（九）减少肺循环血量

患者坐位，双腿下垂或四肢轮流扎缚静脉止血带，每 20 分钟轮番放松一侧肢体 5 分钟，可减少静脉回心血量。适用于输液超负荷或心源性肺水肿，禁用于休克和贫血患者。

（十）机械通气

出现低氧血症和/或二氧化碳潴留时，可经面罩或人工气道机械通气，辅以 0.3～1.0 kPa（3～10 cmH_2O）呼气末正压。可迅速改善气体交换和通气功能，但无法用于低血压和休克患者。

（刘光兴）

第十四节　肺间质纤维化

一、概说

肺间质纤维化（PIF）是由已明或未明的致病因素通过直接损伤或有免疫系统介入，引起的肺泡壁、肺间质的进行性炎症，最后导致肺间质纤维化。常见的已知病因为有害物质（有机粉尘、无机粉尘）吸入，细菌、病毒、支原体的肺部感染，致肺间质纤维化药物的应用，以及肺部的化学、放射性损伤等。未明病因则称为特发性间质性肺炎（IIPs），可分 6 种亚型，其中以特发性肺间质纤维化（IPF）为最常见。此外，还继发于其他疾病，常见的有结缔组织病、结节病、慢性左心衰竭等。

PIF的临床表现均因病变累及肺泡间质而影响肺换气功能，故引起低氧血症的临床表现，有病因或有原发病的PIF应归属原发病中介绍，故本文仅介绍病因未明的PIF即IIPs。

二、诊断

（一）临床表现

1.症状

IIPs均为病因不明，以进行性呼吸困难，活动后加重为其临床特征。急性型常有发热、干咳、起病后发展迅速的胸闷、气急，类似ARDS的病情，1～2周即发生呼吸衰竭，1～2个月可致死亡。慢性型隐匿起病，胸闷、气短呈进行性加重，初期劳累时加重，后期则静息时亦然。病程常数年。当继发感染后则咳吐痰液、喘急、发热，或导致呼吸衰竭。

2.体征

呼吸急促、发绀、心率快，两肺底听及弥漫性密集、高调、爆裂音或有杵状指。慢性型可并发肺心病，可有右心衰竭体征、颈静脉充盈、肝大及下肢水肿。

（二）辅助检查

1.肺活检

可采用纤维支气管镜进行肺活检。本病初期病变主要在肺泡壁，呈稀疏斑点状分布；增生期则肺组织变硬，病变相对广泛；晚期肺组织皱缩实变，可形成大囊泡。

2.胸部X线检查

早期可无异常，随病变进展肺野呈磨砂玻璃样，逐渐出现细网影和微小结节，以肺外带为多，病变重时则向中带、内带发展。且细网状发展为粗网状、索条状，甚至形成蜂窝肺，此期肺容积缩小，膈肌上升，可并有肺大疱。

3.肺功能检查

呈限制性通气功能障碍，肺活量下降，弥散功能减退，$P_{(A-a)}O_2$增大，低氧血症，运动后加重，早期$PaCO_2$正常或降低，晚期可增加。

4.血气检测

IIPs主要表现为低氧血症，或并有呼吸性碱中毒，PaO_2、SaO_2降低的程度和速度与病情严重程度呈正相关，可作为判断病情严重程度、疗效反映及预后的依据。

（三）临床诊断要点

1.临床表现

（1）发病年龄多在中年以上，男∶女≈2∶1，儿童罕见。

（2）起病隐袭，主要表现为干咳、进行性呼吸困难，活动后明显。

（3）本病少有肺外器官受累，但可出现全身症状，如疲倦、关节痛及体重下降等，发热少见。

（4）50%左右的患者出现杵状指（趾），多数患者双肺下部可闻及velcro音。

（5）晚期出现发绀，偶可发生肺动脉高压、肺心病和右心功能不全等。

2.X线检查

（1）常表现为网状或网状结节影伴肺容积减小。随着病情进展，可出现直径在3～15 mm大小的多发性囊状透光影（蜂窝肺）。

（2）病变分布多为双侧弥漫性，相对对称，单侧分布少见。病变多分布于基底部、周边部或胸膜下区。

(3)少数患者出现症状时,胸部X线片可无异常改变。

3.高分辨CT(HRCT)

(1)HRCT扫描有助于评估肺周边部、膈肌部、纵隔和支气管-血管束周围的异常改变,对IPF的诊断有重要价值。

(2)可见次小叶细微结构改变,如线状、网状、磨玻璃状阴影。

(3)病变多见于中下肺野周边部,常表现为网状和蜂窝肺,亦可见新月形影、胸膜下线状影和极少量磨玻璃影。多数患者上述影像混合存在,在纤维化严重区域常有牵引性支气管和细支气管扩张,和/或胸膜下蜂窝肺样改变。

4.肺功能检查

(1)典型肺功能改变为限制性通气功能障碍,表现为肺总量(TLC)、功能残气量(FRC)和残气量(RV)下降。FEV_1/FVC正常或增加。

(2)单次呼吸法一氧化碳弥散(DLco)降低,即在通气功能和肺容积正常时,DLco也可降低。

(3)通气/血流比例失调,PaO_2、$PaCO_2$下降,$P_{(A-a)}O_2$增大。

5.血液检查

(1)IPF的血液检查结果缺乏特异性。

(2)可见红细胞沉降率增快,丙种球蛋白、乳酸脱氢酶(LDH)水平升高。

(3)出现某些抗体阳性或滴度增高,如抗核抗体(ANA)和类风湿因子(RF)等可呈弱阳性反应。

6.组织病理学改变

(1)开胸/胸腔镜肺活检的组织病理学呈UIP改变。

(2)病变分布不均匀,以下肺为重,胸膜下、周边部小叶间隔周围的纤维化常见。

(3)低倍显微镜下呈"轻重不一,新老并存"的特点,即病变时相不均一,在广泛纤维化和蜂窝肺组织中常混杂炎性细胞浸润和肺泡间隔增厚等早期病变或正常肺组织。

(4)肺纤维化区主要由致密胶原组织和增殖的成纤维细胞构成。成纤维细胞局灶性增殖构成所谓的"成纤维细胞灶"。蜂窝肺部分由囊性纤维气腔构成,常常内衬以细支气管上皮。另外,在纤维化和蜂窝肺部位可见平滑肌细胞增生。

(5)排除其他已知原因ILD和其他类型的IIPs。

三、鉴别诊断

(一)嗜酸性粒细胞性肺疾病(eosinophilic lung disease,ELD)

包括单纯性、慢性、热带型、哮喘性或变应性支气管肺曲霉病、过敏性血管炎性肉芽肿、特发性嗜酸性粒细胞增多综合征等类型,影响多为肺实质嗜酸性粒细胞癌浸润,部分并有肺间质浸润征象,亦常为弥漫性阴影故需鉴别,主要依据ELD的临床病情和周围血中嗜酸性粒细胞增加>10%。

(二)外源性过敏性肺泡炎(Hp)

Hp的影像亦为弥漫性肺间质炎、纤维化征象,其和IIPs影响相似,不能区别,主要依据IIPs病因不明,Hp则有变应原(如鸟禽、农民肺等)接触,淋巴细胞比例增高(常增至0.3~0.7),治疗需脱离变应原接触,否则糖皮质激素治疗不能阻止病情。

(三)郎格罕组织细胞增多症(LCH)

LCH 以往称为肺嗜酸细胞肉芽肿、组织细胞增多症,好发于中青年,累及肺者为 LCH 细胞浸润,发病过程可分为 3 期:细胞期(细胞浸润)、增殖期(肺间质纤维化)、纤维化期(细支气管阻塞形成囊泡),肺影响呈弥漫性,早期为小结节,继之纤维化和囊泡,胸部 X 线片特征为常不侵犯肋膈角部位。其和 IIPs 的鉴别为 LCH 具有弥漫性囊泡的特征。

(四)肺结节病

肺结节病可分为 4 期:Ⅰ期为肺门、纵隔淋巴结肿大,Ⅱ期为淋巴结肿大合并间质性肺炎,Ⅲ期为肺间质纤维化,Ⅳ期为蜂窝肺。Ⅱ、Ⅲ、Ⅳ期时需和 IIPs 鉴别,常依据结节病有Ⅱ、Ⅲ、Ⅳ期相应的影像发展过程,有时需依据病理。

(五)结缔组织病

类风湿关节炎、进行性系统硬化症、皮肌炎和多发性肌病、干燥综合征等为全身性疾病,可伴有肺间质纤维化。可依据结缔组织病的临床表现,如关节畸形、皮肤肌肉炎症、口腔干燥等病情和相应的自身免疫抗体相鉴别。

(六)药物性肺间质病

抗肿瘤化疗与免疫抑制剂,如博莱霉素、氮芥类、百消安、环磷酰胺、甲氨蝶呤、巯基嘌呤、丝裂霉素、甲基苯肼等均可引起肺间质病变。苯妥英钠、异烟肼、肼屈嗪当引起不良反应时可伴有肺间质损害。胺碘酮、呋喃妥因、青霉胺等也可引起肺间质病变,可依据有关应用药物史作鉴别。

(七)肺尘埃沉着病

石棉沉着病是因吸入多量石棉粉尘引起广泛弥漫性肺间质纤维化及胸膜增厚。痰内和肺组织中可查到石棉小体。硅沉着病是因吸入多量游离二氧化硅粉尘、煤尘引起,影响以结节性肺纤维化为特征。均有职业接触史。

四、并发症

本病常因呼吸不畅引起阻塞性肺气肿和泡性肺气肿,甚至发生气胸。合并慢性感染时易形成阻塞性肺炎、支气管扩张、慢性肺化脓症。累及胸膜时常有胸膜增厚,随病情进展可导致肺心病。合并肺癌者也不少见,多发于明显纤维化的下叶,多为腺癌、未分化细胞癌及扁平细胞癌。

五、治疗

(一)肾上腺糖皮质激素

IIPs 的发病涉及类证和免疫反应所致肺损伤,产生大量促纤维化生长因子导致纤维化,而糖皮质激素对炎性和免疫反应有抑制作用,但对纤维化则失去有效作用,因此,要采取早期用药、控制病情最小剂量、长期维持用药的方法,以求有效控制病情的进展。使用该药的依据是患者肺部炎症进展(复查肺部 X 线片炎症进展或者患者呼吸困难明显加重,伴剧烈阵发咳嗽或者肺底部爆裂音),这证明患者自身产生肾上腺皮质激素已不能控制肺部非特异性炎症,需要加用外源性药物治疗,但大剂量用药会造成自身肾上腺皮质功能迅速衰退,常对患者病情不利,甚至使部分患者病情加重,许多案例都是因为大剂量冲击治疗导致。通过几十年临床治疗数百例患者的治疗,摸索出以下用药原则,使患者临床病控率提高,介绍如下。

1.剂量

对缓慢隐匿进展(前后肺部CT片对照观察)无显著临床症状者,建议给甲泼尼龙片4 mg/d或泼尼松5 mg/d,晨顿服,并按随访病情变化予以调整剂量。对有近期肺部炎症进展者(依据临床表现为阵咳或呼吸困难加剧,近期肺部CT片有病变轻度进展者),根据病情给予甲泼尼龙片4~8 mg/d,每天2次,或泼尼松5~10 mg/d,每天2次。病情较重者(平地走动即感呼吸困难者)则根据病情适当加大剂量,甲泼尼龙片12 mg/d,每天2次,或泼尼松15 mg/d,每天2次,对严重者或AIP、IPF急性加重患者采用静脉冲击治疗(甲泼尼龙注射液40~80 mg/d,每天2~3次)。

2.疗程

原则上开始用较大剂量,如中度或较重病情口服泼尼松15~30 mg/d(其他制剂可折换相应剂量),待病情缓解后则减为维持剂量,连续用药3~6个月,根据患者改善程度持续减药至停用。严重患者或IPF急性加重(AE-IPF)患者、AIP患者静脉给药冲击治疗5~10天后,改甲泼尼龙片12 mg/d,每天2~3次或泼尼松15 mg/d,每天2~3次,逐渐依据病情减至维持量。连续用药6个月至1年后根据临床肺功能评价、胸部X线、肺功能检查明显改善者即可继续减量至停药。部分患者需要用药2年以上才能随病情改善继续减量至停药。

3.合并用药

(1)百令胶囊2 g,每天3次。

(2)中药辨证用药。

(3)假如病情需要静脉给肾上腺糖皮质激素时,需要同时与低分子肝素5 000 U皮下注射,每天1次,防止激素长期使用导致的动静脉血栓形成,应观察凝血指标。

(4)钙片和止酸剂可防止骨质疏松、胃肠道不良反应等。

(5)对于肺部炎症进展明显者,常同时用3组中草药静脉给药——清热剂(苦参碱、穿心莲)、活血剂(丹参、川芎)、益气剂(参麦、参芪),可有效缓解患者病情的进展。

(二)免疫抑制剂

免疫抑制剂仅用于泼尼松疗效差者,可并用环孢素A、环磷酰胺、硫唑嘌呤等。

(三)抗纤维化药物

纤维化的发生初为炎细胞浸润释放细胞因子和炎性递质及生长因子等而致纤维化细胞增殖,胶原形成及基质沉积,至晚期为纤维化,故治疗应针对发病机制,吡非尼酮能抑制炎细胞因子,因而阻断纤维化的早期阶段,同时能抑制肺成纤维化细胞增殖、减少胶原合成、细胞外基质沉积,还能抑制巨噬细胞产生加重肺组织炎症损伤的血小板衍生生长因子(PDGF),并可能有类似自由基清除作用,故此药具有抗纤维化作用。剂量20~40 mg/kg,每天3次(最大剂量3 500 mg/d),有改善肺功能、稳定病情、减少急性发作等作用。

1.反应良好或改善

(1)症状减轻,活动能力增强。

(2)胸部X线片或HRCT异常影像减少。

(3)肺功能表现TLC、VC、DLCO、PaO_2较长时间保持稳定。以下数据供参考:TLC或VC增加10%,或至少增加≥200 mL;DLco增加≥15%或至少增加3 mL/(min·mmHg);SaO_2增加>4%;心肺运动试验中PaO_2增加≥0.5 kPa(4 mmHg)。具有2项或2项以上者认为肺生理功能改善。

2.反应差或治疗失败

(1)症状加重,特别是呼吸困难和咳嗽。

(2)胸部X线片或HRCT上异常影像增多,特别是出现了蜂窝肺或肺动脉高压迹象。

(3)肺功能恶化。以下数据供参考:TLC或VC下降≥10%或下降≥200 mL;DLco下降≥15%或至少下降3 mL/(min·mmHg);SaO_2下降≥4%,或运动试验中$P_{(A-a)}O_2$增加≥0.5 kPa(4 mmHg)。具有2项或2项以上者认为肺功能恶化。

疗效评定多数患者接受治疗3个月以上。

(4)疗效尚不能肯定的药物:①N-乙酰半胱氨酸(NAC)和超氧化物歧化酶(SOD)能清除体内氧自由基,作为抗氧化剂用于肺纤维化治疗。NAC推荐大剂量(1.8 g/d)口服。②γ干扰素、甲苯吡啶酮、前列腺素E_2及转化生长因子等细胞因子拮抗剂,对胶原合成有抑制作用。③红霉素具有抗炎和免疫调节功能,对肺纤维化治疗作用是通过抑制中性粒细胞功能来实现的。主张小剂量(0.25 g/d)长期口服,但应观察不良反应。

(刘光兴)

第六章

消化内科疾病

第一节 急性胃炎

急性胃炎是由多种不同的病因引起的急性胃黏膜炎症,包括急性单纯性胃炎、急性糜烂出血性胃炎和吞服腐蚀物引起的急性腐蚀性胃炎与胃壁细菌感染所致的急性化脓性胃炎。其中,临床意义最大和发病率最高的是以胃黏膜糜烂、出血为主要表现的急性糜烂出血性胃炎。

一、流行病学

迄今为止,国内外尚缺乏有关急性胃炎的流行病学调查。

二、病因

急性胃炎的病因众多,大致有外源和内源两大类,包括急性应激、化学性损伤(如药物、乙醇、胆汁、胰液)和急性细菌感染等。

(一)外源因素

1.药物

各种非甾体抗炎药(NSAIDs),包括阿司匹林、吲哚美辛、吡罗昔康和多种含有该类成分复方药物。另外,常见的有糖皮质激素和某些抗生素及氯化钾等均可导致胃黏膜损伤。

2.乙醇

主要是大量酗酒可致急性胃黏膜糜烂甚或出血。

3.生物性因素

沙门菌、嗜盐菌和葡萄球菌等细菌或其毒素可使胃黏膜充血水肿和糜烂。幽门螺杆菌(*Hp*)感染可引起急、慢性胃炎,发病机制类似,将在慢性胃炎节中叙述。

4.其他

某些机械性损伤(包括胃内异物或胃柿石症等)可损伤胃黏膜。放射疗法可致胃黏膜受损。偶可见因吞服腐蚀性化学物质(强酸或强碱或来苏水及氯化汞、砷、磷等)引起的腐蚀性胃炎。

(二)内源因素

1.应激因素

多种严重疾病如严重创伤、烧伤或大手术及颅脑病变和重要脏器功能衰竭等可导致胃黏膜缺血、缺氧而损伤。通常称为应激性胃炎,如果为脑血管病变、头颅部外伤和脑手术后引起的胃、十二指肠急性溃疡称为Cushing溃疡,而大面积烧灼伤所致溃疡称为Curling溃疡。

2.局部血供缺乏

局部血供缺乏主要是腹腔动脉栓塞治疗后或少数因动脉硬化致胃动脉的血栓形成或栓塞引起供血不足。另外,还可见于肝硬化门静脉高压并发上消化道出血者。

3.急性蜂窝织炎或化脓性胃炎

此两者甚少见。

三、病理生理学和病理组织学

(一)病理生理学

胃黏膜防御机制包括黏膜屏障、黏液屏障、黏膜上皮修复、黏膜和黏膜下层丰富的血流、前列腺素和肽类物质(表皮生长因子等)和自由基清除系统。上述结果破坏或保护因素减少,使胃腔中的H^+逆弥散至胃壁,肥大细胞释放组胺,则血管充血甚或出血、黏膜水肿及间质液渗出,同时可刺激壁细胞分泌盐酸、主细胞分泌胃蛋白酶原。若致病因子损及腺颈部细胞,则胃黏膜修复延迟、更新受阻而出现糜烂。

严重创伤、大手术、大面积烧伤、脑血管意外和严重脏器功能衰竭及其休克或者败血症等所致的急性应激的发生机制:急性应激→皮质-垂体前叶-肾上腺皮质轴活动亢进、交感-副交感神经系统失衡→机体的代偿功能不足→不能维持胃黏膜微循环的正常运行→黏膜缺血、缺氧→黏液和碳酸氢盐分泌减少及内源性前列腺素合成不足→黏膜屏障破坏和H^+反弥散→降低黏膜内pH→进一步损伤血管与黏膜→糜烂和出血。

NSAIDs所引起者则为抑制环氧合酶(COX)致使前列腺素产生减少,黏膜缺血、缺氧。氯化钾和某些抗生素或抗肿瘤药等则可直接刺激胃黏膜引起浅表损伤。

乙醇可致上皮细胞损伤和破坏,黏膜水肿、糜烂和出血。另外,幽门关闭不全、胃切除(主要是BillrothⅡ式)术后可引起十二指肠-胃反流,则此时由胆汁和胰液等组成的碱性肠液中的胆盐、溶血磷脂酰胆碱、磷脂酶A和其他胰酶可破坏胃黏膜屏障,引起急性炎症。

门静脉高压可致胃黏膜毛细血管和小静脉扩张及黏膜水肿,组织学表现为只有轻度或无炎症细胞浸润,可有显性或非显性出血。

(二)病理学改变

急性胃炎主要病理和组织学表现以胃黏膜充血水肿,表面有片状渗出物或黏液覆盖为主。黏膜皱襞上可见局限性或弥漫性陈旧性或新鲜出血与糜烂,糜烂加深可累及胃腺体。

显微镜下则可见黏膜固有层多少不等的中性粒细胞、淋巴细胞、浆细胞和少量嗜酸性粒细胞浸润,可有水肿。表面的单层柱状上皮细胞和固有腺体细胞出现变性与坏死。重者黏膜下层亦有水肿和充血。

对于腐蚀性胃炎若接触了高浓度的腐蚀物质且长时间,则胃黏膜出现凝固性坏死、糜烂和溃疡,重者穿孔或出血甚至腹膜炎。

另外,少见的化脓性胃炎可表现为整个胃壁(主要是黏膜下层)炎性增厚,大量中性粒细胞浸润，黏膜坏死。可有胃壁脓性蜂窝织炎或胃壁脓肿。

四、临床表现

(一)症状

部分患者可有上腹痛、腹胀、恶心、呕吐和嗳气及食欲缺乏等。如伴胃黏膜糜烂出血，则有呕血和/或黑粪，大量出血可引起出血性休克。有时上腹胀气明显。细菌感染者可出现腹泻等。并有疼痛、吞咽困难和呼吸困难(由于喉头水肿)。腐蚀性胃炎可吐出血性黏液，严重者可发生食管或胃穿孔，引起胸膜炎或弥漫性腹膜炎。化脓性胃炎起病常较急，有上腹剧痛、恶心和呕吐、寒战和高热，血压可下降，出现中毒性休克。

(二)体征

上腹部压痛是常见体征，尤其多见于严重疾病引起的急性胃炎出血者。腐蚀性胃炎因口腔黏膜、食管黏膜和胃黏膜都有损害，口腔、咽喉黏膜充血、水肿和糜烂。化脓性胃炎有时体征酷似急腹症。

五、辅助检查

急性糜烂出血性胃炎的确诊有赖于急诊胃镜检查，一般应在出血后 24～48 小时内进行，可见到以多发性糜烂、浅表溃疡和出血灶为特征的急性胃黏膜病损。黏液浑浊或者可有新鲜或陈旧血液。一般急性应激所致的胃黏膜病损以胃体、胃底部为主，而 NSAIDs 或乙醇所致的则以胃窦部为主。注意 X 线钡剂检查并无诊断价值。出血者做呕吐物或大便潜血试验，红细胞计数和血红蛋白测定。感染因素引起者，做白细胞计数和分类检查，大便常规和培养。

六、诊断和鉴别诊断

主要由病史和症状作出拟诊，而经胃镜检查得以确诊。但吞服腐蚀物质者禁忌胃镜检查。有长期服 NSAIDs、酗酒及临床重危患者，均应想到急性胃炎可能。对于鉴别诊断，腹痛为主者，应通过反复询问病史而与急性胰腺炎、胆囊炎和急性阑尾炎等急腹症，甚至急性心肌梗死相鉴别。

七、治疗

(一)基础治疗

基础治疗包括给予镇静、禁食、补液、解痉、止吐等对症支持治疗。此后给予流质或半流质饮食。

(二)针对病因治疗

针对病因治疗包括根除 Hp、去除 NSAIDs 或乙醇等诱因。

(三)对症处理

表现为反酸、上腹隐痛、烧灼感和嘈杂者，给予 H_2 受体阻滞剂或质子泵抑制剂。以恶心、呕吐或上腹胀闷为主者可选用甲氧氯普胺、多潘立酮或莫沙必利等促动力药。以痉挛性疼痛为主者，可给予莨菪碱等药物进行对症处理。

有胃黏膜糜烂、出血者，可用抑制胃酸分泌的 H_2 受体阻滞剂或质子泵抑制剂外，还可同时应用胃黏膜保护药如硫糖铝或铝碳酸镁等。

对于较大量的出血则应采取综合措施进行抢救。当并发大量出血时，可以冰水洗胃或在冰水中加去甲肾上腺素（每 200 mL 冰水中加 8 mL），或同管内滴注碳酸氢钠，浓度为 1 000 mmol/L，24 小时滴 1 L，使胃内 pH 保持在 5 以上。凝血酶是有效的局部止血药，并有促进创面愈合作用，大剂量时止血作用显著。常规的止血药，如卡巴克络、抗血栓溶芳酸和酚磺乙胺等可静脉应用，但效果一般。内镜下止血往往可收到较好效果。

八、并发症的诊断、预防和治疗

急性胃炎的并发症包括穿孔、腹膜炎、水电解质紊乱和酸碱失衡等。为预防细菌感染者选用抗生素治疗，因过度呕吐致脱水者及时补充水和电解质，并适时检测血气分析，必要时纠正酸碱平衡紊乱。对于穿孔或腹膜炎者，则必要时外科治疗。

九、预后

病因去除后，急性胃炎多在短期内恢复正常。相反病因长期持续存在，则可转为慢性胃炎。由于绝大多数慢性胃炎的发生与 *Hp* 感染有关，而 *Hp* 自发清除少见，故慢性胃炎可持续存在，但多数患者无症状。流行病学研究显示，部分 *Hp* 相关性胃窦炎（＜20%）可发生十二指肠溃疡。

（赵秀敬）

第二节　慢性胃炎

慢性胃炎是由各种病因引起的胃黏膜慢性炎症。根据新悉尼胃炎系统和我国《中国慢性胃炎共识意见》标准，由内镜及病理组织学变化，将慢性胃炎分为非萎缩性（浅表性）胃炎及萎缩性胃炎两大基本类型和一些特殊类型胃炎。

一、流行病学

幽门螺杆菌（*Hp*）感染为慢性非萎缩性胃炎的主要病因。大致上说来，慢性非萎缩性胃炎发病率与 *Hp* 感染情况相平行，慢性非萎缩性胃炎流行情况因不同国家、不同地区 *Hp* 感染情况而异。一般 *Hp* 感染率发展中国家高于发达国家，感染率随年龄增加而升高。我国属 *Hp* 高感染率国家，估计人群中 *Hp* 感染率为 40%～70%。慢性萎缩性胃炎是原因不明的慢性胃炎，在我国是一种常见病、多发病，在慢性胃炎中占 10%～20%。

二、病因

（一）慢性非萎缩性胃炎的常见病因

1.*Hp* 感染

Hp 感染是慢性非萎缩性胃炎最主要的病因，两者的关系符合 Koch 提出的确定病原体为感染性疾病病因的 4 项基本要求，即该病原体存在于该病的患者中，病原体的分布与体内病变分布一致，清除病原体后疾病可好转，在动物模型中该病原体可诱发与人相似的疾病。

研究表明，80%～95%的慢性活动性胃炎患者胃黏膜中有 *Hp* 感染，5%～20%的 *Hp* 阴性率反映了慢性胃炎病因的多样性；*Hp* 相关胃炎者，*Hp* 胃内分布与炎症分布一致；根除 *Hp* 可使胃黏膜炎症消退，一般中性粒细胞消退较快，但淋巴细胞、浆细胞消退需要较长时间；志愿者和动物模型中已证实 *Hp* 感染可引起胃炎。

Hp 感染引起的慢性非萎缩性胃炎中胃窦为主全胃炎患者胃酸分泌可增加，十二指肠溃疡发生的危险度较高；而胃体为主全胃炎患者胃溃疡和胃癌发生的危险性增加。

2.胆汁和其他碱性肠液反流

幽门括约肌功能不全时含胆汁和胰液的十二指肠液反流入胃，可削弱胃黏膜屏障功能，使胃黏膜遭到消化液作用，产生炎症、糜烂、出血和上皮化生等病变。

3.其他外源因素

酗酒、服用 NSAIDs 等药物、某些刺激性食物等均可反复损伤胃黏膜。这类因素均可各自或与 *Hp* 感染协同作用而引起或加重胃黏膜慢性炎症。

(二)慢性萎缩性胃炎的主要病因

1973 年，Strickland 将慢性萎缩性胃炎分为 A、B 两型，A 型是胃体弥漫萎缩，导致胃酸分泌下降，影响维生素 B_{12} 及内因子的吸收，因此常合并恶性贫血，与自身免疫有关；B 型在胃窦部，少数人可发展成胃癌，与 *Hp*、化学损伤(胆汁反流、非甾体抗炎药、吸烟、酗酒等)有关，我国 80%以上的属于第 2 类。

胃内攻击因子与防御修复因子失衡是慢性萎缩性胃炎发生的根本原因。具体病因与慢性非萎缩性胃炎相似，包括 *Hp* 感染；长期饮浓茶、烈酒、咖啡、过热、过冷、过于粗糙的食物，可导致胃黏膜的反复损伤；长期大量服用非甾体抗炎药，如阿司匹林、吲哚美辛等可抑制胃黏膜前列腺素的合成，破坏黏膜屏障；烟草中的尼古丁不仅影响胃黏膜的血液循环，还可导致幽门括约肌功能紊乱，造成胆汁反流；各种原因的胆汁反流均可破坏黏膜屏障造成胃黏膜慢性炎症改变。比较特殊的是壁细胞抗原和抗体结合形成免疫复合体在补体参与下，破坏壁细胞；胃黏膜营养因子(如促胃液素、表皮生长因子等)缺乏；心力衰竭、动脉硬化、肝硬化合并门脉高压、糖尿病、甲状腺病、慢性肾上腺皮质功能减退、尿毒症、干燥综合征、胃血流量不足及精神因素等均可导致胃黏膜萎缩。

三、病理生理学和病理学

(一)病理生理学

1.*Hp* 感染

Hp 感染途径为粪-口或口-口途径，其外壁靠黏附素而紧贴胃上皮细胞。

Hp 感染的持续存在，致使腺体破坏，最终发展成为萎缩性胃炎。而感染 *Hp* 后胃炎的严重程度则除了与细菌本身有关外，还决定与患者机体情况和外界环境。如带有空泡毒素(VacA)和细胞毒相关基因(CagA)者，胃黏膜损伤明显较重。患者的免疫应答反应强弱、其胃酸的分泌情况、血型、民族和年龄差异等也影响胃黏膜炎症程度。此外，患者饮食情况也有一定作用。

2.自身免疫机制

研究早已证明，以胃体萎缩为主的 A 型萎缩性胃炎患者血清中，存在壁细胞抗体(PCA)和内因子抗体(IFA)。前者的抗原是壁细胞分泌小管微绒毛膜上的质子泵 H^+、K^+-ATP 酶，它破坏壁细胞而使胃酸分泌减少。而 IFA 则对抗内因子(壁细胞分泌的一种糖蛋白)，使食物中的维

生素 B_{12} 无法与后者结合被末端回肠吸收，最后引起维生素 B_{12} 吸收不良，甚至导致恶性贫血。IFA 具有特异性，几乎仅见于胃萎缩伴恶性贫血者。

造成胃酸和内因子分泌减少或丧失，恶性贫血是 A 型萎缩性胃炎的终末阶段，是自身免疫性胃炎最严重的标志。当泌酸腺完全萎缩时称为胃萎缩。

另外，近年发现 *Hp* 感染者中也存在着自身免疫反应，其血清抗体能与宿主胃黏膜上皮及黏液起交叉反应，如菌体 LewisX 和 LewisY 抗原。

3.外源损伤因素破坏胃黏膜屏障

碱性十二指肠液反流等，可减弱胃黏膜屏障功能。致使胃腔内 H^+ 通过损害的屏障，反弥散入胃黏膜内，使炎症不易消散。长期慢性炎症，又加重屏障功能的减退，如此恶性循环使慢性胃炎久治不愈。

4.生理因素和胃黏膜营养因子缺乏

萎缩性变化和肠化生等皆与衰老相关，而炎症细胞浸润程度与年龄关系不大。这主要是老龄者的退行性变-胃黏膜小血管扭曲，小动脉壁玻璃样变性，管腔狭窄导致黏膜营养不良、分泌功能下降。

新近研究证明，某些胃黏膜营养因子(胃泌素、表皮生长因子等)缺乏或胃黏膜感觉神经终器对这些因子不敏感可引起胃黏膜萎缩。如手术后残胃炎原因之一是 G 细胞数量减少，而引起胃泌素营养作用减弱。

5.遗传因素

萎缩性胃炎、低酸或无酸、维生素 B_{12} 吸收不良的患病率和 PCA、IFA 的阳性率很高，提示可能有遗传因素的影响。

(二)病理学

慢性胃炎病理变化是由胃黏膜损伤和修复过程所引起。病理组织学的描述包括活动性慢性炎症、萎缩和化生及异型增生等。此外，在慢性炎症过程中，胃黏膜也有反应性增生变化，如胃小凹上皮过形成、黏膜肌增厚、淋巴滤泡形成、纤维组织和腺管增生等。

近几年对于慢性胃炎尤其是慢性萎缩性胃炎的病理组织学，有不少新的进展。以下结合中华医学会消化病学分会的“全国第二次慢性胃炎共识会议”中制定的慢性胃炎诊治的共识意见，论述以下关键进展问题。

1.萎缩的定义

1996 年，新悉尼系统把萎缩定义为“腺体的丧失”，这是模糊而易产生歧义的定义，反映了当时肠化是否属于萎缩，病理学家间有不同认识。其后国际上一个病理学家的自由组织——萎缩联谊会(Atrophy Club 2 000)进行了 3 次研讨会，并在 2002 年发表了对萎缩的新分类，12 位学者中有 8 位也曾是悉尼系统的执笔者，故此意见可认为是悉尼系统的补充和发展，有很高权威性。

萎缩联谊会把萎缩新定义为“萎缩是胃固有腺体的丧失”，将萎缩分为 3 种情况：无萎缩、未确定萎缩和萎缩。进而将萎缩分两个类型：非化生性萎缩和化生性萎缩。前者特点是腺体丧失伴有黏膜固有层中的纤维化或纤维肌增生；后者是胃黏膜腺体被化生的腺体所替换。这两类萎缩的程度分级仍用最初悉尼系统标准和新悉尼系统的模拟评分图，分为 4 级，即无、轻度、中度和重度萎缩。国际的萎缩新定义对我国来说不是新的，我国学者早年就认为“肠化或假幽门腺化生不是胃固有腺体，因此尽管胃腺体数量未减少，但也属萎缩”，并在全国第一届慢性胃炎共识会议做了说明。

对于上述第 2 个问题,答案显然是肯定的。这是因为多灶性萎缩性胃炎的胃黏膜萎缩呈灶状分布,即使活检块数少,只要病理活检发现有萎缩,就可诊断为萎缩性胃炎。在此次全国慢性胃炎共识意见中强调,需注意取材于糜烂或溃疡边缘的组织易存在萎缩,但不能简单地视为萎缩性胃炎。此外,活检组织太浅、组织包埋方向不当等因素均可影响萎缩的判断。

“未确定萎缩”是国际新提出的观点,认为黏膜层炎症很明显时,单核细胞密集浸润造成腺体被取代、移置或隐匿,以致难以判断这些“看来似乎丧失”的腺体是否真正丧失,此时暂先诊断为“未确定萎缩”,最后诊断延期到炎症明显消退(大部分在 *Hp* 根除治疗 3～6 个月后),再取活检时作出。对萎缩的诊断采取了比较谨慎的态度。

目前,我国共识意见并未采用此概念,原因:①炎症明显时腺体被破坏、数量减少,在这个时点上,病理按照萎缩的定义可以诊断为萎缩,非病理不能。②一般临床希望活检后有病理结论,病理如不作诊断,会出现临床难出诊断、对治疗效果无法评价的情况。尤其在临床研究上,设立此诊断项会使治疗前或后失去相当一部分统计资料。慢性胃炎是个动态过程,炎症可以有两个结局:完全修复和不完全修复(纤维化和肠化),炎症明显期病理无责任预言今后趋向哪个结局。可以预料对萎缩采用的诊断标准不一,治疗有效率也不一,采用“未确定萎缩”的研究课题,因为事先去除了一部分可逆的萎缩,萎缩的可逆性就低。

2.肠化分型的临床意义与价值用

AB-PAS 和 HID-AB 黏液染色能区分肠化亚型,然而,肠化分型的意义并未明了。传统观念认为,肠化亚型中的小肠型和完全型肠化无明显癌前病变意义,而大肠型肠化的胃癌发生危险性增高,从而引起临床的重视。支持肠化分型有意义的学者认为化生是细胞表型的一种非肿瘤性改变,通常在长期不利环境作用下出现。这种表型改变可以是干细胞内出现体细胞突变的结果,或是表现遗传修饰的变化导致后代细胞向不同方向分化的结果。胃内肠化生部位发现很多遗传改变,这些改变甚至可出现在异型增生前。他们认为肠化生中不完全型结肠型者,具有大多数遗传学改变,有发生胃癌的危险性。但近年越来越多的临床资料显示,其预测胃癌价值有限而更强调重视肠化范围,肠化分布范围越广,其发生胃癌的危险性越高。另一方面,从病理检测的实际情况看,肠化以混合型多见,大肠型肠化的检出率与活检块数有密切关系,即活检块数越多,大肠型肠化检出率越高。客观地讲,该型肠化生的遗传学改变和胃不典型增生(上皮内瘤)的改变相似。因此,对肠化分型的临床意义和价值的争论仍未有定论。

3.关于异型增生

异型增生(上皮内瘤变)是重要的胃癌癌前病变。分为轻度和重度(或低级别和高级别)两级。异型增生和上皮内瘤变是同义词,后者是 WHO 国际癌症研究协会推荐使用的术语。

4.萎缩和肠化发生过程是否存在不可逆转点

胃黏膜萎缩的产生主要有两种途径:一是干细胞区室和/或腺体被破坏;二是选择性破坏特定的上皮细胞而保留干细胞。这两种途径在慢性 *Hp* 感染中均可发生。

萎缩与肠化的逆转报道已经不在少数,但是否所有病患均有逆转可能,是否在萎缩的发生与发展过程中存在某一不可逆转点。这一转折点是否可能为肠化生,已明确 *Hp* 感染可诱发慢性胃炎,经历慢性炎症→萎缩→肠化→异型增生等多个步骤最终发展至胃癌(Correa 模式)。可否通过根除 *Hp* 来降低胃癌发生危险性始终是近年来关注的热点。多数研究表明,根除 *Hp* 可防止胃黏膜萎缩和肠化的进一步发展,但萎缩、肠化是否能得到逆转尚待更多研究证实。

Mera 和 Correa 等最新报道了一项长达 12 年的大型前瞻性随机对照研究，纳入 795 例具有胃癌前病变的成人患者，随机给予他们抗 *Hp* 治疗和/或抗氧化治疗。他们观察到萎缩黏膜在 *Hp* 根除后持续保持阴性 12 年后可以完全消退，而肠化黏膜也有逐渐消退的趋向，但可能需要随访更长时间。他们认为通过抗 *Hp* 治疗来进行胃癌的化学预防是可行的策略。

但是，部分学者认为在考虑萎缩的可逆性时，需区分缺失腺体的恢复和腺体内特定细胞的再生。在后一种情况下，干细胞区室被保留，去除有害因素可使壁细胞和主细胞再生，并完全恢复腺体功能。当腺体及干细胞被完全破坏后，腺体的恢复只能由周围未被破坏的腺窝单元来完成。

当萎缩伴有肠化生时，逆转机会进一步减小。如果肠化生是对不利因素的适应性反应，而且不利因素可以被确定和去除，此时肠化生有可能逆转。但是，肠化生还有很多其他原因，如胆汁反流、高盐饮食、乙醇。这意味着即使在 *Hp* 感染个体，感染以外的其他因素亦可以引发或加速化生的发生。如果肠化生是稳定的干细胞内体细胞突变的结果，则改变黏膜的环境也许不能使肠化生逆转。

通过近几年研究看来，根治 *Hp* 后萎缩可逆和无好转的基本各占一半，主要由于萎缩诊断标准、随访时间和间隔长短、活检取材部位和数量不统一所造成。建议今后制订统一随访方案，联合各医疗单位合作研究，使能得到大宗病例的统计资料。根治 *Hp* 可以产生某些有益效应，如消除炎症、消除活性氧所致的 DNA 损伤，缩短细胞更新周期，提高低胃酸者的泌酸量，并逐步恢复胃液维生素 C 的分泌。在预防胃癌方面，这些已被证实的结果可能比希望萎缩和肠化生逆转重要得多。

实际上，国际著名学者对有否此不可逆转点也有争论。如美国的 Correa 教授并不认同它的存在，而英国 Aberdeen 大学的 Emad Munir El-Omar 教授则强烈认为在异型增生发展至胃癌的过程中有某个节点，越过此则基本处于不可逆转阶段，但至今为止尚未明确此点的确切位置。

四、临床表现

流行病学研究表明，多数慢性非萎缩性胃炎患者无任何症状。少数患者可有上腹痛或不适、上腹胀、早饱、嗳气、恶心等非特异性消化不良症状。某些慢性萎缩性胃炎患者可有上腹部灼痛、胀痛、钝痛或胀闷且以餐后为著，食欲缺乏、恶心、嗳气、便秘或腹泻等症状。内镜检查和胃黏膜组织学检查结果与慢性胃炎患者症状的相关分析表明，患者的症状缺乏特异性，且症状之有无及严重程度与内镜所见及组织学分级并无肯定的相关性。

伴有胃黏膜糜烂者，可有少量或大量上消化道出血，长期少量出血可引起缺铁性贫血。胃体萎缩性胃炎可出现恶性贫血，常有全身衰弱、疲软、神情淡漠、隐性黄疸，消化道症状一般较少。

体征多不明显，有时上腹轻压痛，胃体胃炎严重时可有舌炎和贫血。

慢性萎缩性胃炎的临床表现不仅缺乏特异性，而且与病变程度并不完全一致。

五、辅助检查

（一）胃镜及活组织检查

1.胃镜检查

随着内镜器械的长足发展，内镜观察更加清晰。内镜下慢性非萎缩性胃炎可见红斑（点状、片状、条状）、黏膜粗糙不平、出血点（斑）、黏膜水肿及渗出等基本表现，尚可见糜烂及胆汁反流。萎缩性胃炎则主要表现为黏膜色泽白，不同程度的皱襞变平或消失。在不过度充气状态下，可透见血管纹,轻度萎缩时见到模糊的血管,重度时看到明显血管分支。内镜下肠化黏膜呈灰白色颗粒状小隆起,重者贴近观察有绒毛状变化。肠化也可以呈平坦或凹陷外观的。如果喷撒亚甲蓝色素,肠化区可能出现被染上蓝色,非肠化黏膜不着色。

胃黏膜血管脆性增加可致黏膜下出血,谓之壁内出血,表现为水肿或充血胃黏膜上见点状、斑状或线状出血,可多发、新鲜和陈旧性出血相混杂。如观察到黑色附着物,常提示糜烂等致出血。

值得注意的是,少数 *Hp* 感染性胃炎可有胃体部皱襞肥厚,甚至宽度达到 5 mm 以上,且在适当充气后皱襞不能展平,用活检钳将黏膜提起时,可见帐篷征,这是和恶性浸润性病变鉴别点之一。

2.病理组织学检查

萎缩的确诊依赖于病理组织学检查。萎缩的肉眼与病理之符合率仅为 38%～78%,这与萎缩或肠化甚至 *Hp* 的分布都是非均匀的,或者说多灶性萎缩性胃炎的胃黏膜萎缩呈灶状分布有关。当然,只要病理活检发现有萎缩,就可诊断为萎缩性胃炎。但如果未能发现萎缩,却不能轻易排除之。如果不取足够多的标本或者内镜医师并未在病变最重部位(这也需要内镜医师的经验)活检,则势必可能遗漏病灶。反之,当在糜烂或溃疡边缘的组织活检时,即使病理发现了萎缩,却不能简单地视为萎缩性胃炎,这是因为活检组织太浅、组织包埋方向不当等因素均可影响萎缩的判断。还有,根除 *Hp* 可使胃黏膜活动性炎症消退,慢性炎症程度减轻。一些因素可影响结果的判断,如:①活检部位的差异。②*Hp* 感染时胃黏膜大量炎症细胞浸润,形如萎缩;但根除 *Hp* 后胃黏膜炎症细胞消退,黏膜萎缩、肠化可望恢复。然而在胃镜活检取材多少问题上,病理学家的要求与内镜医师出现了矛盾。从病理组织学观点来看,5 块或更多则有利于组织学的准确判断,然而,就内镜医师而言,考虑到患者的医疗费用,主张 2～3 块即可。

(二)*Hp* 检测

活组织病理学检查时可同时检测 *Hp*,并可在内镜检查时多取 1 块组织做快速尿素酶检查以增加诊断的可靠性。其他检查 *Hp* 的方法:①胃黏膜直接涂片或组织切片,然后以 Gram 或 Giemsa 或Warthin-Starry 染色(经典方法),甚至 HE 染色,免疫组化染色则有助于检测球形 *Hp*。②细菌培养,为金标准;需特殊培养基和微需氧环境,培养时间 3～7 天,阳性率可能不高但特异性高,且可做药物敏感试验。③血清 *Hp* 抗体测定,多在流行病学调查时用。④尿素呼吸试验,是一种非侵入性诊断法,口服 ^{13}C 或 ^{14}C 标记的尿素后,检测患者呼气中的 $^{13}CO_2$ 或 $^{14}CO_2$ 量,结果准确。⑤聚合酶链反应法(PCR 法),能特异地检出不同来源标本中的 *Hp*。

根除 *Hp* 治疗后,可在胃镜复查时重复上述检查,亦可采用非侵入性检查手段,如 ^{13}C 或 ^{14}C 尿素呼气试验、粪便 *Hp* 抗原检测及血清学检查。应注意,近期使用抗生素、质子泵抑制剂、铋剂等药物,因有暂时抑制 *Hp* 作用,会使上述检查(血清学检查除外)呈假阴性。

(三)X 线钡剂检查

主要是以很好地显示胃黏膜相的气钡双重造影为主要检查方法。对于萎缩性胃炎,常常可见胃皱襞相对平坦和减少。但依靠 X 线诊断慢性胃炎价值不如胃镜和病理组织学。

(四)实验室检查

1.胃酸分泌功能测定

非萎缩性胃炎胃酸分泌常正常,有时可以增高。萎缩性胃炎病变局限于胃窦时,胃酸可正常或低酸,低酸是由于泌酸细胞数量减少和 H^+ 向胃壁反弥散所致。测定基础胃液分泌量(BAO)及注射组胺或五肽胃泌素后测定最大泌酸量(MAO)和高峰泌酸量(PAO)以判断胃泌酸功能,有助于萎缩性胃炎的诊断及指导临床治疗。A 型慢性萎缩性胃炎患者多无酸或低酸,B 型慢性萎缩性胃炎患者可正常或低酸，往往在给予酸分泌刺激药后，也不见胃液和胃酸分泌。

2.胃蛋白酶原(PG)测定

胃体黏膜萎缩时血清 PGⅠ水平及 PGⅠ/Ⅱ比例下降，严重时可伴餐后血清 G-17 水平升高；胃窦黏膜萎缩时餐后血清 G-17 水平下降，严重时可伴 PGⅠ水平及 PGⅠ/Ⅱ比例下降。然而，这主要是一种统计学上的差异(图 6-1)。

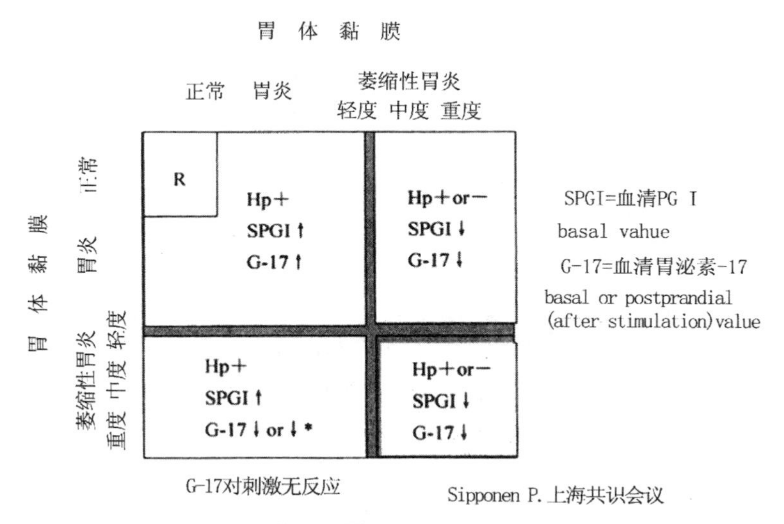

图 6-1　胃蛋白酶原测定

日本学者发现无症状胃癌患者，本法 85％阳性，PGⅠ或比值降低者，推荐进一步胃镜检查，以检出伴有萎缩性胃炎的胃癌。该试剂盒用于诊断萎缩性胃炎和判断胃癌倾向在欧洲国家应用要多于我国。

3.血清促胃液素测定

如果以放射免疫法检测血清促胃液素，则正常值应低于 100 pg/mL。慢性萎缩性胃炎胃体为主者，因壁细胞分泌胃酸缺乏、反馈性地 G 细胞分泌促胃液素增多，致促胃液素中度升高。特别是当伴有恶性贫血时，该值可达 1 000 pg/mL 或更高。注意此时要与胃泌素瘤相鉴别，后者是高胃酸分泌。慢性萎缩性胃炎以胃窦为主时，空腹血清促胃液素正常或降低。

4.自身抗体

血清 PCA 和 IFA 阳性对诊断慢性胃体萎缩性胃炎有帮助，尽管血清 IFA 阳性率较低，但胃液中 IFA 的阳性，则十分有助于恶性贫血的诊断。

5.血清维生素 B_{12} 浓度和维生素 B_{12} 吸收试验

慢性胃体萎缩性胃炎时，维生素 B_{12} 缺乏，常低于 200 ng/L。维生素 B_{12} 吸收试验(Schilling 试验)能检测维生素 B_{12} 在末端回肠吸收情况且可与回盲部疾病和严重肾功能障碍相鉴别。同时服用 ^{58}Co 和 ^{57}Co(加有内因子)标记的氰钴素胶囊。此后收集 24 小时尿液。如两者排出率均大于 10％则正常，若尿中 ^{58}Co 排出率低于 10％，而 ^{57}Co 的排出率正常则常提示恶性贫血；而两者均降低的常常是回盲部疾病或者肾衰竭者。

六、诊断和鉴别诊断

(一)诊断

鉴于多数慢性胃炎患者无任何症状,或即使有症状也缺乏特异性,且缺乏特异性体征,因此根据症状和体征难以做出慢性胃炎的正确诊断。慢性胃炎的确诊主要依赖于内镜检查和胃黏膜活检组织学检查,尤其是后者的诊断价值更大。

按照悉尼胃炎标准要求,完整的诊断应包括病因、部位和形态学三方面。例如,诊断为胃窦为主慢性活动性 *Hp* 胃炎和 NSAIDs 相关性胃炎。当胃窦和胃体炎症程度相差 2 级及以上时,加上“为主”修饰词,如“慢性(活动性)胃炎,胃窦显著”。当然这些诊断结论最好是在病理报告后给出,实际的临床工作中,胃镜医师可根据胃镜下表现给予初步诊断。病理诊断则主要根据新悉尼胃炎系统如图 6-2 所示。

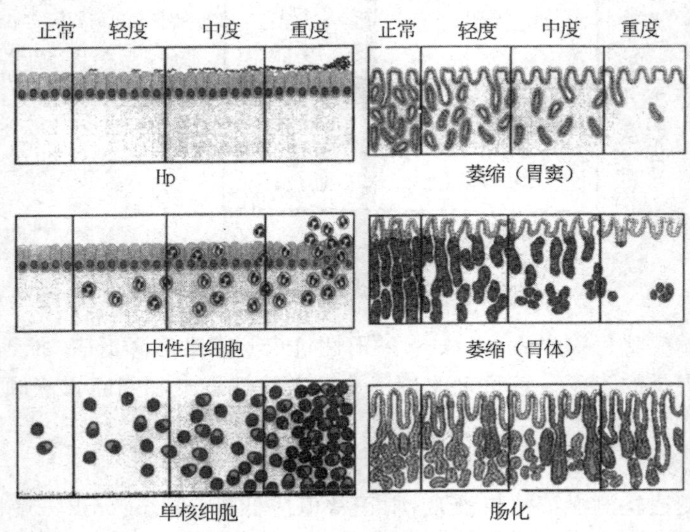

图 6-2　新悉尼胃炎系统

对于自身免疫性胃炎诊断,要予以足够的重视。因为胃体活检者甚少,或者很少开展 PCA 和 IFA 的检测,诊断该病者很少。为此,如果遇到以全身衰弱和贫血为主要表现,而上消化道症状往往不明显者,应做血清促胃液素测定和/或胃液分析,异常者进一步做维生素 B_{12} 吸收试验,血清维生素 B_{12} 浓度测定可获确诊。注意不能仅仅凭活检组织学诊断本病,特别标本数少时,这是因为 *Hp* 感染性胃炎后期,胃窦肠化,*Hp* 上移,胃体炎症变得显著,可与自身免疫性胃炎表现相重叠,但后者胃窦黏膜的变化很轻微。另外,淋巴细胞性胃炎也可出现类似情况,而其并无泌酸腺萎缩。

A 型、B 型萎缩性胃炎特点见表 6-1。

(二)鉴别诊断

1.功能性消化不良

《中国慢性胃炎共识意见》将消化不良症状与慢性胃炎做了对比:一方面慢性胃炎患者可有消化不良的各种症状;另一方面,一部分有消化不良症状者如果胃镜和病理检查无明显阳性发现,可能仅仅为功能性消化不良。当然,少数功能性消化不良患者可同时伴有慢性胃炎。这样在慢性胃炎与消化不良症状功能性消化不良之间形成较为错综复杂的关系。但一般说来，消化不良症状的有无和严重程度与慢性胃炎的内镜所见或组织学分级并无明显相关性。

表 6-1　A 型和 B 型慢性萎缩性胃炎的鉴别

项目		A 型慢性萎缩性胃炎	B 型慢性萎缩性胃炎
部位	胃窦	正常	萎缩
	胃体	弥漫性萎缩	多然性
血清促胃液素		明显升高	不定，可以降低或不变
胃酸分泌		降低	降低或正常
自身免疫抗体（内因子抗体和壁细胞抗体）阳性率		90%	10%
恶性贫血发生率		90%	10%
可能的病因		自身免疫，遗传因素	*Hp*、化学损伤

2.早期胃癌和胃溃疡

几种疾病的症状有重叠或类似，但胃镜及病理检查可鉴别。重要的是，如遇到黏膜糜烂，尤其是隆起性糜烂，要多取活检和及时复查，以排除早期胃癌。这是因为即使是病理组织学诊断，也有一定局限性。主要原因：①胃黏膜组织学变化易受胃镜检查前夜的食物（如某些刺激性食物加重黏膜充血）性质、被检查者近日是否吸烟、胃镜操作者手法的熟练程度、患者恶心反应等诸种因素影响。②活检是点的调查，而慢性胃炎病变程度在整个黏膜面上并非一致，要多点活检才能作出全面估计，判断治疗效果时，尽量在黏膜病变较重的区域或部位活检，如为治疗前后比较，则应在相同或相近部位活检。③病理诊断易受病理医师主观经验的影响。

3.慢性胆囊炎与胆石症

其与慢性胃炎症状十分相似，同时并存者亦较多。对于中年女性诊断慢性胃炎时，要仔细询问病史，必要时行胆囊 B 超检查，以了解胆囊情况。

4.其他

慢性肝炎和慢性胰腺疾病等，也可出现与慢性胃炎类似症状，在详询病史后，行必要的影像学检查和特异的实验室检查。

七、预后

慢性萎缩性胃炎常合并肠上皮化生。慢性萎缩性胃炎绝大多数预后良好，少数可癌变，其癌变率为 1%～3%。目前认为慢性萎缩性胃炎若早期发现，及时积极治疗，病变部位萎缩的腺体是可以恢复的，其可转化为非萎缩性胃炎或被治愈，改变了以往人们对慢性萎缩性胃炎不可逆转的认识。根据萎缩性胃炎每年的癌变率为 0.5%～1.0%，那么，胃镜和病理检查的随访间期定位多长既提高早期胃癌的诊断率，又方便患者和符合医药经济学要求。这也一直是不同地区和不同学者分歧较大的问题。在我国，城市和乡村由不同胃癌发生率和医疗条件差异。如果纯粹从疾病进展和预防角度考虑，一般认为，不伴有肠化和异型增生的萎缩性胃炎可 1～2 年做内镜和病理随访 1 次；活检有中重度萎缩伴有肠化的萎缩性胃炎 1 年左右随访 1 次。伴有轻度异型增生并剔除取于癌旁者，根据内镜和临床情况缩短至 6～12 个月随访 1 次；而重度异型增生者需立即复查胃镜和病理，必要时手术治疗或内镜下局部治疗。

八、治疗

慢性非萎缩性胃炎的治疗目的是缓解消化不良症状和改善胃黏膜炎症。治疗应尽可能针对病因,遵循个体化原则。消化不良症状的处理与功能性消化不良相同。无症状、*Hp* 阴性的非萎缩性胃炎无须特殊治疗。

(一)一般治疗

慢性萎缩性胃炎患者,不论其病因如何,均应戒烟、忌酒,避免使用损害胃黏膜的药物如NSAIDs等,避免食用对胃黏膜有刺激性的食物和饮品,如过于酸、甜、咸、辛辣和过热、过冷食物,浓茶、咖啡等。饮食宜规律,少吃油炸、烟熏、腌制食物,不食腐烂变质的食物,多吃新鲜蔬菜和水果,所食食品要新鲜并富于营养,保证有足够的蛋白质、维生素(如维生素C和叶酸等)及铁质摄入,精神上乐观,生活要规律。

(二)针对病因或发病机制的治疗

1.根除 *Hp*

慢性非萎缩性胃炎的主要症状为消化不良,其症状应归属于功能性消化不良范畴。目前,国内外均推荐对 *Hp* 阳性的功能性消化不良行根除治疗。因此,有消化不良症状的 *Hp* 阳性慢性非萎缩性胃炎患者均应根除 *Hp*。另外,如果伴有胃黏膜糜烂,也该根除 *Hp*。大量研究结果表明,根除 *Hp* 可使胃黏膜组织学得到改善;对预防消化性溃疡和胃癌等有重要意义;对改善或消除消化不良症状具有费用-疗效比优势。

2.保护胃黏膜

关于胃黏膜屏障功能的研究由来已久。1964 年,美国密歇根大学 Horace Willard Davenport 博士首次提出"胃黏膜具有阻止 H^+ 自胃腔向黏膜内扩散的屏障作用"。1975 年,美国密歇根州 Upjohn 公司的Robert博士发现前列腺素可明显防止或减轻 NSAIDs 和应激等对胃黏膜的损伤,其效果呈剂量依赖性。从而提出细胞保护的概念。1996 年,加拿大的 Wallace 教授较全面阐述胃黏膜屏障,根据解剖和功能将胃黏膜的防御修复分为 5 个层次——黏液-HCO_3^-屏障、单层柱状上皮屏障、胃黏膜血流量、免疫细胞-炎症反应和修复重建因子作用等。至关重要的上皮屏障主要包括胃上皮细胞顶膜能抵御高浓度酸、胃上皮细胞之间紧密连接、胃上皮抗原呈递,免疫探及并限制潜在有害物质,并且它们大约每 72 小时完全更新一次。这说明它起着关键作用。

近年来,有关前列腺素和胃黏膜血流量等成为胃黏膜保护领域的研究热点。这与 NSAIDs 药物的广泛应用带来的不良反应日益引起学者的重视有关。美国加州大学戴维斯分校的Tarnawski教授的研究显示,前列腺素保护胃黏膜抵抗致溃疡及致坏死因素损害的机制不仅是抑制胃酸分泌。当然表皮生长因子(EGF)、成纤维生长因子(bFGF)和血管内皮生长因子(VEGF)及热休克蛋白等都是重要的黏膜保护因子,在抵御黏膜损害中起重要作用。

然而,当机体遇到有害因素强烈攻击时,仅依靠自身的防御修复能力是不够的,强化黏膜防卫能力,促进黏膜的修复是治疗胃黏膜损伤的重要环节之一。具有保护和增强胃黏膜防御功能或者防止胃黏膜屏障受到损害的一类药物统称为胃黏膜保护药。包括铝碳酸镁、硫糖铝、胶体铋剂、地诺前列酮(喜克溃)、替普瑞酮(又名施维舒)、吉法酯(又名惠加强-G)、谷氨酰胺类(麦滋林-S)、瑞巴派特(膜固思达)等药物。另外,合欢香叶酯能增加胃黏膜更新,提高细胞再生能力,增强胃黏膜对胃酸的抵抗能力,达到保护胃黏膜作用。

3.抑制胆汁反流

促动力药如多潘立酮可防止或减少胆汁反流；胃黏膜保护药，特别是有结合胆酸作用的铝碳酸镁制剂，可增强胃黏膜屏障、结合胆酸，从而减轻或消除胆汁反流所致的胃黏膜损害。考来烯胺可络合反流至胃内的胆盐，防止胆汁酸破坏胃黏膜屏障，方法为每次 3～4 g，每天 3～4 次。

（三）对症处理

消化不良症状的治疗由于临床症状与慢性非萎缩性胃炎之间并不存在明确关系，因此症状治疗事实上属于功能性消化不良的经验性治疗。慢性胃炎伴胆汁反流者可应用促动力药（如多潘立酮）和/或有结合胆酸作用的胃黏膜保护药（如铝碳酸镁制剂）。

（1）有胃黏膜糜烂和/或以反酸、上腹痛等症状为主者，可根据病情或症状严重程度选用抗酸药、H_2 受体阻滞剂或质子泵抑制剂。

（2）促动力药，如多潘立酮、马来酸曲美布汀、莫沙必利、盐酸伊托必利主要用于上腹饱胀、恶心或呕吐等为主要症状者。

（3）胃黏膜保护药，如硫糖铝、瑞巴派特、替普瑞酮、吉法酯、依卡倍特适用于有胆汁反流、胃黏膜损害和/或症状明显者。

（4）抗抑郁药或抗焦虑治疗：可用于有明显精神因素的慢性胃炎伴消化不良症状患者，同时应予耐心解释或心理治疗。

（5）助消化治疗：对于伴有腹胀、食欲缺乏等消化不良症而无明显上述胃灼热、反酸、上腹饥饿痛症状者，可选用含有胃酶、胰酶和肠酶等复合酶制剂治疗。

（6）其他对症治疗：解痉止痛、止吐、改善贫血等。

（7）对于贫血，若为缺铁，应补充铁剂。大细胞贫血者根据维生素 B_{12} 或叶酸缺乏分别给予补充。

（赵秀敬）

第三节　应激性溃疡

应激性溃疡（SU）又称急性胃黏膜病变（AGML）或急性应激性黏膜病（ASML），是指机体在各类严重创伤或疾病等应激状态下发生的食管、胃或十二指肠等部位黏膜的急性糜烂或溃疡。Curling 最早在 1842 年观察到严重烧伤患者易发急性胃十二指肠溃疡出血。1932 年，Cushing 报告颅脑损伤患者易伴发 SU。现已证实，SU 在重症患者中很常见，75%～100%的重症患者在进入 ICU 24 小时内发生 SU。0.6%～6.0%的 SU 并发消化道大出血，而一旦并发大出血，会导致约 50%患者死亡。SU 病灶通常较浅，很少侵及黏膜肌层以下，穿孔少见。

一、病因

诱发 SU 的病因较多，常见病因包括严重创伤及大手术后、全身严重感染、多脏器功能障碍综合征和/或多脏器功能衰竭、休克及心肺脑复苏后、心脑血管意外、严重心理应激等。其中由严重烧伤导致者又称 Curling 溃疡，继发于重型颅脑外伤的又称 Cushing 溃疡。

二、病理生理

目前认为，SU 的发生是由于胃运动、分泌、血流、胃肠激素等多种因素的综合作用，使损伤因素增强，胃黏膜防御作用减弱，不足以抵御胃酸和胃蛋白酶的侵袭，最终导致胃黏膜损害和溃疡形成（图 6-3）。

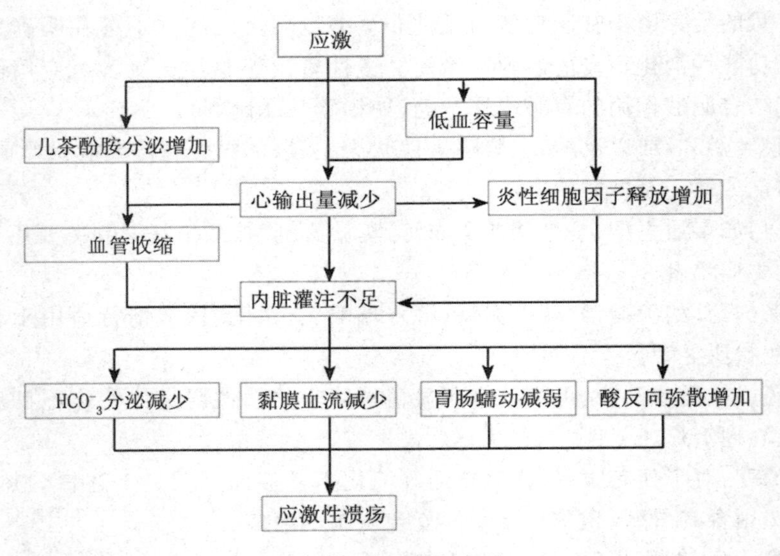

图 6-3　SU 病理生理

正常生理状态下，胃十二指肠黏膜具有一系列防御和修复机制，以抵御各种侵袭因素的损害，维持黏膜的完整性。这些防御因素主要包括上皮前的黏液和碳酸氢盐屏障、上皮细胞及上皮后的微循环。

（一）黏液和碳酸氢盐屏障

胃黏液是由黏膜上皮细胞分泌的一种黏稠、不溶性的胶冻状物，其主要成分为糖蛋白，覆盖在胃黏膜表面形成黏液层，此层将胃腔与黏膜上皮细胞顶面隔开，并与来自血流或细胞内代谢产生的 HCO_3^- 一起构成黏液和碳酸氢盐屏障。黏液层是不流动层，H^+ 在其中扩散极慢，其中的 HCO_3^- 可充分与 H^+ 中和，并造成黏液层的胃腔侧与黏膜侧之间存在 pH 梯度，从而减轻胃酸对黏膜上皮细胞的损伤。

（二）胃黏膜屏障

胃黏膜上皮细胞层是保护胃黏膜的重要组成部分，胃腔面的细胞膜由脂蛋白构成，可阻碍胃腔内 H^+ 顺浓度梯度进入细胞内，避免了细胞内 pH 降低。同时上皮细胞能在黏膜受损后进行快速迁移和增生，加快黏膜修复。

（三）黏膜血流

可为黏膜提供氧、营养物质及胃肠肽类激素等以维持其正常功能，还可及时有效清除代谢产物和逆向弥散至黏膜内的 H^+，维持局部微环境稳定。此外，胃黏膜内存在许多具有细胞保护作用的物质，如胃泌素、前列腺素、生长抑素、表皮生长因子等，有保护细胞，抑制胃酸分泌，促进上皮再生的作用。

在创伤、休克等严重应激情况下，黏膜上皮细胞功能障碍，不能产生足够的 HCO_3^- 和黏液，黏液和碳酸氢盐屏障受损；同时交感神经兴奋，使胃的运动功能减弱，幽门功能紊乱，十二指肠内容物反流入胃，加重对胃黏膜屏障的破坏；应激状态下胃黏膜缺血坏死，微循环障碍使黏膜上皮细胞更新减慢；应激时前列腺素（PGs）水平降低，儿茶酚胺大量释放，可激活并产生大量活性氧，其中的超氧离子可使细胞膜脂质过氧化，破坏细胞完整性，并减少核酸合成，使上皮细胞更新速度减慢，加重胃黏膜损伤。活性氧还可与血小板活化因子（PAF）、白三烯（LTC）、血栓素（TXB_2）等相互作用，参与多种原因所致的 SU 发病过程。

三、临床表现

消化道出血是 SU 的主要表现，可出现呕血和/或黑便，或仅有胃液或大便潜血阳性。出血的显著特点是具有间歇性，可间隔多天，这种间歇特性可能是由于原有黏膜病灶愈合同时又有新病灶形成所致。消化道出血量大时常有血压下降，心率增快，体位性晕厥，皮肤湿冷，尿少等外周循环衰竭表现，连续出血可导致血红蛋白下降，血尿素氮增多，甚至出现重要脏器功能衰竭。除出血外，SU 可出现上腹痛、腹胀、恶心、呕吐、反酸等消化道症状，但较一般胃、十二指肠溃疡病轻。由于 SU 常并发于严重疾病或多个器官损伤，其临床表现容易被原有疾病掩盖。

四、辅助检查

（一）胃镜检查

胃镜检查是目前诊断 SU 的主要方法。病变多见于胃体及胃底部，胃窦部少见，仅在病情发展或恶化时才累及胃窦部。胃镜下可见胃黏膜充血、水肿、点片状糜烂、出血，以及大小不一的多发性溃疡，溃疡边缘整齐，可有新鲜出血或血斑。Curling 溃疡多发生在胃和食管，表现为黏膜局灶性糜烂，糜烂局部可有点片状或条索状出血，或呈现大小不等的瘀点及瘀斑，溃疡常为多发，形态不规则，境界清楚，周围黏膜水肿不明显，直径在 0.5～1.0 cm。Curling 溃疡内镜下表现与其他类型 SU 相似，但病变形态多样，分布较广，病程后期胃黏膜病变处因细菌感染可见脓苔。

（二）介入血管造影

行选择性胃十二指肠动脉造影，当病灶活动性出血量大于 0.5 mL/min 时，可于出血部位见到造影剂外溢、积聚，有助于出血定位。但阴性结果并不能排除 SU。

（三）其他

X 线钡剂造影不适用于危重患者，诊断价值较小，现已很少应用。

五、诊断

SU 的诊断主要靠病史和临床表现。中枢神经系统病变（颅内肿瘤、外伤、颅内大手术等）、严重烧伤、外科大手术、创伤和休克、脓毒血症和尿毒症等患者出现上腹部疼痛或消化道出血时，要考虑到 SU 可能，确诊有赖于胃镜检查。

六、治疗

（一）抑酸治疗

目标是使胃内 pH＞4，并延长 pH＞4 的持续时间，从而降低 SU 的严重程度，治疗和预防 SU 并发的出血。目前常用的抑酸药物主要有 H_2 受体阻滞剂和质子泵抑制剂。H_2 受体阻滞剂可拮抗胃壁细胞膜上的 H_2 受体，抑制基础胃酸分泌，也抑制组胺、胰岛素、促胃液素、咖啡因等引起的胃酸分泌，降低胃酸，保护胃黏膜，并通过干扰组胺作用，间接影响垂体激素的分泌和释放，从而达到控制 SU 出血的作用。常用药物有雷尼替丁（100 mg 静脉滴注，2～4 次/天），法莫替丁（20 mg 静脉滴注，2 次/天）。质子泵抑制剂能特异性作用于胃黏膜壁细胞中的 H^+、K^+-ATP 酶，使其不可逆性失活，从而减少基础胃酸分泌和各种刺激引起的胃酸分泌，保护胃黏膜，缓解胃肠血管痉挛状态，增加因应激而减少的胃黏膜血流，显著降低出血率和再次出血的发生率。但质子泵抑制剂减少胃酸同时也降低胃肠道的防御功能，利于革兰氏阴性杆菌生长，不利于对肺部感染及肠道菌群的控制，长期应用还可引起萎缩性胃炎等，并可能与社区获得性肺炎或医院获得性肺炎相关。常用药物如奥美拉唑和潘妥拉唑，40 mg 静脉滴注，2 次/天。

（二）保护胃黏膜

前列腺素 E_2 可增加胃十二指肠黏膜的黏液和碳酸氢盐分泌，改善黏膜血流，增强胃黏膜防护作用，同时可抑制胃酸分泌。硫糖铝、氢氧化铝凝胶等可黏附于胃壁起到保护胃黏膜的作用，并可以降低胃内酸度。用法可从胃管反复灌注药物。

（三）其他药物

近年研究认为，氧自由基的大量释放是 SU 的重要始动因子之一，别嘌醇、维生素 E 及中药复方丹参、小红参等具有拮抗氧自由基的作用，但临床实际效果还需循证医学方法证实。

（四）SU 并发出血的处理

一般先采用非手术疗法，包括输血，留置胃管持续胃肠负压吸引，使用抑酸药物，冰盐水洗胃等。有条件时可行介入治疗，行选择性动脉插管（胃左动脉）后灌注血管升压素。另外，如果患者情况可以耐受，可行内镜下止血，如钛夹止血、套扎止血、局部应用组织黏附剂和药物止血、黏膜内或血管内注射止血剂、高频电和氩离子凝固止血等。若非手术治疗无效，对持续出血或短时间内反复大量出血，范围广泛的严重病变，需及时手术治疗，原则是根据患者全身情况、病变部位、范围大小及并发症等选择最简单有效的术式。病变范围不大或十二指肠出血为主者，多主张行胃大部切除或胃大部切除加选择性迷走神经切断术。若病变范围广泛，弥漫性大量出血，特别是病变波及胃底者，可视情况保留 10%左右的胃底，或行全胃切除术，但全胃切除创伤大，应谨慎用于 SU 患者。

七、预防

预防 SU 的基本原则是积极治疗原发病，纠正休克和抑制胃酸。具体措施包括积极治疗原发病和防治并发症；维护心肺等重要器官正常功能；及时纠正休克，维持有效循环容量；控制感染；维持水、电解质及酸碱平衡；预防性应用抑酸药物；避免应用激素及阿司匹林、吲哚美辛（消炎痛）等非甾体抗炎药；对有腹胀及呕吐者留置胃管减压，以降低胃内张力，减轻胃黏膜缺血和十二指肠反流液对胃黏膜的损害。

（赵秀敬）

第四节　消化性溃疡

消化性溃疡主要指发生在胃和十二指肠的慢性溃疡，即胃溃疡（GU）和十二指肠溃疡

(DU),因溃疡形成与胃酸/胃蛋白酶的消化作用有关而得名。溃疡的黏膜缺损超过黏膜肌层,不同于糜烂。

一、流行病学

消化性溃疡是全球性常见病。西方国家资料显示,自20世纪50年代以后,消化性溃疡发病率呈下降趋势。我国临床统计资料提示,消化性溃疡患病率在近十多年来亦开始呈下降趋势。本病可发生于任何年龄,但中年最为常见,DU多见于青壮年,而GU多见于中老年,后者发病高峰比前者约迟10年。男性患病比女性较多。临床上DU比GU为多见,两者之比为(2～3)∶1,但有地区差异,在胃癌高发区GU所占的比例有增加。

二、病因和发病机制

在正常生理情况下,胃十二指肠黏膜经常接触有强侵蚀力的胃酸和在酸性环境下被激活、能水解蛋白质的胃蛋白酶。此外,还经常受摄入的各种有害物质的侵袭,但却能抵御这些侵袭因素的损害,维持黏膜的完整性,这是因为胃十二指肠黏膜具有一系列防御和修复机制。目前认为,胃十二指肠黏膜的这一完善而有效的防御和修复机制,足以抵抗胃酸/胃蛋白酶的侵蚀。一般而言,只有当某些因素损害了这一机制才可能发生胃酸/胃蛋白酶侵蚀黏膜而导致溃疡形成。近年的研究已经明确,*Hp* 和非甾体抗炎药是损害胃十二指肠黏膜屏障从而导致消化性溃疡发病的最常见病因。少见的特殊情况,当过度胃酸分泌远远超过黏膜的防御和修复作用也可能导致消化性溃疡发生。现将这些病因及其导致溃疡发生的机制分述如下。

(一)幽门螺杆菌

确认幽门螺杆菌为消化性溃疡的重要病因主要基于两方面的证据:①消化性溃疡患者的幽门螺杆菌检出率显著高于对照组的普通人群,在DU的检出率约为90%、GU为70%～80%(幽门螺杆菌阴性的消化性溃疡患者往往能找到NSAIDs服用史等其他原因);②大量临床研究肯定,成功根除幽门螺杆菌后溃疡复发率明显下降,用常规抑酸治疗后愈合的溃疡年复发率为50%～70%,而根除幽门螺杆菌可使溃疡复发率降至5%以下,这就表明去除病因后消化性溃疡可获治愈。至于何以在感染幽门螺杆菌的人群中仅有少部分人(约15%)发生消化性溃疡,一般认为,这是幽门螺杆菌、宿主和环境因素三者相互作用的不同结果。

幽门螺杆菌感染导致消化性溃疡发病的确切机制尚未阐明。目前比较普遍接受的一种假说试图将幽门螺杆菌、宿主和环境3个因素在DU发病中的作用统一起来。该假说认为,胆酸对幽门螺杆菌生长具有强烈的抑制作用,因此正常情况下幽门螺杆菌无法在十二指肠生存,十二指肠球部酸负荷增加是DU发病的重要环节,因为酸可使结合胆酸沉淀,从而有利于幽门螺杆菌在十二指肠球部生长。幽门螺杆菌只能在胃上皮组织定植,因此在十二指肠球部存活的幽门螺杆菌只有当十二指肠球部发生胃上皮化生才能定植下来,而据认为十二指肠球部的胃上皮化生是十二指肠对酸负荷的一种代偿反应。十二指肠球部酸负荷增加的原因,一方面与幽门螺杆菌感染引起慢性胃窦炎有关,幽门螺杆菌感染直接或间接作用于胃窦D、G细胞,削弱了胃酸分泌的负反馈调节,从而导致餐后胃酸分泌增加;另一方面,吸烟、应激和遗传等因素均与胃酸分泌增加有关。定植在十二指肠球部的幽门螺杆菌引起十二指肠炎症,炎症削弱了十二指肠黏膜的防御和修复功能,在胃酸/胃蛋白酶的侵蚀下最终导致DU发生。十二指肠炎症同时导致十二指肠黏膜分泌碳酸氢盐减少,间接增加十二指肠的酸负荷,进一步促进DU的发生和发展过程。

对幽门螺杆菌引起 GU 的发病机制研究较少，一般认为是幽门螺杆菌感染引起的胃黏膜炎症削弱了胃黏膜的屏障功能，胃溃疡好发于非泌酸区与泌酸区交界处的非泌酸区侧，反映了胃酸对屏障受损的胃黏膜的侵蚀作用。

(二)NSAIDs

NSAIDs 是引起消化性溃疡的另一个常见病因。大量研究资料显示，服用 NSAIDs 患者发生消化性溃疡及其并发症的危险性显著高于普通人群。临床研究报道，在长期服用 NSAIDs 患者中 10%～25%可发现胃或十二指肠溃疡，有 1%～4%的患者发生出血、穿孔等溃疡并发症。NSAIDs 引起的溃疡以 GU 较 DU 多见。溃疡形成及其并发症发生的危险性除与服用 NSAIDs 种类、剂量、疗程有关外，尚与高龄、同时服用抗凝血药、糖皮质激素等因素有关。

NSAIDs 通过削弱黏膜的防御和修复功能而导致消化性溃疡发病，损害作用包括局部作用和系统作用两方面，系统作用是主要致溃疡机制，主要是通过抑制环氧合酶(COX)而起作用。COX 是花生四烯酸合成前列腺素的关键限速酶，COX 有两种异构体，即结构型 COX-1 和诱生型 COX-2。COX-1 在组织细胞中恒量表达，催化生理性前列腺素合成而参与机体生理功能调节；COX-2 主要在病理情况下由炎症刺激诱导产生，促进炎症部位前列腺素的合成。传统的 NSAIDs 如阿司匹林、吲哚美辛等旨在抑制COX-2而减轻炎症反应，但特异性差，同时抑制了 COX-1，导致胃肠黏膜生理性前列腺素 E 合成不足。后者通过增加黏液和碳酸氢盐分泌、促进黏膜血流增加、细胞保护等作用在维持黏膜防御和修复功能中起重要作用。

NSAIDs 和幽门螺杆菌是引起消化性溃疡发病的两个独立因素，至于两者是否有协同作用则尚无定论。

(三)胃酸和胃蛋白酶

消化性溃疡的最终形成是由于胃酸/胃蛋白酶对黏膜自身消化所致。因胃蛋白酶活性是 pH 依赖性的，在 pH>4 时便失去活性，因此在探讨消化性溃疡发病机制和治疗措施时主要考虑胃酸。无酸情况下罕有溃疡发生及抑制胃酸分泌药物能促进溃疡愈合的事实均确证胃酸在溃疡形成过程中的决定性作用，是溃疡形成的直接原因。胃酸的这一损害作用一般只有在正常黏膜防御和修复功能遭受破坏时才能发生。

DU 患者中约有 1/3 存在五肽胃泌素刺激的最大酸排量(MAO)增高，其余患者 MAO 多在正常高值，DU 患者胃酸分泌增高的可能因素及其在 DU 发病中的间接及直接作用已如前述。GU 患者基础酸排量(BAO)及 MAO 多属正常或偏低。对此，可能解释为 GU 患者多伴多灶萎缩性胃炎，因而胃体壁细胞泌酸功能已受影响，而 DU 患者多为慢性胃窦炎，胃体黏膜未受损或受损轻微因而仍能保持旺盛的泌酸能力。少见的特殊情况如促胃液素瘤患者，极度增加的胃酸分泌的攻击作用远远超过黏膜的防御作用，而成为溃疡形成的起始因素。近年来，非幽门螺杆菌、非 NSAIDs(也非胃泌素瘤)相关的消化性溃疡报道有所增加，这类患者病因未明，是否与高酸分泌有关尚有待研究。

(四)其他因素

下列因素与消化性溃疡发病有不同程度的关系。

(1)吸烟：吸烟者消化性溃疡发生率比不吸烟者高，吸烟影响溃疡愈合和促进溃疡复发。吸烟影响溃疡形成和愈合的确切机制未明，可能与吸烟增加胃酸分泌、减少十二指肠及胰腺碳酸氢盐分泌、影响胃十二指肠协调运动、黏膜损害性氧自由基增加等因素有关。

(2)遗传：遗传因素曾一度被认为是消化性溃疡发病的重要因素，但随着幽门螺杆菌在消化性溃疡发病中的重要作用得到认识，遗传因素的重要性受到挑战。例如，消化性溃疡的家族史可能是幽门螺杆菌感染的“家庭聚集”现象；O型血胃上皮细胞表面表达更多黏附受体而有利于幽门螺杆菌定植。因此，遗传因素的作用尚有待进一步研究。

(3)急性应激可引起应激性溃疡已是共识。但在慢性溃疡患者，情绪应激和心理障碍的致病作用却无定论。临床观察发现长期精神紧张、过劳，确实易使溃疡发作或加重，但这多在慢性溃疡已经存在时发生，因此情绪应激可能主要起诱因作用，可能通过神经内分泌途径影响胃十二指肠分泌、运动和黏膜血流的调节。

(4)胃十二指肠运动异常：研究发现，部分DU患者胃排空增快，这可使十二指肠球部酸负荷增大；部分GU患者有胃排空延迟，这可增加十二指肠液反流入胃，加重胃黏膜屏障损害。但目前认为，胃肠运动障碍不大可能是原发病因，但可加重幽门螺杆菌或NSAIDs对黏膜的损害。

概言之，消化性溃疡是一种多因素疾病，其中幽门螺杆菌感染和服用NSAIDs是已知的主要病因，溃疡发生是黏膜侵袭因素和防御因素失平衡的结果，胃酸在溃疡形成中起关键作用。

三、病理

DU发生在球部，前壁比较常见；GU多在胃角和胃窦小弯。组织学上，GU大多发生在幽门腺区(胃窦)与泌酸腺区(胃体)交界处的幽门腺区一侧。幽门腺区黏膜可随年龄增长而扩大(假幽门腺化生和/或肠化生)，使其与泌酸腺区之交界线上移，故老年患者GU的部位多较高。溃疡一般为单个，也可多个，呈圆形或椭圆形。DU直径多小于10 mm，GU要比DU稍大。亦可见到直径大于2 cm的巨大溃疡。溃疡边缘光整、底部洁净，由肉芽组织构成，上面覆盖有灰白色或灰黄色纤维渗出物。活动性溃疡周围黏膜常有炎症水肿。溃疡浅者累及黏膜肌层，深者达肌层甚至浆膜层，溃破血管时引起出血，穿破浆膜层时引起穿孔。溃疡愈合时周围黏膜炎症、水肿消退，边缘上皮细胞增生覆盖溃疡面，其下的肉芽组织纤维转化，变为瘢痕，瘢痕收缩使周围黏膜皱襞向其集中。

四、临床表现

上腹痛是消化性溃疡的主要症状，但部分患者可无症状或症状较轻以至不为患者所注意，而以出血、穿孔等并发症为首发症状。典型的消化性溃疡有如下临床特点：①慢性过程，病史可达数年至数十年；②周期性发作，发作与自发缓解相交替，发作期可为数周或数月，缓解期亦长短不一，短者数周、长者数年；发作常有季节性，多在秋冬或冬春之交发病，可因精神情绪不良或过劳而诱发；③发作时上腹痛呈节律性，表现为空腹痛即餐后2～4小时和/或午夜痛，腹痛多为进食或服用抗酸药所缓解，典型节律性表现在DU多见。

(一)症状

上腹痛为主要症状，性质多为灼痛，亦可为钝痛、胀痛、剧痛或饥饿样不适感。多位于中上腹，可偏右或偏左。一般为轻至中度持续性痛。疼痛常有典型的节律性如上述。腹痛多在进食或服用抗酸药后缓解。

部分患者无上述典型表现的疼痛，而仅表现为无规律性的上腹隐痛或不适。具或不具典型疼痛者均可伴有反酸、嗳气、上腹胀等症状。

(二)体征

溃疡活动时上腹部可有局限性轻压痛，缓解期无明显体征。

五、特殊类型的消化性溃疡

(一)复合溃疡

复合溃疡指胃和十二指肠同时发生的溃疡。DU 往往先于 GU 出现。幽门梗阻发生率较高。

(二)幽门管溃疡

幽门管位于胃远端,与十二指肠交界,长约 2 cm。幽门管溃疡与 DU 相似,胃酸分泌一般较高。幽门管溃疡上腹痛的节律性不明显,对药物治疗反应较差,呕吐较多见,较易发生幽门梗阻、出血和穿孔等并发症。

(三)球后溃疡

DU 大多发生在十二指肠球部,发生在球部远段十二指肠的溃疡称球后溃疡。多发生在十二指肠乳头的近端。具有 DU 的临床特点,但午夜痛及背部放射痛多见,对药物治疗反应较差,较易并发出血。

(四)巨大溃疡

巨大溃疡指直径大于 2 cm 的溃疡。对药物治疗反应较差、愈合时间较慢,易发生慢性穿透或穿孔。胃的巨大溃疡注意与恶性溃疡鉴别。

(五)老年人消化性溃疡

近年,老年人发生消化性溃疡的报道增多。临床表现多不典型,GU 多位于胃体上部甚至胃底部,溃疡常较大,易误诊为胃癌。

(六)无症状性溃疡

约 15%消化性溃疡患者可无症状,而以出血、穿孔等并发症为首发症状。可见于任何年龄,以老年人较多见;NSAIDs 引起的溃疡近半数无症状。

六、实验室和其他检查

(一)胃镜检查

胃镜检查是确诊消化性溃疡首选的检查方法。胃镜检查不仅可对胃十二指肠黏膜直接观察、摄像,还可在直视下取活组织作病理学检查及幽门螺杆菌检测,因此,胃镜检查对消化性溃疡的诊断及胃良、恶性溃疡鉴别诊断的准确性高于 X 线钡餐检查。例如,在溃疡较小或较浅时钡餐检查有可能漏诊;钡餐检查发现十二指肠球部畸形可有多种解释;活动性上消化道出血是钡餐检查的禁忌证;胃的良、恶性溃疡鉴别必须由活组织检查来确定。

内镜下消化性溃疡多呈圆形或椭圆形,也有呈线形,边缘光整,底部覆有灰黄色或灰白色渗出物,周围黏膜可有充血、水肿,可见皱襞向溃疡集中。内镜下溃疡可分为活动期(A)、愈合期(H)和瘢痕期(S)3 个病期,其中每个病期又可分为 2 个阶段。

(二)X 线钡餐检查

适用于对胃镜检查有禁忌或不愿接受胃镜检查者。溃疡的 X 线征象有直接和间接两种:龛影是直接征象,对溃疡有确诊价值;局部压痛、十二指肠球部激惹和球部畸形、胃大弯侧痉挛性切迹均为间接征象,仅提示可能有溃疡。

(三)幽门螺杆菌检测

幽门螺杆菌检测应列为消化性溃疡诊断的常规检查项目,因为有无幽门螺杆菌感染决定治疗方案的选择。检测方法分为侵入性和非侵入性两大类。前者需通过胃镜检查取胃黏膜活组织进行检测，主要包括快速尿素酶试验、组织学检查和幽门螺杆菌培养；后者主要有^{13}C或^{14}C尿素呼气试验、粪便幽门螺杆菌抗原检测及血清学检查（定性检测血清抗幽门螺杆菌 IgG 抗体）。

快速尿素酶试验是侵入性检查的首选方法，操作简便、费用低。组织学检查可直接观察幽门螺杆菌，与快速尿素酶试验结合，可提高诊断准确率。幽门螺杆菌培养技术要求高，主要用于科研。^{13}C或^{14}C尿素呼气试验检测幽门螺杆菌敏感性及特异性高而无须胃镜检查，可作为根除治疗后复查的首选方法。

应注意，近期应用抗生素、质子泵抑制剂、铋剂等药物，因有暂时抑制幽门螺杆菌作用，会使上述检查（血清学检查除外）呈假阴性。

(四)胃液分析和血清促胃液素测定

一般仅在疑有促胃液素瘤时作鉴别诊断之用。

七、诊断和鉴别诊断

慢性病程、周期性发作的节律性上腹疼痛，且上腹痛可为进食或抗酸药所缓解的临床表现是诊断消化性溃疡的重要临床线索。但应注意，一方面有典型溃疡样上腹痛症状者不一定是消化性溃疡，另一方面部分消化性溃疡患者症状可不典型甚至无症状。因此，单纯依靠病史难以作出可靠诊断。确诊有赖胃镜检查。X 线钡餐检查发现龛影亦有确诊价值。

鉴别诊断本病主要临床表现为慢性上腹痛，当仅有病史和体检资料时，需与其他有上腹痛症状的疾病，如肝、胆、胰、肠疾病和胃的其他疾病相鉴别。功能性消化不良临床常见且临床表现与消化性溃疡相似，应注意鉴别。如做胃镜检查，可确定有无胃十二指肠溃疡存在。

胃镜检查如见胃十二指肠溃疡，应注意与引起胃十二指肠溃疡的少见特殊病因或以溃疡为主要表现的胃十二指肠肿瘤鉴别。其中，与胃癌、促胃液素瘤的鉴别要点如下。

(一)胃癌

内镜或 X 线检查见到胃的溃疡，必须进行良性溃疡（胃溃疡）与恶性溃疡（胃癌）的鉴别。Ⅲ型（溃疡型）早期胃癌单凭内镜所见与良性溃疡鉴别有困难，放大内镜和染色内镜对鉴别有帮助，但最终必须依靠直视下取活组织检查鉴别。恶性溃疡的内镜特点：①溃疡形状不规则，一般较大；②底凹凸不平、苔污秽；③边缘呈结节状隆起；④周围皱襞中断；⑤胃壁僵硬、蠕动减弱（X 线钡餐检查亦可见上述相应的 X 线征）。活组织检查可以确诊，但必须强调，对于怀疑胃癌而一次活检阴性者，必须在短期内复查胃镜进行再次活检；即使内镜下诊断为良性溃疡且活检阴性，仍有漏诊胃癌的可能，因此对初诊为胃溃疡者，必须在完成正规治疗的疗程后进行胃镜复查，胃镜复查溃疡缩小或愈合不是鉴别良、恶性溃疡的最终依据，必须重复活检加以证实。

(二)促胃液素瘤

该病亦称 Zollinger-Ellison 综合征，是胰腺非 β 细胞瘤分泌大量促胃液素所致。肿瘤往往很小（直径＜1 cm），生长缓慢，半数为恶性。大量促胃液素可刺激壁细胞增生，分泌大量胃酸，使上消化道经常处于高酸环境，导致胃十二指肠球部和不典型部位（十二指肠降段、横段、甚或空肠近端）发生多发性溃疡。促胃液素瘤与普通消化性溃疡的鉴别要点是该病溃疡发生于不典型部位，具难治性特点，有过高胃酸分泌（BAO 和 MAO 均明显升高，且 BAO/MAO＞60%）及高空腹血清促胃液素。

八、并发症

(一)出血

溃疡侵蚀周围血管可引起出血。出血是消化性溃疡最常见的并发症,也是上消化道大出血最常见的病因(约占所有病因的50%)。

(二)穿孔

溃疡病灶向深部发展穿透浆膜层则并发穿孔。溃疡穿孔临床上可分为急性、亚急性和慢性3种类型,以第一种常见。急性穿孔的溃疡常位于十二指肠前壁或胃前壁,发生穿孔后胃肠的内容物漏入腹腔而引起急性腹膜炎。十二指肠或胃后壁的溃疡深至浆膜层时已与邻近的组织或器官发生粘连,穿孔时胃肠内容物不流入腹腔,称为慢性穿孔,又称为穿透性溃疡。这种穿透性溃疡改变了腹痛规律,变得顽固而持续,疼痛常放射至背部。邻近后壁的穿孔或游离穿孔较小,只引起局限性腹膜炎时称亚急性穿孔,症状较急性穿孔轻而体征较局限,且易漏诊。

(三)幽门梗阻

幽门梗阻主要是由DU或幽门管溃疡引起。溃疡急性发作时可因炎症水肿和幽门部痉挛而引起暂时性梗阻,可随炎症的好转而缓解;慢性梗阻主要由于瘢痕收缩而呈持久性。幽门梗阻临床表现:餐后上腹饱胀、上腹疼痛加重,伴有恶心、呕吐,大量呕吐后症状可以改善,呕吐物含发酵酸性宿食。严重呕吐可致失水和低氯低钾性碱中毒。可发生营养不良和体重减轻。体检可见胃型和胃蠕动波,清晨空腹时检查胃内有振水声。进一步做胃镜或X线钡剂检查可确诊。

(四)癌变

少数GU可发生癌变,DU则否。GU癌变发生于溃疡边缘,据报道癌变率在1%左右。长期慢性GU病史、年龄在45岁以上、溃疡顽固不愈者应提高警惕。对可疑癌变者,在胃镜下取多点活检做病理检查;在积极治疗后复查胃镜,直到溃疡完全愈合;必要时定期随访复查。

九、治疗

治疗的目的是消除病因、缓解症状、愈合溃疡、防止复发和防治并发症。针对病因的治疗如根除幽门螺杆菌,有可能彻底治愈溃疡病,是近年消化性溃疡治疗的一大进展。

(一)一般治疗

生活要有规律,避免过度劳累和精神紧张。注意饮食规律,戒烟、酒。服用NSAIDs者尽可能停用,即使未用亦要告诫患者今后慎用。

(二)治疗消化性溃疡的药物及其应用

治疗消化性溃疡的药物可分为抑制胃酸分泌的药物和保护胃黏膜的药物两大类,主要起缓解症状和促进溃疡愈合的作用,常与根除幽门螺杆菌治疗配合使用。现就这些药物的作用机制及临床应用分别简述如下。

1.抑制胃酸药物

溃疡的愈合与抑酸治疗的强度和时间成正比。抗酸药具中和胃酸作用,可迅速缓解疼痛症状,但一般剂量难以促进溃疡愈合,故目前多作为加强止痛的辅助治疗。H_2受体阻滞剂(H_2RA)可抑制基础及刺激的胃酸分泌,以前一作用为主,而后一作用不如PPI充分。使用推荐剂量各种H_2RA溃疡愈合率相近,不良反应发生率均低。西咪替丁可通过血-脑屏障,偶有精神异常不良反应;与雄性激素受体结合而影响性功能;经肝细胞色素P450代谢而延长华法林、苯妥英钠、茶碱等药物的肝内代谢。雷尼替丁、法莫替丁和尼扎替丁上述不良反应较少。已证明 H_2RA 全天剂量于睡前顿服的疗效与一天 2 次分服相仿。由于该类药物价格较 PPI 便宜，临床上特别适用于根除幽门螺杆菌疗程完成后的后续治疗，以及某些情况下预防溃疡复发的长程维持治疗。质子泵抑制剂作用于壁细胞胃酸分泌终末步骤中的关键酶 H^+、K^+-ATP 酶，使其不可逆失活，因此抑酸作用比 H_2RA 更强且作用持久。与 H_2RA 相比，PPI 促进溃疡愈合的速度较快、溃疡愈合率较高，因此特别适用于难治性溃疡或 NSAIDs 溃疡患者不能停用 NSAIDs 时的治疗。对根除幽门螺杆菌治疗，PPI 与抗生素的协同作用较 H_2RA 好，因此是根除幽门螺杆菌治疗方案中最常用的基础药物。使用推荐剂量的各种 PPI，对消化性溃疡的疗效相仿，不良反应均少。

2.保护胃黏膜药物

硫糖铝和胶体铋目前已少用作治疗消化性溃疡的一线药物。枸橼酸铋钾（胶体次枸橼酸铋）因兼有较强抑制幽门螺杆菌作用，可作为根除幽门螺杆菌联合治疗方案的组分，但要注意此药不能长期服用，因会过量蓄积而引起神经毒性。米索前列醇具有抑制胃酸分泌、增加胃十二指肠黏膜的黏液及碳酸氢盐分泌和增加黏膜血流等作用，主要用于 NSAIDs 溃疡的预防，腹泻是常见不良反应，因会引起子宫收缩故孕妇忌服。

（三）根除幽门螺杆菌治疗

对幽门螺杆菌感染引起的消化性溃疡，根除幽门螺杆菌不但可促进溃疡愈合，而且可预防溃疡复发，从而彻底治愈溃疡。因此，凡有幽门螺杆菌感染的消化性溃疡，无论初发或复发、活动或静止、有无并发症，均应予以根除幽门螺杆菌治疗。

1.根除幽门螺杆菌的治疗方案

已证明在体内具有杀灭幽门螺杆菌作用的抗生素有克拉霉素、阿莫西林、甲硝唑（或替硝唑）、四环素、呋喃唑酮、某些喹诺酮类如左氧氟沙星等。PPI 及胶体铋体内能抑制幽门螺杆菌，与上述抗生素有协同杀菌作用。目前尚无单一药物可有效根除幽门螺杆菌，因此必须联合用药。应选择幽门螺杆菌根除率高的治疗方案力求一次根除成功。研究证明，以 PPI 或胶体铋为基础加上两种抗生素的三联治疗方案有较高根除率。这些方案中，以 PPI 为基础的方案所含 PPI 能通过抑制胃酸分泌提高口服抗生素的抗菌活性从而提高根除率，再者 PPI 本身具有快速缓解症状和促进溃疡愈合作用，因此是临床中最常用的方案。而其中，又以 PPI 加克拉霉素再加阿莫西林或甲硝唑的方案根除率最高。幽门螺杆菌根除失败的主要原因是患者的服药依从性问题和幽门螺杆菌对治疗方案中抗生素的耐药性。因此，在选择治疗方案时要了解所在地区的耐药情况，近年不少国家和我国一些地区幽门螺杆菌对甲硝唑和克拉霉素的耐药率在增加，应引起注意。呋喃唑酮（200 mg/d，分 2 次）耐药性少见、价廉，国内报道用呋喃唑酮代替克拉霉素或甲硝唑的三联疗法亦可取得较高的根除率，但要注意呋喃唑酮引起的周围神经炎和溶血性贫血等不良反应。治疗失败后的再治疗比较困难，可换用另外两种抗生素（阿莫西林原发和继发耐药均极少见，可以不换），如 PPI 加左氧氟沙星（500 mg/d，每天 1 次）和阿莫西林，或采用 PPI 和胶体铋合用再加四环素（1 500 mg/d，每天 2 次）和甲硝唑的四联疗法。

2.根除幽门螺杆菌治疗结束后的抗溃疡治疗

在根除幽门螺杆菌疗程结束后，继续给予一个常规疗程的抗溃疡治疗（如 DU 患者予 PPI 常规剂量、每天 1 次、总疗程 2～4 周，或 H_2RA 常规剂量、疗程 4～6 周；GU 患者 PPI 常规剂量、每天 1 次、总疗程4～6周，或 H_2RA 常规剂量、疗程 6～8 周）是最理想的。这在有并发症或溃疡面积大的患者尤为必要,但对无并发症且根除治疗结束时症状已得到完全缓解者,也可考虑停药以节省药物费用。

3.根除幽门螺杆菌治疗后复查

治疗后应常规复查幽门螺杆菌是否已被根除,复查应在根除幽门螺杆菌治疗结束至少4周后进行,且在检查前停用PPI或铋剂2周,否则会出现假阴性。可采用非侵入性的^{13}C或^{14}C尿素呼气试验,也可通过胃镜在检查溃疡是否愈合的同时取活检做尿素酶和/或组织学检查。对未排除胃恶性溃疡或有并发症的消化性溃疡应常规进行胃镜复查。

(四)NSAIDs 溃疡的治疗、复发预防及初始预防

对服用NSAIDs后出现的溃疡,如情况允许应立即停用NSAIDs,如病情不允许可换用对黏膜损伤少的NSAIDs如特异性COX-2抑制剂(如塞来昔布)。对停用NSAIDs者,可予常规剂量常规疗程的H_2RA或PPI治疗;对不能停用NSAIDs者,应选用PPI治疗(H_2RA疗效差)。因幽门螺杆菌和NSAIDs是引起溃疡的两个独立因素,因此应同时检测幽门螺杆菌,如有幽门螺杆菌感染应同时根除幽门螺杆菌。溃疡愈合后,如不能停用NSAIDs,无论幽门螺杆菌阳性还是阴性都必须继续PPI或米索前列醇长程维持治疗以预防溃疡复发。对初始使用NSAIDs的患者是否应常规给药预防溃疡的发生仍有争论。已明确的是,对于发生NSAIDs溃疡并发症的高危患者,如既往有溃疡病史、高龄、同时应用抗凝血药(包括低剂量的阿司匹林)或糖皮质激素者,应常规予抗溃疡药物预防,目前认为PPI或米索前列醇预防效果较好。

(五)溃疡复发的预防

有效根除幽门螺杆菌及彻底停服NSAIDs,可消除消化性溃疡的两大常见病因,因而能大大减少溃疡复发。对溃疡复发同时伴有幽门螺杆菌感染复发(再感染或复燃)者,可予根除幽门螺杆菌再治疗。下列情况则需用长程维持治疗来预防溃疡复发:①不能停用NSAIDs的溃疡患者,无论幽门螺杆菌阳性还是阴性(如前述);②幽门螺杆菌相关溃疡,幽门螺杆菌感染未能被根除;③幽门螺杆菌阴性的溃疡(非幽门螺杆菌、非NSAIDs溃疡);④幽门螺杆菌相关溃疡,幽门螺杆菌虽已被根除,但曾有严重并发症的高龄或有严重伴随病患者。长程维持治疗一般以H_2RA或PPI常规剂量的半量维持,而NSAIDs溃疡复发的预防多用PPI或米索前列醇,已如前述。

(六)外科手术指征

由于内科治疗的进展,目前外科手术主要限于少数有并发症者,包括:①大量出血经内科治疗无效;②急性穿孔;③瘢痕性幽门梗阻;④胃溃疡癌变;⑤严格内科治疗无效的顽固性溃疡。

十、预后

由于内科有效治疗的发展,预后远较过去为佳,病死率显著下降。死亡主要见于高龄患者,死亡的主要原因是并发症,特别是大出血和急性穿孔。

(赵秀敬)

第五节　酒精性肝病

一、概述

正常人 24 小时内体内可代谢酒精 120 g，而酒精性肝病（ALD）是由于长期大量饮酒，超过机体的代谢能力所导致的疾病。临床上分为轻症酒精性肝病（AML）、酒精性脂肪肝（AFL）、酒精性肝炎（AH）、酒精性肝纤维化（AF）和酒精性肝硬化（AC）不同阶段。严重酗酒时可诱发广泛肝细胞坏死甚至急性肝功能衰竭。因饮酒导致的 ALD 在西方国家已成为常见病、多发病，占中年人死因的第 4 位。我国由酒精所致肝损害的发病率亦呈逐年上升趋势，酒精已成为继病毒性肝炎后导致肝损害的第二大病因，严重危害人民健康。

ALD 的发病机制较为复杂，目前尚不完全清楚。可能与酒精及其代谢产物对肝脏的毒性作用、氧化应激、内毒素、细胞因子（TNF-α、TGF-β 等）产生异常、免疫异常、蛋氨酸代谢异常、酒精代谢相关酶类基因多态性、细胞凋亡等多种因素有关。

二、诊断

（一）酒精性肝病临床诊断标准

（1）有长期饮酒史，一般超过 5 年，折合酒精量男性不低于 40 g/d，女性不低于 20 g/d，或 2 周内有大量饮酒史，折合酒精量超过 80 g/d。但应注意性别、遗传易感性等因素的影响。酒精量换算公式为酒精量（g）＝饮酒量（mL）×酒精含量（%）×0.8。

（2）临床症状为非特异性，可无症状，或有右上腹胀痛、食欲缺乏、乏力、体重减轻、黄疸等；随着病情加重，可有神经精神、蜘蛛痣、肝掌等症状和体征。

（3）血清天冬氨酸氨基转移酶（AST）、丙氨酸氨基转移酶（ALT）、γ-谷氨酰转肽酶（GGT）、总胆红素（TBIL）、凝血酶原时间（PT）和平均红细胞容积（MCV）等指标升高，禁酒后这些指标可明显下降，通常4 周内基本恢复正常，AST/ALT＞2，有助于诊断。

（4）肝脏 B 超或 CT 检查有典型表现。

（5）排除嗜肝病毒的感染、药物和中毒性肝损伤等。

符合第（1）（2）（3）项和第（5）项或第（1）（2）（4）项和第（5）项可诊断酒精性肝病；仅符合第（1）（2）项和第（5）项可疑诊酒精性肝病。

（二）临床分型诊断

1.轻症酒精性肝病

肝脏生物化学、影像学和组织病理学检查基本正常或轻微异常。

2.酒精性脂肪肝

影像学诊断符合脂肪肝标准，血清 ALT、AST 可轻微异常。

3.酒精性肝炎

血清 ALT、AST 或 GGT 升高，可有血清 TBIL 增高。重症酒精性肝炎是指酒精性肝炎中，合并肝昏迷、肺炎、急性肾衰竭、上消化道出血，可伴有内毒素血症。

4.酒精性肝纤维化

症状及影像学无特殊。未做病理检查时,应结合饮酒史、血清纤维化标志物(透明质酸、Ⅲ型胶原、Ⅳ型胶原、层粘连蛋白)、GGT、AST/ALT、胆固醇、载脂蛋白-A1、TBIL、α_2 巨球蛋白、铁蛋白、稳态模式胰岛素抵抗等改变,这些指标十分敏感,应联合检测。

5.酒精性肝硬化

有肝硬化的临床表现和血清生物化学指标的改变。

三、鉴别诊断

鉴别诊断见表 6-2。

表 6-2 酒精性肝病的鉴别诊断

病种	病史	病毒学检查
非酒精性肝病	好发于肥胖、2 型糖尿病患者	肝炎标志物阴性
病毒性肝炎	无长期饮酒史	肝炎标志物阳性
酒精性肝病	有长期饮酒史	肝炎标志物阴性

四、治疗

(一)治疗原则

包括戒酒、改善营养、治疗肝损伤、防治并发存在的其他肝病、阻止或逆转肝纤维化的进展、促进肝再生、减少并发症、提高生活质量、终末期肝病进行肝移植等措施。

1.戒酒

其中戒酒是 ALD 治疗的最关键措施,戒酒或显著减少酒精摄入可显著改善所有阶段患者的组织学改变和生存率;Child A 级的 ALD 患者戒酒后 5 年生存率可超过 80%,Child B、C 级患者在戒酒后也能使 5 年生存率从 30%提高至 60%,除戒酒以外尚无 ALD 特异性治疗方法。戒酒过程中应注意戒断综合征(包括酒精依赖者,神经精神症状的出现与戒酒有关,多呈急性发作过程,常有四肢抖动及出汗等症状,严重者有戒酒性抽搐或癫痫样痉挛发作)的发生。

2.营养支持

ALD 患者同时也需良好的营养支持,因其通常并发热量、蛋白质缺乏性营养不良,而营养不良又可加剧酒精性肝损伤。因此,宜给予富含优质蛋白和 B 族维生素、高热量的低脂饮食,必要时适当补充支链氨基酸为主的复方氨基酸制剂。酒精性肝病的饮食治疗可参考表 6-3。

3.维生素及微量元素

慢性饮酒者可能因摄入不足、肠道吸收减少、肝内维生素代谢障碍、疾病后期肠道黏膜屏障衰竭等导致维生素 B_1、维生素 B_6、维生素 A、维生素 E、叶酸等、微量元素(锌、硒)的严重缺乏。因此适量补充上述维生素和微量元素是必需的,尤其是补充维生素 B_1(目前推荐应用脂溶性维生素 B_1 前体苯磷硫胺)和补锌在预防和治疗 ALD 非常重要。而维生素 E 是临床上使用较早的抗氧化剂,脂溶性的维生素 E 可以在细胞膜上积聚,结合并清除自由基,减轻肝细胞膜及线粒体膜的脂质过氧化。Sokol 等发现,维生素 E 能明显减轻胆汁淤积时疏水性胆汁酸所引起的肝细胞膜脂质过氧化,从而减轻肝细胞损伤。

表 6-3　ALD 患者的饮食指导原则

ALD 患者的饮食指导原则
蛋白质＝1.0～1.5/kg 体重
总热量＝126 kJ/kg 体重(静息状态下的能量消耗最少)
50％～55％为糖类,最好是复合型糖类
30％～35％为脂肪,最好不饱和脂肪酸含量高并含有足量的必需脂肪酸
营养最好是肠内或口服或经小孔径喂食给予;部分肠道外营养为次要选择;全肠外营养为最后的选择
水、盐摄入以保持机体水、电解质平衡
多种维生素及矿物质
支链氨基酸的补充通常并不需要
许多患者能耐受标准的氨基酸补充
若患者不能耐受标准氨基酸补充仍可补充支链氨基酸
避免仅仅补充支链氨基酸,支链氨基酸并不能保持氮的平衡
有必要补充必需氨基酸,必需氨基酸指正常时可从前体合成而在肝硬化患者不能合成,包括胆碱、胱氨酸、氨基乙磺酸、酪氨酸

(二)药物治疗

1.非特异性抗感染治疗

(1)糖皮质激素:多项随机对照研究和荟萃分析,使用糖皮质激素治疗 ALD 仍有一些争议,对于严重 AH 患者,糖皮质激素是研究得最多也可能是最有效的药物。然而,接受激素治疗的患者病死率仍较高,特别在伴发肾衰竭的患者。激素是否能延缓肝硬化进展及改善长期生存率尚不明确。并发急性感染、胃肠道出血、胰腺炎、血糖难以控制的糖尿病者为应用皮质激素的禁忌证。

(2)己酮可可碱(PTX):是一种非选择性磷酸二酯酶抑制剂,具有拮抗炎性细胞因子的作用,可降低 TNF-α 基因下游许多效应细胞因子的表达。研究表明,PTX 可以显著改善重症 AH 患者的短期生存率,但在 PTX 成为 AH 的常规治疗方法之前,还需进行 PTX 与糖皮质激素联合治疗或用于对皮质激素有禁忌证的 AH 患者的临床试验。

2.保肝抗纤维化

(1)还原型谷胱甘肽:由谷氨酸、半胱氨酸组成,具有广泛的抗氧化作用,可与酒精的代谢产物乙醛、氧自由基结合,使其失活,并加速自由基的排泄,抑制或减少肝细胞膜及线粒体膜过氧化脂质形成,保护肝细胞。此外,还可以通过 γ-谷氨酸循环,维护肝脏蛋白质合成。目前临床应用比较广泛。

(2)多稀磷脂酰胆碱(易善复):是由大豆中提取的磷脂精制而成,其主要活性成分是 1,2-二亚油酰磷脂酰胆碱(DLPC)。DLPC 可将人体内源性磷脂替换,结合并进入膜成分中,增加膜流动性,同时还可以维持或促进不同器官及组织的许多膜功能,包括可调节膜结合酶系统的活性;能抑制细胞色素 $P450_2E_1$(CYP_{2E_1})的含量及活性,减少自由基;可增强过氧化氢酶活性、超氧化物歧化酶活性和谷胱甘肽还原酶活性。研究表明,多稀磷脂酰胆碱可提高 ALD 患者治疗的有效率,改善患者的症状和体征,并提高生存质量,但不能改善患者病理组织学,只能防止组织学恶化的趋势。常用多稀磷脂酰胆碱500 mg静脉给药。

(3)丙硫氧嘧啶(PTU):多个长期疗效的观察研究提示 PTU 对重度 ALD 有一定效果,而对于轻、中度 ALD 无效。RambaldiA 通过随机、多中心、双盲、安慰剂对照的临床研究，发现 PTU 与安慰剂相比，在降低病死率、减少并发症以及改善肝脏组织学等方面没有显著差异。由于 PTU 能引起甲状腺功能减退，因此应用 PTU 治疗 ALD 要慎重选择。

(4)腺苷蛋氨酸：酒精通过改变肠道菌群，使肠道对内毒素的通透性增加，同时对内毒素清除能力下降，导致高内毒素血症，激活枯否细胞释放 TNF-α、TGF-β、IL-1、IL-6、IL-8 等炎症细胞因子，使具有保护作用的 IL-10 水平下调。腺苷蛋氨酸能降低 TNF-α 水平，下调TGF-β的表达，抑制肝细胞凋亡和肝星状细胞的激活，提高细胞内腺苷蛋氨酸/S-腺苷半胱氨酸比值，并能够去除细胞内增加的 S-腺苷半胱氨酸，提高肝微粒体谷胱甘肽贮量从而阻止酒精性肝损发生，延缓肝纤维化的发生和发展的作用。

(5)硫普罗宁：含有巯基，能与自由基可逆性结合成二硫化合物，作为一种自由基清除剂在体内形成一个再循环的抗氧化系统，可有效清除氧自由基，提高机体的抗氧化能力，调节氧代谢平衡，修复酒精引起的肝损害，对抗酒精性肝纤维化。临床试验显示，硫普罗宁在降酶、改善肝功能方面疗效显著，对抗酒精性肝纤维化有良好的作用。

(6)美他多辛：是由维生素 B_6 和吡咯烷酮羧酸组成的离子对化合物，作为乙醛脱氢酶激活剂，通过增加细胞内酒精和乙醛脱氢酶活性，加快血浆中酒精和乙醛的消除，减少酒精及其代谢产物对肝脏或其他组织的毒性作用时间；在 HepG2 细胞中可预防由酒精和乙醛引起的谷胱甘肽耗竭和脂质过氧化损害的增加，可预防乙醛引起的胶原增加并减少 TNF-α 的分泌，可提高肝脏 ATP 浓度，加快细胞内氨基酸转运，拮抗酒精对色氨酸吡咯酶的抑制作用。研究发现，无论戒酒与否，美他多辛用药 6 周均能显著改善肝脏生化功能，试验组影像学改善的总有效率有高于安慰剂组的趋势，但组间比较并无统计学差异。

(7)二氯醋酸二异丙胺：是维生素 B_{15} 的有效成分，通过抑制合成胆固醇的限速酶-HMG-CoA 还原酶的活性，减少胆固醇的合成；促进肝细胞内线粒体上的脂肪酸与葡萄糖的氧化，抑制糖异生，减少外周血甘油和游离脂肪酸的浓度，有效抑制肝脏三酰甘油的合成；同时还促进胆碱合成，磷脂合成，增加肝细胞膜流动性，加速脂质转运。研究表明，二氯醋酸二异丙胺可显著调节血脂代谢，降低血清胆固醇和三酰甘油水平，能明显改善肝功能，对 AFL 有较好的疗效，且具有不良反应少，患者耐受好的特点。

(8)复方甘草酸苷：为含半胱氨酸、甘草酸的甘草酸铵盐制剂，具有保护肝细胞膜、抗感染、调节免疫、预防纤维化和皮质激素样作用。试验结果显示，复方甘草酸苷可降低转氨酶，改善临床症状及体征，对控制 ALD 病情发展、减轻肝纤维化程度有较好的疗效。另外，本试验中治疗组仅 1 例出现轻度水肿，经对症治疗后逐渐恢复正常，无须减药或停药，且不良反应不影响临床疗效。

(9)水飞蓟素：氧应激是 ALD 发生的重要机制。研究证实，水飞蓟素为重要的抗氧化剂，具有保护细胞膜及其他生物膜的稳定性、清除自由基、抑制肝纤维化、刺激蛋白质合成和抑制 TNF-α的产生等作用。可用于酒精性肝纤维化、肝硬化的长期治疗。

(三)肝移植

晚期 ALD 是原位肝移植的最常见指证之一。Child C 级酒精性肝硬化患者的 1 年生存率为 50%～85%，而 Child B 级患者 1 年生存率为 75%～95%。因此，如果不存在其他提示病死率增高的情况如自发性细菌性腹膜炎、反复食管胃底静脉曲张出血或原发性肝细胞癌等，肝移植应限于 Child C 级肝硬化患者。虽然大多数移植中心需要患者在移植前有一定的戒酒期(一般为

6个月），但移植后患者再饮酒的问题及其对预后的影响仍值得重视。目前统计的移植后再饮酒的比例高达35%。大多数移植中心为戒酒后Child-Pugh积分仍较高的患者提供肝移植治疗。多项研究显示，接受肝移植的酒精性肝硬化患者的生存率与其他病因引起的肝硬化患者相似，5年和10年生存率介于胆汁淤积性肝病和病毒性肝病之间。移植后生活质量的改善也与其他移植指证相似。

（赵秀敬）

第六节　肝　脓　肿

一、细菌性肝脓肿

（一）流行病学

细菌性肝脓肿通常指由化脓性细菌引起的感染，故亦称化脓性肝脓肿。本病病原菌可来自胆管疾病（占16%～40%），门静脉血行感染（占8%～24%），经肝动脉血行感染报道不一，最多者为45%，直接感染者少见，隐匿感染占10%～15%。致病菌以革兰氏阴性菌最多见，其中2/3为大肠埃希菌，粪链球菌和变形杆菌次之；革兰氏阳性球菌以金黄色葡萄球菌最常见。临床常见多种细菌的混合感染。细菌性肝脓肿70%～83%发生于肝右叶，这与门静脉分支走行有关。左叶者占10%～16%；左右叶均感染者为6%～14%。脓肿多为单发且大，多发者较少且小。少数细菌性肝脓肿患者的肺、肾、脑及脾等亦可有小脓肿。尽管目前对本病的认识、诊断和治疗方法都有所改进，但病死率仍为30%～65%，其中多发性肝脓肿的病死率为50%～88%，而孤立性肝脓肿的病死率为12.5%～31.0%。本病多见于男性，男女比例约为2∶1。但目前的许多报道指出，本病的性别差异已不明显，这可能与女性胆管疾病发生率较高，而胆源性肝脓肿在化脓性肝脓肿发生中占主导地位有关。本病可发生于任何年龄，但中年以上者约占70%。

（二）病因

肝由于接受肝动脉和门静脉双重血液供应，并通过胆管与肠道相通，发生感染的机会很多。但是在正常情况下由于肝的血液循环丰富和单核-吞噬细胞系统的强大吞噬作用，可以杀伤入侵的细菌并且阻止其生长，不易形成肝脓肿。但是如各种原因导致机体抵抗力下降时，或当某些原因造成胆管梗阻时，入侵的细菌便可以在肝内重新生长引起感染，进一步发展形成脓肿。化脓性肝脓肿是一种继发性病变，病原菌可由下列途径进入肝。

1.胆管系统

这是目前最主要的侵入途径，也是细菌性肝脓肿最常见的原因。当各种原因导致急性梗阻性化脓性胆管炎，细菌可沿胆管逆行上行至肝，形成脓肿。胆管疾病引起的肝脓肿占肝脓肿发病率的21.6%～51.5%，其中肝胆管结石并发肝脓肿更多见。胆管疾病引起的肝脓肿常为多发性，以肝左叶多见。

2.门静脉系统

腹腔内的感染性疾病，如坏疽性阑尾炎、内痔感染、胰腺脓肿、溃疡性结肠炎及化脓性盆腔炎等均可引起门脉属支的化脓性门静脉炎，脱落的脓毒性栓子进入肝形成肝脓肿。近年来，由于抗生素的应用,这种途径的感染已大为减少。

3.肝动脉

体内任何部位的化脓性疾病,如急性上呼吸道感染、亚急性细菌性心内膜炎、骨髓炎和痈等,病原菌由体循环经肝动脉侵入肝。当机体抵抗力低下时,细菌可在肝内繁殖形成多发性肝脓肿,多见于小儿败血症。

4.淋巴系统

与肝相邻部位的感染,如化脓性胆囊炎、膈下脓肿、肾周围脓肿、胃及十二指肠穿孔等,病原菌可经淋巴系统进入肝,亦可直接侵及肝。

5.肝外伤后继发感染

开放性肝外伤时,细菌从创口进入肝或随异物直接从外界带入肝引发脓肿。闭合性肝外伤时,特别是中心型肝损伤患者,可在肝内形成血肿,易导致内源性细菌感染。尤其是合并肝内小胆管损伤,则感染的机会更高。

6.医源性感染

近年来,由于临床上开展了许多肝脏手术及侵入性诊疗技术,如肝穿刺活检术、经皮肝穿刺胆管造影术(PTC)、内镜逆行胰胆管造影术(ERCP)等,操作过程中有可能将病原菌带入肝形成肝的化脓性感染。肝脏手术时由于局部止血不彻底或术后引流不畅,形成肝内积血积液时均可引起肝脓肿。

7.其他

有一些原因不明的肝脓肿,如隐源性肝脓肿,可能肝内存在隐匿性病变。当机体抵抗力减弱时,隐匿病灶"复燃",病菌开始在肝内繁殖,导致肝的炎症和脓肿。Ranson 指出,25%隐源性肝脓肿患者伴有糖尿病。

(三)病理

细菌性肝脓肿的病理变化与细菌的感染途径、种类、数量、毒性、患者全身情况和治疗及时与否等因素密切相关。化脓性细菌侵入肝脏后,发生炎症反应,或形成许多小脓肿,在适当的治疗下,散在的小脓肿多能吸收机化,但在病灶较密集部位由于肝组织的破坏,小的脓肿可融合成一个或数个较大的脓肿。细菌性肝脓肿可以是多发的,也可以是单发的。从病因角度来看,血源性感染者常至多发性,病灶多见于右叶或累及全肝;胆源性肝脓肿亦常为多发且与胆管相通;外伤性和隐源性脓肿多属单发性。细菌性肝脓肿常有肝增大,重量增加,肝包膜有炎性改变,常与周围脏器如膈肌、网膜粘连,脓腔大小不一,相互融合,坏死区域可构成蜂窝状外观。显微镜下见门脉炎症,静脉壁有圆形细胞浸润,管腔内存在白细胞及细胞碎片,脓腔内含有坏死组织。由化脓性胆管炎所致的多发性脓肿,脓腔内有胆汁性脓液。当脓肿转为慢性后,周围肉芽组织和纤维组织增生,脓肿周围形成一定厚度的纤维组织膜。肝脓肿可侵蚀并穿破邻近脏器,可向膈上穿入胸腔,造成脓肿-肺-支气管瘘;可穿入腹腔导致化脓性腹膜炎;胆源性脓肿可并发胆管出血,脓肿愈合后,可能因门静脉血栓形成而导致门静脉高压症。由于肝脏血供丰富,肝脓肿形成发展过程中,大量细菌毒素被吸收,临床上可表现为严重的全身毒血症,如寒战、高热,甚至中毒性休克等一系列全身性感染的表现。

(四)临床表现

细菌性肝脓肿并无典型的临床表现,急性期常被原发性疾病的症状所掩盖,一般起病较急,全身脓毒性反应显著。

1.寒战和高热

多为最早也是最常见的症状。患者在发病初期骤感寒战，继而高热，热型呈弛张型，体温在38～40 ℃，最高可达41 ℃，伴有大量出汗，脉率增快，一天数次，反复发作。

2.肝区疼痛

由于肝增大和肝被膜急性膨胀，肝区出现持续性钝痛；出现的时间可在其他症状之前或之后，亦可与其他症状同时出现，疼痛剧烈者常提示单发性脓肿；疼痛早期为持续性钝痛，后期可呈剧烈锐痛，随呼吸加重者提示脓肿位于肝膈顶部；疼痛可向右肩部放射，左肝脓肿也可向左肩部放射。

3.乏力、食欲缺乏、恶心和呕吐

由于伴有全身毒性反应及持续消耗，患者可出现乏力、食欲缺乏、恶心、呕吐等消化道症状。少数患者还出现腹泻、腹胀及顽固性呃逆等症状。

4.体征

肝区压痛和肝增大最常见。右下胸部和肝区叩击痛；若脓肿移行于肝表面，则其相应部位的皮肤呈红肿，且可触及波动性肿块。右上腹肌紧张，右季肋部饱满，肋间水肿并有触痛。左肝脓肿时上述症状出现于剑突下。并发于胆管梗阻的肝脓肿患者常出现黄疸。其他原因的肝脓肿，一旦出现黄疸，表示病情严重，预后不良。少数患者可出现右侧反应性胸膜炎和胸腔积液，可查及肺底呼吸音减弱、啰音和叩诊浊音等。晚期患者可出现腹水，这可能是由于门静脉炎和周围脓肿的压迫影响门静脉循环及肝受损，长期消耗导致营养性低蛋白血症引起。

(五)诊断及鉴别诊断

1.病史及体征

在急性肠道或胆管感染的患者中，突然发生寒战、高热、肝区疼痛、压痛和叩击痛等，应高度怀疑本病的可能，做进一步详细检查。

2.实验室检查

白细胞计数明显升高，总数达$(1\sim2)\times10^{10}$/L或以上，中性粒细胞在90%以上，并可出现核左移或中毒颗粒，ALT、碱性磷酸酶升高，其他肝功能检查也可出现异常。

3.B超检查

B超检查是诊断肝脓肿最方便、简单又无痛苦的方法，可显示肝内液性暗区，区内有“絮状回声”并可显示脓肿部位、大小及距体表深度，并用以确定脓腔部位作为穿刺点和进针方向，或为手术引流提供进路。此外，还可供术后动态观察及追踪随访。能分辨肝内直径2 cm以上的脓肿病灶，可作为首选检查方法，其诊断阳性率可达96%以上。

4.X线片和CT检查

X线片检查可见肝阴影增大、右侧膈肌升高和活动受限，肋膈角模糊或胸腔少量积液，右下肺不张或有浸润，以及膈下有液气面等。肝脓肿在CT图像上均表现为密度减低区，吸收系数介于肝囊肿和肝肿瘤之间。CT可直接显示肝脓肿的大小、范围、数目相位置，但费用较高。

5.其他

如放射性核素肝扫描(包括ECT)、选择性腹腔动脉造影等对肝脓肿的诊断有一定价值。但这些检查复杂费时，因此在急性期患者最好选用操作简便、安全、无创伤性的B超检查。

(六)鉴别诊断

1.阿米巴性肝脓肿

阿米巴性肝脓肿的临床症状和体征与细菌性肝脓肿有许多相似之处,但两者的治疗原则有本质上的差别,前者以抗阿米巴和穿刺抽脓为主,后者以控制感染和手术治疗为主,故在治疗前应明确诊断,阿米巴肝脓肿常有阿米巴肠炎和脓血便的病史,发生肝脓肿后病程较长,全身情况尚可,但贫血较明显。肝显著增大,肋间水肿,局部隆起和压痛较明显。若粪便中找到阿米巴原虫或滋养体,则更有助于诊断。此外,诊断性肝脓肿穿刺液为巧克力色,可找到阿米巴滋养体。

2.胆囊炎、胆石症

此类病有典型的右上部绞痛和反复发作的病史,疼痛放射至右肩或肩胛部,右上腹肌紧张,胆囊区压痛明显或触及增大的胆囊,X 线检查无膈肌抬高,运动正常。B 超检查有助于鉴别诊断。

3.肝囊肿合并感染

这些患者多数在未合并感染前已明确诊断。对既往未明确诊断的患者合并感染时,需详细询问病史和仔细检查,亦能加以鉴别。

4.膈下脓肿

膈下脓肿往往有腹膜炎或上腹部手术后感染史,脓毒血症和局部体征较化脓性肝脓肿为轻,主要表现为胸痛,深呼吸时疼痛加重。X 线检查见膈肌抬高、僵硬、运动受限明显,或膈下出现气液平。B 超可发现膈下有液性暗区。但当肝脓肿穿破合并膈下感染者,鉴别诊断就比较困难。

5.原发性肝癌

巨块型肝癌中心区液化坏死而继发感染时易与肝脓肿相混淆。但肝癌患者的病史、发病过程及体征等均与肝脓肿不同,如能结合病史、B 超和 AFP 检测,一般不难鉴别。

6.胰腺脓肿

有急性胰腺炎病史,脓肿症状之外尚有胰腺功能不良的表现;肝无增大,无触痛;B 超及 CT 等影像学检查可辅助诊断并定位。

(七)并发症

细菌性肝脓肿如得不到及时、有效的治疗,脓肿破溃后向各个脏器穿破可引起严重并发症。右肝脓肿可向膈下间隙穿破形成膈下脓肿;亦可再穿破膈肌而形成脓肿;甚至能穿破肺组织至支气管,脓液从气管排除,形成支气管胸膜瘘;如脓肿同时穿破胆管则形成支气管胆瘘。左肝脓肿可穿破入心包,发生心包积脓,严重者可发生心脏压塞。脓肿可向下穿破入腹腔引起腹膜炎。有少数病例,脓肿穿破入胃、大肠,甚至门脉、下腔静脉等;若同时穿破门静脉或胆管,大量血液由胆管排除十二指肠,可表现为上消化道大出血。细菌性肝脓肿一旦出现并发症,病死率成倍增加。

(八)治疗

细菌性肝脓肿是一种继发疾病,如能及早重视治疗原发病灶可起到预防的作用。即便在肝脏感染的早期,如能及时给予大剂量抗生素治疗,加强全身支持疗法,也可防止病情进展。

1.药物治疗

对急性期已形成而未局限的肝脓肿或多发性小脓肿,宜采用此法治疗。即在治疗原发病灶的同时,使用大剂量有效抗生素和全身支持治疗,以控制炎症,促使脓肿吸收自愈。全身支持疗法很重要,由于本病的患者中毒症状严重,全身状况较差,故在应用大剂量抗生素的同时应积极补液,纠正水、电解质紊乱,给予 B 族维生素、维生素 C、维生素 K,反复多次输入少量新鲜血液和血浆以纠正低蛋白血症，改善肝功能和输注免疫球蛋白。目前多主张有计划地联合应用抗生素，如先选用对需氧菌和厌氧菌均有效的药物，待细菌培养和药敏结果再选用敏感抗生素。多数患者可望治愈，部分脓肿可局限化，为进一步治疗提供良好的前提。多发性小脓肿经全身抗生素治疗不能控制时，可考虑在肝动脉或门静脉内置管滴注抗生素。

2.B超引导下经皮穿刺抽脓或置管引流术

适用于单个较大的脓肿，在B超引导下以粗针穿刺脓腔，抽吸脓液后反复注入生理盐水冲洗，直至抽出液体清亮，拔出穿刺针。亦可在反复冲洗吸净脓液后，置入引流管，以备术后冲洗引流之用，至脓腔直径小于1.5 cm时拔除。这种方法简便，创伤小，疗效亦满意。特别适用于年老体虚及危重患者。操作时应注意：①选择脓肿距体表最近点穿刺，同时避开胆囊、胸腔或大血管；②穿刺的方向对准脓腔的最大径；③多发性脓肿应分别定位穿刺。但是这种方法并不能完全替代手术，因为脓液黏稠，会造成引流不畅，引流管过粗易导致组织或脓腔壁出血，对多分隔脓腔引流不彻底，不能同时处理原发病灶，厚壁脓肿经抽脓或引流后，脓壁不易塌陷。

3.手术疗法

(1)脓肿切开引流术：适用于脓肿较大或经非手术疗法治疗后全身中毒症状仍然较重或出现并发症者，如脓肿穿入腹腔引起腹膜炎或穿入胆管等。常用的手术途径有以下几种。①经腹腔切开引流术：取右肋缘下斜切口，进入腹腔后，明确脓肿部位，用湿盐水垫保护手术野四周以免脓液污染腹腔。先试穿刺抽得脓液后，沿针头方向用直血管钳插入脓腔，排出脓液，再用手指伸进脓腔，轻轻分离腔内间隔组织，用生理盐水反复冲洗脓腔。吸净后，脓腔内放置双套管负压吸引。脓腔内及引流管周围用大网膜覆盖，引流管自腹壁戳口引出。脓液送细菌培养。这种入路的优点是病灶定位准确，引流充分，可同时探查并处理原发病灶，是目前临床最常用的手术方式。②腹膜外脓肿切开引流术：位于肝右前叶和左外叶的肝脓肿，与前腹膜已发生紧密粘连，可采用前侧腹膜外入路引流脓液。方法是做右肋缘下斜切口或右腹直肌切口，在腹膜外间隙，用手指推开肌层直达脓肿部位。此处腹膜有明显的水肿，穿刺抽出脓液后处理方法同上。③后侧脓肿切开引流术：适用于肝右叶膈顶部或后侧脓肿。患者左侧卧位，左侧腰部垫一沙袋。沿右侧第12肋稍偏外侧做一切口，切除一段肋骨，在第1腰椎棘突水平的肋骨床区做一横切口，显露膈肌，有时需将膈肌切开到达。肾后脂肪囊区。用手指沿肾后脂肪囊向上分离，显露肾上极与肝下面的腹膜后间隙直达脓肿。将穿刺针沿手指方向刺入脓腔，抽得脓液后，用长弯血管钳顺穿刺方向插入脓腔，排出脓液。用手指扩大引流口，冲洗脓液后，置入双套管或多孔乳胶管引流，切口部分缝合。

(2)肝叶切除术适应证：①病期长的慢性厚壁脓肿，切开引流后脓肿壁不塌陷，长期留有无效腔，伤口经久不愈合者；②肝脓肿切开引流后，留有窦道长期不愈者；③合并某肝段胆管结石，因肝内反复感染、组织破坏、萎缩，失去正常生理功能者；④肝左外叶内多发脓肿致使肝组织严重破坏者。肝叶切除治疗肝脓肿应注意术中避免炎性感染扩散到术野或腹腔，特别对肝断面的处理要细致妥善，术野的引流要通畅，一旦局部感染，将导致肝断面的胆瘘、出血等并发症。肝脓肿急诊切除肝叶，有使验证扩散的危险，应严格掌握手术指征。

(九)预后

本病的预后与年龄、身体素质、原发病、脓肿数目、治疗及时与合理及有无并发症等密切相关。有人报道，多发性肝脓肿的病死率明显高于单发性肝脓肿。年龄超过50岁者的病死率为79%，而50岁以下则为53%。手术病死率为10%～33%。全身情况较差、肝明显损害及合并严重并发症者预后较差。

二、阿米巴性肝脓肿

(一)流行病学

阿米巴性肝脓肿是肠阿米巴病最多见的主要并发症。本病常见于热带与亚热带地区。好发于20～50岁的中青年男性,男女比例约为10∶1。脓肿以肝右后叶最多见,占90%以上,左叶不到10%,左右叶并发者亦不罕见。脓肿单腔者为多。国内临床资料统计,肠阿米巴病并发肝脓肿者占1.8%～20.0%,最高者可达67%。综合国内外报道4 819例中,男性为90.1%,女性为9.9%。农村高于城市。

(二)病因

阿米巴性肝脓肿是由溶组织阿米巴原虫所引起;有的在阿米巴痢疾期间形成,有的发生于痢疾之后数周或数月。据统计,60%发生在阿米巴痢疾后4～12周,但也有在长达20～30年或之后发病者。

溶组织阿米巴是人体唯一的致病型阿米巴,在其生活史中主要有滋养体型和虫卵型。前者为溶组织阿米巴的致病型,寄生于肠壁组织和肠腔内,通常可在急性阿米巴痢疾的粪便中查到,在体外自然环境中极易破坏死亡,不易引起传染;虫卵仅在肠腔内形成,可随粪便排出,对外界抵抗力较强,在潮湿低温环境中可存活12天,在水中可存活9～30天,在低温条件下其寿命可为6～7周。虽然没有侵袭力,但为重要的传染源。当人吞食阿米巴虫卵污染的食物或饮水后,在小肠下段,由于碱性肠液的作用,阿米巴原虫脱卵而出并大量繁殖成为滋养体,滋养体侵犯结肠黏膜形成溃疡,常见于盲肠、升结肠等处,少数侵犯乙状结肠和直肠。寄生于结肠黏膜的阿米巴原虫,分泌溶组织酶,消化溶解肠壁上的小静脉,阿米巴滋养体侵入静脉,随门静脉血流进入肝;也可穿过肠壁直接或经淋巴管到达肝内。进入肝的阿米巴原虫大多数被肝内单核-吞噬细胞消灭;仅当侵入的原虫数目多、毒力强而机体抵抗力降低时,其存活的原虫即可繁殖,引起肝组织充血炎症,继而原虫阻塞门静脉末梢,造成肝组织局部缺血坏死;又因原虫产生溶组织酶,破坏静脉壁,溶解肝组织而形成脓肿。

(三)病理

进入肝内的阿米巴原虫,大部分在小叶间静脉内被消灭,在此过程中只出现肝轻度到中度增大、肝区隐痛而无明显局限性病变。少量未被消灭的原虫,于门静脉小支内继续繁殖,阻塞了门静脉小支末梢,因原虫不断分泌溶组织酶,使肝细胞溶解破坏,致肝组织呈点状或片状坏死,周围充血,以后坏死斑点逐渐融合成团块样病变,此即所谓阿米巴性肝炎或肝脓肿前期。此期若能得到及时有效的治疗,坏死灶可被吸收,代以纤维结缔组织。若得不到及时治疗,病情继续发展,使已变性的肝细胞进一步溶解液化形成肝脓肿;脓肿呈巧克力色(即果酱色),较黏稠、无臭味、脓液中除含有变性坏死的肝细胞外,还有红细胞、白细胞、脂肪、阿米巴滋养体及麦克-雷登结晶等,一般是无菌的。原虫在脓液中很难发现,但在脓肿壁上搔刮则容易找到。除肝脏外,原虫还可经过肝静脉进入体循环,停留在肺、脑等器官,形成阿米巴性肺脓肿或脑脓肿。自阿米巴原虫进入肝脏到脓肿形成,平均需要1个月左右。脓肿可分3层:外层早期为炎性肝细胞,随后有纤维结缔组织伸入,最后形成纤维膜;中层为间质;内层中央区为脓液。脓肿部位以肝右叶居多,尤其是右肝的顶部最为多见,或在其下面近结肠肝曲处,这可能与肝的门静脉血流有关。结肠阿米巴病变以右半结肠为主,而右半结肠的血流通过肠系膜上静脉多沿门静脉主干的右侧流入右半肝,故原虫可随静脉血流进入右半肝。据报道,阿米巴性肝脓肿位于右肝者占 81%~96%,国内资料为 90%~94%。典型的阿米巴性肝脓肿多为单发,文献报道一组 3 406 例阿米巴性肝脓肿中,单发脓肿占 83%。脓肿如不及时治疗,可逐渐增大,最大者可容纳数百至上千毫升脓液。慢性脓肿常合并有大肠埃希菌、葡萄球菌、链球菌、变形杆菌、产气杆菌等的继发性感染,如发生穿破则感染率更高。如继发细菌感染,则脓液多呈黄色或绿色,并有臭味,患者可有发热等脓毒血症表现。

(四)临床表现

本病的发展过程一般比较缓慢,急性阿米巴肝炎期较短暂,如不能及时治疗,继之为较长时期的慢性期。其发病可在肠阿米巴病数周至数年之后,甚至可长达 30 年后才出现阿米巴性肝脓肿。

1.急性肝炎期

在肠阿米巴病过程中,出现肝区疼痛、肝大、压痛明显,伴有体温升高(持续在 38~39 ℃),脉速、大量出汗等症状亦可出现。此期如能及时、有效治疗,炎症可得到控制,避免脓肿形成。

2.肝脓肿期

临床表现取决于脓肿的大小、位置、病程长短及有无并发症等。但大多数患者起病比较缓慢,病程较长,此期间主要表现为发热、肝区疼痛及肝大等。

(1)发热:大多起病缓慢,持续发热(38~39 ℃),常以弛张热或间歇热为主;在慢性肝脓肿患者体温可正常或仅为低热;如继发细菌感染或其他并发症时,体温可高达 40 ℃以上;常伴有畏寒、寒战或多汗。体温大多晨起低,在午后上升,夜间热退时有大汗淋漓;患者多有食欲缺乏、腹胀、恶心、呕吐,甚至腹泻、痢疾等症状;体重减轻、虚弱乏力、消瘦、精神不振、贫血等亦常见。

(2)肝区疼病:常为持续性疼痛,偶有刺痛或剧烈疼痛;疼痛可随深呼吸、咳嗽及体位变化而加剧。疼痛部位因脓肿部位而异,当脓肿位于右膈顶部时,疼痛可放射至右肩胛或右腰背部;也可因压迫或炎症刺激右膈肌及右下肺而导致右下肺肺炎、胸膜炎,产生气急、咳嗽、肺底湿啰音等。如脓肿位于肝的下部,可出现上腹部疼痛症状。

(3)局部水肿和压痛:较大的脓肿可出现右下胸、上腹部膨隆,肋间饱满,局部皮肤水肿发亮,肋间隙因皮肤水肿而消失或增宽,局部压痛或叩痛明显。右上腹部可有压痛、肌紧张,有时可扪及增大的肝脏或肿块。

(4)肝大:肝往往呈弥漫性增大,病变所在部位有明显的局限性压痛及叩击痛。右肋缘下常可扪及增大的肝脏,下缘钝圆有充实感,质中坚,触痛明显,且多伴有腹肌紧张。部分患者的肝有局限性波动感,少数患者可出现胸腔积液。

(5)慢性病例:慢性期疾病可迁延数月甚至 1~2 年。患者呈消瘦、贫血和营养性不良性水肿,甚至胸腔积液和腹水;如不继发细菌性感染发热反应可不明显。上腹部可扪及增大坚硬的包块。少数患者由于巨大的肝脓肿压迫胆管或肝细胞损害而出现黄疸。

(五)并发症

1.继发细菌感染

多见于慢性病例,致病菌以金黄色葡萄球菌和大肠埃希菌多见。患者表现为症状明显加重,体温上升至 40 ℃以上,呈弛张热,白细胞计数升高,以中性粒细胞为主,抽出的脓液为黄色或黄绿色,有臭味,光镜下可见大量脓细胞。但用抗生素治疗难以奏效。

2.脓肿穿破

巨大脓肿或表面脓肿易向邻近组织或器官穿破。向上穿破膈下间隙形成膈下脓肿;穿破膈肌形成脓胸或肺脓肿；也有穿破支气管形成肝-支气管瘘，常突然咳出大量棕色痰，伴胸痛、气促，胸部X线检查可无异常，脓液自气管咳出后，增大的肝可缩小；肝右叶脓肿可穿破心包，呈化脓性心包炎表现，严重时引起心脏压塞；穿破胃时，患者可呕吐出血液及褐色物；肝右下叶脓肿可与结肠粘连并穿入结肠，表现为突然排除大量棕褐色黏稠脓液，腹痛轻，无里急后重症状，肝迅速缩小，X线显示肝脓肿区有积气影；穿破腹腔引起弥漫性腹膜炎。有学者报道，1 122例阿米巴性肝脓肿破溃293例，其中穿入胸腔29.0%、肺27.0%、心包15.3%、腹腔11.9%、胃3.0%、结肠2.3%、下腔静脉2.3%、其他9.2%。国内资料显示，发生破溃的276例中，破入胸腔37.6%、肺27.5%、支气管10.5%、腹腔16.6%、其他7.8%。

3.阿米巴原虫血行播散

阿米巴原虫经肝静脉、下腔静脉到肺，也可经肠道下至静脉或淋巴道入肺，双肺呈多发性小脓肿。在肝或肺脓肿的基础上易经血循环至脑，形成阿米巴性脑脓肿，其病死率极高。

(六)辅助检查

1.实验室检查

(1)血液常规检查：急性期白细胞总数可达$(10 \sim 20) \times 10^9/L$，中性粒细胞数在80%以上，明显升高者应怀疑合并有细菌感染。慢性期白细胞计数升高不明显。病程长者贫血较明显，红细胞沉降率可增快。

(2)肝功能检查：肝功能多数在正常范围内，偶见谷丙转氨酶、碱性磷酸酶升高，血浆清蛋白下降。少数患者血清胆红素可升高。

(3)粪便检查：仅供参考，因为阿米巴包囊或原虫阳性率不高，仅少数患者的新鲜粪便中可找到阿米巴原虫，国内报道阳性率约为14%。

(4)血清补体结合试验：对诊断阿米巴病有较大价值。有报道，结肠阿米巴期的阳性率为15.5%，阿米巴肝炎期为83%，肝脓肿期可为92%～98%，且可发现隐匿性阿米巴肝病，治疗后即可转阴。但由于在流行区内无症状的带虫者和非阿米巴感染的患者也可为阳性，故诊断时应结合具体患者进行分析。

2.超声检查

B超检查对肝脓肿的诊断有肯定的价值，准确率在90%以上，能显示肝浓性暗区。同时B超定位有助于确定穿刺或手术引流部位。

3.X线检查

由于阿米巴性肝脓肿多位于肝右叶膈面，故在X线透视下可见到肝阴影增大，右膈肌抬高，运动受限或横膈呈半球形隆起等征象。有时还可见胸膜反应或积液，肺底有云雾状阴影等。此外，如在X线片上见到脓腔内有液气面，则对诊断有重要意义。

4.CT检查

可见脓肿部位呈低密度区，造影强化后脓肿周围呈环形密度增高带影，脓腔内可有气液平面。囊肿的密度与脓肿相似，但边缘光滑，周边无充血带；肝肿瘤的CT值明显高于肝脓肿。

5.放射性核素肝扫描

可发现肝内有占位性病变，即放射性缺损区，但直径小于2 cm的脓肿或多发性小脓肿易被漏诊或误诊，因此仅对定位诊断有帮助。

6.诊断性穿刺抽脓

这是确诊阿米巴肝脓肿的主要证据，可在B超引导下进行。典型的脓液呈巧克力色或咖啡色，黏稠无臭味。脓液中查滋养体的阳性率很低（3%～4%），若将脓液按每毫升加入链激酶10 U，在37 ℃条件下孵育30分钟后检查，可提高阳性率。从脓肿壁刮下的组织中，几乎都可找到活动的阿米巴原虫。

7.诊断性治疗

如上述检查方法未能确定诊断，可试用抗阿米巴药物治疗。如果治疗后体温下降，肿块缩小，诊断即可确立。

（七）诊断及鉴别诊断

对中年男性患有长期不规则发热、出汗、食欲缺乏、体质虚弱、贫血、肝区疼痛、肝大并有压痛或叩击痛，特别是伴有痢疾史时，应疑为阿米巴性肝脓肿。但缺乏痢疾史，也不能排除本病的可能性，因为40%阿米巴肝脓肿患者可无阿米巴痢疾史，应结合各种检查结果进行分析。应与以下疾病相鉴别。

1.原发性肝癌

同样有发热、右上腹痛和肝大等，但原发性肝癌常有传染性肝炎病史，并且合并肝硬化占80%以上，肝质地较坚硬，并有结节。结合B超检查、放射性核素肝扫描、CT、肝动脉造影及AFP检查等，不难鉴别。

2.细菌性肝脓肿

细菌性肝脓肿病程急骤，脓肿以多发性为主，且全身脓毒血症明显，一般不难鉴别。

3.膈下脓肿

常继发于腹腔继发性感染，如溃疡病穿孔、阑尾炎穿孔或腹腔手术之后。本病全身症状明显，但腹部体征轻；X线检查肝向下推移，横膈普遍抬高和活动受限，但无局限性隆起，可见膈下发现液气面；B超提示膈下液性暗区而肝内则无液性区；放射性核素肝扫描不显示肝内有缺损区；MRI检查在冠状切面上能显示位于膈下与肝间隙内有液性区，而肝内正常。

4.胰腺脓肿

本病早期为急性胰腺炎症状。脓毒症状之外可有胰腺功能不良，如糖尿、粪便中有未分解的脂肪和未消化的肌纤维。肝增大亦甚轻，无触痛。胰腺脓肿时膨胀的胃挡在病变部前面。B超扫描无异常所见，CT可帮助定位。

（八）治疗

本病的病程长，患者的全身情况较差，常有贫血和营养不良，故应加强营养和支持疗法，给予高糖类、高蛋白、高维生素和低脂肪饮食，必要时可补充血浆及蛋白，同时给予抗生素治疗，最主要的是应用抗阿米巴药物，并辅以穿刺排脓，必要时采用外科治疗。

1.药物治疗

（1）甲硝唑（灭滴灵）：为首选治疗药物，视病情可给予口服或静脉滴注，该药疗效好，毒性小，疗程短，除妊娠早期均可适用，治愈率70%～100%。

（2）依米丁（吐根碱）：由于该药毒性大，目前已很少使用。对阿米巴滋养体有较强的杀灭作用，为根治肠内阿米巴慢性感染。本品毒性大，可引起心肌损害、血压下降、心律失常等。此外，还有胃肠道反应、肌无力、神经疼痛、吞咽和呼吸肌麻痹。故在应用期间，每天测量血压。若发现血压下降应停药。

（3）氯喹：本品对阿米巴滋养体有杀灭作用。口服后肝内浓度高于血液200～700倍，毒性小，疗效佳，适用于阿米巴性肝炎和肝脓肿。成人口服第1、第2天每天0.6 g，以后每天服0.3 g，

3～4 周为 1 个疗程，偶有胃肠道反应、头痛和皮肤瘙痒。

2.穿刺抽脓

经药物治疗症状无明显改善者，或脓腔大或合并细菌感染病情严重者，应在抗阿米巴药物应用的同时，进行穿刺抽脓。穿刺应在 B 超检查定位引导下和局部麻醉后进行，取距脓腔最近部位进针，严格无菌操作。每次尽量吸尽脓液，每隔 3～5 天重复穿刺，穿刺术后应卧床休息。如合并细菌感染，穿刺抽脓后可于脓腔内注入抗生素。近年来，也加用脓腔内放置塑料管引流，收到良好疗效。患者体温正常，脓腔缩小为 5～10 mL 后，可停止穿刺抽脓。

3.手术治疗

常用术式有 2 种。

(1)切开引流术。下列情况可考虑该术式：①经抗阿米巴药物治疗及穿刺抽脓后症状无改善者；②脓肿伴有细菌感染，经综合治疗后感染不能控制者；③脓肿穿破至胸腔或腹腔，并发脓胸或腹膜炎者；④脓肿深在或由于位置不好不宜穿刺排脓治疗者；⑤左外叶肝脓肿，抗阿米巴药物治疗不见效，穿刺易损伤腹腔脏器或污染腹腔者。在切开排脓后，脓腔内放置多孔乳胶引流管或双套管持续负压吸引。引流管一般在无脓液引出后拔除。

(2)肝叶切除术：对慢性厚壁脓肿，引流后腔壁不易塌陷者，遗留难以愈合的无效腔和窦道者，可考虑做肝叶切除术。手术应与抗阿米巴药物治疗同时进行，术后继续抗阿米巴药物治疗。

(九)预后

本病预后与病变的程度、脓肿大小、有无继发细菌感染或脓肿穿破及治疗方法等密切相关。根据国内报道，抗阿米巴药物治疗加穿刺抽脓，病死率为 7.1%，但在兼有严重并发症时，病死率可增加 1 倍多。本病是可以预防的，主要在于防止阿米巴痢疾的感染。只要加强粪便管理，注意卫生，对阿米巴痢疾进行彻底治疗，阿米巴肝脓肿是可以预防的；即使进展到阿米巴肝炎期，如能早期诊断、及时彻底治疗，也可预防肝脓肿的形成。

(鹿海峰)

第七节　急性胆囊炎

急性胆囊炎是胆囊发生的急性炎症性疾病，在我国腹部外科急症中位居第二，仅次于急性阑尾炎。

一、病因

多种因素可导致急性胆囊炎，如胆囊结石、缺血、胃肠道功能紊乱、化学损伤、微生物感染、寄生虫、结缔组织病、过敏性反应等。急性胆囊炎中 90%～95%为结石性胆囊炎，5%～10%为非结石性胆囊炎。

二、病理生理

胆囊结石阻塞胆囊颈或胆囊管是大部分急性结石性胆囊炎的病因，其病变过程与阻塞程度及时间密切相关。结石阻塞不完全且时间较短者，仅表现为胆绞痛，阻塞完全且时间较长者，则发展为急性胆囊炎，按病理特点可分为4期：水肿期为发病初始2～4天，由于黏膜下毛细血管及淋巴管扩张，液体外渗，胆囊壁出现水肿；坏死期为发病后3～5天，随着胆囊内压力逐步升高，胆囊黏膜下小血管内形成血栓，堵塞血流，黏膜可见散在的小出血点及坏死灶；化脓期为发病后7～10天，除局部胆囊壁坏死和化脓，病变常波及胆囊壁全层，形成壁间脓肿甚至胆囊周围脓肿，镜下见有大量中性粒细胞浸润和纤维增生。如果胆囊内压力持续升高，胆囊壁血管因压迫导致血供障碍，出现缺血坏疽，则发展为坏疽性胆囊炎，此时常并发胆囊穿孔；慢性期主要指中度胆囊炎反复发作以后的阶段，镜下特点是黏膜萎缩和胆囊壁纤维化。

严重创伤、重症疾病和大手术后发生的急性非结石性胆囊炎由胆囊的低血流量灌注引起，胆囊黏膜因缺血缺氧损害和高浓度胆汁酸盐的共同作用而发生坏死，继而发生胆囊化脓、坏疽甚至穿孔，病情发展迅速，并发症率和死亡率均高。

三、临床表现

(一)症状

急性结石性胆囊炎患者以女性多见，起病前常有高脂饮食的诱因，也有学者认为与劳累、精神因素有关。其首发症状多为右上腹阵发性绞痛，可向右肩背部放射，伴恶心、呕吐、低热。当胆囊炎病变发展时，疼痛转为持续性并有阵发性加重。出现化脓性胆囊炎时，可有寒战、高热。在胆囊周围形成脓肿或发展为坏疽性胆囊炎时，腹痛程度加剧，范围扩大，呼吸活动及体位改变均可诱发腹痛加重，并伴有全身感染症状。约1/3患者可出现轻度黄疸，多与胆囊黏膜受损导致胆色素进入血液循环有关，或因炎症波及肝外胆管阻碍胆汁排出所致。

(二)体征

体检可见腹式呼吸受限，右上腹有触痛，局部肌紧张，Murphy征阳性，大部分患者可在右肋缘下扪及肿大且触痛的胆囊。当胆囊与大网膜形成炎症粘连，可在右上腹触及边界欠清、固定压痛的炎症包块。严重时胆囊发生坏疽穿孔，可以出现弥漫性腹膜炎体征。

(三)实验室检查

主要有白细胞计数和中性粒细胞比值升高，程度与病情严重程度有一定的相关性。当炎症波及肝组织可引起肝细胞功能受损，血清ACT、AST和碱性磷酸酶(AKP)升高，当血总胆红素升高时，常提示肝功能损害较严重。

(四)超声检查

超声检查是目前诊断肝胆道疾病最常用的一线检查方法，对急性结石性胆囊炎诊断的准确率高达85%～90%。超声检查可显示胆囊肿大，囊壁增厚，呈现“双边征”，胆囊内可见结石，胆囊腔内充盈密度不均的回声斑点，胆囊周边可见局限性液性暗区。

(五)CT

可见胆囊增大，直径常＞5 cm；胆囊壁弥漫性增厚，厚度＞3 mm；增强扫描动脉期明显强化；胆囊内有结石和胆汁沉积物；胆囊四周可见低密度水肿带或积液区(图6-4)。CT扫描可根据肝内外胆管有无扩张、结石影鉴别是否合并肝内外胆管结石。

(六)核素扫描检查

可应用于急性胆囊炎的鉴别诊断。经静脉注入^{99m}Tc-EHIDA，被肝细胞摄取并随胆汁从胆道排泄清除。因急性胆囊炎时多有胆囊管梗阻，故核素扫描时一般胆总管显示而胆囊不显影，若造影能够显示胆囊，可基本排除急性胆囊炎。

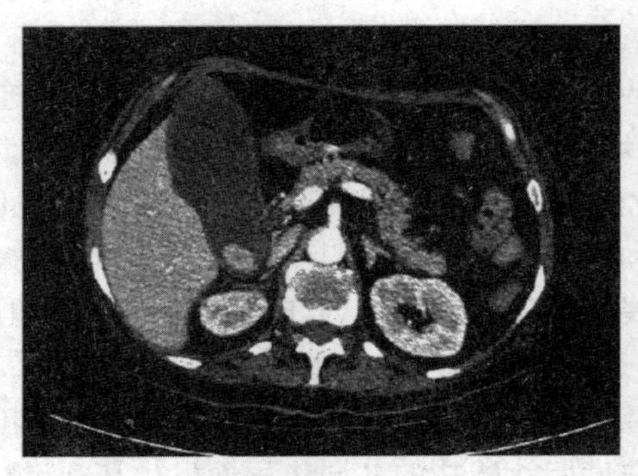

图 6-4　胆囊结石伴急性胆囊炎 CT 所见

四、诊断

结合临床表现、实验室检查和影像学检查，即可诊断。注意与上消化道溃疡穿孔、急性胰腺炎、急性阑尾炎、右侧肺炎等疾病鉴别。当合并黄疸时，注意排除继发性胆总管结石。

五、治疗

(一)非手术治疗

非手术治疗为入院后的急诊处理措施，也为随时可能进行的急诊手术做准备。包括禁食，液体支持，解痉止痛，使用覆盖革兰氏阴性菌和厌氧菌的抗生素，纠正水、电解质平衡紊乱，严密观察病情，同时处理糖尿病、心血管疾病等并发症。60%～80%的急性结石性胆囊炎患者可经非手术治疗获得缓解而转入择期手术治疗。而急性非结石性胆囊炎多病情危重，并发症率高，倾向于早期手术治疗。

(二)手术治疗

急性结石性胆囊炎最终需要切除病变的胆囊，但应根据患者情况决定择期手术、早期手术或紧急手术。手术方法首选腹腔镜胆囊切除术，其他还包括开腹手术、胆囊穿刺造瘘术。

1.择期手术

对初次发病且症状较轻的年轻患者，或发病已超过 72 小时但无紧急手术指征者，可选择先行非手术治疗。治疗期间密切观察病情变化，尤其是老年患者，还应注意其他器官的并存疾病，如病情加重，需及时手术。大部分患者通过非手术治疗病情可获得缓解，再行择期手术治疗。

2.早期手术

对发病在 72 小时内的急性结石性胆囊炎，经非手术治疗病情无缓解，并出现寒战、高热、腹膜刺激征明显、白细胞计数进行性升高者，应尽早实施手术治疗，以防止胆囊坏疽穿孔及感染扩散。对于 60 岁以上的老年患者，症状较重者也应早期手术。

3.紧急手术

对急性结石性胆囊炎并发穿孔应进行紧急手术。术前应尽量纠正低血压、酸中毒、严重低钾血症等急性生理紊乱，对老年患者还应注意处理高血压、糖尿病等并发症，以降低手术死亡率。

(三)手术方法

1.腹腔镜胆囊切除术

腹腔镜胆囊切除术(LC)为首选术式。

(1)术前留置胃管、尿管。采用气管插管全身麻醉。

(2)患者取头高脚低位,左倾 15°。切开脐部皮肤 1.5 cm,用气腹针穿刺腹腔建立气腹,CO_2 气腹压力 1.6～1.9 kPa(12～14 mmHg)。经脐部切口放置 10 mm 套管及腹腔镜,先全面探查腹腔。手术采用三孔或四孔法,四孔法除脐部套管外,再分别于剑突下 5 cm 置入 10 mm 套管,右锁骨中线脐水平和腋前线肋缘下 5 cm 各置入 5 mm 套管,三孔法则右锁骨中线和腋前线套管任选其一(图 6-5 和图 6-6)。

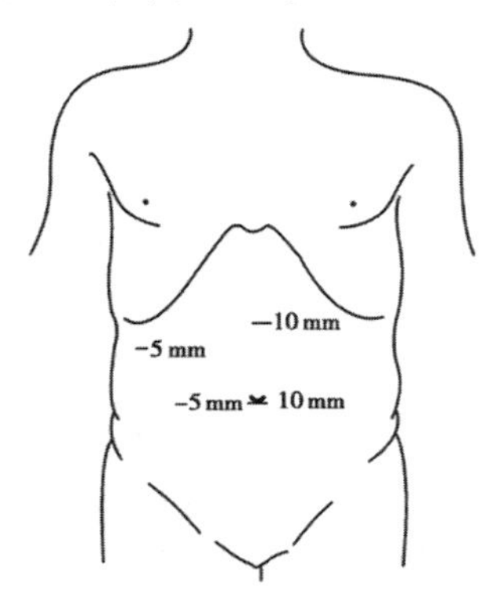

图 6-5 四孔法 LC 套管位置

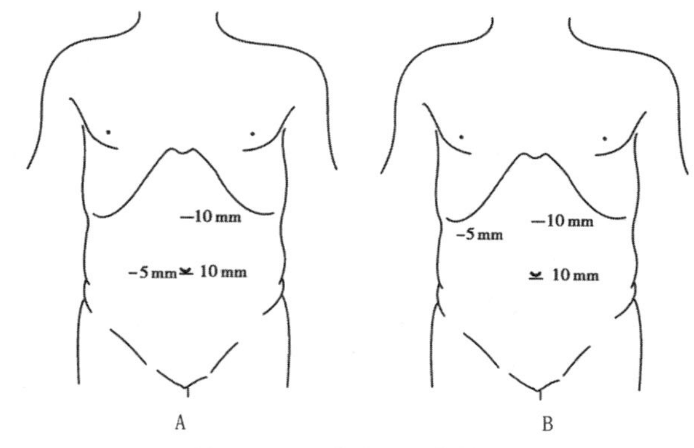

图 6-6 三孔法 LC 套管位置

(3)探查胆囊:急性胆囊炎常见胆囊肿大,呈高张力状态。结石嵌顿于胆囊颈部,胆囊壁炎症水肿,甚至化脓、坏疽,与网膜和周围脏器形成粘连。先用吸引器结合电钩分离胆囊周围粘连,电钩使用时一定要位于手术视野中央。

(4)胆囊减压:于胆囊底部做一小切口吸出胆汁减压,尽可能取出颈部嵌顿的结石。

(5)处理胆囊动脉:用电钩切开胆囊浆膜,大部分急性胆囊炎的胆囊动脉已经栓塞并被纤维束包裹,不需刻意骨骼化显露,在钝性分离中碰到索条状结构,紧贴壶腹部以上夹闭切断即可。

(6)处理胆囊管:沿外侧用吸引器钝性剥离寻找胆囊管,尽量远离胆总管,确认颈部与胆囊管连接部后,不必行骨骼化处理,确认“唯一管径”后,靠近胆囊用钛夹或结扎锁夹闭胆囊管后离断。对于增粗的胆囊管可用阶梯施夹法或圈套器处理。胆囊管里有结石嵌顿则需将胆囊管骨骼化,当结石位于胆囊管近中段时,可在结石远端靠近胆总管侧胆囊管施夹后离断;当结石嵌顿于胆囊管汇入胆总管部时,需剪开胆囊管大半周,用无创伤钳向切口方向挤压,尝试将结石挤出,不能直接钳夹结石,以避免结石碎裂进入胆总管。确认结石完整挤出后,夹闭胆囊管远端。

(7)处理胆囊壶腹内侧:急性炎症早期组织水肿不严重,壶腹内侧一般容易剥离。但一些肿大的胆囊壶腹会延伸至胆总管或肝总管后壁形成致密粘连无法分离,此时不能强行剥离,可试行胆囊大部分或次全切除,切除的起始部位应选择壶腹-胆囊管交接稍上方,要保持内侧与后壁的完整,切除胆囊体和底部。残留的壶腹部黏膜仍保留分泌功能,需化学烧灼或电灼毁损,防止术后胆漏,电灼时间宜短。

(8)剥离胆囊:胆囊炎症可波及肝脏,损伤肝脏易出现难以控制的出血,应“宁破胆囊,勿损肝脏”,可允许部分胆囊黏膜残留于胆囊床,予电凝烧灼即可。剥离胆囊后胆囊床渗血广泛,可用纱块压迫稍许,然后电凝止血。单极电凝无效可改用双极电凝。

(9)取出胆囊:将胆囊及结石装入标本袋,由剑突下或脐部套管孔取出,也可放置引流管后才取出胆囊。遇到巨大结石时,可使用扩张套管。

(10)放引置流管:冲洗手术创面,检查术野无出血、胆漏,于 Winslow 孔放置引流管,由腋前线套管孔引出并固定。解除气腹并缝合脐部套管孔。

(11)术中遇到下列情况应中转开腹:①胆囊组织质地偏硬,不排除癌变可能。②胆囊三角呈冰冻状,组织致密难以分离,或稍作分离即出现难以控制的出血。③胆囊壶腹内侧粘连紧密,分离后出现胆汁漏,怀疑肝总管、左右肝管损伤。④胆囊管-肝总管汇合部巨大结石嵌顿,有 Mirrizi 综合征可能。⑤胆肠内瘘。⑥胆管解剖变异,异常副肝管等。

(12)术后处理:包括继续抗生素治疗,外科营养支持,治疗并存疾病等。24～48 小时后观察无活动性出血、胆漏、肠漏等情况后拔除引流管。

2.其他手术方法

(1)部分胆囊切除术:术中胆囊床分离困难或可能出现大出血者,可采用胆囊部分切除法,残留的胆囊黏膜应彻底电凝烧灼或化学损毁,防止残留上皮恶变、形成胆漏或包裹性脓肿等。

(2)超声或 CT 引导下经皮经肝胆囊穿刺引流术(PTGD):适用于心肺疾病严重无法接受胆囊切除术的急性胆囊炎患者,可迅速有效地降低胆囊压力,引流胆囊腔内积液或积脓,待急性期过后再择期手术。禁忌证包括急性非结石性胆囊炎、胆囊周围积液(穿孔可能)和弥漫性腹膜炎。穿刺后应严密观察患者,警惕导管脱落、胆汁性腹膜炎、败血症、胸腔积液、肺不张、急性呼吸窘迫等并发症。

六、几种特殊类型急性胆囊炎

(一)急性非结石性胆囊炎

指胆囊有明显的急性炎症但其内无结石,多见于男性及老年患者。病因及发病机制尚未完全清楚,推测发病早期由于胆囊缺血及胆汁淤积,胆囊黏膜因炎症、血供减少而受损,随后细菌经胆道、血液或淋巴途径进入胆囊内繁殖,发生感染。急性非结石性胆囊炎往往出现在严重创伤、烧伤、腹部大手术后、重症急性胰腺炎、脑血管意外等危重患者中,患者常有动脉粥样硬化基础。

由于并存其他严重疾病,急性非结石性胆囊炎容易发生漏诊。在危重患者,特别是老年男性,出现右上腹痛和/或发热时,应警惕本病发生。及时行 B 超或 CT 检查有助于早期诊断。B 超影像特点:胆囊肿大,内无结石,胆汁淤积,胆囊壁增厚$>$3 mm,胆囊周围有积液。当存在肠道积气时,CT 更具诊断价值。

本病病理过程与急性结石性胆囊炎相似,但病情发展更快,易出现胆囊坏疽和穿孔。一经确诊,应尽快手术治疗,手术以简单有效为原则。在无绝对禁忌证时,首选腹腔镜胆囊切除术。若病情不允许,在排除胆囊坏疽、穿孔情况下,可考虑局麻行胆囊造瘘术,术后严密观察炎症消退情况,必要时仍需行胆囊切除术。术后给予抗休克,纠正水、电解质及酸碱平衡紊乱等支持治疗,选用广谱抗生素或联合用药,同时予以心肺功能支持,治疗重要脏器功能不全等。

(二)急性气肿性胆囊炎

临床上不多见,指急性胆囊炎时胆囊内及其周围组织内有产气细菌大量滋生产生气体积聚,与胆囊侧支循环少、易发生局部组织氧分压低下有关。发病早期,气体主要积聚在胆囊内,随后进入黏膜下层,致使黏膜层剥离,随病情加重气体可扩散至胆囊周围组织,并发败血症。本病易发于老年糖尿病患者,临床表现为重症急性胆囊炎,腹部 X 线检查及 CT 有助诊断,可发现胆囊内外有积气。注意与胆肠内瘘,十二指肠括约肌功能紊乱引起的胆囊积气,及上消化道穿孔等疾病相鉴别。气肿性胆囊炎患者病情危重,可并发坏疽、穿孔、肝脓肿、败血症等,死亡率较高,15%～25%,应尽早手术治疗,手术治疗原则与急性胆囊炎相同。注意围术期选用对产气杆菌有效的抗生素,如头孢哌酮与甲硝唑联用。

(三)胆囊扭转

该病指胆囊体以胆囊颈或邻近组织器官为支点发生扭转。胆囊一般由腹膜和结缔组织固定于胆囊床,当胆囊完全游离或系膜较长时,可因胃肠道蠕动、体位突然改变或腹部创伤而发生顺时针或逆时针扭转。病理上主要以血管及胆囊管受压嵌闭为特征,病变严重性与扭转程度及时间密切相关。扭转 180°时,胆囊管即扭闭,胆汁淤积,胆囊肿大。超过 180°为完全扭转,胆囊静脉受压回流受阻,表现为胆囊肿大,胆囊壁水肿增厚,继而动脉受累,胆囊壁出现坏疽、穿孔。当扭转达 360°时,胆囊急性缺血,胆囊肿大,呈暗红甚至黑色,可有急性坏疽,但穿孔发生率较低。

本病临床罕见,误诊率高,扭转三联征有助提示本病:①瘦高的老年患者,特别是老年女性,或者合并脊柱畸形。②典型的右上腹痛,伴恶心、呕吐,病程进展迅速。③查体可扪及右上腹肿块,但无全身中毒症状和黄疸,可有体温脉搏分离现象。扭转胆囊在 B 超下有特殊影像:胆囊锥形肿大,呈异位漂浮状,胆囊壁增厚。由于胆囊管、胆囊动静脉及胆囊系膜扭转和过度伸展,在胆囊颈的锥形低回声区混杂有多条凌乱的纤细光带,但后方无声影。CT 检查见胆囊肿大积液,与肝脏分离。磁共振胆道成像(MRCP)可清晰显示肝外胆管因胆囊管扭转牵拉呈 V 形。

高度怀疑或确诊胆囊扭转均应及时手术,首选腹腔镜胆囊切除术。因胆囊扭转造成胆囊三角解剖关系扭曲,可先复原正常胆囊位置,以利于保护胆总管。

(鹿海峰)

第八节　急性梗阻性化脓性胆管炎

急性梗阻性化脓性胆管炎(AOSC)为急性胆管炎的严重阶段,病程进展迅速,是良性胆管疾病死亡的主要原因。

一、病因

许多疾病可导致 AOSC,如肝内外胆管结石、胆道肿瘤、胆道蛔虫、急性胰腺炎、胆管炎性狭窄、胆肠或肝肠吻合口狭窄、医源性因素等,临床以肝内外胆管结石为最常见。近年随着内腔镜和介入技术的普及,经皮肝穿胆管造影(PTC)、经皮肝穿胆管引流(PTCD)、经内镜逆行胰胆管造影(ERCP)、经 T 管胆道镜取石等操作所致的医源性 AOSC 发生率有所上升。

二、病理生理

AOSC 的发生和发展与多个因素相关,其中起主要作用的是胆道梗阻和感染,两者互为因果、互相促进。当胆道存在梗阻因素时胆汁淤积,细菌易于繁殖,引起的感染常为需氧菌和厌氧菌混合感染,需氧菌多为大肠埃希菌、克雷伯杆菌、肠球菌等。胆汁呈脓性,胆管壁充血水肿,甚至糜烂。如果梗阻因素不解除,胆道压力将持续上升,当压力超过 2.94 kPa(30 cmH_2O)时,肝细胞停止分泌胆汁,脓性胆汁可经毛细胆管-肝窦反流进肝静脉。此外,脓性胆汁还可经胆管糜烂创面进入相邻的门静脉分支,或经淋巴管途径进入体循环。进入血循环的胆汁含有大量细菌和毒素,可引起败血症、全身炎症反应、感染性休克。病情进一步发展,将出现肝肾综合征、DIC、MODS 而死亡。

因梗阻位置不同,其病理特点也不一致。当梗阻位于胆总管时,整个胆道系统易形成胆道高压,梗阻性黄疸出现早。当梗阻位于肝内胆管时,局部胆管出现胆道高压并扩张,虽然局部胆血屏障遭受破坏,内毒素也会进入血内,但发生败血症、黄疸的概率较小。

三、临床表现

根据梗阻部位的不同,可分为肝外型 AOSC 和肝内型 AOSC。

(一)肝外型 AOSC

随致病原因不同,临床表现有所差别。胆总管结石所致的 AOSC,表现为腹痛、寒战高热、黄疸、休克、神经中枢受抑制(Reynold 五联征),常伴有恶心、呕吐等消化道症状。胆道肿瘤所致的 AOSC,表现为无痛、进行性加重的黄疸,伴寒战高热。医源性 AOSC 常常没有明显腹痛,而以寒战高热为主。体检可见患者烦躁不安,体温高达 39～40 ℃,脉快,巩膜皮肤黄染,剑突下或右上腹有压痛,可伴腹膜刺激征,多可触及肿大胆囊,肝区有叩击痛。

(二)肝内型 AOSC

梗阻位于一级肝内胆管所致的 AOSC 与肝外型相类似,位于二级胆管以上的 AOSC 常仅表现为寒战发热,可无腹痛及黄疸,或较轻,早期可出现休克,伴有精神症状。体检见患者神情淡漠或神志不清,体温呈弛张热,脉搏细速,黄疸程度较轻或无,肝脏呈不对称性肿大,患侧叩击痛明显。

四、辅助检查

(一)实验室检查

外周静脉血白细胞计数和中性粒细胞比值明显升高,血小板数量减少,血小板聚集率明显下降;有不同程度的肝功能受损;可伴水电解质紊乱及酸碱平衡失调;糖类抗原 CA19-9 可升高。

(二)影像学检查

B 超、CT、MRCP 检查对明确胆道梗阻的原因、部位及性质有帮助,可酌情选用。

五、诊断

AOSC 诊断标准:胆道梗阻的基础上出现休克,或有以下两项者:①精神症状。②脉搏>120 次/分。③白细胞计数>20×10^9/L。④体温>39 ℃。⑤血培养阳性。结合影像学检查确定分型及梗阻原因,注意了解全身重要脏器功能状况。

六、治疗

AOSC 治疗的关键是及时胆道引流,降低胆管内压力。

(一)支持治疗

及时改善全身状况,为进一步诊治创造条件。主要措施:①监测生命体征,禁食水,吸氧,高热者予物理或药物降温。②纠正休克,包括快速输液,有效扩容,积极纠正水电解质紊乱及酸碱平衡失调,必要时可应用血管活性药物。③联合使用针对需氧菌和厌氧菌的抗生素。④维护重要脏器功能。

(二)胆道引流减压

只有及时引流胆道、降低胆管内压力，才能终止脓性胆汁向血液的反流，阻断病情进一步恶化，减少严重并发症发生。根据不同分型，可选择内镜、介入或手术等方法，以简便有效为原则。

1.肝外型 AOSC

可选择内镜或手术治疗。

(1)经内镜鼻胆管引流术(ENBD)：内镜治疗 AOSC 具有创伤小、迅速有效的优点，对病情危重者可于急诊病床边进行。在纤维十二指肠镜下找到十二指肠乳头，在导丝引导下行目标管腔插管，回抽见脓性胆汁，证实进入胆总管后，内置鼻胆管引流即可。如病情允许，可行常规 ERCP，根据造影情况行内镜下括约肌切开术(EST)，或用网篮取出结石或蛔虫，去除梗阻病因，术后常规留置鼻胆管引流。ERCP 主要并发症有出血、十二指肠穿孔及急性胰腺炎等，合并食管胃底静脉曲张者不宜应用。

(2)手术治疗：注意把握手术时机，应在发病 72 小时内行急诊手术治疗，如已行 ENBD 但病情无改善者也应及时手术。已出现休克的患者应在抗休克同时进行急诊手术治疗。手术以紧急减压为目的，不需强求对病因做彻底治疗。手术方法为胆总管切开并结合 T 管引流。胆囊炎症较轻则切除胆囊，胆囊炎症严重，与四周组织粘连严重则行胆囊造瘘术。单纯行胆囊造瘘术不宜采用，因其不能达到有效引流目的。术后常见的并发症有胆道出血、胆瘘、伤口感染、肺部感染、应激性溃疡、低蛋白血症等。

2.肝内型 AOSC

可选用介入或手术治疗。

(1)PTCD：对非结石性梗阻导致的肝内型 AOSC 效果较好，适用于老年、病情危重难以耐受手术，或恶性梗阻无手术条件的患者。可急诊进行，能及时减压并缓解病情。主要并发症包括导管脱离或堵塞、胆瘘、出血、败血症等。凝血功能严重障碍者禁用。

(2)手术治疗：手术目的是对梗阻以上胆道进行迅速有效的减压引流。梗阻在一级胆管，可经胆总管切开疏通，并 T 管引流；梗阻在一级胆管以上，根据情况选用肝管切开减压和经肝 U 管引流、肝部分切除＋断面引流或经肝穿刺置管引流术等(图 6-7)。

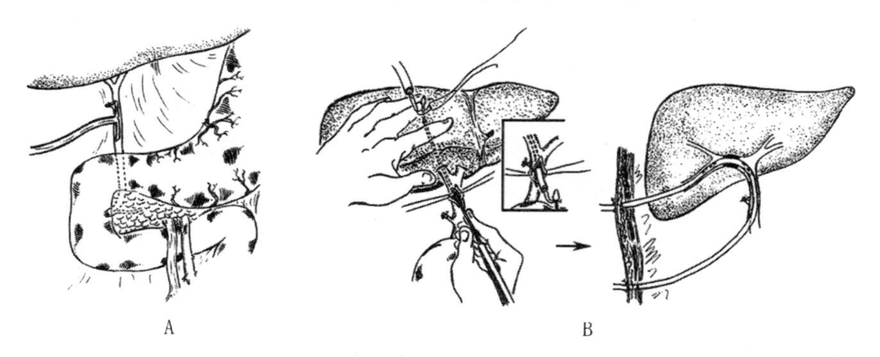

图 6-7　胆总管 T 管引流和经肝 U 管引流

A.胆总管 T 管引流；B.经肝 U 管引流

(三)后续治疗

待患者病情稳定，一般情况恢复 1～3 个月后，再针对病因进行彻底治疗。

(鹿海峰)

第九节　溃疡性结肠炎

一、病因和发病机制

(一)病因

本病病因尚不十分明确,可能与基因因素、心理因素、自身免疫因素、感染因素等有关。

(二)发病机制

肠道菌群失调后,一些肠道有害菌或致病菌分泌的毒素、脂多糖等激活了肠黏膜免疫和肠道产酪酸菌减少,引起易感患者肠免疫功能紊乱造成的肠黏膜损伤。

二、临床表现

(一)临床症状

本病多发病缓慢,偶有急性发作者,病程多呈迁延发作与缓解期交替发作。

1.消化系统表现

腹泻、腹痛和便血为最常见症状。初期症状较轻,粪便表面有黏液,以后大便次数增多,粪中常混有脓血和黏液,可呈糊状软便。重者腹胀、纳差、恶心、呕吐,体检可发现左下腹压痛,可有腹肌紧张、反跳痛等。

2.全身表现

全身表现可有发热、贫血、消瘦和低蛋白血症、精神焦虑等。急性暴发型重症患者,出现发热、水及电解质失衡、维生素和蛋白质从肠道丢失、贫血、体重下降等。

3.肠外表现

肠外表现可有关节炎、结节性红斑、口腔黏膜复发性溃疡、巩膜外层炎、前葡萄膜炎等。这些肠外表现在结肠炎控制或结肠切除后可以缓解和恢复;强直性脊柱炎、原发性硬化性胆管炎及少见的淀粉样变性等可与溃疡性结肠炎共存,但与溃疡性结肠炎本身的病情变化无关。

(二)体征

轻型患者除左下腹有轻压痛外,无其他阳性体征。重症和暴发型患者,可有明显鼓肠、腹肌紧张、腹部压痛和反跳痛。有些患者可触及痉挛或肠壁增厚的乙状结肠和降结肠,肠鸣音亢进,肝脏可因脂肪浸润或并发慢性肝炎而肿大。直肠指检常有触痛,肛门括约肌常痉挛,但在急性中毒症状较重的患者可松弛,指套染血。

(三)并发症

并发症主要包括中毒性巨结肠、大出血、穿孔、癌变等。

三、诊断要点

(一)症状

有持续或反复发作的腹痛、腹泻,排黏液血便,伴里急后重,重者伴有恶心、呕吐等症状,病程多在6 周以上。可有关节、皮肤、眼、口及肝胆等肠外表现。需再根据全身表现来综合判断。

(二)体征

轻型患者常有左下腹或全腹压痛伴肠鸣音亢进。重型和暴发型患者可有腹肌紧张、反跳痛，或可触及痉挛或肠壁增厚的乙状结肠和降结肠。直肠指检常有压痛。

(三)实验室检查

血常规示小细胞性贫血，中性粒细胞计数增高。红细胞沉降率增快。血清蛋白降低，球蛋白比例升高。严重者可出现电解质紊乱，低血钾。大便外观有黏液脓血，镜下见红、白细胞及脓细胞。

(四)放射学钡剂检查

急性期一般不宜做钡剂检查。特别注意的是重度溃疡性结肠炎在做钡灌肠时，有诱发肠扩张与穿孔的可能性。钡灌肠对本病的诊断和鉴别诊断有重要价值。尤其对克罗恩病、结肠恶变有意义。临床静止期可做钡灌肠检查，以判断近端结肠病变，排除克罗恩病者宜再做全消化道钡餐检查。钡剂灌肠检查可见黏膜粗糙水肿、多发性细小充盈缺损、肠管短缩、袋囊变浅或消失呈铅管状等。

(五)内镜检查

临床上多数病变在直肠和乙状结肠，采用乙状结肠镜检查很有价值，对于慢性或疑为全结肠患者，宜行纤维结肠镜检查。内镜检查有确诊价值，通过直视下反复观察结肠的肉眼变化及组织学改变，既能了解炎症的性质和动态变化，又可早期发现恶变前病变，能在镜下准确地采集病变组织和分泌物以利排除特异性肠道感染性疾病。检查可见病变，病变多从直肠开始呈连续性、弥漫性分布，黏膜血管纹理模糊、紊乱或消失、充血、水肿、质脆、出血、脓性分泌物附着，亦常见黏膜粗糙，呈细颗粒状等炎症表现。病变明显处可见弥漫性、多发性糜烂或溃疡。重者有多发性糜烂或溃疡，缓解期患者结肠袋囊变浅或消失，可有假息肉或桥形黏膜等。肠镜图片见图 6-8、图 6-9。

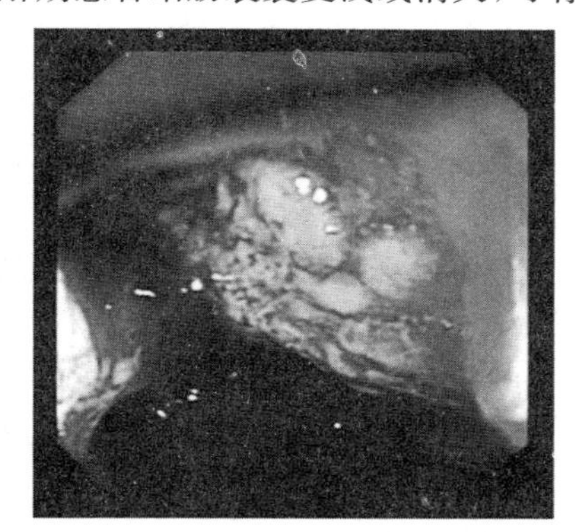

图 6-8 溃疡性结肠炎(一)

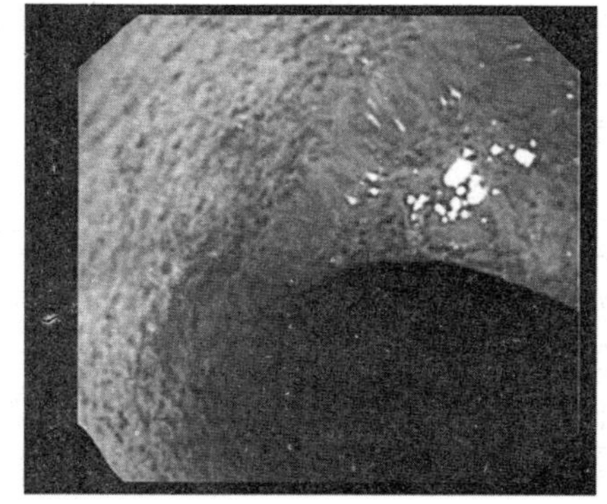

图 6-9 溃疡性结肠炎(二)

(六)黏膜活检和手术取标本

1.黏膜组织学检查

本病活动期和缓解期有不同表现。

(1)活动期表现：①固有膜内有弥漫性慢性炎性细胞、中性粒细胞、嗜酸性粒细胞浸润。②隐窝有急性炎性细胞浸润，尤其是上皮细胞间有中性粒细胞浸润及隐窝炎，甚至形成隐窝脓肿，脓肿可溃入固有膜。③隐窝上皮增生，杯状细胞计数减少。④可见黏膜表层糜烂、溃疡形成和肉芽组织增生。

(2)缓解期表现:①中性粒细胞消失,慢性炎性细胞计数减少。②隐窝大小、形态不规则,排列紊乱。③腺上皮与黏膜肌层间隙增宽。④潘氏细胞化生。

2.手术切除标本病理检查

手术切除标本病理检查可根据黏膜组织学特点进行。

(七)诊断方法

在排除细菌性痢疾、阿米巴痢疾、慢性血吸虫病、肠结核等感染性结肠炎及结肠 CD、缺血性结肠炎、放射性结肠炎等疾病基础上,具体诊断方法如下。

(1)具有临床表现、肠镜检查及放射学钡剂检查三项之一者可拟诊。

(2)如果加上黏膜活检或手术取标本做病理者可确诊。

(3)初发病例、临床表现和结肠镜改变均不典型者,暂不诊断为 UC,但须随访 3～6 个月,观察发作情况。

(4)结肠镜检查发现的轻度慢性直、乙状结肠炎不能与 UC 等同,应观察病情变化,认真寻找病因。

四、治疗原则

UC 的治疗应掌握好分级、分期、分段治疗的原则。分级指按疾病的严重度,采用不同药物和不同治疗方法;分期指疾病分为活动期和缓解期,活动期以控制炎症及缓解症状为主要目标,缓解期应继续维持缓解,预防复发;分段治疗指确定病变范围以选择不同给药方法,远段结肠炎可采用局部治疗,广泛性结肠炎或有肠外症状者则以系统性治疗为主。溃疡性直肠炎治疗原则和方法与远段结肠炎相同,局部治疗更为重要,优于口服用药。

(一)一般治疗

休息,进食柔软、易消化、富营养的食物,补充多种维生素。贫血严重者可输血,腹泻严重者应补液,纠正电解质紊乱。

(二)药物治疗

1.活动期的治疗

(1)轻度 UC:可选用柳氮磺吡啶(SASP)制剂,每天 3～4 g,分次口服;或用相当剂量的 5-氨基水杨酸(5-ASA)制剂。病变分布于远端结肠者可酌用 SASP 栓剂 0.5～1.0 g,2 次/天。氢化可的松琥珀酸钠盐 100～200 mg 保留灌肠,每晚 1 次。亦可用中药保留灌肠治疗。

(2)中度 UC:可用上述剂量水杨酸类制剂治疗,疗效不佳者,适当加量或改口服类固醇皮质激素,常用泼尼松 30～40 mg/d,分次口服。

(3)重度 UC:①如患者尚未用过口服类固醇激素,可用口服泼尼松 40～60 mg/d,观察 7～10 天。亦可直接静脉给药。已使用者应静脉滴注氢化可的松 300 mg/d 或甲泼尼龙 48 mg/d。②肠外应用广谱抗生素控制肠道继发感染,如氨苄西林、硝基咪唑及喹诺酮类制剂。③应嘱患者卧床休息,适当补液、补充电解质,防止电解质紊乱。便血量大者应考虑输血。营养不良病情较重者进要素饮食,必要时可给予肠外营养。④静脉类固醇激素使用 7～10 天后无效者可考虑应用环孢素静脉滴注,每天 2～4 mg/kg。应注意监测血药浓度。⑤慎用解痉剂及止泻剂,避免诱发中毒性巨结肠。如上述药物治疗效果不佳时,应及时予内外科会诊,确定结肠切除手术的时机与方式。

综上所述,对于各类型 UC 的药物治疗方案可以总结见表 6-4。

表 6-4　各类型溃疡性结肠炎药物治疗方案

类型	药物治疗方案
轻度 UC	柳氮磺吡啶片 1.0 g,口服,每天 4 次或相当 5-ASA
中度 UC	柳氮磺吡啶片 1.0 g,口服,每天 4 次或相当 5-ASA 醋酸泼尼松片 10 mg,口服,每天 2 次
重度 UC	甲泼尼龙 48 mg/d(或者氢化可的松 300 mg/d)静脉滴注 广谱抗生素(喹诺酮或头孢类+硝基咪唑类)

2.缓解期的治疗

症状缓解后,维持治疗的时间至少 1 年,一般认为类固醇类无维持治疗效果,在症状缓解后逐渐减量,应尽可能过渡到用 SASP 维持治疗。维持治疗剂量一般为口服每天 1.0～3.0 g,也可用相当剂量的 5-氨基水杨酸类药物。6-巯基嘌呤(6-MP)或巯唑嘌呤等用于对上述药物不能维持或对类固醇激素依赖者。

3.手术治疗

大出血、穿孔、明确的或高度怀疑癌变者;重度 UC 伴中毒性巨结肠,静脉用药无效者;内科治疗症状顽固、体能下降、对类固醇类药物耐药或依赖者应考虑手术治疗。

(赵秀敬)

第十节　功能性消化不良

一、概述

功能性消化不良(FD)为一组持续或反复发作的上腹部疼痛或不适的消化不良症状,包括上腹胀痛、餐后饱胀、嗳气、早饱、腹痛、厌食、恶心呕吐等,经生化、内镜和影像检查排除了器质性疾病的临床综合征,是临床上最常见的一种功能性胃肠病,几乎每个人一生中都有过消化不良症状,只是持续时间长短和对生活质量影响的程度不同而已。国内最新资料表明,采用罗马Ⅲ诊断标准对消化专科门诊连续就诊消化不良的患者进行问卷调查,发现符合罗马Ⅲ诊断标准者占就诊患者的 28.52%,占接受胃镜检查患者的 7.2%。FD 的病因及发病机制尚未完全阐明,可能是多种因素综合作用的结果。目前,认为其发病机制与胃肠运动功能障碍、内脏高敏感性、胃酸分泌、幽门螺杆菌感染、精神心理因素等有关,而内脏运动及感觉异常可能起主导作用,是 FD 的主要病理生理学基础。

二、诊断

(一)临床表现

FD 的临床症状无特异性,主要有上消化道症状,包括上腹痛、腹胀、早饱、嗳气、恶心、呕吐、反酸、胃灼热、厌食等,以上症状多因人而异,常以其中某一种或一组症状为主,在病程中这些症状及其严重程度多发生改变。起病缓慢,病程长短不一,症状常呈持续或反复发作,也可相当一段时间无任何症状,可因饮食精神因素和应激等诱发,多数无明显诱因。腹胀为FD最常见的症状,多数患者发生于餐后或进餐加重腹胀程度,早饱、嗳气也较常见。上腹痛也是FD的常见症状,上腹痛无规律性,可表现为弥漫或烧灼样疼痛。少数可伴胃灼热反酸症状,但经内镜及24小时食管pH检测,不能诊断为胃食管反流病。恶心呕吐不常见,一般见于胃排空明显延迟的患者,呕吐多为干呕或呕出当餐胃内食物。有的还可伴有腹泻等下消化道症状。还有不少患者同时合并精神症状如焦虑、抑郁、失眠、注意力不集中等。

(二)诊断标准

依据FD罗马Ⅲ诊断标准,FD患者临床表现个体差异大,罗马Ⅲ标准根据患者的主要症状特点及其与症状相关的病理生理学机制及症状的模式将FD分为两个亚型,即餐后不适综合征(PDS)和上腹痛综合征(EPS),临床上两个亚型常有重叠,有时难以区分,但通过分型对不同亚型的病理生理机制的理解对选择治疗将有一定的帮助,在FD诊断中,还要注意FD与胃食管反流病和肠易激综合征等其他功能性胃肠病的重叠。

FD的罗马Ⅲ诊断标准。①以下1项或多项:餐后饱胀,早饱感,上腹痛,上腹烧灼感。②无可以解释上述症状的结构性疾病的证据(包括胃镜检查),诊断前症状出现至少6个月,且近3个月符合以上诊断标准。

PDS诊断标准必须符合以下1项或2项:①正常进食后出现餐后饱胀不适,每周至少发生数次。②早饱阻碍正常进食,每周至少发生数次。诊断前症状出现至少6个月,近3个月症状符合以上标准。支持诊断标准是可能存在上腹胀气或餐后恶心或过度嗳气。可能同时存在EPS。

EPS诊断标准必须符合以下所有条件:①至少中等程度的上腹部疼痛或烧灼感,每周至少发生1次。②疼痛呈间断性。③疼痛非全腹性,不位于腹部其他部位或胸部。④排便或排气不能缓解症状。⑤不符合胆囊或Oddi括约肌功能障碍的诊断标准。诊断前症状出现至少6个月,近3个月症状符合以上标准。支持诊断标准是疼痛可以烧灼样,但无胸骨后痛。疼痛可由进餐诱发或缓解,但可能发生于禁食期间。可能同时存在PDS。

三、鉴别诊断

鉴别诊断如图6-10所示。

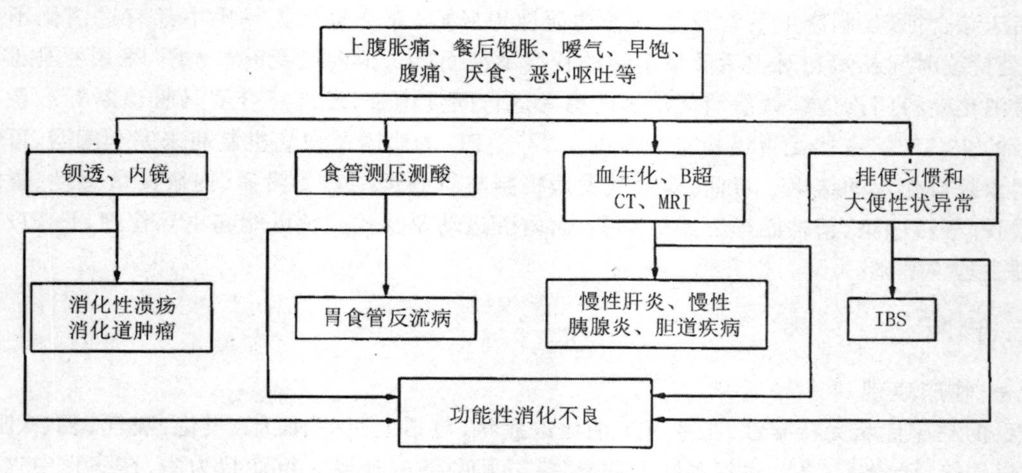

图6-10 功能性消化不良鉴别诊断

四、治疗

FD的治疗措施以对症治疗为主,目的是在于缓解或消除症状,改善患者的生活质量。

2007年指南对FD治疗提出规范化治疗意见,指出FD的治疗策略应是依据其可能存在的病理生理学异常进行整体调节,选择个体化的治疗方案。

经验治疗适于40岁以下,无报警征象,无明显精神心理障碍的患者。与进餐相关的消化不良(即PDS)者可首先用促动力药或合用抑酸药;与进餐无关的消化不良/酸相关性消化不良(即EPS)者可选用抑酸药或合用促动力药。经验治疗时间一般为2～4周。无效者应行进一步检查,明确诊断后有针对性进行治疗。

(一)药物治疗

1.抗酸药

抗酸剂如氢氧化铝、铝碳酸镁等可减轻症状,但疗效不及抑酸药,铝碳酸镁除抗酸外,还能吸附胆汁,伴有胆汁反流患者可选用。

2.抑酸药

目前广泛应用于FD的治疗,适用于非进餐相关的消化不良中以上腹痛、烧灼感为主要症状者。常用抑酸药包括H_2受体阻滞剂(H_2RA)和质子泵抑制剂(PPI)两大类。H_2RA常用药物有西咪替丁400 mg,每天2～3次;雷尼替丁150 mg,每天2次;法莫替丁20 mg,每天2次,早、晚餐后服,或40 mg每晚睡前服;罗沙替丁75 mg,每天2次;尼扎替丁300 mg睡前服。不同的H_2受体阻滞剂抑制胃酸的强度各不相同,西咪替丁最弱,雷尼替丁和罗沙替丁比西咪替丁强5～10倍,法莫替丁较雷尼替丁强7.5倍。这类药主要经肝脏代谢,肾脏排出,因此肝肾功能损害者应减量,75岁以上老人服用药物剂量应减少。PPI常用药物有奥美拉唑20 mg,每天2次;兰索拉唑30 mg,每天1次;雷贝拉唑10 mg,每天1次;泮托拉唑40 mg,每天1次;埃索美拉唑20 mg,每天1次。

3.促动力药

促动力药可明显改善与进餐相关的上腹症状,如上腹饱胀、早饱等。常用的促动力剂包括多巴胺受体阻滞剂、5-HT_4受体激动药及多离子通道调节剂等。多巴胺受体阻滞剂常用药物有甲氧氯普胺5～10 mg,每天3次,饭前半小时服;多潘立酮10 mg,每天3次,饭前半小时服;伊托必利50 mg,每天3次,口服。甲氧氯普胺可阻断延髓催吐化学敏感区的多巴胺受体而具有强大的中枢镇吐作用,还可以增加胃肠道平滑肌对乙酰胆碱的敏感性,从而促进胃运动功能,提高静止状态时胃肠道括约肌的张力,增加食管下端括约肌张力,防止胃内容物反流,增强胃和食管的蠕动,促进胃排空及幽门和十二指肠的扩张,加速食物通过。主要的不良反应见于中枢神经系统,如头晕、嗜睡、倦怠、泌乳等,用量过大时,会出现锥体外系反应,表现为肌肉震颤、斜颈、发音困难、共济失调等。多潘立酮为选择性外周多巴胺D_2受体阻滞剂,可增加食管下端括约肌的张力,增加胃运动,促进胃排空、止吐。不良反应轻,不引起锥体外系症状,偶有流涎、惊厥、平衡失调、泌乳现象。伊托必利通过拮抗多巴胺D_2受体和抑制乙酰胆碱酯酶活性起作用,增加胃的内源性乙酰胆碱,促进胃排空。5-HT_4受体激动药常用药物为莫沙必利5 mg,每天3次,口服。莫沙必利选择性作用于上消化道,促进胃排空,目前未见心脏严重不良反应的报道,但对5-HT_4受体激动药的心血管不良反应仍应引起重视。多离子通道调节剂药物为马来酸曲美布汀,常用量100～200 mg,每天3次口服。该药对消化道运动的兴奋和抑制具有双向调节作用,不良反应轻微。红霉素具有胃动素作用，静脉给药可促进胃排空，主要用于胃轻瘫的治疗，不推荐作为FD治疗的首选药物。

4.助消化药

消化酶和微生态制剂可作为治疗消化不良的辅助用药。复方消化酶、益生菌制剂可改善与进餐相关的腹胀、食欲缺乏等症状。

5.根除幽门螺杆菌治疗

根除 *Hp* 可使部分FD患者症状得以长期改善，对合并 *Hp* 感染的FD患者，应用抑酸、促动力剂治疗无效时，建议向患者充分解释根除治疗的利弊，征得患者同意后给予根除 *Hp* 治疗。根除 *Hp* 治疗可使部分FD患者的症状得到长期改善，使胃黏膜炎症得到消退，而长期胃黏膜炎症则是消化性溃疡、胃黏膜萎缩/肠化生和胃癌发生的基础病变，根除 *Hp* 可预防胃癌前病变进一步发展。

根据欧洲幽门螺杆菌小组召开的第3次MaastrichtⅢ共识会议意见，推荐在初级医疗中实施"检测和治疗"策略，即对年龄小于45岁，有持续消化不良症状的成人患者应用非侵入性试验（尿素呼气试验、粪便抗原试验）检测 *Hp*，对 *Hp* 阳性者进行根除治疗。包含PPI、阿莫西林、克拉霉素或甲硝唑每天2次给药的三联疗法仍推荐作为首选疗法。包含铋剂的四联疗法，如可获得铋剂，也被推荐作为首选治疗选择。补救治疗应结合药敏试验结果。

对PPI（标准剂量，每天2次），克拉霉素（500 mg，每天2次），阿莫西林（1 000 mg，每天2次）或甲硝唑400 mg或500 mg，每天2次，组成的方案，疗程14天比7天更有效，在克拉霉素耐药率小于15%的地区，仍推荐PPI联合应用克拉霉素、阿莫西林/甲硝唑的三联短程疗法作为一线治疗方案。其中PPI联合克拉霉素和甲硝唑方案应当在人群甲硝唑耐药率小于40%时才可应用，含铋剂四联治疗除了作为二线方案使用外，还可作为可供选择的一线方案。除了药敏感试验外，对于三线治疗不作特别推荐。喹诺酮类（左氧氟沙星、利福霉素、利福布汀）抗生素与PPI和阿莫西林合用作为一线疗法，而不是作为补救的治疗，被评估认为有较高的根除率，但利福布汀是一种选择分枝杆菌耐药的抗生素，必须谨慎使用。

6.黏膜保护药

FD发病原因中可能涉及胃黏膜防御功能减弱，作为辅助治疗，常用的胃黏膜保护药有硫糖铝、胶体铋、前列腺素E，复方谷氨酰胺等，联合抑酸药可提高疗效。硫糖铝餐前1小时和睡前各服1.0 g，肾功不全者不宜久服。胶体次枸橼酸铋一次剂量5 mL加水至20 mL或胶囊120 mg，每天4次，于每餐前半小时和睡前一次口服，不宜久服，最长8周，老年人及肾功能障碍者慎用。已用于临床的人工合成的前列腺素为米索前列醇（喜克溃），常用剂量200 mg，每天4次，主要不良反应为腹泻和子宫收缩，孕妇忌服。复方谷氨酰胺，常用量0.67 g，每天3次，剂量可随年龄与症状适当增减。

（二）精神心理治疗

抗焦虑、抑郁药对FD有一定的疗效，对抑酸和促动力药治疗无效，且伴有明显精神心理障碍的患者，可选用三环类抗抑郁药或5-HT_4 再摄取抑制剂；除药物治疗外，行为治疗、认知疗法及心理干预等可能对这类患者也有益。精神心理治疗不但可以缓解症状还可提高患者的生活质量。

（三）外科手术

经过长期内科治疗无效的严重患者，可考虑外科手术。一般采用胃大部切除术、幽门成形术和胃空肠吻合术。

（鹿海峰）

第十一节　功能性便秘

功能性便秘(FC)是临床常见的功能性胃肠病之一，主要表现为持续性排便困难，排便次数减少或排便不尽感。严重便秘者可伴有烦躁、易怒、失眠、抑郁等心理障碍。

一、病因和发病机制

FC 的发病往往是多因素的综合效应。

正常的排便生理包括产生便意和排便动作两个过程。直肠壁受压力刺激并超过阈值时引起便意，这种冲动沿盆神经、腹下神经传至腰骶部脊髓的排便中枢，再上升至丘脑达大脑皮层。若环境允许排便，则耻骨直肠肌和肛门内括约肌及肛门外括约肌松弛，两侧肛提肌收缩，盆底下降，腹肌和膈肌也协调收缩，腹压增高，促使粪便排出。正常排便生理过程中出现某一环节的障碍都可能引起便秘。研究发现，FC 患者可有直肠黏膜感觉减弱、排便动作不协调，从而发生排便出口梗阻。

相当多的 FC 患者有全胃肠或结肠通过时间延缓，低下的结肠动力无法将大便及时地推送至直肠，从而产生便秘。食物纤维不足，水分保留少，较少的容量难以有效地刺激肠道运动，肠内容物转运减慢，而结肠细菌消化食用纤维形成的挥发性脂肪酸和胆盐衍化的脱氧胆酸减少，它们刺激结肠的分泌、抑制水与电解质的吸收的作用降低，从而引起便秘。

排便习惯不良是便秘产生的重要原因。排便动作受意识控制，反复多次地抑制排便将可能导致胃肠通过时间延长、排便次数减少、直肠感觉减退。

长期便秘会产生顽固的精神心理异常，从而加重便秘。

二、临床表现

功能性便秘患者主要表现为排便次数减少(＜3 次/周)、粪便干硬(指 Bristol 粪便性状量表的1 型和 2 型粪便)；由于粪便干结，患者可出现排便费力，也可以有排便时肛门直肠堵塞感、排便不尽感，甚至需要手法辅助排便等。粪便性状与全胃肠传输时间具有一定相关性，提示结肠传输时间延缓；在诸多的便秘症状中，排便次数减少、粪便干硬常提示为结肠传输延缓所致的便秘，如排便费力突出、排便时肛门直肠堵塞感、排便不尽感、需要手法辅助排便则提示排便障碍的可能性更大。

部分便秘患者有缺乏便意、定时排便、想排便而排不出(空排)、排便急迫感、每次排便量少、大便失禁等现象，这些症状更可能与肛门直肠功能异常有关。功能性便秘常见的伴随症状有腹胀及腹部不适、黏液便等。辛海威等在全国进行的多中心分层调查发现，15.1%慢性便秘患者有肛门直肠疼痛，尚不清楚慢性便秘与肛门直肠疼痛的内在联系。

老年患者对便秘症状的感受和描述可能不准确，自行服用通便药或采用灌肠也会影响患者的症状。在老年人，功能性排便障碍症状更常见。需要注意的是，不少老年人，便秘症状并不明显，他们仍坚持使用泻剂或灌肠。

功能性便秘患者病程较长，患者便秘表现多为持续性，也可表现为间歇性或时轻时重，与情绪、生活习惯改变、出差或季节有关。对长期功能性便秘患者，如排便习惯和粪便性状发生改变，需警惕新近发生器质性疾病的可能性。

便秘通常不会对营养状况造成影响。功能性便秘患者在体格检查多无明显腹部体征，在部分患者可触及乙状结肠襻和盲肠襻，肠鸣音正常。出现肠型、肠蠕动波和肠鸣音改变需要与机械性和假性肠梗阻鉴别。肛门直肠指诊可触及直肠内多量干硬粪块，缩肛无力、力排时肛门括约肌不能松弛提示患者存在肛门直肠功能异常。

此外，慢性便秘患者常伴睡眠障碍、紧张沮丧情绪，或表现为焦虑、惊恐、抑郁、强迫等，伴有自主神经功能紊乱的症状。精神心理因素是引起或加重便秘的因素，使患者对便秘的感受、便秘对生活的影响放大，也影响治疗效果。

三、诊断原则及流程

(一)诊断标准

功能性便秘罗马Ⅲ诊断标准如下。

(1)必须包括下列 2 个或 2 个以上的症状：①至少有 25%的排便感到费力。②至少 25%的排便为块状便或硬便。③至少 25%的排便有排便不尽感。④至少 25%的排便有肛门直肠的阻塞感。⑤至少有 25%的排便需要人工方法辅助(如指抠、盆底支持)。⑥每周少于 3 次排便。

(2)如果不使用泻药，松散便很少见到。

(3)诊断肠易激综合征依据不充分。患者须在诊断前 6 个月出现症状，在最近的 3 个月满足诊断标准。

(二)鉴别诊断

需要鉴别的主要是继发性便秘，主要包括以下几种因素。①肠道疾病：结直肠肿瘤、肛管狭窄、直肠黏膜脱垂、先天性巨结肠。②代谢或内分泌紊乱：糖尿病、甲状腺功能减退、高钙血症、垂体功能低下、卟啉病。③神经源性疾病：脑卒中、帕金森病、多发性硬化、脊髓病变、自主神经病及某些精神疾病。④系统性疾病：系统性硬化、皮肌炎、淀粉样变。⑤药物：麻醉剂、抗胆碱能药物、含阳离子类药物(铁剂、铝剂、含钙剂、钡剂)，其他药物如阿片类制剂、神经节阻断药、长春碱类、抗惊厥药物、钙通道阻滞剂等。

(三)诊断流程

引起慢性便秘的原因很多，通过详细的病史采集、体格检查，结合适当的辅助检查，大多可以鉴别。诊断为功能性便秘者，如能区分其属于慢性传输性便秘或出口梗阻性便秘，对治疗有重要指导意义。

1.病史采集

询问患者病程及大便的频率、形状、便意、排便是否费力、有无不尽感、是否需要手法排便、用药史及盆腹腔手术史等，同时注意询问与便秘相关器质性疾病情况。

2.体格检查

注意患者全身状况，有无贫血；腹部检查有无包块或胃肠型；肛门视诊及指诊注意有无表皮脱落、皮赘、肛裂、脓肿、痔疮、直肠脱垂、肛门狭窄、直肠及肛管占位性病变、有无指套染血，指检时可让患者做排便动作，注意肛门外括约肌有无松弛或矛盾运动。还需进行神经系统相关检查，如会阴部感觉及肛门反射，如有异常注意有无神经系统病变；对男性患者，尚需注意前列腺及膀胱。

3.辅助检查

患者一般常规进行粪常规及潜血检查,对疑有器质性病变患者应进行相应检查。特别是有报警体征者,如年龄超过40岁、贫血、便血、潜血阳性、消瘦、腹块、明显腹痛、有肿瘤家族史等,应进行内镜和必要的实验室检查。

(1)腹部平片:对于疑似肠梗阻患者,需进行腹平片检查。

(2)钡剂灌肠:可以发现乙状结肠冗长、巨结肠、巨直肠、狭窄及占位病变。

(3)肠功能检查:包括结肠动力检查、结肠传输试验、肛管直肠测压、直肠气囊排出试验等,非临床诊断必需,但对于科学评估肠功能、便秘分类、药物评估、治疗方法选择以及科学研究是必要的。

(4)排粪造影:可发现肛管直肠的功能及形态变化。

(5)肌电图:可以区分盆底随意肌群肌肉和神经功能异常,对出口梗阻型便秘的诊断具有重要意义。

四、治疗

由于各型便秘的发病机制不同,临床应综合患者对便秘的自我感受特点及相关检查结果,仔细分析并进行分型后采取相应的治疗措施,对于部分同时伴焦虑和抑郁的FC患者,应详细调查,判断精神因素和便秘的因果关系,必要时采取心理行为干预治疗。

(一)一般疗法

采取合理的饮食习惯,增加膳食纤维及水分的摄入量。另外,需保持健康心理状态,养成良好的排便习惯,同时进行适当有规律的运动及腹部按摩。

(二)药物治疗

经高纤维素饮食、训练排便习惯仍无效者或顽固性便秘者可考虑给予药物治疗。

1.泻剂

主要通过刺激肠道分泌、减少肠道吸收、提高肠腔内渗透压促进排便。容积性泻剂、刺激性泻剂及润滑性泻剂短时疗效理想,但长期服用不良反应大,停药后可加重便秘。渗透性泻剂不良反应相对较小,近年来,高效安全的新一代缓泻剂聚乙二醇(PEG)备受青睐,是一种长链高分子聚合物,口服后通过分子中氢键固定肠腔内水分子而增加粪便含水量,使粪便体积及重量增加,从而软化粪便,因肠道内缺乏降解PEG的酶,故其在肠道不被分解,相对分子量超过3 000则不被肠道吸收,还不影响脂溶性维生素吸收和电解质代谢,对慢传输型便秘和出口梗阻性便秘患者均有效。

2.促动力药物

西沙比利选择性促乙酰胆碱释放,从而加速胃肠蠕动,使粪便易排出,文献报道其治疗便秘的有效率为50%~95%,但少数患者服药后可发生尖端扭转型室性心动过速伴QT间期延长,故已在多数国家中被撤出。莫沙比利、普芦卡比利为新型促动力药,是强效选择性$5\text{-}HT_4$受体激动剂,通过兴奋胃肠道胆碱能中间神经元及肌间神经丛运动神经元的$5\text{-}HT_4$受体,使神经末梢乙酰胆碱释放增加及肠肌神经对胆碱能刺激活性增高,从而促进胃肠运动,同时还增加肛管括约肌的正性促动力效应和促肛管自发性松弛。

3.微生态制剂

通过肠道繁殖并产生大量乳酸和醋酸而促进肠蠕动,有文献报道其近期疗有一定的疗效,但尚需进一步临床观察验证。

(三)清洁灌肠

对有粪便嵌塞或严重出口梗阻的患者需采用清洁灌肠帮助排便。一般采用甘油栓剂或开塞露灌肠。

(四)生物反馈疗法

该疗法借助声音和图像反馈刺激大脑,训练患者正确控制肛门外括约肌舒缩,从而阻止便秘发生。具有无痛苦、无创伤性、无药物不良反应的特点。生物反馈治疗FC的机制尚不十分明确。经过12～24个月随访观察后发现,便秘症状缓解率达62.5%,出口梗阻性便秘有效率达72.2%。生物反馈治疗不仅是一种物理治疗方法,且有一定的心理治疗作用,其症状的改善与心理状态水平相关联。目前,生物反馈疗法多用于出口梗阻性便秘患者的治疗。

(赵秀敬)

第十二节　上消化道狭窄的内镜治疗

上消化管狭窄是消化道病变后期的常见并发症,严重影响患者的生活质量,并可导致营养不良等并发症,加速原有疾病的发展,内镜下的扩张,对解除梗阻、提高生活质量是一种简便有效的治疗方法。而临床上以食管、贲门病变引起狭窄为主。

食管、贲门狭窄常见病因包括食管、贲门肿瘤、食管动力障碍、食管胃吻合术后狭窄、食管炎瘢痕狭窄等。临床表现为不同程度的吞咽困难。1977年,Stooler按症状轻重将吞咽困难分为5级:0级,无症状,能进各种食物;1级,能吞咽大部分固体食物;2级,能吞咽半固体食;3级,仅能进流质食物;4级,不能吞咽液体食物。食管狭窄的治疗包括药物治疗、内镜下治疗和外科手术治疗等。内镜下治疗对解除梗阻、提高生活质量是一种简便有效的方法,主要方法有扩张术(探条扩张术、气囊或水囊扩张术)、切开术(圈套器切开术、电刀切开术)、支架置放术、凝固疗法(微波凝固疗法、电凝固疗法、激光凝固疗法)、注射疗法、光动力学治疗、冷冻疗法等。本节将就最常见的探条和球囊扩张术、金属支架置入术加以阐述。

一、探条扩张术

目前国内常用探条控制器是Savary扩张器,一般由聚乙烯或聚乙烯化合物、可曲性硅胶等制成,有多种不同的外径可供选择,分别为5 mm、7 mm、9 mm、11 mm、13 mm、15 mm和16 mm等。该控制器前端呈锥形,可通导丝,有不透X线标志,可以在内镜和/或X线透视下进行。

(一)适应证与禁忌证

1.适应证

(1)食管炎性狭窄。

(2)食管术后吻合口狭窄。

(3)先天性食管狭窄,如食管环、食管蹼。

(4)功能性食管狭窄,如贲门失弛缓症等。

(5)晚期食管癌或贲门癌梗阻。

(6)瘢痕性食管狭窄。

2.禁忌证

(1)上消化道内镜检查禁忌者。

(2)食管化学性灼伤后两周内。

(3)食管病变疑为穿孔者。

(二)术前准备

1.患者准备

(1)了解食管狭窄的病因、部位、特点及手术方式。

(2)常规行食管钡餐(或碘油)、内镜检查及病理学检查。

(3)其他术前准备同常规上消化道内镜检查。术前15分钟肌内注射地西泮5～10 mg,溴化东莨菪碱20 mg,必要时肌内注射哌替啶50 mg。

2.器械准备

(1)前视式上消化道内镜。

(2)Savary探条扩张器。

(3)专用或其他导丝。

(三)操作方法

(1)内镜直视及X线监视下将导丝通过食管狭窄段。

(2)保留导丝退出胃镜。

(3)根据食管狭窄程度确定选用适宜的探条扩张器。使患者头稍后仰,使咽与食管稍成直线位,助手拉紧导丝,术者左手用涂有润滑剂的纱布擦扩张器,右手按执笔式或在X线监视下徐徐推进探条,通过狭窄区,将探条停留30秒左右,退出探条时,助手不断推进导丝,以免导丝脱出。

(4)逐级更换探条,尽可能将狭窄段扩至最大程度,然后将探条与导丝一并退出。

(5)再次通过胃镜观察扩张后情况。

(四)注意事项

(1)操作应在导丝引导下及X线监视下进行,以确保安全。

(2)探条扩张原则:探条号码由小到大,动作轻柔,切勿粗暴,当阻力较大时,不可强行用暴力通过。

(3)术后检查有无颈、前胸皮下气肿,并禁食2～4小时,无特殊不适可进流食。

(4)扩张术后,常规胸腹部X线透视检查或吞碘油造影以除外穿孔并发症。

(5)贲门切除患者,扩张后常引起胃反流,平卧及睡眠时应抬高床头15°～30°,并给予制酸剂。

(6)部分患者术后常有胸骨后疼痛,可对症处理。

(五)并发症及处理

1.穿孔

患者可感剧烈胸痛,出冷汗及发热,继发纵隔及胸腔感染,口服液体造影剂X线透视,可见漏出食管外及纵隔气影。一旦证实应立即禁食、输液、胃肠减压、应用抗生素,保守治疗无效者应行手术治疗。

2.出血

可再行内镜检查,明确原因,镜下止血。

3.感染

感染发生机会较少,但不可忽视扩张创面引起局部感染及反流误吸导致的呼吸道感染,一旦发生应积极处理。

4.反流性食管炎

反流性食管炎发生率较高,治疗后常规抗反流治疗。避免暴饮暴食,少进油腻食物,常规服用制酸剂及黏膜保护剂。

5.狭窄复发及再狭窄

食管狭窄探条扩张后部分患者会近期复发,可再次扩张,恶性狭窄可在扩张后置入金属支架,难治性食管良性狭窄可在反复扩张无效后尝试置入可取出全覆膜金属支架。

二、气囊扩张术

(一)适应证与禁忌证

同探条扩张术法。

(二)术前准备

1.患者准备

同探条扩张术法。

2.器械准备

(1)气囊扩张器:对食管狭窄可经内镜活检钳道通过气囊(through the scopy,TTS),或先经内镜通过导丝,退出内镜后再沿导丝通过气囊(over the wire,OTW),气囊直径因使用目的不同而异,食管气囊为6～20 mm,贲门失弛缓扩张气囊为30、35和40 mm。

(2)前视内镜。

(3)专用或其他导丝。

(三)操作方法

1.经内镜气囊技术(TTS)

(1)按常规插入胃镜,胃镜头端置于食管狭窄处上方。将涂布润滑剂的气囊导管从活检孔道中插入,在内镜监视下气囊通过狭窄部位。

(2)气囊充气,通过外接压力泵控制气囊压力(34～103 kPa),根据患者耐受情况持续扩张30～60秒,放气后休息几分钟,再重复操作,直至注气时阻力明显减少为止。

2.经导丝气囊扩张术(OTW)

(1)插入内镜至狭窄部近端,在X线监视下,将导丝通过狭窄部,退出内镜,保留导丝。

(2)沿导丝将气囊通过狭窄部。

(3)在X线监视下,将气囊正确定位,注气,使压力至41～55 kPa,持续1～3分钟。

(4)放气后休息,重新充气,可反复操作1～2次,可见狭窄的凹腰征逐渐消失。

(5)抽尽气囊中的气体或液体,退出导丝和气囊导管。

(四)并发症及预防

并发症及预防基本上类同探条扩张术,但气囊扩张是助手注气,术者并无手感,因而并发穿孔的概率远较探条扩张者多,尤其是OTW气囊扩张法,通常发生的是深度撕裂而不是一种贯穿的裂伤。内科保守治疗多治愈,对膈下有游离气体的穿孔患者必须立即施行外科手术。

三、食管金属支架置留术

(一)适应证与禁忌证

本术主要适用于食管、贲门部肿瘤所致狭窄或癌肿复发所致的狭窄,一般认为良性病变不用此法,但近年来有报道采用全覆膜可取出支架治疗食管难治性良性狭窄,取得较好效果。

(二)支架类型

金属支架由推送器及支架2部分组成,推送器是金属支架重要的组成部分,其主要功能是将套在端部的支架安放到狭窄部位。各公司生产的金属支架推送器其外径、塑料的成分均不完全相同。支架的类型大致可分成以下3类。

1.Wallstent 支架

由不锈钢合金丝构成,网眼管状结构。完全扩张时直径14~20 mm,可用长度为53~106 mm。压缩时内径减小,长度增加;扩张时内径增大,长度减小。改进型有哑铃状、体部涂硅胶的带膜支架。这是最早用于食管的金属支架。

2.Ultraflex 或 Strecker 支架

由0.15 mm镍钛合金编成管状,最大直径18 mm;近端增大至直径20 mm。可用长度7~15 cm。镍钛合金具有记忆特性,随温度增加可以使其成形。其是较有前途的食管支架。

3.Gianturco 支架

由0.3~0.5 mm不锈钢钢丝编成多角Z型圆柱状,单个支架完全膨胀时直径为14~20 mm,长度为2.0 cm。多个支架体相连可使支架长度增至8~14 cm。中间或次节支架装有倒钩以防滑脱。现有多种改进型,其中以涂硅胶的带膜支架较多见。此支架临床应用较多。

(三)术前准备

1.患者准备

术前患者应做内镜及胃肠钡餐检查,以了解狭窄病变的部位、长度、狭窄程度、有无食管支气管瘘。常规检查出凝血时间、血小板计数、凝血酶原时间,术前肌内注射地西泮5~10 mg,溴化东莨菪碱20 mg及哌替啶50 mg。

2.器械准备

(1)前视式内镜、导丝、扩张探条或气囊扩张器等。

(2)支架选择:食管支架品种较多,带膜支架适用于癌性狭窄,或并有食管支气管瘘患者;病变累及贲门者,应尽量选用防反流支架,该型支架末端装有防反流膜瓣,可减轻胃食管反流的发生。选用支架的长度应超过狭窄段上下端各1~2 cm。

(四)操作方法

(1)内镜下将导丝通过狭窄部。

(2)用Savary探条或气囊扩张器(TTS)对狭窄部进行扩张至所需的最大直径。撤出探条或气囊保留导丝。

(3)定位:用内镜观察狭窄部位黏膜情况,结合X线,确定狭窄部位,以确定放置支架的位置与长度,一般支架应超过病变两端各1~2 cm,对于吻合口支架和贲门支架,其远端不应留置过长,一般不超过1 cm为宜。

(4)退出内镜,沿导线插入支架推送器,务必使支架两端标记与定位相一致。

(5)拔除支架外套管,使支架扩张。

(6)再次插入内镜观察支架安放情况。

(五)注意事项及术后处理

(1)食管支架安放关键是要定位正确,应提倡在内镜及 X 线下正确定位,在插入推送器及拔除支架外套管时,应保持正确位置。

(2)术后至少观察 4～6 小时。48 小时吞咽液体食物,随后逐渐增加半固体、固体食物。

(3)术后患者常有胸痛及胃食管反流症状,可应用止痛药、抑酸药及抬高床头等处理。

(4)常规应用抗生素,防止食管黏膜破损所致的感染。

(5)对使用镍钛合金支架患者,应避免吞咽过冷食物或饮料,以防支架变形滑入胃内。

(6)术后 24 小时、1 周、2 个月、6 个月进行随访钡餐检查或内镜检查;以后一般 6 个月或一年复查一次。

(六)并发症及处理

1.出血

早期主要为扩张及支架损伤所致,应进行相应处理。

2.穿孔或食管支气管瘘

穿孔或食管支气管瘘较少见,可再置入一带膜支架。

3.呼吸系统感染

呼吸系统感染主要是反流误吸引起。

4.反流性食管炎

反流性食管炎较常见,主要发生于贲门切除患者或贲门部置放支架患者,易引起反流,而致严重的反流性食管炎及并发出血。置入防反流支架可减轻反流性食管炎的发生。大多数患者使用药物即可控制,有些患者需服用抗酸药物。

5.支架移位及脱落

其原因是狭窄部位扩张过大及狭窄段太短。脱落后应在内镜下取出,移位严重者应取出原支架,重新置入。

6.再狭窄

支架上下端因受刺激,组织过度增生而致狭窄,也可经支架网孔向腔内生长致狭窄。虽带膜支架可以减少食管腔内再狭窄发生率,但对肿瘤组织还不能起到很好的阻碍作用。发生狭窄后可用探条或气囊扩张治疗,也可在内镜下用氩气刀、微波或激光烧灼治疗,无效者,可再行置入一支架。

7.食物嵌顿

食物嵌顿多为患者吞咽大块食物或未咀嚼、咀嚼不全的食物所致。少数为支架入口没有增宽或位置不正所致。金属支架置入后,对固体和半固体食物应充分咀嚼后方可吞咽。嵌顿食物用内镜取出或探条推入即可恢复正常吞咽。

(杨　杰)

第十三节 上消化道异物的内镜治疗

一、内镜取异物的适应证与禁忌证

(一)异物处理原则

1.紧急内镜取异物

尽管有学者认为消化道异物自然排出率较高,成人和儿童分别达90%~95%和60%~80%。但近年来,众多学者认为大多数消化道异物可经内镜安全取出,故主张凡是误吞或故意吞入异物的患者,在确定没有穿孔的情况下,均应进行紧急内镜检查,并积极试取。尤其是对较大而锐利的异物、不规则硬性异物及有毒的异物,这些异物一般不易自行排出,而且久留易引起消化道损伤和中毒导致严重后果。

2.择期内镜取异物

对小而光滑的异物,估计能自行排出而不会引起严重后果者,可先让其自行排出,待不能自行排出时,可择期内镜取出。对吻合口残留缝线、吻合钉者,不管有无明显的临床症状,也应择期内镜拆除。

3.口服药物溶解异物

对于小的植物性、动物性及药物性胃内结块,可先给患者口服药物溶解(如α-糜蛋白酶、胰酶片、食醋等),使结块自行消化溶解,若药物治疗无效,再择期行内镜下取出或碎石。

(二)适应证

上消化道内任何异物,凡自然排出有困难,无外科手术指征和内镜检查绝对禁忌证者均可在内镜下试取,尤其是对锐利异物及有毒性的异物更应积极试取。取异物的时间越早越好,尖锐异物,如缝针、发夹、骨刺或直径大于2 cm的非尖锐异物、含毒性异物,在确定没有穿孔的情况下,均要行急诊胃镜检查,将其取出,以免异物损伤消化道黏膜、中毒、出血引起严重后果。对于不能确保安全排出消化道的小的异物和胃内结石、食物团块也应尽早行胃镜取出,以免进入小肠失去胃镜取出机会。对于吻合口残留缝线、吻合钉,不管有无明显症状,发现后应尽早内镜拆除。

(三)禁忌证

对已经引起消化道穿孔,需外科手术者不可内镜试取,合并有心、脑、肺等重要器官疾病不能耐受和配合胃镜检查者,属于胃镜取异物禁忌证。对严重食管静脉曲张,食管病理性狭窄,贲门失弛缓症,根据异物大小、质地、部位、估计取出不可避免损坏食管者也属禁忌。对估计可能已全部或部分穿出消化管外的异物,不宜行内镜试取,对一些胃内巨大异物(如胃石),估计不能通过贲门取出者不宜勉强用器械取,以免在食管和部分狭窄部位发生梗阻、嵌顿及黏膜损伤,对内镜检查有禁忌的患者,亦不能经内镜取异物。

二、内镜取出异物术前准备

(一)器械准备

各种胃镜均可选用,以前视镜为宜,双管胃镜更好,10岁以下儿童选用直径在9 mm以下胃镜或气管镜。钳取器件的选择根据异物的性质和状态酌情选用。对于长形异物可选用圈套器或三钉、五钉型把持钳，对于已刺入消化道黏膜的尖状物，如缝针、大头针选用鼠齿状异物钳，对于球状异物或扁平异物，如钢球、纽扣用篮式取物器、网兜型取物器。手术吻合口残留缝线、橡胶等采用外科剪刀和缝合线剪切器，细小金属异物用磁性取出钳。

(二)患者准备

(1)患者行X线检查，颈、胸、腹拍片或胸、腹透视，确定异物的位置、性质、形态、大小及有无穿孔，禁忌钡餐检查。

(2)患者应禁食、空腹，如已进食，则让患者左侧卧位或臀高平卧位，以免异物继续向下推进。

(3)咽部充分麻醉，根据情况术前可肌内注射丁溴东莨菪碱20 mg抑制胃肠蠕动，精神紧张者可肌内注射地西泮10 mg，估计异物易取出也可不用，患慢性心、肺疾病者给予吸氧。

(4)婴幼儿或不合作者，可协同小儿科、麻醉科医师予以监护和麻醉。

三、操作方法与步骤

根据病史提供的异物形状、大小及X线检查观察到异物位置，首先行内镜常规检查，观察消化道有无损伤，寻找异物，一般在食管中的异物较易发现，胃内异物往往位于胃大弯侧的黏液湖中，较难发现，如胃内还有食物残渣则更难发现。黏液湖中胃液较多者可边抽吸胃液边寻找。发现异物后，根据异物形状与性质采用不同的方法，选用不同的器械取出。

(一)长务形棒状异物

如体温表、牙刷、竹筷、硅胶管、药匙、汤勺、钢笔等，对此类异物可用圈套器取出。对外径较细、表面光滑的棒状物，可用三爪钳、鼠齿钳、鳄嘴钳、V字钳、扁平钳钳取较为方便，如异物一端直径大而锐利，另一端小而光滑，光滑的一端常先吞入，进入胃内后光滑端常在远侧，而取出时最好要将光滑端先引出，因此，需要将异物在胃内调转方向，这类异物用圈套器套取的位置一端不要超过1 cm，否则退出贲门常有困难。

(二)球形异物

如果核、胃石、玻璃球等，此类异物表面光滑，钳取时较困难，套取又易脱落，因此选用篮形取物器或网兜型取物器取出较适宜。

(三)长形锐利异物

如张开型安全别针、缝针、刀片等异物。在大多数情况下，吞服的安全别针为关闭状态，很容易通过食管进入胃肠道排出体外。但有时安全别针张开嵌顿在食管，易引起食管穿孔等严重并发症。其内镜取出的原则为变开口向上为开口向下，然后连同内镜一起退回。另一种方法为先将开口向上的别针退入胃腔内，使之转开口向上为开口向下，再取出。缝针、刀片等异物往往在取出过程中易继发损伤贲门及食管黏膜，甚至造成严重裂形损伤、穿孔，或使异物进入纵隔等脏器，此时应在内镜头部固定一个橡皮保护套管，插入胃镜后，张开异物钳夹住异物一端，使异物的长轴与食管平行一致，提起抓取钳，使之进入橡皮保护套管内，慢慢退出胃镜。

对张开型安全别针，带有铁托的义齿也可用这种改良的胃镜试取。

对于薄片状圆形金属异物，如各种硬币，一般用活检钳或异物钳取出较为方便。对小的金属异物，可用磁棒吸住后随内镜退出。

(四)食物团块及胃内巨大结石

食道内的食物团块应让患者呕出或设法让食物团块进入胃内，以免引起窒息。对食道完全性阻塞或食管原有病变的患者往往需要内镜取出，可采用内镜下咬钳将食物咬碎，然后用圈套器或三爪钳取出，胃内直径 40 mm 以上的结石难以用内镜直接取出，可通过内镜用活检钳直接捣碎后成糊状物随胃肠道蠕动自然排出体外。较硬难以击碎的结石，可用圈套器分割成 20 mm 左右的结石，也可用机械碎石器绞碎，让其自然排出体外或再用其他器械取出。

（五）吻合口及胃内缝线和吻合钉残留

胃切除术后，可见有未脱落丝线和吻合钉残留，残留的丝线和吻合钉作为异物刺激组织引起炎症、出血或吻合口溃疡，需在内镜下拆除取出。拆取前先用生理盐水将周围清洗干净。

胃镜拆除缝线残留，用拆线剪刀或拆线器，对于手术时间不长，线结比较牢固，用拆线剪刀经内镜活检孔插入，将残留缝线剪断，剪断后用活检钳夹紧断线一头，上提拉出，拉出时用力要适中，一次不能拔出可反复多次，以免强拉引起组织撕裂。如残留缝线腐烂，残线周围组织炎症糜烂较重，取出后用胃黏膜保护剂和止血药。残留的吻合钉，要用吻合钉取出器取出。胃内止血钳夹用活检钳或圈套器取出。

（六）其他异物

胆道蛔虫症是常见的急腹症之一，蛔虫进入胆道常嵌顿在壶腹部，虫体部分在十二指肠腔，内镜下可用三爪钳靠近壶腹部开口处抓住虫体，收回三爪钳，使虫体靠近镜头，将内镜向十二指肠降部下方缓慢推入，就可以拉出一段虫体，如此反复，直至把虫体全部拖出胆道。也可用圈套器靠近壶腹开口处套住虫体，收紧圈套器随内镜缓慢拉出。如果虫体嵌顿过紧，可静脉注射阿托品再取出，可把虫体轻轻拉回胃内。用钳夹拉出时，用力适中以免夹断或拉断虫体。蛔虫已死，可随肠道排出。胃内蛔虫用圈套器套住与胃镜一同退出。记忆合金食管支架掉入胃内，先嘱患者喝一些冷水，用塑料套管法，用异物钳夹住支架一端，收入套管内取出。

四、并发症及处理

内镜下取消化道异物是安全有效的，伤残率为 0.08%，主要是较大而锐利的异物取出时可造成消化道黏膜损伤、感染、出血、穿孔等并发症。轻度黏膜损伤、出血，给予抑酸、胃黏膜保护剂治疗，数天内可痊愈。出血较多者需内镜下喷洒或注射止血药，用 1∶10 000 肾上腺素局部注射，8 mg去甲肾上腺素或凝血酶 50×10^{5} U 用生理盐水 10 mL 稀释后镜下喷洒，可反复数次，同时需禁食、补液、抑酸治疗，并检测血压、心率，防止再出血发生。有穿孔者紧急外科手术治疗。异物刺伤消化道黏膜、滞留时间超过 24 小时者，可引起局部糜烂、溃疡、细菌感染，形成局部化脓性炎症或引起菌血症，出现高热、疼痛，治疗需禁食、抑酸，并选用广谱抗生素及支持对症治疗。治疗后病情不能改善或局部感染有穿孔体征者，需行外科手术治疗。圆形球状异物取出时在咽喉部偶有脱落误入呼吸道，急需气管镜取出，必要时需行外科手术。

（杨　杰）

第七章

肾内科疾病

第一节 急性肾小球肾炎

一、疾病概述

急性肾小球肾炎简称急性肾炎，是一组常见的肾小球疾病。起病急，以血尿、少尿、蛋白尿、水肿及高血压等为其临床特征。急性肾炎可由多种病因所致，其中最常见的为链球菌感染后肾炎。在我国上呼吸道感染占60%～70%，皮肤感染占1%～20%，除链球菌之外，葡萄球菌、肺炎球菌、脑膜炎双球菌、淋球菌、流感嗜血杆菌及伤寒杆菌等感染都可引起肾小球肾炎。任何年龄均可发病，但以学龄儿童为多见，青年次之，中年及老年少见。一般男性发病率较高，男女之比约为2∶1。

本病发病机制多与抗原抗体介导的免疫损伤有关。机体感染链球菌后，其菌体内某些成分作为抗原，经过2～4周与体内产生的相应抗体结合，形成免疫复合物，通过血液循环，沉积于肾小球内，当补体被激活后，炎症细胞浸润，导致肾小球损伤而发病。肾小球毛细血管的免疫性炎症使毛细血管腔变窄，甚至闭塞，并损害肾小球滤过膜，可出现血尿、蛋白尿及管型尿等，并使肾小球滤过率下降，因而对水和各种溶质（包括含氮代谢产物、无机盐）的排泄减少，发生水、钠潴留，继而引起细胞外液容量增加，因此临床上有水肿、尿少、全身循环充血状态，如呼吸困难、肝大、静脉压增高等表现。本病的高血压，目前认为是由于血容量增加所致，是否与肾素-血管紧张素-醛固酮系统的活力增强有关，尚无定论。

近年来，认为链球菌感染后肾炎不止一种抗原，与链球菌有关的内源性抗原抗体系统可能也参与发病。致肾炎链球菌通过酶作用或其产物与机体的免疫球蛋白（Ig）结合，改变Ig化学组成或其抗原性，然后形成免疫复合物而致病。如致肾炎链球菌能产生唾液酸酶使Ig发生改变。目前认为致肾炎链球菌抗原先植入肾小球毛细血管壁，然后与抗体作用而形成免疫复合物（原位形成）是主要的发病机制。

本病预后一般良好，儿童85%～99%、成人50%～75%可完全恢复，就儿童急性肾炎来说，6个月内血尿消失者达90%，持续或间歇蛋白尿超过1年者占58%，在2年以上仍有蛋白尿者占32%，急性肾炎演变为慢性肾炎者不超过10%。

急性肾小球肾炎起病较急，与患者体质有一定关系，临床表现以水肿、血尿为主要特征。水不自行，赖气以动，故水肿一证是全身气化功能障碍的一种表现，涉及的脏腑也较多，但与肺、脾、肾三脏的关系最为密切，其中又以肾为本。究其病因主要如下。①先天不足，房劳过度：先天不足，肾元亏虚，复遭外邪侵袭，则气化失司，水湿内蕴而成本病；若肾津亏虚，则阴虚不能制阳，可致虚热伤络，发为血尿。②外邪侵袭，风水相搏：风邪外袭，内舍于肺，肺失宣通肃降，以致风遏水阻，风水相搏；风鼓水溢，内犯脏腑经络，外溢四肢肌肤。③湿毒浸淫，内归脾肺：湿热之邪蕴于肌肤，郁久则热甚成毒，湿毒之邪蕴于局部，则化为痈疡疮痍，邪归脾肺，致脾失健运，肺失宣降，水湿不行，运行受阻，溢于肌肤四肢。④食居不节，水湿困脾：水湿之邪内盛则湿困脾胃，运化转输功能失司，水湿不运，溢于肌肤四肢。综上，风邪与寒、热、湿、毒等邪气兼挟侵袭是本病的主要原因，肾元亏虚则是发病的内因，过度劳累、汗出当风、冒雨涉水等则为本病发病的诱因。

本病病机的转化主要表现为主导病邪的转化和虚实的转化。病初以风寒为主者，病程中可以化热；以风热为主者，可以化火生毒，或伤阴耗气；风热夹湿可化为湿热火毒，湿热伤及脾肾，火热灼伤脉络，耗气伤阴，可致阴虚阳亢而生变症等。病程短者以邪实为主；病程长者，正气耗伤，正虚邪存，难以痊愈，不仅损伤身体，而且涉及肺、脾、肝、心等诸脏。疾病发生发展过程中还可出现气滞、血瘀、痰湿等兼挟证。当分别缓急，详审轻重。

二、诊断要点

(一)临床表现

本病起病较急，病情轻重不等。多数患者有明确的链球菌感染史，如上呼吸道感染、咽炎、扁桃体炎及皮肤感染等。潜伏期相当于致病抗原初次免疫后诱导机体产生免疫复合物所需的时间，呼吸道感染者的潜伏期较皮肤感染者短，一般经过2～4周(上呼吸道感染、咽炎、扁桃体炎一般6～10天，皮肤感染者约2周后)突然起病，首发症状多为水肿和血尿，呈典型急性肾炎综合征表现，重症者可发生急性肾损伤。本病可见于各年龄组，但以儿童最为常见。

1.全身症状

起病时症状轻重不一，患者常有头痛、食欲减退、恶心、呕吐、疲乏无力、腰酸等，部分患者先驱感染没有控制，可有发热，咽喉疼痛，体温一般在38 ℃上下，发热以儿童为多见。

2.水肿及少尿

常为本病之首发症状，出现率为80%～90%。在发生水肿之前，患者都有少尿，每天尿量常在500 mL左右，少数患者可少至400 mL以下，发生尿闭者少见。轻者仅晨起眼睑水肿，面色较苍白，呈肾炎面容，重者延及全身，体质量亦随之增加。水肿多先出现于面部，特别以眼睑为著，下肢及阴囊亦显著。晨起以面部为著，活动后下肢为著。水肿出现的部位主要决定于两个因素，即重力作用和局部组织的张力，儿童皮肤及皮下组织较紧密，则水肿的凹陷性不十分明显，水肿的程度还与食盐的摄入量有密切关系，食盐摄入量多则水肿加重，反之亦然。大部分患者经过2～4周，可自行利尿退肿，严重者可有胸腔积液、腹水。产生原因主要是全身毛细血管壁通透性增强，肾小球滤过率降低，而肾小管对钠的重吸收增加致水、钠潴留。

3.血尿

肉眼血尿为常见初起症状之一，40%～70%的患者可见到。尿呈浑浊红棕色，为洗肉水样，一般在数天内消失，也可持续1～2周才转为显微镜血尿。镜下血尿多在6个月内消失，也可因感染、劳累而暂时反复，也有持续1～3年才完全消失。此外，也有少数患者肾小球病变基本消退，而镜下血尿持续存在，认为无多大临床意义。

4.蛋白尿

多数患者均有不同程度蛋白尿，主要为清蛋白，20%～30%表现为肾病综合征（尿蛋白超过3.5 g/24 h；血浆清蛋白低于30 g/L），经2～4周后可完全消失。蛋白尿持续存在提示病情迁延，或转为慢性肾炎的可能。

5.高血压

高血压见于80%的病例，多为轻中度高血压，收缩压及舒张压均增高。急性肾炎之血压升高多为一过性，往往与水肿及血尿同时发生，一般持续2～3周，多随水肿消退而降至正常。产生原因主要为水、钠潴留使血容量扩张所致，经利尿、消肿后血压亦随之下降。重度高血压者提示肾损害严重，可并发高血压危象、心力衰竭或视网膜病变等。

6.神经系统症状

症状主要为头痛、恶心、呕吐、失眠、反应迟钝；重者可有视力障碍。甚至出现昏迷、抽搐。此与血压升高及水、钠潴留有关。

（二）体征

急性肾炎的主要体征是程度轻重不一的水肿，以组织疏松及低垂部位为明显，晨起时眼睑、面部可见水肿，活动后下肢水肿明显。随病情发展至全身，严重者可出现胸腔、腹腔、阴囊，甚至心包腔的大量积液，重度高血压者眼底检查可出现视网膜小动脉痉挛或视盘水肿。

（三）实验室检查

1.尿液检查

血尿为急性肾炎重要所见，或肉眼血尿或镜下血尿，尿沉渣检查中，红细胞多严重变形，但应用襻利尿剂时可暂为非变形红细胞，此外还可见红细胞管型，提示肾小球有出血渗出性炎症，是急性肾炎的重要特点。尿沉渣还常见肾小管上皮细胞、白细胞、大量透明和颗粒管型。

尿蛋白通常为＋～＋＋，1～3 g/d，多属非选择性蛋白，若病情好转，则尿蛋白减少，但可持续数周至数月。如果蛋白尿持续在1年以上，多数提示为慢性肾炎或演变为慢性肾炎。

尿常规一般在4～8周内大致恢复正常，残余镜下血尿或少量蛋白尿（可表现为起立性蛋白尿）可持续半年或更长。

2.血常规检查

严重贫血少见，红细胞计数及血红蛋白可稍低，系因血容量扩大，血液稀释所致，白细胞计数可正常或增高，此与原发感染灶是否继续存在有关。

急性肾炎时红细胞沉降率几乎都增快，一般在30～60 mm/h，随着急性期缓解，红细胞沉降率在2～3个月内也逐渐恢复正常。

3.肾功能检查

急性肾炎患者肾小球滤过率（GFR）呈不同程度下降，但肾血浆流量仍可正常，因而滤过分数常减少，与肾小球滤过功能受累相比较，肾小管功能相对良好，肾浓缩功能多能保持正常。临床常见一过性氮质血症，血中尿素氮、肌酐增高，不限进水的患儿，可有轻度稀释性低钠血症，此外还可有高血钾及代谢性酸中毒。

4.血浆蛋白和脂质测定

血清蛋白浓度常轻度降低，此由水、钠潴留及血容量增加和稀释所致，急性肾炎病程较短而尿蛋白量少，所以血清蛋白降低不是由于尿中大量蛋白丢失所致，且利尿消肿后即恢复正常浓度。血清蛋白电泳多见清蛋白降低，γ 球蛋白增高，少数病例伴有 α_2 和/或 β 球蛋白增高，后者增高的病例往往并存高脂血症。

5.细胞学和血清学检查

急性肾炎发病后自咽部或皮肤感染灶培养出 β 溶血性链球菌的阳性率约为 30%，早期接受青霉素治疗者更不易检出，链球菌感染后可产生相应抗体，常借检测抗体证实前驱的链球菌感染，如抗链球菌溶血素 O 抗体(ASO)，其阳性率达 50%～80%。通常于链球菌感染后 2～3 周出现，3～5周滴度达高峰，半年内恢复正常。判断其临床意义时应注意，其滴度升高仅表示近期有过链球菌感染，与急性肾炎的严重性无直接相关性；经有效抗生素治疗者其阳性率减低，皮肤感染灶患者阳性率也低，尚可检测抗脱氧核糖核酸酶 B 及抗玻璃酸酶。并应注意于 2～3 周后复查，如滴度升高，则更具诊断价值。

6.血补体测定

除个别病例外，肾炎病程早期血总补体及 C_3 均明显下降，6～8 周后恢复正常，此规律性变化为本症的典型表现。血补体下降程度与急性肾炎病情轻重无明显相关，但低补体血症持续 8 周以上，应考虑有其他类型肾炎之可能，如膜增生性肾炎、冷球蛋白血症或狼疮肾炎等。

7.尿纤维蛋白降解产物(FDP)

血液和尿液测定中出现 FDP 意味着体内有纤维蛋白形成和纤维蛋白原及纤维蛋白分解代谢增强，尿液 FDP 测定能更正确地反映肾血管内凝血。

8.其他检查

部分病例急性期可测得循环免疫复合物及冷球蛋白，通常典型病例不需肾活检，但若与急进性肾炎鉴别困难或病后 3 个月仍有高血压、持续低补体血症或肾功能损害者建议肾活检，明确病理类型。

(四)鉴别诊断

1.热性蛋白尿

急性感染发热的患者可出现蛋白尿、管型或镜下血尿，极易与不典型或轻型急性肾炎相混淆，但前者没有潜伏期，无水肿及高血压，热退后尿常规迅速恢复正常。

2.急进性肾炎

起病过程与急性肾炎相似，但除急性肾炎综合征外，常早期出现少尿、无尿及肾功能急剧恶化为特征，重症急性肾炎呈现急性肾损伤伴少尿或无尿持续不缓解，病死率高，与该病相鉴别困难时，应及时做肾活检以明确诊断。

3.慢性肾炎急性发作

发作时症状同本病，但有慢性肾炎史，诱发因素较多，如感染诱发者临床症状(多在 1 周内，缺乏间歇期)迅速出现，常有明显贫血、低蛋白血症、肾功能损害等，B 超检查有的显示双肾缩小。急性症状控制后，贫血仍存在，肾功能不能恢复正常，对鉴别有困难的，除了肾穿刺进行病理分析之外，还可根据病程和症状、体征及化验结果的动态变化来加以判断。

4.IgA 肾病

该病潜伏期短，多于上呼吸道感染后 1～2 天内即以血尿起病，通常不伴水肿和高血压，链球菌培养阴性，ASO 滴度不升高。一般无血清补体下降，1/3 患者血清 IgA 增高，该病多有反复发作史，鉴别困难时需行肾活检，病理免疫荧光示 IgA 弥漫沉积于系膜区。

5.全身系统性疾病引起的肾损害

如过敏性紫癜肾炎、狼疮性肾炎等，虽有类似本病之临床表现，但原发病症状明显，不难诊断。

6.急性尿路感染或肾盂肾炎

可表现有血尿、腰痛等与急性肾炎相似的临床表现，但急性肾盂肾炎一般无少尿表现，少有水肿和高血压，多有发热、尿路刺激症状。尿中以白细胞为主，尿细菌培养阳性可以区别，抗感染治疗有效等，均可帮助诊断。

三、现代医学治疗

(一)治疗原则

急性肾小球肾炎为自限性疾病，无特异疗法，主要是对症处理，改善肾功能，预防和控制并发症，促进机体自然恢复。

(二)一般治疗

1.休息

急性期应卧床休息，通常需2～3周，待肉眼血尿消失、血压恢复、水肿减退即可逐步增加室内活动量。对遗留的轻度蛋白尿及血尿应加强随访观察而无须延长卧床期，但如病情反复，应继续卧床休息，卧床休息能增加肾血流量，可改善尿异常改变，同时3个月内宜避免剧烈体力活动，并应注意防寒、防潮。

2.饮食治疗

(1)控制钠盐摄入：对有水肿、血压高者用无盐或低盐饮食，一般每天摄取钠1.2 g，水肿严重时限制为0.5 g/d，注意禁用腌制食品，尽量少用味精，同时禁食含碱主食及含钠高的蔬菜，如白萝卜、菠菜、小白菜或酱油。

(2)蛋白质摄入：一般认为血尿素氮＜14 mmol/L，蛋白质可不限制；尿素氮如超过21.4 mmol/L，每天饮食蛋白质应限制到0.5 g/kg体质量，蛋白质以乳类及鸡蛋为最好，羊肉除营养丰富、含优质蛋白质外，还有消肿利尿的作用，糖类及各种维生素应充分供给。

(3)水的摄入：对严重水肿且尿少者液体也应限制，目前多主张每天摄入水量以不显性失水量加尿量计算。儿童不显性失水每天为15～20 mL/kg体质量，在条件许可下，每天测量体质量，对决定摄入液体质量是否合适较有帮助。

(三)药物治疗

1.感染灶的治疗

对有前驱感染且病灶尚存者应积极进行治疗，使其痊愈，即使找不到明确感染灶的急性肾炎患者。也有人主张用青霉素(过敏者用红霉素)常规治疗10～14天，也有人主张在2周青霉素疗程后，继续用长效青霉素2～4周。抗生素对预防本病的再发往往无效。因此不必预防性的使用，对反复扁桃体发炎的患者，在病情稳定的情况下，可做扁桃体切除术。

2.对症治疗

(1)水肿的治疗：对轻、中度水肿，限制钠水入量及卧床休息即可；高度水肿者应使用噻嗪类或髓襻利尿剂，如呋塞米2 mg/kg体质量，每天1～2次治疗，一般不主张使用贮钾利尿剂及渗透性利尿剂，多巴胺等多种可以解除血管痉挛的药物也可应用，以促进利尿。

(2)高血压的治疗：轻度高血压经限制钠盐和卧床休息后可纠正，明显高血压者[儿童舒张压＞13.3 kPa(100 mmHg)或成人舒张压＞14.7 kPa(110 mmHg)]应使用抗高血压药物。一般采用利尿剂、钙通道阻滞剂、β受体阻滞剂及血管扩张剂，如硝苯地平20～40 mg/d，或肼屈嗪

25 mg，每天 3 次以使血压适当降低。

3.抗凝疗法

肾小球内凝血是急性肾炎的重要病理改变之一，主要为纤维素沉积及血小板聚集。因此，采用抗凝疗法将有助于肾炎缓解，可以应用普通肝素静脉滴注或低分子肝素皮下注射，每天 1 次，10～14次为 1 个疗程，间隔 3～5 天，根据患者凝血指标调整，共 2～3 个疗程。双嘧达莫口服，尿激酶 2 万～6 万 U 加入 5%葡萄糖液 250 mL 静脉滴注，或每天 1 次，10 天为 1 个疗程，根据病情进行 2～3 个疗程。注意肝素与尿激酶不可同时应用。

4.抗氧化剂应用

(1)超氧歧化酶可使 O^- 转变成 H_2O_2。

(2)硒谷胱甘肽过氧化物酶，使 H_2O_2 还原为 H_2O。

(3)维生素 E 是体内血浆及红细胞膜上脂溶性清除剂，维生素 E 及辅酶 Q_{10} 可清除自由基，阻断由自由基触发的脂质过氧化连锁反应，保护肾细胞，减轻肾内炎症过程。

5.肾上腺糖皮质激素

一般不用，但急性期症状明显时可小剂量短期使用，一般不超过 2 周。

6.并发症的治疗

(1)高血压脑病：出现高血压脑病时应选用硝普钠 50 mg 溶于葡萄糖液 250 mL 中静脉滴注，速度为 0.5 μg/(kg · min)，随血压变化调整剂量。

(2)急性心力衰竭：近年研究认为，急性肾炎患者出现胸闷、心悸、肺底啰音、心界扩大等症状时，心排血量并不降低，射血指数亦不减少，与心力衰竭的病理生理基础不同，而是水、钠潴留，血容量增加所致的淤血状态，因此洋地黄类药物疗效不理想，且易引起中毒。严格控制水钠摄入，静脉注射呋塞米、硝普钠或酚妥拉明等多能使症状缓解。

(3)继发细菌感染，急性肾炎由于全身抵抗力较低，易继发感染，最常见的是肺部和尿路感染。一旦发生应及时选用敏感、强效及无肾毒性的抗生素治疗，并加强支持疗法，常用的为青霉素类和第三代或四代头孢菌素。

(四)透析治疗

目前，对急性肾炎所致的急性肾衰主张早期、预防性和充分透析治疗，早期预防性透析是指在并发症出现之前即进行透析治疗，特别是高分解代谢型急性肾损伤，可以有效降低病死率，血液透析或腹膜透析均可采用，血液透析疗效快速，适用于紧急透析，其中连续性血液透析滤过治疗效果最佳。腹膜透析适用于活动性出血、无法耐受血液透析和无血液透析设备的情况。

(赵秀敬)

第二节　慢性肾小球肾炎

慢性肾小球肾炎简称慢性肾炎，以蛋白尿、血尿、高血压、水肿为基本临床表现，起病方式各有不同，病情迁延，缓慢进展，可有不同程度的肾功能减退，最终将发展为慢性肾衰竭。

一、病因和发病机制

绝大多数慢性肾炎患者的病因尚不明确，仅有少数慢性肾炎是由急性肾炎发展所致。虽然慢性肾炎的病因、发病机制和病理类型不尽相同,但起始因素多为免疫介导炎症,导致病程慢性化的机制除免疫因素外,非免疫因素如高血压、蛋白尿、高血脂等亦占有重要作用。

二、病理

慢性肾炎可由多种病理类型引起,常见类型有系膜增生性肾小球肾炎(包括 IgA 和非 IgA 系膜增生性肾小球肾炎)、系膜毛细血管性肾小球肾炎、膜性肾病及局灶性节段性肾小球硬化等。

病变进展至后期,所有上述不同类型病理变化均可转化为程度不等的肾小球硬化、肾小管萎缩、肾间质纤维化。疾病晚期肾体积缩小,转化为硬化性肾小球肾炎。

三、临床表现

多数起病缓慢、隐袭。临床表现呈多样性,蛋白尿、血尿、高血压、水肿为其基本临床表现,可有不同程度肾功能减退,病情时轻时重、迁延,渐进性发展为慢性肾衰竭。

早期患者可有乏力、疲倦、腰部疼痛、纳差,水肿可有可无,一般不严重。有的患者可无明显临床症状。血压可正常或轻度升高。肾功能正常或轻度受损(肾小球滤过率下降),这种情况可持续一段时间后,肾功能逐渐恶化,最终发展成尿毒症。部分患者除上述慢性肾炎的一般表现外,血压可以有程度不等的升高,甚至出现高血压脑病,这时患者可有眼底出血、渗出,甚至视盘水肿,如血压控制不好,肾功能恶化较快,预后较差。慢性肾炎往往有急性发作现象,常因感染、劳累呈急性发作,或用肾毒性药物后病情急骤恶化,经及时去除诱因和适当治疗后病情可一定程度缓解,但也可能由此而进入不可逆慢性肾衰竭。

四、实验室检查

(一)尿液检查

血尿,多以镜下血尿为主,可有红细胞管型。程度不等的蛋白尿,部分患者出现大量蛋白尿(尿蛋白定量超过 3.5 g/24 h)。

(二)血液检查

早期血常规检查正常或轻度贫血,白细胞和血小板计数多正常。

(三)肾功能检查

早期肾功能无异常,随着病情的进展,可出现血肌酐升高和肾小球滤过率下降。

(四)病理检查

肾脏活体组织检查可明确慢性肾炎的病理类型,对于指导治疗和估计预后具有重要意义。

五、诊断与鉴别诊断

(一)诊断

凡尿化验异常(蛋白尿、血尿、管型尿)、水肿及高血压病史达一年以上,在除外继发性肾小球肾炎及遗传性肾小球肾炎后,临床上可诊断为慢性肾炎。

(二)鉴别诊断

1.继发性肾小球疾病

如狼疮性肾炎、过敏性紫癜肾炎、糖尿病肾病等,依据相应的病史及实验室检查,一般不难鉴别。

2.其他原发性肾小球疾病

(1)隐匿型肾小球肾炎:临床上轻型慢性肾炎应与隐匿型肾小球肾炎相鉴别,后者主要表现为无症状性血尿和/或蛋白尿,无水肿、高血压和肾功能损害。

(2)感染后急性肾炎:有前驱感染史并以急性发作起病的慢性肾炎需与此病相鉴别。慢性肾炎急性发作多在短期内(数天)病情急骤恶化,血清补体 C_3 一般无动态变化有助于与感染后急性肾炎相鉴别;此外,疾病的转归不同,慢性肾炎无自愈倾向,呈慢性进展,可资区别。

3.原发性高血压肾损害

伴有高血压的慢性肾炎需与原发性高血压肾损害(即良性小动脉性肾硬化症)鉴别,后者先有较长期高血压,其后再出现肾损害,临床上远曲小管功能损伤(如尿浓缩功能减退、夜尿增多)多较肾小球功能损伤早,尿改变轻微(微量至轻度蛋白尿,可有镜下血尿及管型),常有高血压的其他靶器官(心、脑)并发症。

4.Alport 综合征

常起病于青少年(多在 10 岁之前),患者同时出现眼部、耳部疾病及肾脏损害,有阳性家族史(多为性连锁显性遗传)。

六、治疗

慢性肾炎的治疗主要是防止或延缓肾功能进行性恶化,改善或缓解临床症状及防治严重并发症,根据肾脏病理检查结果进行综合性治疗。

(一)低蛋白饮食和必需氨基酸治疗

肾功能正常者注意低盐低脂饮食,不宜严格限制蛋白质入量,出现肾功能损害的患者应限制蛋白及磷的入量并配合使用必需氨基酸或 α-酮酸。

(二)控制高血压

高血压是加速肾小球硬化、促进肾功能恶化的重要因素,积极控制高血压是十分重要的环节。治疗原则:①力争把血压控制在理想水平,蛋白尿不低于 1 g/d,血压应控制在 16.7/10 kPa(125/75 mmHg)以下;尿蛋白低于 1 g/d,血压控制可放宽到 17.3/10.7 kPa(130/80 mmHg)以下。②选择能延缓肾功能恶化、具有肾保护作用的降血压药物。

高血压患者应限盐(<3 g/d);有水、钠潴留容量依赖性高血压患者可选用噻嗪类利尿剂。对肾素依赖性高血压则首选血管紧张素转换酶抑制剂(ACEI)或血管紧张素Ⅱ受体阻滞剂。此外钙通道阻滞剂、β 受体阻滞剂、α 受体阻滞剂也可选用。高血压难以控制时可选用不同类型降压药联合应用。

近年研究证实,ACEI 除具有降低血压作用外,还有减少尿蛋白和延缓肾功能恶化的肾保护作用,故 ACEI 可作为慢性肾炎患者控制高血压的首选药物。肾功能不全患者应用 ACEI 要防止高血钾,血肌酐大于 350 μmol/L 的非透析治疗患者不宜再使用,注意少数患者应用 ACEI 干咳的不良反应。血管紧张素Ⅱ受体阻滞剂具有与 ACEI 相似的肾保护作用和减少尿蛋白作用,但不引起持续性干咳。

(三)糖皮质激素和细胞毒药物

鉴于慢性肾炎为一临床综合征,其病因、病理类型及其程度、临床表现和肾功能等变异较大,故此类药物是否应用应区别对待。在肾活检明确病理类型后谨慎应用。还可选择中药雷公藤总苷片,但应注意该药可以引起血白细胞减少及肝功能损害,女性患者长期服用可导致月经周期紊乱甚至闭经。

(四)避免加重肾损害的因素

感染、劳累、妊娠及应用肾毒性药物(如氨基糖苷类抗生素、含马兜铃酸的中草药等),均可能加重肾脏损害,导致肾功能恶化,应予以避免。

七、预后

慢性肾炎病情迁延,病变呈进行性发展,最终出现慢性肾衰竭。病变进展速度个体差异很大,病理类型为重要因素,但防止各种危险因素、正确制订延缓肾功能损害进展的措施同样具有重要意义。

(赵秀敬)

第三节 IgA 肾病

IgA 肾病是一组以系膜区 IgA 沉积为特征的肾小球肾炎,1968 年由法国病理学家 Berger 和 Hinglais 最先报道,目前已成为全球最常见的原发性肾小球疾病。我国最早于 1984 年由北京协和医院与北京医科大学第一医院联合报道了一组 40 例 IgA 肾病,此后,国内各中心对该病的报道日益增多,研究百花齐放。本章将针对 IgA 肾病的一些重要而值得探索的问题加以讨论。

一、IgA 肾病的流行病学特点与发病机制

(一)流行病学特点

1.广泛性与异质性

IgA 肾病为全世界范围内最常见的原发肾小球疾病。各个年龄段都能发病,但高峰在 20~40 岁。北美和西欧的调查显示男女比例为 2∶1,而亚太地区比例为 1∶1。IgA 肾病的发病率存在着明显的地域差异,亚洲地区明显高于其他地区。美国的人口调查显示 IgA 肾病年发病率为 1/100 000,儿童人群年发病率为 0.5/100 000,而这个数字仅为日本的 1/10。中国的一项 13 519 例肾活检资料显示,IgA 肾病在原发肾小球疾病中所占比例高达 45%。此外,在无肾病临床表现的人群中,于肾小球系膜区能发现 IgA 沉积者也占 3%~16%。

以上数据提示了 IgA 肾病的广泛性与异质性特点。首先,IgA 肾病发病的地域性及发病患者群的构成存在明显差异。这些差异可能与遗传、环境因素相关,也可能与各地选择肾活检的指征不同有关。日本和新加坡选择尿检异常(如镜下血尿)的患者常规进行肾穿刺病理检查,为此 IgA 肾病发生率即可能偏高;而美国主要选择尿蛋白>1.0 g/d 的患者进行肾穿刺,则其 IgA 肾病发生率即可能偏低。其次,IgA 肾病的发病存在明显的个体差异性。肾脏病理检查发现系膜区 IgA 沉积却无肾炎表现的个体并不少。同样为系膜区 IgA 沉积,有的患者出现肾炎,有的患者却无症状,原因并不清楚。欲回答这个问题必须对发病机制有更透彻理解,IgA 于肾小球沉积的过程与免疫复合物造成的肾损伤过程可能是分别独立调控的环节,同时,基因的多态性的研究或许能解释这些表型差异。最后,不同地域患者、不同个体的临床表现及治疗反应的差异势必会

影响治疗决策，为此目前国际上尚无统一的治疗指南。2012 年改善全球肾脏病预后组织(Kidney Disease:Improving Global Outcomes,KDIGO)发表了《肾小球肾炎临床实践指南》，其中对 IgA 肾病治疗的建议几乎都来自较低级别证据。

2.病程迁延，认识过程曲折

早期观点认为 IgA 肾病是一良性过程疾病，预后良好。随着研究深入及随访期延长，现已明确其中相当一部分患者的病程呈进展性，高达 50%的患者能在 20～25 年内逐渐进入终末期肾脏病(ESRD)，这就提示对 IgA 肾病积极进行治疗、控制疾病进展很重要。

(二)发病机制

1.免疫介导炎症的发病机制

(1)黏膜免疫反应与异常 IgA_1 产生：大量研究表明 IgA 肾病的启动与血清中出现过量的异常 IgA_1(铰链区 O-糖链末端半乳糖缺失，对肾小球系膜组织有特殊亲和力)密切相关。这些异常 IgA_1 在循环中蓄积到一定程度，并沉积于肾小球系膜区，才可能引发 IgA 肾病。目前关于致病性 IgA_1 的来源主要有两种观点，均与黏膜免疫反应相关。其一，从临床表现来看，肉眼血尿往往发生于黏膜感染(如上呼吸道、胃肠道或尿路感染)之后，提示 IgA_1 的发生与黏膜免疫相关，推测肾小球系膜区沉积的 IgA_1 可能来源于黏膜免疫系统。其二，IgA 肾病患者过多的 IgA_1 可能来源于骨髓免疫活性细胞。Julian 等提出"黏膜-骨髓轴"观点，认为血清异常升高的 IgA 并非由黏膜产生，而是由黏膜内抗原特定的淋巴细胞或抗原递呈细胞进入骨髓腔，诱导骨髓 B 细胞增加 IgA_1 分泌所致。所以，血中异常 IgA_1 的来源目前尚未明确，有可能来源于免疫系统的某一个部位，也可能是整个免疫系统失调的结果。

以上发病机制的认识开阔了治疗思路，即减少黏膜感染，控制黏膜免疫反应，有可能减少 IgA 肾病的发病及复发。对患有慢性扁桃体炎并反复发作的患者，现在认为择机摘除扁桃体有可能减少黏膜免疫反应，降低血中异常 IgA_1 和循环免疫复合物水平，从而减少肉眼血尿发作和尿蛋白。

(2)免疫复合物形成与异常 IgA_1 的致病性：异常 IgA_1 沉积于肾小球系膜区的具体机制尚未完全清楚，可能通过与系膜细胞抗原(包括种植的外源性抗原)或细胞上受体结合而沉积。大量研究证实免疫复合物中的异常 IgA_1 与系膜细胞结合后，即能激活系膜细胞，促其增殖、释放细胞因子和合成系膜基质，诱发肾小球肾炎；而非免疫复合物状态的异常 IgA_1 并不能触发上述致肾炎反应。上述含异常 IgA_1 的免疫复合物形成过程能被多种因素调控，包括补体成分 C_{3b} 及巨噬细胞和中性粒细胞上的 IgA Fc 受体(CD89)的可溶形式。

以上过程说明系膜区的异常 IgA_1 沉积与肾炎发病并无必然相关性，其致肾炎作用在一定程度上取决于免疫复合物形成及其后续效应。此观点可能也解释了为何有人系膜区有 IgA 沉积却无肾炎表现的原因。

(3)受体缺陷与异常 IgA_1 清除障碍：现在认为肝脏可能是清除异常 IgA 的主要场所。研究发现，与清除异常 IgA_1 免疫复合物相关的受体有肝细胞上的去唾液酸糖蛋白受体(ASGPR)及肝脏 Kupffer 细胞上的 IgA Fc 受体(FcαRI，即 CD89)，如果这些受体数量减少或功能异常，就能导致异常 IgA_1 免疫复合物清除受阻，这也与 IgA 肾病发病相关。

肝硬化患者能产生一种病理表现与 IgA 肾病十分相似的肾小球疾病，被称为"肝硬化性肾小球疾病"，其发病机制之一即可能与异常 IgA_1 清除障碍相关。

(4)多种途径级联反应致肾脏损伤：正如前述，含有异常 IgA_1 的免疫复合物沉积于系膜，将触发炎症反应致肾脏损害。从系膜细胞活化、增殖，释放前炎症及前纤维化细胞因子，合成及分泌细胞外基质开始，通过多种途径的级联放大反应使肾损害逐渐加重。受累细胞从系膜细胞扩展到足细胞、肾小管上皮细胞、肾间质成纤维细胞等肾脏固有细胞及循环炎症细胞；病变性质从炎症反应逐渐进展成肾小球硬化及肾间质纤维化等不可逆病变，最终患者进入ESRD。

免疫-炎症损伤的级联反应概念能为治疗理念提出新思路。2013年，Coppo等人认为应该对IgA肾病早期进行免疫抑制治疗，这可能会改善肾病的长期预后。他们认为IgA肾病治疗存在"遗产效应"，若在疾病早期阻断一些免疫发病机制的级联放大反应，即可能留下持久记忆，获得长时期疗效。这一观点大大强调了早期免疫抑制治疗的重要性。

综上所述，随着基础研究的逐步深入，IgA肾病的发病机制已越来越趋清晰，但是遗憾的是，至今仍无基于IgA肾病发病机制的特异性治疗问世，当前治疗多在减轻免疫病理损伤的下游环节，今后应力争改变这一现状。

2.基因相关的遗传发病机制

遗传因素一定程度上影响着IgA肾病发生。在不同的种族群体中，血清糖基化异常的IgA_1水平显现出不同的遗传特性。约75%的IgA肾病患者血清异常IgA_1水平超过正常对照的第90百分位，而其一级亲属中也有30%～40%的成员血清异常IgA_1水平升高，不过，这些亲属多数并不发病，提示还有其他决定发病的关键因素存在。

家族性IgA肾病的病例支持发病的遗传机制及基因相关性。多数病例来自美国和欧洲的高加索人群，少数来自日本，中国香港也有相关报道。2004年，北京大学第一医院对777例IgA肾病患者进行了家族调查，发现8.7%患者具有阳性家族史，其中1.3%已肯定为家族性IgA肾病，而另外7.4%为可疑家族性IgA肾病，为此有学者认为在中国IgA肾病也并不少见。

目前，对于IgA肾病发病的遗传因素的研究主要集中于*HLA*基因多态性、T细胞受体基因多态性、肾素-血管紧张素系统基因多态性、细胞因子基因多态性及子宫珠蛋白基因多态性。IgA肾病可能是个复杂的多基因性疾病，遗传因素在其发生发展中起了多大作用，尚有待进一步的研究。

二、IgA肾病的临床-病理表现与诊断

(一)IgA肾病的临床表现分类

1.无症状性血尿、伴或不伴轻度蛋白尿

患者表现为无症状性血尿，伴或不伴轻度蛋白尿(尿蛋白少于1 g/d)，肾功能正常。我国一项试验对表现为单纯镜下血尿的IgA肾病患者随访12年，结果显示14%的镜下血尿消失，但是约1/3患者出现蛋白尿(尿蛋白超过1 g/d)或者肾小球滤过率(GFR)下降。这个结果也提示对表现无症状性血尿伴或不伴轻度蛋白尿的IgA肾病患者，一定要长期随访，因为其中部分患者随后可能出现病变进展。

2.反复发作肉眼血尿

多于上呼吸道感染(细菌性扁桃体炎或病毒性上呼吸道感染)后3天内发病，出现全程肉眼血尿，儿童和青少年(80%～90%)较成人(30%～40%)多见，多无伴随症状，少数患者有排尿不适或胁腹痛等。一般认为肉眼血尿程度与疾病严重程度无关。患者在肉眼血尿消失后，常遗留下无症状性血尿、伴或不伴轻度蛋白尿。

3.慢性肾炎综合征

常表现为镜下血尿、不同程度的蛋白尿(尿蛋白常>1.0 g/d,但少于大量蛋白尿),而且随病情进展常出现高血压、轻度水肿及肾功能损害。这组 IgA 肾病患者的疾病具有慢性进展性质。

4.肾病综合征

表现为肾病综合征的 IgA 肾病患者并不少见。对这类患者首先要做肾组织的电镜检查,看是否 IgA 肾病合并微小病变,如果是,则疾病治疗及转归均与微小病变病相似。但是,另一部分肾病综合征患者,常伴高血压和/或肾功能减退,肾脏病理常为 Lee 氏分级Ⅲ～Ⅴ级,这类 IgA 肾病治疗较困难,预后较差。

5.急性肾损伤

IgA 肾病在如下几种情况下可以出现急性肾损害(AKI):①急进性肾炎,临床呈现血尿、蛋白尿、水肿及高血压等表现,肾功能迅速恶化,很快出现少尿或无尿,肾组织病理检查为新月体肾炎。IgA 肾病导致的急进性肾炎还经常伴随肾病综合征。②急性肾小管损害,这往往由肉眼血尿引起,可能与红细胞管型阻塞肾小管及红细胞破裂释放二价铁离子致氧化应激反应损伤肾小管相关。常为一过性轻度 AKI。③恶性高血压,IgA 肾病患者的高血压控制不佳时,较容易转换成恶性高血压,伴随出现 AKI,严重时出现急性肾损伤(ARF)。

上述各种类型 IgA 肾病患者的血尿,均为变形红细胞血尿或变形红细胞为主的混合型血尿。

(二)IgA 肾病的病理特点、病理分级及对其评价

1.IgA 肾病的病理特点

(1)免疫荧光(或免疫组化)表现:免疫病理检查可发现明显的 IgA 和 C_3 于系膜区或系膜及毛细血管壁沉积,也可合并较弱的 IgG 和/或 IgM 沉积,但 C_{1q} 和 C_4 的沉积少见。有时小血管壁可以见到 C_3 颗粒沉积,此多见于合并高血压的患者。

(2)光学显微镜表现:光镜下 IgA 肾病最常见的病理改变是局灶或弥漫性系膜细胞增生及系膜基质增多,因此最常见的病理类型是局灶增生性肾炎及系膜增生性肾炎,有时也能见到新月体肾炎或膜增生性肾炎,可以伴或不伴节段性肾小球硬化。肾小球病变重者常伴肾小管间质病变,包括不同程度的肾间质炎症细胞浸润,肾间质纤维化及肾小管萎缩。IgA 肾病的肾脏小动脉壁常增厚(不伴高血压也增厚)。

(3)电子显微镜表现:电镜下可见不同程度的系膜细胞增生和系膜基质增多,常见大块高密度电子致密物于系膜区或系膜区及内皮下沉积。这些电子致密物的沉积部位与免疫荧光下免疫沉积物的沉积部位一致。肾小球基底膜正常。

所以,对于 IgA 肾病诊断来说,免疫荧光(或免疫组化)表现是特征性表现,不做此检查即无法诊断 IgA 肾病;电镜检查若能在系膜区(或系膜区及内皮下)见到大块高密度电子致密物,对诊断也有提示意义。而光镜检查无特异表现。

2.IgA 肾病的病理分级

(1)Lee 氏和 Hass 氏分级:目前临床常用的 IgA 肾病病理分级为 Lee 氏(见表 7-1)和 Hass 氏分级(见表 7-2)。这两个分级系统简便实用,对判断疾病预后具有较好作用。

表 7-1 Lee 氏病理学分级系统

分级	肾小球病变	肾小球-间质病变
Ⅰ	多数正常、偶尔轻度系膜增宽(阶段)伴/不伴细胞增生	无
Ⅱ	<50%的肾小球呈现局灶性系膜增生和硬化,罕见小新月体	无
Ⅲ	弥漫系膜细胞增生和基质增宽(偶尔局灶节段),偶见小新月体和粘连	局灶肾间质水肿,偶见细胞浸润,罕见肾小管萎缩
Ⅳ	显著的弥漫系膜细胞增生和硬化,<45%的肾小球出现新月体,常见肾小球硬化	肾小管萎缩,肾间质炎症和纤维化
Ⅴ	病变性质类似Ⅳ级,但更重,肾小球新月体形成>45%	类似Ⅳ级病变,但更重

表 7-2 Hass 氏病理学分级系统

亚型	肾小球病变
Ⅰ(轻微病变)	肾小球仅有轻度系膜细胞增加,无节段硬化,无新月体
Ⅱ(局灶节段肾小球硬化)	肾小球病变类似于原发性局灶节段肾小球硬化,伴肾小球系膜细胞轻度增生,无新月体
Ⅲ(局灶增殖性肾小球肾炎)	≤50%的肾小球出现细胞增殖,为系膜细胞增生,可伴内皮细胞增生,绝大多数病例为节段性增生,可见新月体
Ⅳ(弥漫增殖性肾小球肾炎)	>50%的肾小球出现细胞增殖,为系膜细胞增生,伴或不伴内皮细胞增生,细胞增生可为节段性或球性,可见新月体
Ⅴ(晚期慢性肾小球肾炎)	≥40%的肾小球球性硬化,其余可表现为上述各种肾小球病变。≥40%的皮质肾小管萎缩或消失

(2)牛津分型:国际 IgA 肾病组织与肾脏病理学会联合建立的国际协作组织,2009 年提出了一项具有良好重复性和预后预测作用的新型 IgA 肾病病理分型——牛津分型。

牛津分型应用了 4 个能独立影响疾病预后的病理指标,并详细制定了评分标准。这些指标包括系膜细胞增生(评分 M0 及 M1)、节段性硬化或粘连(评分 S0 及 S1)、内皮细胞增生(评分 E0 及 E1)及肾小管萎缩/肾间质纤维化(评分 T0、T1 及 T2)。牛津分型的最终病理报告,除需详细给出上述 4 个指标的评分外,还要用附加报告形式给出肾小球个数及一些其他定量病理指标(如细胞及纤维新月体比例、纤维素样坏死比例、肾小球球性硬化比例等),以更好地了解肾脏急性和慢性病变情况。

牛津分型的制定过程比以往任何分级标准都严谨及科学,而且聚集了国际肾脏病学家及病理学家的共同智慧。但是,牛津分型也存在一定的局限性,如新月体病变对肾病预后的影响分析较少,且其研究设计没有考虑到不同地区治疗方案的差异性,亚洲的治疗总体较积极(用激素及免疫抑制剂治疗者较多),因此牛津分型在亚洲的应用尚待进一步验证。

综上可见,病理分级(或分型)的提出需要兼顾指标全面、可重复性好及临床实用(包括操作简便、指导治疗及判断预后效力强)多方面因素,任何病理分级(或分型)的可行性都需要经过大量临床实践予以检验。

(三)诊断方法、诊断标准及鉴别诊断

1.肾活检指征及意义

IgA肾病是一种依赖于免疫病理学检查才可确诊的肾小球疾病。但是目前国内外进行肾活检的指征差别很大,欧美国家大多主张对持续性尿蛋白＞1.0 g/d的患者进行肾活检,而在日本对于尿检异常(包括单纯性镜下血尿)的患者均建议常规做肾活检。有学者认为,掌握肾活检指征太紧有可能漏掉一些需要积极治疗的患者,而且目前肾穿刺活检技术十分成熟,安全性高,故肾活检指征不宜掌握过紧。确有这样一部分IgA肾病患者,临床表现很轻,尿蛋白＜1.0 g/d,但是病理检查却显示中度以上肾损害(Lee氏分级Ⅲ级以上),通过肾活检及时发现这些患者并给予干预治疗很重要。所以,正确掌握肾活检指征,正确分析和评价肾组织病理检查结果,对指导临床合理治疗具有重要意义。

2.IgA肾病的诊断标准

IgA肾病是一个肾小球疾病的免疫病理诊断。免疫荧光(或免疫组化)检查见IgA或IgA为主的免疫球蛋白伴补体C_3呈颗粒状于肾小球系膜区或系膜及毛细血管壁沉积,并能从临床除外过敏性紫癜肾炎、肝硬化性肾小球疾病、强直性脊柱炎肾损害及银屑病肾损害等继发性IgA肾病,诊断即能成立。

3.鉴别诊断

IgA肾病应注意与以下疾病鉴别。

(1)以血尿为主要表现者:需要与薄基底膜肾病及Alport综合征等遗传性肾小球疾病鉴别。前者常呈单纯性镜下血尿,肾功能长期保持正常;后者除血尿及蛋白尿外,肾功能常随年龄增长而逐渐减退直至进入ESRD,而且还常伴眼耳病变。肾活检病理检查是鉴别的关键,薄基底膜肾病及Alport综合征均无IgA肾病的免疫病理表现,而电镜检查却能见到各自特殊的肾小球基底膜病变。

(2)以肾病综合征为主要表现者:需要与非IgA肾病的系膜增生性肾炎鉴别。两者都常见于青少年,肾病综合征表现相似。假若患者血清IgA增高和/或血尿显著(包括肉眼血尿),则较支持IgA肾病。鉴别的关键是肾活检免疫病理检查,IgA肾病以IgA沉积为主,而非IgA肾病常以IgM或IgG沉积为主,沉积于系膜区或系膜及毛细血管壁。

(3)以急进性肾炎为主要表现者:少数IgA肾病患者临床呈现急进性肾炎综合征,病理呈现新月体性肾炎,他们实为IgA肾病导致的Ⅱ型急进性肾炎。这种急进性肾炎应与抗肾小球基底膜抗体或抗中性白细胞胞质抗体致成的Ⅰ型或Ⅲ型急进性肾炎鉴别。血清抗体检验及肾组织免疫病理检查是准确进行鉴别的关键。

三、IgA肾病的预后评估及治疗选择

(一)疾病活动性及预后的评估指标及其意义

1.疾病预后评价指标

(1)蛋白尿及血压控制:蛋白尿和高血压的控制好坏会影响肾功能的减退速率及肾病预后。Lee等通过多变量分析显示,与肾衰竭关系最密切的因素为时间平均尿蛋白水平(time-average proteinuria,TA-UP)及时间平均动脉压水平(time-average mean arterial blood pressure,TA-MAP)。计算方法:求6个月内每次随访时的尿蛋白量及血压的算术平均值,再计算整个随访期

间所有算术平均值的均值。

(2)肾功能状态:起病或病程中出现的肾功能异常与不良预后相关,表现为GFR下降,血清肌酐水平上升。日本一项针对2 270名IgA肾病患者7年随访的研究发现,起病时血清肌酐水平与达到ESRD的比例成正相关。

(3)病理学参数:病理分级的预后评价意义已被许多研究证实。系膜增生、内皮增生、新月体形成、肾小球硬化、肾小管萎缩及间质纤维化的程度与肾功能下降速率及肾脏存活率密切相关。重度病理分级患者预后不良。

(4)其他因素:肥胖IgA肾病患者肾脏预后更差,体重指数(BMI)超过25 kg/m^2 的患者,蛋白尿、病理严重度及ESRD风险均显著增加。此外,低蛋白血症、高尿酸血症也是肾脏不良结局的独立危险因素。

2.治疗方案选择的依据

只有对疾病病情及预后进行全面评估才可能制订合理治疗方案。应根据患者年龄、临床表现(如尿蛋白、血压、肾功能及其下降速率)及病理分级来综合评估病情,分析各种治疗的可能疗效及不良反应,最后选定治疗方案。而且,在治疗过程中还应根据疗效及不良反应来实时对治疗进行调整。

(二)治疗方案选择的共识及争议

1.非免疫抑制治疗

(1)拮抗血管紧张素Ⅱ药物:目前血管紧张素转换酶抑制剂(ACEI)或血管紧张素$Ⅱ_1$受体阻滞剂(ARB)已被用作IgA肾病治疗的第一线药物。研究表明,ACEI/ARB不仅具有降血压作用,而且还有减少蛋白尿及延缓肾损害进展的肾脏保护效应。由于ACEI/ARB类药物的肾脏保护效应并不完全依赖于血压降低,因此ACEI/ARB类药物也能用于血压正常的IgA肾病蛋白尿患者治疗。KDIGO制定的《肾小球肾炎临床实践指南》,推荐对尿蛋白>1 g/d的IgA肾病患者长期服用ACEI或ARB治疗(证据强度1B);并建议对尿蛋白0.5~1.0 g/d的IgA肾病患者也用ACEI或ARB治疗(证据强度2D)。指南还建议,只要患者能耐受,ACEI/ARB的剂量可逐渐增加,以使尿蛋白降至1 g/d以下(证据强度2C)。

ACEI/ARB类药物用于肾功能不全患者需慎重,应评估患者的药物耐受性并密切监测药物不良反应。服用ACEI/ARB类药物之初,患者血清肌酐可能出现轻度上升(较基线水平上升<30%),这是由药物扩张出球小动脉引起。长远来看,出球小动脉扩张使肾小球内高压、高灌注及高滤过降低,对肾脏是起保护效应,因此不应停药。但是,用药后如果出现血清肌酐明显上升(超过了基线水平的30%~35%),则必须马上停药。多数情况下,血清肌酐异常升高是肾脏有效血容量不足引起,故应及时评估患者血容量状态,寻找肾脏有效血容量不足的原因,加以纠正。除急性肾损害外,高钾血症也是ACEI/ARB类药物治疗的另一严重不良反应,尤易发生在肾功能不全时,需要高度警惕。

这里还需要强调,根据大量随机对照临床试验的观察结果,近年国内外的高血压治疗指南均不提倡ACEI和ARB两药联合应用。指南明确指出:在治疗高血压方面两药联用不能肯定增强疗效,却能增加严重不良反应;而在肾脏保护效应上,也无足够证据支持两药联合治疗。2013年刚发表的西班牙PRONEDI试验及美国VANEPHRON-D试验均显示,ACEI和ARB联用,与单药治疗相比,在减少2型糖尿病肾损害患者的尿蛋白排泄及延缓肾功能损害进展上并无任何优势。而在VANEPHRON-D试验中,两药联用组的高钾血症及急性肾损害不良反应却显著增加，以致试验被迫提前终止。

(2)深海鱼油：深海鱼油富含的n-3(ω-3)多聚不饱和脂肪酸，理论上讲可通过竞争性抑制花生四烯酸，减少前列腺素、血栓素和白三烯的产生，从而减少肾小球和肾间质的炎症反应，发挥肾脏保护作用。几项大型随机对照试验显示，深海鱼油治疗对IgA肾病患者具有肾功能保护作用，但是荟萃分析却未获得治疗有益的结论。因此，深海鱼油的肾脏保护效应还需要进一步研究验证。鉴于深海鱼油治疗十分安全，而且对防治心血管疾病肯定有益，所以《肾小球肾炎临床实践指南》建议，给尿蛋白持续>1 g/d的IgA肾病患者予深海鱼油治疗(证据强度2D)。

(3)扁桃体切除：扁桃体是产生异常IgA_1的主要部位之一。很多IgA肾病患者都伴有慢性扁桃体炎，而且扁桃体感染可导致肉眼血尿发作，所以择机进行扁桃体切除就被某些学者推荐作为治疗IgA肾病的一个手段，认为可以降低患者血清IgA水平和循环免疫复合物水平，使肉眼血尿发作及尿蛋白排泄减少，甚至对肾功能可能具有长期保护作用。

近期日本一项针对肾移植后复发IgA肾病患者的小规模研究表明，扁桃体切除术组降低尿蛋白作用显著，而未行手术组则无明显变化。日本另外一项针对原发性IgA肾病的研究也同样显示，扁桃体切除联合免疫抑制剂治疗，在诱导蛋白尿缓解和/或血尿减轻上效果均较单用免疫抑制治疗优越。不过上面两个研究均为非随机研究，且样本量较小，因此存在一定局限性。有学者的荟萃分析也认为，扁桃体切除术联合激素和肾素-血管紧张素系统(RAS)阻断治疗，至少对轻中度蛋白尿且肾功能尚佳的IgA肾病患者具有肾功能的长期保护效应。

但是，《肾小球肾炎临床实践指南》认为，扁桃体切除术常与其他治疗(特别是免疫抑制剂)联合应用，所以疗效中扁桃体切除术的具体作用难以判断，而且也有临床研究并未发现扁桃体切除术对改善IgA肾病病情有益。所以，该指南不建议用扁桃体切除术治疗IgA肾病(证据强度2C)，认为还需要更多的随机对照试验进行验证。不过，有学者认为如果扁桃体炎与肉眼血尿发作具有明确关系时，仍可考虑择机进行扁桃体切除。

(4)抗血小板药物：抗血小板药物曾被广泛应用于IgA肾病治疗，并有小样本临床试验显示双嘧达莫治疗IgA肾病有益，但是许多抗血小板治疗都联用了激素和免疫抑制治疗，故其确切作用难以判断。《肾小球肾炎临床实践指南》不建议使用抗血小板药物治疗IgA肾病(证据强度2C)。

2.免疫抑制治疗

(1)单用糖皮质激素治疗：《肾小球肾炎临床实践指南》建议，IgA肾病患者用ACEI/ARB充分治疗3～6个月，尿蛋白仍未降至1 g/d以下，而患者肾功能仍相对良好(GFR>50 mL/min)时，应考虑给予6个月的激素治疗(证据强度2C)。多数随机试验证实，6个月的激素治疗确能减少尿蛋白排泄及降低肾衰竭风险。

不过，Hogg等人进行的试验，是采用非足量激素相对长疗程治疗，随访2年，未见获益。另一项Katafuchi等人开展的低剂量激素治疗，虽然治疗后患者尿蛋白有所减少，但是最终进入ESRD的患者比例并无改善。这两项试验结果均提示中小剂量的激素治疗对IgA肾病可能无效。Lv等进行的文献回顾分析也发现，在肾脏保护效应上，相对大剂量短疗程的激素治疗方案比小剂量长疗程治疗方案效果更优。

在以上研究中，激素相关的不良反应较少，即使是采用激素冲击治疗，3月内使用甲泼尼龙达到9 g，不良反应报道也较少。但是，既往的骨科文献认为使用甲泼尼龙超过2 g，无菌性骨坏死发生率就会上升；Lv等进行的文献复习也认为激素治疗会增加不良反应(如糖尿病或糖耐量异常、高血压、消化道出血、Cushing 样体貌、头痛、体质量增加、失眠等)发生,因此仍应注意。

(2)激素联合环磷酰胺或硫唑嘌呤治疗:许多回顾性研究和病例总结(多数来自亚洲)报道,给尿蛋白>1 g/d 和/或 GFR 下降和/或具有高血压的 IgA 肾病高危患者,采用激素联合环磷酰胺或硫唑嘌呤治疗,病情能明显获益。但是,其中不少研究存在选择病例及观察的偏倚,因此说服力牵强。

近年有几篇联合应用激素及上述免疫抑制剂治疗 IgA 肾病的前瞻随机对照试验结果发表,多数试验都显示此联合治疗有效。两项来自日本同一组人员的研究,给肾脏病理改变较重和/或尿蛋白显著而 GFR 正常的 IgA 肾病患儿,进行激素、硫唑嘌呤、抗凝剂及抗血小板制剂的联合治疗,结果均显示此联合治疗能获得较高的尿蛋白缓解率,并且延缓了肾小球硬化进展,因此在改善疾病长期预后上具有优势。Ballardie 等人报道的一项小型随机临床试验,用激素联合环磷酰胺续以硫唑嘌呤进行治疗,结果肾脏的 5 年存活率联合治疗组为 72%,而对照组仅为 6%。但是,Pozzi 等发表了一项随机对照试验却获得了阴性结果。此试验入组患者为血清肌酐水平低于 176.8 μmol/L(2 mg/dL)、蛋白尿水平高于 1 g/d 的 IgA 肾病病例,分别接受激素或激素联合硫唑嘌呤治疗,经过平均 4.9 年的随访,两组结局无显著性差异。

总的来说,联合治疗组的不良反应较单药治疗组高,包括激素不良反应及免疫抑制剂的不良反应(骨髓抑制等),而且两者联用时更容易出现严重感染(各种微生物感染,包括卡氏肺孢子菌及病毒感染等),这必须高度重视。因此,在治疗 IgA 肾病时,一定要认真评估疗效与风险,权衡利弊后再作出决策。

《肾小球肾炎临床实践指南》建议,除非 IgA 肾病为新月体肾炎肾功能迅速减退,否则不应用激素联合环磷酰胺或硫唑嘌呤治疗(证据强度 2D);IgA 肾病患者 GFR<30 mL/(min·1.73 m^2)时,若非新月体肾炎肾功能迅速减退,不用免疫抑制剂治疗(证据强度 2C)。

(3)其他免疫抑制剂的应用:①吗替麦考酚酯,分别来自中国、比利时以及美国的几项随机对照试验研究了高危 IgA 肾病患者使用吗替麦考酚酯(MMF)治疗的疗效。来自中国的研究指出,在 ACEI 的基础上使用 MMF (2 g/d),有明确降低尿蛋白及稳定肾功能的作用。另外一项中文发表的研究也显示 MMF 治疗能够降低尿蛋白,12 个月内尿蛋白量由 1.0~1.5 g/d 降至 0.50~0.75 g/d,比大剂量口服泼尼松更有益。与此相反,比利时和美国在白种人群中所做的研究(与前述中国研究设计相似)均认为 MMF 治疗对尿蛋白无效。此外,Xu 等进行的荟萃分析也认为,MMF 在降尿蛋白方面并没有显著效益。所以 MMF 治疗 IgA 肾病的疗效目前仍无定论,造成这种结果差异的原因可能与种族、MMF 剂量或者其他尚未认识到的影响因素相关,基于此,《肾小球肾炎临床实践指南》并不建议应用 MMF 治疗 IgA 肾病(证据强度 2C)。认为需要进一步研究观察。值得注意的是,如果将 MMF 用于肾功能不全的 IgA 肾病患者治疗,必须高度警惕卡氏肺孢子菌肺炎等严重感染,以前国内已有使用 MMF 治疗 IgA 肾病导致卡氏肺孢子菌肺炎死亡的案例。②雷公藤多苷,雷公藤作为传统中医药曾长期用于治疗自身免疫性疾病,其免疫抑制作用已得到大量临床试验证实。雷公藤多苷是从雷公藤中提取出的有效成分。Chen 等的荟萃分析认为,应用雷公藤多苷治疗 IgA 肾病,其降低尿蛋白作用肯定。但是国内多数临床研究的证据级别都较低,因此推广雷公藤多苷的临床应用受到限制。此外,还需注意此药的毒副作用,如性腺抑制(男性不育及女性月经紊乱、闭经等)、骨髓抑制、肝损害及胃肠道反应。③其他药物,环孢素 A 用于 IgA 肾病治疗的相关试验很少,而且它具有较大的肾毒性,有可能加重肾间质纤维化,目前不推荐它在 IgA 肾病治疗中应用。来氟米特能通过抑制酪氨酸激酶和二氢乳清酸脱氢酶而抑制 T 细胞和 B 细胞的活化增殖,发挥免疫抑制作用,临床已用其治疗类风湿关节炎及系统性红斑狼疮。国内也有少数用其治疗 IgA 肾病的报道，但是证据级别均较低，其确切疗效尚待观察。

3.对 IgA 肾病慢性肾功能不全患者进行免疫抑制治疗的争议

几乎所有的随机对照研究均未纳入 GFR<30 mL/min 的患者，GFR 在 30～50 mL/min 的患者也只有少数入组。对这部分人群来说，免疫抑制治疗是用或者不用，若用，应该何时用，如何用，均存在争议。

有观点认为，即使 IgA 肾病已出现慢性肾功能不全，一些依然活跃的免疫或非免疫因素仍可能作为促疾病进展因素发挥不良效应，所以可以应用激素及免疫抑制剂进行干预治疗。一项病例分析报道，对平均 GFR 为 22 mL/min 的 IgA 肾病患者，用大剂量环磷酰胺或激素冲击续以 MMF 治疗，患者仍有获益。另外，Takahito 等的研究显示，给 GFR 小于 60 mL/min 的 IgA 肾病患者予激素治疗，在改善临床指标上较单纯支持治疗效果好，但是对改善肾病长期预后无效。

对于进展性 IgA 肾病患者，如果血清肌酐水平超过 221 μmol/L(2.5 mg/dL)时，至今无足够证据表明免疫抑制治疗仍然有效。有时这种血肌酐阈值被称为“一去不返的拐点”，因此选择合适的治疗时机相当关键。但是该拐点的具体范围仍有待进一步研究确证。

综上所述，对于 GFR 在 30～50 mL/min 的 IgA 肾病患者，是否仍能用免疫抑制治疗，目前尚无定论；但是对 GFR<30 mL/min 的患者，一般认为不宜进行免疫抑制治疗。

(三)关于 IgA 肾病治疗的思考

IgA 肾病的临床过程变异很大，从完全良性过程到快速进展至 ESRD，预后较难预测。国内多数医师根据 IgA 肾病的临床-病理分型来选用不同治疗方案，但是具体的治疗适应证及治疗措施，仍缺乏规范化的推荐或建议。《肾小球肾炎临床实践指南》关于 IgA 肾病治疗的推荐或建议证据级别也欠高，存疑较多。正如前述，指南对非新月体肾炎的 IgA 肾病患者，不推荐用激素联合环磷酰胺或硫唑嘌呤治疗，但是临床实践中仍可见不少这类患者用上述治疗后明显获益。另外，对于 ACEI/ARB 充分治疗无效、尿蛋白仍>1 g/d 而 GFR 在 30～50 mL/min 水平的 IgA 肾病患者，就不能谨慎地应用免疫抑制治疗了吗，也未必如此。因此，有关 IgA 肾病的治疗，包括治疗适应证、时机及方案还有许多研究工作需要去做。应努力开展多中心、前瞻性、随机对照临床研究，选择过硬的研究终点(如血肌酐倍增、进入 ESRD 和全因死亡等)，进行长时间的队列观察(IgA 肾病临床经过漫长，可能需要 10 年以上追踪观察)。只有这样，才能准确地判断疗效，获得高水平的循证证据，以更合理地指导临床实践。

(赵秀敬)

第四节 肾病综合征

一、原发性肾病综合征的诊断

(一)肾病综合征的概念及分类

肾病综合征(nephrotic syndrome，NS)是指各种原因导致的大量蛋白尿(>3.5 g/d)、低蛋白血症(＜30 g/L)、水肿和/或高脂血症。其中大量蛋白尿和低蛋白血症是诊断的必备条件,具备这两条再加水肿和/或高脂血症 NS 诊断即可成立。

NS 可分为原发性、继发性和遗传性三大类(也有学者将遗传性归入继发性 NS)。继发性 NS 很常见,在我国常由糖尿病肾病、狼疮性肾炎、乙肝病毒相关性肾炎、过敏性紫癜性肾炎、恶性肿瘤相关性肾小球病、肾淀粉样变性和汞等重金属中毒引起。遗传性 NS 并不多见,在婴幼儿主要见于先天性 NS(芬兰型及非芬兰型),此外,少数 Alport 综合征患者也能呈现 NS。

(二)原发性肾病综合征的诊断及鉴别诊断

原发性 NS 是原发性肾小球疾病的最常见临床表现。符合NS 诊断标准,并能排除各种病因的继发性 NS 和遗传性疾病所致 NS,方可诊断原发性 NS。

如下要点能帮助原发性与继发性 NS 鉴别。

1.临床表现

应参考患者的年龄、性别及临床表现特点,有针对性地排除继发性 NS,例如,儿童应重点排除乙肝病毒相关性肾炎及过敏性紫癜肾炎所致 NS;老年患者则应着重排除淀粉样变性肾病、糖尿病肾病及恶性肿瘤相关性肾小球病所致 NS;女性尤其青中年患者均需排除狼疮性肾炎;对于使用不合格美白或祛斑美容护肤品病理诊断为肾小球微小病(minimal change disease,MCD)或膜性肾病(membranous nephropathy,MN)的年轻女性 NS 患者,应注意排除汞中毒可能。认真进行系统性疾病的有关检查,而且必要时进行肾穿刺病理活检可资鉴别。

2.病理表现

原发性 NS 的主要病理类型为 MN(常见于中老年患者)、MCD(常见于儿童及部分老年患者)及局灶节段性肾小球硬化(focal segmental glomerular sclerosis,FSGS),另外,某些增生性肾小球肾炎如 IgA 肾病、系膜增生性肾炎、膜增生性肾炎、新月体肾炎等也能呈现 NS 表现。各种继发性肾小球疾病的病理表现,在多数情况下与这些原发性肾小球疾病病理表现不同,再结合临床表现进行分析,鉴别并不困难。

近年,利用免疫病理技术鉴别原发性(或称特发性)MN 与继发性 MN(在我国常见于狼疮性 MN、乙肝病毒相关性 MN、恶性肿瘤相关性 MN 及汞中毒相关性 MN 等)已有较大进展。现在认为,原发性 MN 是自身免疫性疾病,其中抗足细胞表面的磷脂酶 A_2 受体(phospholipase A_2 receptor,PLA_2R)抗体是重要的自身抗体之一,它主要以 IgG_4 形式存在,但是外源性抗原及非肾自身抗原诱发机体免疫反应导致的继发性 MN 却并非如此。基于上述认识,现在已用抗 IgG 亚类(包括 IgG_1、IgG_2、IgG_3 和 IgG_4)抗体及抗 PLA_2R 抗体对肾组织进行免疫荧光或免疫组化检查,来帮助鉴别原、继发性 MN。

国内外研究显示,原发性 MN 患者肾小球毛细血管壁上沉积的 IgG 亚类主要是 IgG_4,并常伴 PLA_2R 沉积;而狼疮性 MN 及乙肝病毒相关性 MN 肾小球毛细血管壁上沉积的 IgG 主要是 IgG_1、IgG_2 或 IgG_3,且不伴 PLA_2R 沉积;恶性肿瘤相关性 MN 及汞中毒相关性 MN 毛细血管壁上沉积的 IgG 亚类也非 IgG_4 为主,有无 PLA_2R 沉积,目前尚无研究报道。不过,并非所有检测结果都绝对如此,文献报道原发性 MN 患者肾小球毛细血管壁上以 IgG_4 亚类沉积为主者占 81%～100%,有 PLA_2R 沉积者占 69%～96%,所以仍有部分原发性 MN 患者可呈阴性结果,另外阳性结果也与继发性 MN 存在一定交叉。为此 IgG 亚类及 PLA_2R 的免疫病理检查结果仍然需要再进行综合分析,才能最后判断它在鉴别原、继发 MN 上的意义。

3.实验室检查

近年来，研究还发现一些原发性肾小球疾病病理类型的血清标志物，它们在一定程度上对鉴别原发性与继发性 NS 也有帮助。

(1)血清 PLA_2R 抗体：美国 Beck 等研究显示 70%的原发性 MN 患者血清中含有抗 PLA_2R 抗体，而狼疮性肾炎、乙肝病毒相关性肾炎等继发性 MN 患者血清无此抗体，显示此抗体对于原发性 MN 具有较高的特异性。此后欧洲及中国的研究显示，原发性 MN 患者血清 PLA_2R 抗体滴度还与病情活动度相关，病情缓解后抗体滴度降低或消失，复发时滴度再升高。不过，在原发性 MN 患者中，此血清抗体的阳性率为 57%～82%，所以阴性结果仍不能除外原发性 MN。

(2)可溶性尿激酶受体(soluble urokinase receptor，suPAR)：Wei 等检测了 78 例原发性局灶性节段性肾小球硬化(FSGS)、25 例 MCD、16 例 MN、7 例先兆子痫和 22 例正常人血清中 suPAR 的浓度，结果发现原发性 FSGS 患者血清 suPAR 浓度明显高于正常对照和其他肾小球疾病的患者，提示 suPAR 可能是原发性 FSGS 的血清学标志物。Huang 等的研究基本支持 Wei 的看法，同时发现随着 FSGS 病情缓解，血清 suPAR 水平也明显降低，但是他们的研究结果并不认为此检查能鉴别原发性及继发性 FSGS。为此，今后还需要更多的研究来进一步验证。就目前已发表的资料看，约 2/3 的原发性 FSGS 患者血清 suPAR 抗体阳性，但是其检测结果与其他肾小球疾病仍有一定重叠，这些在分析试验结果时应该注意。

二、原发性肾病综合征的治疗

(一)治疗原则

原发性 NS 的治疗原则主要有以下内容。

1.主要治疗

原发性 NS 的主要治疗药物是糖皮质激素(以下简称激素)和/或免疫抑制剂，但是具体应用时一定要有区别地、个体化地制订治疗方案。原发性 NS 的不同病理类型在药物治疗反应、肾损害进展速度及 NS 缓解后的复发上都存在很大差别，所以，首先应根据病理类型及病变程度来有区别地实施治疗；另外，还需要参考患者年龄、体质量、有无激素及免疫抑制剂使用禁忌证、是否有生育需求、个人意愿采取不同的用药。有区别地、个体化地制订激素和/或免疫抑制剂的治疗方案，是现代原发性 NS 治疗的重要原则。

2.对症治疗

水肿(重时伴腹水及胸腔积液)是 NS 患者的常见症状，利尿治疗是主要的对症治疗手段。利尿要适度，以每天体质量下降 0.5～1.0 kg 为妥。如果利尿过猛可导致电解质紊乱、血栓栓塞及肾前性急性肾损害(acute kidney injury，AKI)。

3.防治并发症

加强对感染、血栓栓塞、蛋白质缺乏、脂代谢紊乱及 AKI 等并发症的预防与治疗。

4.保护肾功能

要努力防治疾病本身及治疗措施不当导致的肾功能恶化。

(二)具体治疗药物及措施

1.免疫抑制治疗

(1)糖皮质激素：对免疫反应多个环节都有抑制作用。①能抑制巨噬细胞对抗原的吞噬和处理；②抑制淋巴细胞 DNA 合成和有丝分裂，破坏淋巴细胞，使外周淋巴细胞数量减少；③抑制辅助性 T 细胞和 B 细胞，使抗体生成减少；④抑制细胞因子如 IL-2 等生成，减轻效应期的免疫性炎症反应等。

激素于 20 世纪 50 年代初开始应用于原发性 NS 治疗，至今仍是最常用的免疫抑制治疗药物。我国在原发性 NS 治疗中激素的使用原则：①起始足量，常用药物为泼尼松（或泼尼松龙）每天 1 mg/kg（最高剂量 60 mg/d），早晨顿服，口服 8～12 周，必要时可延长至 16 周（主要适用于 FSGS 患者）；②缓慢减药，足量治疗后每 2～3 周减原用量的 10%左右，当减至 20 mg/d 左右 NS 易反复，应更缓慢减量；③长期维持，最后以最小有效剂量（10 mg/d 左右）再维持半年或更长时间，以后再缓慢减量至停药。这种缓慢减药和维持治疗方法可以巩固疗效、减少 NS 复发，更值得注意的是这种缓慢减药方法是预防肾上腺皮质功能不全或危象的较为有效方法。激素是治疗原发性 NS 的“王牌”，但是不良反应也很多，包括感染、消化道出血及溃疡穿孔、高血压、水钠潴留、升高血糖、降低血钾、股骨头坏死、骨质疏松、精神兴奋、库欣综合征及肾上腺皮质功能不全等，使用时应密切监测。

(2)环磷酰胺：此药是烷化剂类免疫抑制剂。破坏 DNA 的结构和功能，抑制细胞分裂和增殖，对 T 细胞和 B 细胞均有细胞毒性作用，由于 B 细胞生长周期长，故对 B 细胞影响大。是临床上治疗原发性 NS 最常用的细胞毒类药物，可以口服使用，也可以静脉注射，由于口服与静脉疗效相似，因此治疗原发性 NS 最常使用的方法是口服。具体用法为，每天 2 mg/kg（常用 100 mg/d），分 2～3 次服用，总量 6～12 g。用药时需注意适当多饮水及避免睡前服药，并应对药物的各种不良反应进行监测及处理。常见的药物不良反应有骨髓抑制、出血性膀胱炎、肝损伤、胃肠道反应、脱发与性腺抑制（可能造成不育）。

(3)环孢素 A：是由真菌代谢产物提取得到的 11 个氨基酸组成环状多肽，可以人工合成。能选择性抑制 T 辅助细胞及 T 细胞毒效应细胞，选择性抑制 T 辅助性细胞合成 IL-2，从而发挥免疫抑制作用。不影响骨髓的正常造血功能，对 B 细胞、粒细胞及巨噬细胞影响小。已作为膜性肾病的一线用药，以及难治性 MCD 和 FSGS 的二线用药。常用量为每天 3～5 mg/kg，分两次空腹口服，服药期间需监测药物谷浓度并维持在 100～200 ng/mL。近年来，有研究显示用小剂量环孢素 A（每天 1～2 mg/kg）治疗同样有效。该药起效较快，在服药 1 个月后可见到病情缓解趋势，3～6 个月后可以缓慢减量，总疗程为 1～2 年，对于某些难治性并对环孢素 A 依赖的病例，可采用小剂量每天 1.0～1.5 mg/kg 维持相当长时间（数年）。若治疗 6 个月仍未见效果，再继续应用患者获得缓解机会不大，建议停用。当环孢素 A 与激素联合应用时，激素起始剂量常减半如泼尼松或泼尼松龙每天 0.5 mg/kg。环孢素 A 的常见不良反应包括急性及慢性肾损害、肝毒性、高血压、高尿酸血症、多毛及牙龈增生等，其中造成肾损害的原因较多（如肾前性因素所致 AKI、慢性肾间质纤维化所致慢性肾功能不全等），且有时此损害发生比较隐匿需值得关注。当血肌酐（SCr）较基础值增长超过 30%，不管是否已超过正常值，都应减少原药量的 25%～50%或停药。

(4)他克莫司：又称 FK-506，与红霉素的结构相似，为大环内脂类药物。其对免疫系统作用与环孢素 A 相似，两者同为钙调神经磷酸酶抑制剂，但其免疫抑制作用强，属高效新型免疫抑制剂。主要抑制 IL-2、IL-3 和干扰素 γ 等淋巴因子的活化和 IL-2 受体的表达，对 B 细胞和巨噬细胞影响较小。主要不良反应是糖尿病、肾损害、肝损害、高钾血症、腹泻和手颤。腹泻可以致使本药血药浓度升高，又可以是其一种不良反应，需要引起临床医师关注。该药物费用昂贵，是治疗原发性 NS 的二线用药。常用量为每天 0.05～0.10 mg/kg，分两次空腹服用。服药物期间需监测药物谷浓度并维持在 5～10 ng/mL，治疗疗程与环孢素 A 相似。

（5）吗替麦考酚酯：在体内代谢为吗替麦考酚酸，后者为次黄嘌呤单核苷酸脱氢酶抑制剂，抑制鸟嘌呤核苷酸的从头合成途径，选择性抑制 T、B 淋巴细胞，通过抑制免疫反应而发挥治疗作用。诱导期常用量为 1.5～2.0 g/d，分 2 次空腹服用，共用 3～6 个月，维持期常用量为 0.5～1.0 g/d，维持 6～12 个月。该药对部分难治性 NS 有效，但缺乏随机对照试验（RCT）的研究证据。该药物价格昂贵，由于缺乏 RCT 证据，现不作为原发性 NS 的一线药物，仅适用于一线药物无效的难治性病例。主要不良反应是胃肠道反应（腹胀、腹泻）、感染、骨髓抑制（白细胞减少及贫血）及肝损害。特别值得注意的是，在免疫功能低下患者应用吗替麦考酚酯，可出现卡氏肺孢子虫肺炎、腺病毒或巨细胞病毒等严重感染，甚至威胁生命。

（6）来氟米特：是一种有效的治疗类风湿关节炎的免疫抑制剂，在国内其适应证还扩大到治疗系统性红斑狼疮。此药通过抑制二氢乳清酸脱氢酶活性，阻断嘧啶核苷酸的生物合成，从而达到抑制淋巴细胞增殖的目的。国外尚无使用来氟米特治疗原发性 NS 的报道，国内小样本针对 IgA 肾病合并 NS 的临床观察显示，激素联合来氟米特的疗效与激素联合吗替麦考酚酯的疗效相似，但是，后者本身在 IgA 肾病治疗中的作用就不肯定，因此，这个研究结果不值得推荐。新近一项使用来氟米特治疗 16 例难治性成人 MCD 的研究显示，来氟米特对这部分患者有效，并可以减少激素剂量。由于缺乏 RCT 研究证据，指南并不推荐用来氟米特治疗原发性 NS。治疗类风湿关节炎等病的剂量为 10～20 mg/d，共用 6 个月，以后缓慢减量，总疗程为 1.0～1.5 年。主要不良反应为肝损害、感染和过敏，国外尚有肺间质纤维化的报道。

2.利尿消肿治疗

如果患者存在有效循环血容量不足，则应在适当扩容治疗后再予利尿剂治疗；如果没有有效循环血容量不足，则可直接应用利尿剂。

（1）利尿剂治疗：轻度水肿者可用噻嗪类利尿剂联合保钾利尿剂口服治疗，中、重度水肿伴或不伴体腔积液者，应选用襻利尿剂静脉给药治疗（此时肠道黏膜水肿，会影响口服药吸收）。襻利尿剂宜先从静脉输液小壶滴入一个负荷量（如呋塞米 20～40 mg，使髓襻的药物浓度迅速达到利尿阈值），然后再持续泵注维持量（如呋塞米 5～10 mg/h，以维持髓襻的药物浓度始终在利尿阈值上），如此才能获得最佳利尿效果。每天呋塞米的使用总量不超过 200 mg。“弹丸”式给药间期髓襻药物浓度常达不到利尿阈值，此时会出现“利尿后钠潴留”（髓襻对钠重吸收增强，出现“反跳”），致使襻利尿剂的疗效变差。另外，现在还提倡襻利尿剂与作用于远端肾小管及集合管的口服利尿剂（前者如氢氯噻嗪，后者如螺内酯及阿米洛利）联合治疗，因为应用襻利尿剂后，远端肾单位对钠的重吸收会代偿增强，使襻利尿剂利尿效果减弱，并用远端肾单位利尿剂即能克服这一缺点。

（2）扩容治疗：对于合并有效血容量不足的患者，可静脉输注胶体液提高血浆胶体渗透压扩容，从而改善肾脏血流灌注，提高利尿剂疗效。临床常静脉输注血浆代用品右旋糖酐来进行扩容治疗，应用时需注意：①用含糖而不用含钠的制剂，以免氯化钠影响利尿疗效；②应用分子量为 20～40 kDa 的制剂（即低分子右旋糖苷），以获得扩容及渗透性利尿双重疗效；③用药不宜过频，剂量不宜过大，一般而言，可以一周输注 2 次，每次输注 250 mL，短期应用，而且如无利尿效果就应及时停药，盲目过大量、过频繁地用药可能造成肾损害（病理显示近端肾小管严重空泡变性呈“肠管样”，化验血清肌酐增高，原来激素治疗敏感者变成激素抵抗，出现利尿剂抵抗）；④当尿量少于 400 mL/d 时禁用，此时药物易滞留并堵塞肾小管，诱发急性肾损伤。由于人血制剂（血浆及清蛋白）来之不易，而且难以完全避免变态反应及血源性感染，因此在一般情况下不提倡用人血制剂来扩容利尿。只有当患者尿量少于 400 mL/d，又必须进行扩容治疗时，才选用血浆或清蛋白。

(3)利尿疗效不佳的原因：①有效血容量不足的患者，没有事先静脉输注胶体液扩容，肾脏处于缺血状态，对襻利尿剂反应差；而另一方面滥用胶体液包括血浆制品及血浆代用品导致严重肾小管损伤(即前述的肾小管呈“肠管样”严重空泡变性)时，肾小管对襻利尿剂可完全失去反应，常需数月时间，待肾小管上皮细胞再生并功能恢复正常后，才能重新获得利尿效果。②呋塞米的血浆蛋白(主要为清蛋白)结合率高达 91%～97%。低清蛋白血症可使其血中游离态浓度升高，肝脏对其降解加速；另外，结合态的呋塞米又能随清蛋白从尿排出体外。因此，低清蛋白血症可使呋塞米的有效血浓度降低及作用时间缩短，故而利尿效果下降。③襻利尿剂没有按前述要求规范用药，尤其值得注意的是，中重度 NS 患者仍旧口服给药，肠黏膜水肿致使药物吸收差；间断静脉“弹丸”式给药，造成给药间期“利尿后钠潴留”；不配合服用作用于远端肾单位的利尿剂，削弱了襻利尿剂疗效。④NS 患者必须严格限盐(摄取食盐 2～3 g/d)，而医师及患者忽视限盐的现象在临床十分普遍，不严格限盐上述药物的利尿效果会显著减弱。临床上，对于少数利尿效果极差的难治性重度水肿患者，可采用血液净化技术进行超滤脱水治疗。

3.血管紧张素Ⅱ阻滞剂治疗

大量蛋白尿是 NS 的最核心问题，由它引发 NS 的其他临床表现(低蛋白血症、高脂血症、水肿和体腔积液)和各种并发症。此外，持续性大量蛋白尿本身可导致肾小球高滤过，增加肾小管蛋白重吸收，加速肾小球硬化，加重肾小管损伤及肾间质纤维化，影响疾病预后。因此减少尿蛋白在 NS 治疗中十分重要。

近年来，常用血管紧张素转换酶抑制剂(ACEI)或血管紧张素Ⅱ(主要为 AT_1)受体阻滞剂(ARB)作为 NS 患者减少尿蛋白的辅助治疗。研究证实，ACEI 或 ARB 除具有降压作用外，还有确切的减少尿蛋白排泄(可减少 30%～50%)和延缓肾损害进展的肾脏保护作用。其独立于降压的肾脏保护作用机制包括：①对肾小球血流动力学的调节作用。此类药物既扩张入球小动脉，又扩张出球小动脉，但是后一作用强于前一作用，故能使肾小球内高压、高灌注和高滤过降低，从而减少尿蛋白排泄，保护肾脏。②非血流动力学的肾脏保护效应。此类药能改善肾小球滤过膜选择通透性，改善足细胞功能，减少细胞外基质蓄积，故能减少尿蛋白排泄，延缓肾小球硬化及肾间质纤维化。因此，具有高血压或无高血压的原发性 NS 患者均宜用 ACEI 或 ARB 治疗，前者能获得降血压及降压依赖性肾脏保护作用，而后者可以获得非降压依赖性肾脏保护效应。

应用 ACEI 或 ARB 应注意如下事项：①NS 患者在循环容量不足(包括利尿、脱水造成的血容量不足，及肾病综合征本身导致的有效血容量不足)情况下，应避免应用或慎用这类药物，以免诱发 AKI；②肾功能不全和/或尿量较少的患者服用这类药物，尤其与保钾利尿剂(螺内酯等)联合使用时，要监测血钾浓度，谨防高钾血症发生；③对激素及免疫抑制剂治疗敏感的患者，如 MCD 患者，蛋白尿能很快消失，无必要也不建议服用这类药物；④不推荐 ACEI 和 ARB 联合使用。

(三)不同病理类型的治疗方案

1.膜性肾病

应争取将 NS 治疗缓解或者部分缓解，无法达到时，则以减轻症状、减少尿蛋白排泄、延缓肾损害进展及防治并发症作为治疗重点。MN 患者尤应注意防治血栓栓塞并发症。

本病不提倡单独使用激素治疗；推荐使用足量激素(如泼尼松或泼尼松龙始量每天

1 mg/kg)联合细胞毒类药物(环磷酰胺)治疗,或较小剂量激素(如泼尼松或泼尼松龙始量每天0.5 mg/kg)联合环孢素A或他克莫司治疗;激素相对禁忌或不能耐受者,也可以单独使用环孢素A或他克莫司治疗。对于使用激素联合环磷酰胺治疗无效的病例可以换用激素联合环孢素A或他克莫司治疗,反之亦然;对于治疗缓解后复发病例,可以重新使用原方案治疗。

《肾小球肾炎临床实践指南》推荐MN所致NS患者应用激素及免疫抑制剂治疗的适应证如下:①尿蛋白持续超过4 g/d,或是较基线上升超过50%,经抗高血压和抗蛋白尿治疗6个月未见下降(1B级证据);②出现严重的、致残的,或威胁生命的NS相关症状(1C级证据);③诊断MN后的6～12个月内SCr上升≥30%,能除外其他原因引起的肾功能恶化(2C级证据)。而出现以下情况建议不用激素及免疫抑制剂治疗:SCr持续>309 μmol/L(3.5 mg/dL)或估算肾小球滤过率(eGFR)<30 mL/(min·1.73 m^2);超声检查肾脏体积明显缩小(如长径<8 cm);合并严重的或潜在致命的感染。上述意见可供国人参考。

2.微小病变肾病

应力争将NS治疗缓解。本病所致NS对激素治疗十分敏感,治疗后NS常能完全缓解,但是缓解后NS较易复发,而且多次复发即可能转型为FSGS,这必须注意。

初治病例推荐单独使用激素治疗;对于多次复发或激素依赖的病例,可选用激素与环磷酰胺联合治疗;担心环磷酰胺影响生育者或者经激素联合环磷酰胺治疗后无效或仍然复发者,可选用较小剂量激素(如泼尼松或泼尼松龙始量每天0.5 mg/kg)与环孢素A或他克莫司联合治疗,或单独使用环孢素A或他克莫司治疗;对于环磷酰胺、环孢素A或他克莫司等都无效或不能耐受的病例,可改用吗替麦考酚酯治疗。对于激素抵抗型患者需重复肾活检,以排除FSGS。

3.局灶节段性肾小球硬化

应争取将NS治疗缓解或部分缓解,但是无法获得上述疗效时,则应改变目标将减轻症状、减少尿蛋白排泄、延缓肾损害进展及防治并发症作为治疗重点。既往认为本病治疗效果差,但是,近年来的系列研究显示约有50%患者应用激素治疗仍然有效,但显效较慢。其中,顶端型FSGS的疗效与MCD相似。

目前,推荐使用足量激素治疗,如果NS未缓解,可持续足量服用4个月,完全缓解后逐渐减量至维持剂量,再服用0.5～1.0年;对于激素抵抗或激素依赖病例可以选用较小剂量激素(如泼尼松或泼尼松龙始量每天0.5 mg/kg)与环孢素A或他克莫司联合治疗,有效病例环孢素A可在减量至每天1.0～1.5 mg/kg后,维持服用1～2年。激素相对禁忌或不能耐受者,也可以单独使用环孢素A或他克莫司治疗。不过对SCr升高及有较明显肾间质病变的患者,使用环孢素A或他克莫司要谨慎。应用细胞毒药物(如环磷酰胺)、吗替麦考酚酯治疗本病目前缺乏循证医学证据。

4.系膜增生性肾炎

非IgA肾病的系膜增生性肾炎在西方国家较少见,而我国病例远较西方国家多。本病所致NS的治疗方案,要据肾小球的系膜病变程度,尤其是系膜基质增多程度来决定。轻度系膜增生性肾炎所致NS的治疗目标及方案与MCD相同,且疗效及转归与MCD也十分相似;而重度系膜增生性肾炎所致NS可参考原发性FSGS的治疗方案治疗。

5.膜增生性肾炎

原发性膜增生性肾炎较少见,疗效很差。目前并无循证医学证据基础上的有效治疗方案可被推荐,临床上可以试用激素加环磷酰胺治疗,无效者还可试用较小量糖皮质激素加吗替麦考酚酯治疗。如果治疗无效,则应停用上述治疗。

6.IgA 肾病

约 1/4 IgA 肾病患者可出现大量蛋白尿(>3.5 g/dL),而他们中仅约一半患者呈现 NS。现在认为,部分呈现 NS 的 IgA 肾病实际为 IgA 肾病与 MCD 的重叠(免疫荧光表现符合 IgA 肾病,而光镜及电镜表现支持 MCD),这部分患者可参照 MCD 的治疗方案进行治疗,而且疗效及转归也与 MCD 十分相似;而另一部分患者是 IgA 肾病本身导致 NS(免疫荧光表现符合 IgA 肾病,光镜及电镜表现为增生性肾小球肾炎或 FSGS),这部分患者似可参照相应的增生性肾小球肾炎及 FSGS 的治疗方案进行治疗。

应当指出的是,上述多数治疗建议是来自于西方国家的临床研究总结,值得从中借鉴,但是否完全符合中国情况,还必须通过我们自己的实践来进一步验证及总结,不应该教条地盲目应用。同时还应指出,上述治疗方案是依据疾病普遍性面对群体制定的,而在临床实践中患者情况多种多样,必须具体问题具体分析,个体化地实施治疗。

(四)难治性肾病综合征的治疗

1.难治性肾病综合征的概念

目前,尚无难治性 NS 一致公认的定义。一般认为,难治性 NS 包括激素抵抗性、激素依赖性及频繁复发性的原发性 NS。激素抵抗性 NS 是指用激素规范化治疗 8 周(FSGS 病例需 16 周)仍无效者;激素依赖性 NS 是指激素治疗缓解病例,在激素撤减过程中或停药后 14 天内 NS 复发者;频繁复发性 NS 是指经治疗缓解后半年内复发≥2 次,或 1 年内复发≥3 次者。难治性肾病综合征的患者由于病程较长,病情往往比较复杂,临床治疗上十分棘手。

2.难治性肾病综合征的常见原因

遇见难治性 NS 时,应仔细寻找原因。可能存在如下原因。

(1)诊断错误:误将一些继发性肾病(如淀粉样变性肾病等)和特殊的原发性肾病(如脂蛋白肾病、纤维样肾小球病等)当成了普通原发性肾小球疾病应用激素治疗,当然不能取得满意疗效。

(2)激素治疗不规范:①重症 NS 患者仍然口服激素治疗,由于肠黏膜水肿药物吸收差,激素血浓度低影响疗效;②未遵守"足量、慢减、长期维持"的用药原则,如始量不足、"阶梯式"加量或减药及停药过早过快,都会降低激素疗效;③忽视药物间相互作用,如卡马西平和利福平等药能使泼尼松龙的体内排泄速度增快,血药浓度降低过快,影响激素治疗效果。

(3)静脉输注胶体液不当:前文已叙,过频输注血浆制品或血浆代用品导致肾小管严重损伤(肾小管呈肠管样严重空泡变性)时,患者不但对利尿剂完全失去反应,而且原本激素敏感的病例(如 MCD)也可能变成激素抵抗。

(4)肾脏病理的影响:激素抵抗性 NS 常见于膜增生性肾炎及部分 FSGS 和 MN;频繁复发性 NS 常见于 MCD 及轻度系膜增生性肾炎(包括 IgA 肾病及非 IgA 肾病),而它们多次复发后也容易变成激素依赖性 NS,甚至转换成 FSGS 变为激素抵抗。

(5)并发症的影响:NS 患者存在感染、肾静脉血栓、蛋白营养不良等并发症时,激素疗效均会降低。年轻患者服激素后常起痤疮,痤疮上的"脓头"就能显著影响激素疗效,需要注意。

(6)遗传因素:近十余年研究发现,5%~20%的激素抵抗性 NS 患者的肾小球足细胞存在某些基因突变,它们包括导致足细胞特异性标志蛋白(nephrin)异常的 *NPHS1* 基因突变、导致 podocin 异常的 *NPHS2* 基因突变、导致 CD2 相关蛋白异常的 *CD2AP* 基因突变、导致细胞骨架蛋白 α-辅肌动蛋白 4(α-actinin 4)异常的 *ACTIN4* 基因突变,以及导致 WT-1 蛋白异常的 *WT-1* 基因突变等。

3.难治性肾病综合征的治疗对策

难治性 NS 的病因比较复杂,有的病因如基因突变难以克服,但多数病因仍有可能改变,从而改善 NS 难治状态。对难治性 NS 的治疗重点在于明确肾病诊断,寻找可逆因素,合理规范用药。现将相应的治疗措施分述如下。

(1)明确肾病诊断。临床上常见的误诊原因:①未做肾穿刺病理检查;②进行了肾穿刺活检,但是肾组织未做电镜检查(如纤维样肾小球病等将漏诊)及必要的特殊组化染色(如刚果红染色诊断淀粉样变病)和免疫组化染色检查(如载脂蛋白 ApoE 抗体染色诊断脂蛋白肾病);③病理医师与临床医师沟通不够,没有常规进行临床-病理讨论。所以,凡遇难治性 NS,都应仔细核查有无病理诊断不当或错误的可能,必要时应重复肾活检,进行全面的病理检查及临床-病理讨论,以最终明确疾病诊断。

(2)寻找及纠正可逆因素。某些导致 NS 难治的因素是可逆的,积极寻找及纠正这些可逆因素,就可能改变“难治”状态。它们包括:①规范化应用激素和免疫抑制剂,对于激素使用不当的 MCD 患者,在调整激素用量和/或改变给药途径后,就能使部分激素“抵抗”患者变为激素有效。MN 应避免单用激素治疗,从开始就应激素联合环磷酰胺或环孢素 A 治疗;多次复发的 MCD 也应激素联合环磷酰胺或环孢素 A 治疗。总之,治疗规范化极重要。②合理输注胶体液,应正确应用血浆代用品或血浆制剂扩容,避免滥用导致严重肾小管损伤,而一旦发生就应及时停用胶体液,等待受损肾小管恢复(常需数月),只有肾小管恢复正常后激素才能重新起效。③纠正 NS 并发症,前文已述,感染、肾静脉血栓、蛋白营养不良等并发症都可能影响激素疗效,应尽力纠正。

(3)治疗无效病例的处置:尽管已采取上述各种措施,仍然有部分难治性 NS 患者病情不能缓解,尤其是肾脏病理类型差(如膜增生性肾炎和部分 MN 及 FSGS)和存在某些基因突变者。这些患者应该停止激素及免疫抑制剂治疗,而采取 ACEI 或 ARB 治疗及中药治疗,以期减少尿蛋白排泄及延缓肾损害进展。大量蛋白尿本身就是肾病进展的危险因素,因此,对这些患者而言,能适量减少尿蛋白就是成功,就可能对延缓肾损害进展有利。而盲目地继续应用激素及免疫抑制剂,不但不能获得疗效,反而可能诱发严重感染等并发症,危及生命。

(五)对现有治疗的评价及展望

综上所述,实施有区别的个体化治疗是治疗原发性 NS 的重要原则及灵魂所在。首先应根据 NS 患者的病理类型及病变程度,其次要考虑患者年龄、体质量、有无用药禁忌证、有无生育需求及个人用药意愿,来有区别地个体化地制订治疗方案。现在国内肾穿刺病理检查已逐渐推广,这就为实施有区别的个体化的治疗,提高治疗效果奠定了良好基础。

激素及免疫抑制剂用于原发性 NS 治疗已经 60 余年,积累了丰富经验。新的药物及制剂不断涌现,尤其环磷酰胺、环孢素 A、他克莫司、吗替麦考酚酯等免疫抑制剂的先后问世,也为有区别地进行个体化治疗提供了更多有效手段。

尽管原发性 NS 的治疗取得了很大进展,但是,治疗药物至今仍主要局限于激素及某些免疫抑制剂。用这样的治疗措施,不少病理类型和病变程度较重的患者仍不能获得良好的治疗效果,一些治疗有效的患者也不能克服停药后的疾病复发,而且激素及免疫抑制剂都有着各种不良反应,有些不良反应甚至可以致残或导致死亡。所以开发新的治疗措施及药物,提高疗效,减少治疗不良反应仍是亟待进行的工作,且任重而道远。

继续深入研究阐明不同类型肾小球疾病的发病机制,进而针对机制的不同环节寻求相应干预措施,是开发新药的重要途径。例如,近年已发现肾小球足细胞上的 PLA_2R 能参与特发性

MN 发病,而 suPAR 作为血清中的一种通透因子也能参与 FSGS 致病,如果今后针对它们能够发掘出有效的干预方法及治疗药物,即可能显著提高这些疾病的疗效。最近已有使用利妥昔单抗(抗 CD20 分子的单克隆抗体)治疗特发性 MN 成功的报道,经过利妥昔单抗治疗后,患者血清抗 PLA_2R 抗体消失,MN 获得缓解,而且不良反应少。

治疗措施和药物的疗效及安全性需要高质量的临床 RCT 试验进行验证。但是在治疗原发性 NS 上我国的 RCT 试验很少,所以我国肾病学界应该联手改变这一状态,以自己国家的多中心 RCT 试验资料,来指导医疗实践。

三、原发性肾病综合征的常见并发症

原发性 NS 的常见并发症包括感染、血栓和栓塞、急性肾损伤、高脂血症及蛋白质代谢紊乱等。所有这些并发症的发生都与 NS 的核心病变——大量蛋白尿和低清蛋白血症具有内在联系。由于这些并发症常使患者的病情复杂化,影响治疗效果,甚至危及生命,因此,对它们的诊断及防治也是原发性 NS 治疗中非常重要的一部分。

(一)感染

感染是原发性 NS 的常见并发症,也是导致患者死亡的重要原因之一。随着医学的进展,现在感染导致患者死亡已显著减少,但在临床实践中它仍是我们需要警惕和面对的重要问题。特别是对应用激素及免疫抑制剂治疗的患者,感染常会影响治疗效果和整体预后,处理不好仍会危及生命。

原发性 NS 患者感染的发生主要与以下因素有关:①大量蛋白尿导致免疫球蛋白及部分补体成分从尿液丢失,如出现非选择性蛋白尿时大量 IgG 及补体 B 因子丢失,导致患者免疫功能受损。②使用激素和/或免疫抑制剂治疗导致患者免疫功能低下。③长期大量蛋白尿导致机体营养不良,抵抗力降低。④严重皮下水肿乃至破溃,细菌容易侵入引起局部软组织感染;大量腹水容易发生自发性腹膜炎。它们严重时都能诱发败血症。

常见的感染为呼吸道感染、皮肤感染、肠道感染、尿路感染和自发性腹膜炎,病原微生物有细菌(包括结核菌)、真菌、病毒、支原体和卡氏肺孢子虫等。

有关预测原发性 NS 患者发生感染的临床研究还很缺乏。一项儿科临床观察显示,若患儿血浆清蛋白<15 g/L,其发生感染的相对危险度(relative risk,*RR*)是高于此值患儿的 9.8 倍,因此尽快使 NS 缓解是预防感染发生的关键。一项日本的临床研究表明,成人 NS 患者感染发生率为 19%,其危险因素是:血清 IgG<6 g/L(*RR*=6.7),SCr>176.8 μmol/L(2 mg/dL)(*RR*=5.3)。对于血清 IgG<53 mmol/L(600 mg/dL)的患者,每 4 周静脉输注丙种球蛋白 10~15 g,可以明显地预防感染发生。

需要注意,正在用激素及免疫抑制剂治疗的患者,其发生感染时临床表现可能不典型,患者可无明显发热,若出现白细胞升高及轻度核左移也容易被误认为是激素引起,因此对这些患者更应提高警惕,应定期主动排查感染,包括一些少见部位的感染如肛周脓肿。

感染的预防措施包括:①注意口腔护理,可以使用抑制细菌及真菌的漱口液定时含漱,这对使用强化免疫抑制治疗(如甲泼尼龙冲击治疗)的患者尤为重要。对于严重皮下水肿致皮褶破溃渗液的患者,需要加强皮肤护理,防治细菌侵入。②使用激素及免疫抑制剂时,要严格规范适应证、药量及疗程,并注意监测外周血淋巴细胞及 $CD4^+$ 淋巴细胞总数的变化,当淋巴细胞计数 $<0.6\times10^9$/L(600/μL)和/或 $CD4^+$ 淋巴细胞计数 $<0.2\times10^9$/L(200/μL)时,可以给予复方磺胺

甲噁唑(即复方新诺明)预防卡氏肺孢子虫感染,具体用法为每周 2 次,每次 2 片(每片含磺胺甲噁唑 400 mg 和甲氧苄啶 80 mg)。③对于血清 IgG<6 g/L 或反复发生感染的患者,可以静脉输注丙种球蛋白来增强体液免疫;对于淋巴细胞计数$<0.6\times10^9$/L(600/μL)和/或 $CD4^+$淋巴细胞计数$<0.2\times10^9$/L(200/μL)的患者,可以肌内注射或静脉输注胸腺素来改善细胞免疫。④对于反复发生感染者,还可请中医辨证施治,予中药调理预防感染。虽然在临床实践中,我们发现中药调理能够发挥预防感染的作用,但是,目前还缺乏循证医学证据支持。

需要指出的是,若使用激素及免疫抑制剂患者发生了严重感染,可以将这些药物尽快减量或者暂时停用,因为它们对控制感染不利,而且合并感染时它们治疗 NS 的疗效也不佳。但是,某些重症感染如卡氏肺包虫肺炎却不宜停用激素,因为激素能减轻间质性肺炎,改善缺氧状态,降低病死率。

(二)血栓和栓塞

NS 合并血栓、栓塞的发生率为 10%~42%,常见肾静脉血栓(RVT)、其他部位深静脉血栓和肺栓塞。动脉血栓较为少见。血栓和栓塞的发生率与 NS 的严重程度、肾小球疾病的种类有关,但检测手段的敏感性也影响本病的发现。

1.发病机制

NS 易并发血栓、栓塞主要与血小板活化、凝血及纤溶异常、血液黏稠度增高相关。临床观察发现:①NS 患者血小板功能常亢进,甚至数量增加,患者血清血栓素(TXA_2)及血管假性血友病因子(vWF)增加,可促使血小板聚集、黏附功能增强并被激活。②低清蛋白血症刺激肝脏合成蛋白,导致血中大分子的凝血因子Ⅰ、Ⅱ、Ⅴ、Ⅶ、Ⅷ、Ⅹ浓度升高;而内源性抗凝物质(凝血酶Ⅲ及蛋白 C、S)因分子量小随尿丢失致血浓度降低。③纤溶酶原分子量较小随尿排出,血清浓度降低,而纤溶酶原激活物抑制物 PAI-1 及纤溶酶抑制物 α_2-巨球蛋白血浓度升高。上述变化导致血栓易于形成而不易被溶解。④NS 患者有效血容量不足血液浓缩及出现高脂血症等,致使血液黏稠度增高,也是导致血栓发生的危险因素。此外,不适当地大量利尿以及使用激素治疗也能增加血栓形成的风险。

肾小球疾病的病理类型也与血栓、栓塞并发症有关:MN 的发生率最高,为 29%~60%,明显高于 MCD 和 FSGS(分别为 24.1%和 18.8%),MN 合并血栓的风险是 IgA 肾病的 10.8 倍,并易发生有临床症状的急性静脉主干血栓如肾静脉、肺血管主干血栓,原因至今未明。

研究认为,能预测 NS 患者血栓、栓塞并发症风险的指标:①血浆清蛋白<20 g/L,新近发现 MN 患者血浆清蛋白<28 g/L 血栓栓塞风险即明显升高;②病理类型为 MN;③有效血容量明显不足。

2.临床表现与影像学检查

血栓、栓塞并发症的临床表现可能非常不明显,以肾静脉血栓为例,多数分支小血栓并没有临床症状。因此,要对 NS 患者进行认真细致地观察,必要时及时做影像学检查,以减少漏诊。患者双侧肢体水肿不对称,提示水肿较重的一侧肢体有深静脉血栓可能;腰痛、明显血尿、B 超发现一侧或双侧肾肿大及不明原因的 AKI,提示肾静脉血栓;胸闷、气短、咯血和胸痛提示肺栓塞。

在肾静脉血栓诊断方面,多普勒超声有助于发现肾静脉主干血栓,具有方便、经济和无损伤的优点,但是敏感性低,而且检查准确性较大程度地依赖操作者技术水平。CT 及磁共振肾静脉成像有较好的诊断价值,而选择性肾静脉造影仍是诊断的"金标准"。在肺栓塞诊断上,核素肺通气/灌注扫描是较为敏感、特异的无创性诊断手段。CT 及磁共振肺血管成像及超声心动图也可为诊断提供帮助，后者可发现肺动脉高压力、右心室和/或右心房扩大等征象。肺动脉造影是诊断肺栓塞的“金标准”，发现栓塞后还可以局部溶栓。上述血管成像检查均需要使用对比剂(包括用于X线检查的碘对比剂及用于磁共振检查的钆对比剂)，故应谨防对比剂肾损害，尤其是对已有肾损害的患者。

3.预防与治疗

原发性NS并发血栓、栓塞的防治至今没有严格的RCT临床研究报道，目前的防治方案主要来自小样本的临床观察。

(1)血栓、栓塞并发症的预防：比较公认的观点是，NS患者均应服用抗血小板药物，而当血浆清蛋白＜20 g/L时即开始抗凝治疗。对于MN患者抗凝指征应适当放宽一些。Lionaki S等研究显示，MN患者血浆清蛋白≤28 g/L深静脉血栓形成的风险是＞28 g/L者的2.5倍，血浆清蛋白每降低10 g/L，深静脉血栓的风险增加2倍，因此，目前有学者建议MN患者血浆清蛋白＜28 g/L即应予预防性抗凝治疗。抗凝药物常采用肝素或低分子肝素皮下注射或口服华法林。口服华法林时应将凝血酶原时间的国际标准化比率(INR)控制在1.5～2.0，华法林与多种药物能起相互反应，影响(增强或减弱)抗凝效果，用药时需要注意。

(2)血栓、栓塞并发症的治疗：血栓及栓塞并发症一旦发生即应尽快采用如下治疗。①溶栓治疗：引起急性肾损伤的急性肾静脉主干大血栓，或导致收缩压下降至＜11.9 kPa(90 mmHg)的急性肺栓塞，均应考虑进行溶栓治疗。既往常用尿激酶进行溶栓，最适剂量并未确定，可考虑用6万～20万U稀释后缓慢静脉滴注，每天1次，10～14天为1个疗程；现在也可采用重组人组织型纤溶酶原激活剂治疗，它能选择性地与血栓表面的纤维蛋白结合，纤溶效力强，用量为50 mg或100 mg，开始时在1～2分钟内静脉推注1/10剂量，剩余的9/10剂量稀释后缓慢静脉滴注，2小时滴完。使用重组人组织型纤溶酶原激活剂要监测血清纤维蛋白原浓度，避免过低引起出血。国内多中心研究结果显示，50 mg和/或100 mg两种剂量的疗效相似，而前者出血风险明显降低。②抗凝治疗：一般而言，原发性NS患者出现血栓、栓塞并发症后要持续抗凝治疗半年，若NS不缓解且血清蛋白仍＜20 g/L时，还应延长抗凝时间，否则血栓、栓塞并发症容易复发。用口服华法林进行治疗时，由于华法林起效慢，故需在开始服用的前3～5天，与肝素或低分子肝素皮下注射重叠，直至INR＞2.0后才停用肝素或低分子肝素。在整个服用华法林期间都一定要监测INR，控制INR在2.0～2.5。若使用重组人组织型纤溶酶原激活进行溶栓治疗，则需在血清纤维蛋白原浓度回复正常后，才开始抗凝治疗。

(三)急性肾损伤

由原发性NS引起的AKI主要有如下两种：①有效血容量不足导致的肾前性AKI，常只出现轻、中度氮质血症；②机制尚不清楚的特发性AKI，常呈现急性肾损伤(ARF)。至于肾小球疾病本身(如新月体性肾小球肾炎)引起的AKI、治疗药物诱发的AKI(如药物过敏所致急性间质肾炎或肾毒性药物所致急性肾小管坏死)，以及NS并发症(如急性肾静脉主干血栓)所致AKI，均不在此讨论。

1.急性肾前性氮质血症

严重的低清蛋白血症导致血浆胶体渗透压下降，水分渗漏至皮下及体腔，致使有效循环容量不足，肾灌注减少，而诱发急性肾前性氮质血症。临床上出现血红蛋白增高、体位性心率及血压变化(体位迅速变动如从卧到坐或从坐到站时，患者心率加快、血压下降，重时出现直立性低血压，乃至虚脱)、化验血尿素氮(BUN)与SCr升高，但是BUN升高幅度更大(两者均以mg/dL作单位时，BUN与SCr之比值＞20，这是由于肾脏灌注不足时，原尿少、在肾小管中流速慢，其中尿素氮被较多地重吸收入血导致）。急性肾前性氮质血症者应该用胶体液扩容，然后利尿，扩容利尿后肾功能即能很快恢复正常。盲目增加襻利尿剂剂量，不但不能获得利尿效果，反而可能造成肾素-血管紧张素系统及交感神经系统兴奋，进一步损害肾功能。而且，这类患者不能用ACEI或ARB类药物，它们也会加重肾前性氮质血症。

2.特发性急性肾损伤

特发性ARF最常见于复发性MCD，也可有时见于其他病理类型，机制不清，某些病例可能与大量尿蛋白形成管型堵塞肾小管和/或肾间质水肿压迫肾小管相关。患者的临床特点是年龄较大（有文献报道平均58岁），尿蛋白量大（常多于10 g/dL），血浆清蛋白低（常低于20 g/L），常在NS复发时出现AKI（经常为少尿性急性肾损伤）。特发性ARF要用除外法进行诊断，即必须一一排除各种病因所致ARF后才能诊断。

对特发性ARF的治疗措施包括：①积极治疗基础肾脏病，由于绝大多数患者的基础肾脏病是MCD，故应选用甲泼尼龙冲击治疗（每次0.5～1.0 g稀释后静脉滴注，每天或隔天1次，3次为1个疗程），以使MCD尽快缓解，患者尿液增多冲刷掉肾小管中管型，使肾功能恢复。②进行血液净化治疗，血液净化不但能清除尿毒素，纠正水、电解质酸碱平衡紊乱，维持生命，赢得治疗时间；而且还能通过超滤脱水，使患者达到干体质量，减轻肾间质水肿，促肾功能恢复。③口服或输注碳酸氢钠，可碱化尿液，防止肾小管中蛋白凝固成管型，并可纠正肾衰竭时的代谢性酸中毒。大多数患者经上述有效治疗后肾功能可完全恢复正常，但往往需要较长恢复时间（4～8周）。必须注意，此AKI并非有效血容量不足引起，盲目输注胶体液不但不能使AKI改善，反而可能引起急性肺水肿。

（四）脂肪代谢紊乱

高脂血症是NS的表现之一。统计表明约有80%的患者存在高胆固醇血症、高低密度脂蛋白血症及不同程度的高三酰甘油血症。高脂血症不仅可以进一步损伤肾脏，而且还可使心脑血管并发症增加，因此，合理有效地控制血脂，也是原发性NS治疗的重要组成部分。

NS合并高脂血症的机制尚未完全阐明，已有的研究资料提示，高胆固醇血症发生的主要原因是NS时肝脏脂蛋白合成增加（大量蛋白尿致使肝脏合成蛋白增加，合成入血的脂蛋白因分子量大不能从肾滤过排除，导致血浓度增高），而高三酰甘油血症发生的主要原因是体内降解减少（NS时脂蛋白脂酶从尿中丢失，使其在活性下降，导致三酰甘油的降解减少）。

对于激素治疗反应良好的NS病理类型（如MCD），不要急于应用降脂药，NS缓解后数月内血脂往往即能自行恢复正常，这样可使患者避免发生不必要的药物不良反应及增加医疗花费。若应用激素及免疫抑制剂治疗，NS不能在短期内缓解甚至无效时（如某些MN患者），则应予降脂药物治疗。以高胆固醇血症为主要表现者，应选用羟甲基戊二酰辅酶A（HMG-COA）还原酶抑制剂，即他汀类药物，每晚睡前服用，服药期间要注意肝及肌肉损害（严重者可出现横纹肌溶解）不良反应。以高三酰甘油血症为主要表现者，应选用纤维酸衍生物类药，即贝特类药物，用药期间注意监测肝功能。另外，所有高脂血症患者均应限制脂肪类食物摄入，高三酰甘油血症患者还应避免糖类摄入过多。

（五）甲状腺功能减退

相当一部分原发性NS患者血清甲状腺素水平低下，这是由于与甲状腺素结合的甲状腺结合球蛋白(分子量 60 kDa)从尿液中大量丢失而导致。观察表明,约 50%的患者血中的总 T_3 及总 T_4 下降,但是游离 T_3(FT_3)、游离 T_4(FT_4)及促甲状腺素(TSH)正常。患者处于轻度的低代谢状态,这可能有利于NS 患者的良性调整,避免过度能量消耗,因此不需要干预。

不过个别患者可出现甲状腺功能减退症的表现,以致使本来激素敏感的病理类型使用激素治疗不能获得预期效果。这时需要仔细监测患者的甲状腺功能,若 FT_3、FT_4 下降,特别是 TSH 升高时,在认真排除其他病因导致的甲状腺功能减退症后,可给予小剂量甲状腺素治疗(左甲状腺素 25~50 μg/d),常能改善患者的一般状况及对激素的敏感性。虽然这种治疗方法尚缺乏 RCT 证据,但在临床实践中具有一定效果。这一经验治疗方法还有待于今后进一步的临床试验验证。

(王鹏飞)

第五节 急性肾小管间质性肾炎

对于肾小管间质性肾炎(tubulointerstitial nephritis,TIN)的认识,最早可追溯到 1792 年。当时有 1 位患者死于肾衰竭、高血压,尸体解剖时发现肾间质有明显炎症改变,推测与饮用船上含铅较高的淡水有关。TIN 是由多种病因引起、发病机制各异、以肾小管间质病变为主的一组疾病,按其肾脏病理变化的特点分为以肾间质水肿、炎性细胞浸润为主的急性肾小管间质性肾炎(acute tubulointerstitial nephritis,ATIN)和以肾间质纤维化、肾小管萎缩为主的慢性肾小管间质性肾炎(chronic tubulointerstitial nephritis,CTIN)。文献报道 10%~15%的急性肾损伤和 25%的慢性肾衰竭是分别由急、慢性 TIN 引起,因此 TIN 已日益受到重视。

文献报道,在蛋白尿和/或血尿肾活检的病例中 ATIN 约占 1%,而在急性肾损伤患者进行肾活检的病例中 ATIN 所占比例为 5%~15%。ATIN 如能早期诊断、及时治疗,肾功能多可完全恢复或显著改善。因此,重视 ATIN 的早期诊断和治疗对提高肾脏疾病的整体防治水平具有重要意义。

一、ATIN 的病因及发病机制研究现状

(一)病因

原发性 ATIN 的病因主要为药物及感染。历史上感染相关性 ATIN 十分常见,近代由于疫苗及大量抗微生物药物问世,许多感染都已能有效预防和/或迅速控制,所以感染相关性 ATIN 患病率已显著下降;相反,近代由于大量新药上市,药物过敏日益增多,它已成为 ATIN 的首要病因。除此而外,尚有少数病因不明者,被称为"特发性 ATIN",不过其后某些特发性 ATIN 如肾小管间质性肾炎-葡萄膜炎综合征(tubulointerstitial nephritis and uveitis syndrome,TINU)病因已基本明确,是自身抗原导致的免疫反应致病。

（二）发病机制的研究现状

1.药物过敏性 ATIN

药物已成为 ATIN 最常见的病因，免疫反应是其发病的主要机制。大多数研究显示本病主要由细胞免疫引起，但是也有研究在少数病例的肾活检标本中见到抗肾小管基底膜（TBM）抗体沉积，提示体液免疫也可能参与致病。所以不同患者及不同药物的发病机制可能有所不同。

（1）细胞免疫反应：有如下证据提示细胞免疫参与药物所致 ATIN 的发病。①肾间质呈现弥漫性淋巴细胞、单核-巨噬细胞和嗜酸性粒细胞浸润；②免疫组化检查显示肾间质浸润细胞是以 T 淋巴细胞为主；③肾间质中出现非干酪性肉芽肿，提示局部存在迟发型超敏反应。

目前认为参与药物过敏性 ATIN 发病的细胞免疫反应主要是 T 细胞直接细胞毒反应及抗原特异性迟发型超敏反应。多数药物过敏性 ATIN 的肾间质浸润细胞是以 $CD4^+$ 细胞为主，$CD4^+/CD8^+>1$，而西咪替丁和 NSAIDs 诱发的 ATIN 却以 $CD8^+$ 为主，$CD4^+/CD8^+<1$。药物（半抗原）与肾小管上皮细胞蛋白（载体）结合形成致病抗原，经肾小管上皮细胞抗原递呈作用，使肾间质浸润 T 细胞（包括 $CD4^+$ 和 $CD8^+$）致敏，当再次遇到此相应抗原时，$CD4^+$ 细胞就可通过Ⅱ类主要组织相容性复合物、$CD8^+$ 细胞通过Ⅰ类主要组织相容性复合物限制性地识别小管上皮细胞，诱发 T 细胞直接细胞毒反应和迟发型超敏反应（$CD8^+$ 细胞主要介导前者，而 $CD4^+$ 细胞主要介导后者），损伤肾小管，导致肾间质炎症（包括非干酪性肉芽肿形成）。

这些活化的 T 细胞还可以合成及释放大量细胞因子，包括 γ 干扰素、白细胞介素-2（IL-2）、白细胞介素-4（IL-4）、肿瘤坏死因子 α（TNFα）参与致病。同时细胞毒 T 细胞所产生的粒酶、穿孔素等物质，也具有细胞毒作用而损伤肾小管。此外，肾间质中激活的单核-巨噬细胞也能释放蛋白溶解酶、活性氧等物质加重肾小管间质损伤，并能分泌转化生长因子-β（TGF-β）活化肾间质成纤维细胞，促进细胞外基质合成，导致肾间质病变慢性化。

NSAIDs 在引起 ATIN 同时还可能引起微小病变肾病（MCD），其发病也与 T 细胞功能紊乱有关。NSAIDs 抑制环氧化酶，使前列腺素合成受抑制，花生四烯酸转为白三烯增加，后者激活 T 细胞。激活的辅助性 T 细胞通过释放细胞因子而使肾小球基膜通透性增加，引起肾病综合征。

（2）体液免疫反应：药物及其代谢产物可作为半抗原与宿主体内蛋白（即载体，如肾小管上皮细胞蛋白）结合形成致病抗原，然后通过如下体液免疫反应致病。①Ⅰ型超敏反应：部分患者血清 IgE 升高，外周血嗜酸性粒细胞计数增多、出现嗜酸性粒细胞尿，病理显示肾间质嗜酸性粒细胞浸润，提示Ⅰ型超敏反应致病。②Ⅱ型超敏反应：部分患者血中出现抗 TBM 抗体，免疫病理显示 TBM 上有 IgG 及 C_3 呈线样沉积，提示Ⅱ型超敏反应致病。这主要见于甲氧西林（又称二甲氧苯青霉素及新青霉素Ⅰ）所致 ATIN，也可见于苯妥英钠、别嘌醇、利福平等致病者。目前认为这种抗 TBM 疾病的靶抗原是 3M-1 糖蛋白，由近曲小管分泌黏附于肾小管基底膜的外表面，相对分子质量为 48 kDa。正常人对此蛋白具有免疫耐受，但是药物半抗原与其结合形成一种新抗原时，免疫耐受即消失，即能诱发抗 TBM 抗体产生，导致 ATIN。此外，从前报道Ⅲ型超敏反应（循环免疫复合物致病）也可能参与药物过敏性 ATIN 发病，其实基本见不到这种病例。

2.感染相关性 ATIN

广义上的感染相关性 ATIN 也包括病原微生物直接侵袭肾间质导致的 ATIN 如急性肾盂肾炎。此处所讲感染相关性 ATIN 仅指感染诱发免疫反应导致的 ATIN。

一般认为，感染相关性 ATIN 也主要是由细胞免疫反应致病，理由如下：①肾组织免疫荧光检查阴性,不支持体液免疫致病;②肾间质中有大量淋巴细胞和单核细胞浸润;③免疫组化检查显示肾间质中浸润的淋巴细胞主要是T细胞。

3.TINU综合征

TINU综合征是一个ATIN合并眼色素膜炎的综合征,临床较少见。1975年首先由Dinrin等报道,迄今报道300余例。此综合征的病因及发病机制至今尚不完全明确,但与机体免疫功能紊乱及遗传因素影响相关,简述如下。

(1)细胞免疫:目前较公认的发生机制是细胞免疫致病。其主要依据:①患者的皮肤试验反应能力降低;②外周血中T细胞亚群($CD3^+$、$CD4^+$、$CD8^+$)异常,$CD4^+/CD8^+$比值降低,$CD56^+$的NK细胞增高;③肾脏病理检查可见肾间质中有大量$CD3^+$、$CD4^+$、$CD8^+$淋巴细胞浸润,多数报道以$CD4^+$细胞为主,并长期存在。④在部分患者肾间质中可见非干酪性肉芽肿,提示局部存在迟发型超敏反应。

(2)体液免疫:目前有证据表明,TINU综合征也可存在体液免疫的异常。其主要依据:①患者存在多克隆高丙种球蛋白血症,尤以血IgG水平升高明显;②在部分TINU综合征患儿肾组织中检测出抗肾小管上皮细胞抗体成分,Wakaki等对1例13岁女孩肾组织匀浆中的IgG纯化后测得125 kDa抗体成分,证实为抗肾小管上皮细胞抗体,并通过免疫组化法明确该抗体存在于皮质区肾小管上皮细胞的胞质中;③少数病例血清检测出抗核抗体、类风湿因子、抗肾小管及眼色素膜抗体等自身抗体及循环免疫复合物,提示体液免疫异常在部分TINU综合征中起作用,并可能是一种自身免疫性疾病。

(3)遗传因素:有关单卵双生兄弟、同胞姐妹共患TINU综合征,以及TINU综合征患者母亲患有肉芽肿病的报道,均强烈显示出本症具有遗传倾向。已有报道证实TINU综合征与人类白细胞抗原(HLA)系统有着密切关联,主要集中在*HLA-DQA*1和*DQB*1以及*DR*6、*DR*14等等位基因。

二、ATIN的临床及病理表现、诊断与鉴别诊断

(一)临床表现及辅助检查

1.临床表现

(1)药物过敏性ATIN:典型表现如下。①用药史:患者发病前均有明确的用药史。20世纪80年代前,青霉素、半合成青霉素、磺胺类等抗菌药物是诱发ATIN的主要药物;而20世纪80年代后,国内外文献报道诱发ATIN最多的药物是NSAIDs和头孢菌素类抗生素。②药物过敏表现:常为药物热及药疹(常为小米至豆大斑丘疹或红斑,弥漫对称分布,伴瘙痒)。③肾损害:患者常在用药后一至数天出现尿化验异常和肾小球及肾小管功能损害,少尿性(病情较重者)或非少尿性(病情较轻者)急性肾损伤十分常见。

但是,NSAIDs引起的过敏性ATIN常有如下独特表现:①虽然有患者在用药后1天至数天出现肾损害,但是有的却可在用药后数周至数月才发病;②临床常无药物过敏的全身表现,如药物热及药疹;③在导致ATIN的同时,又能引起MCD,临床出现肾病综合征。若不认识它的这些特点,即易导致误漏诊。

(2)感染相关性ATIN:常首先出现与感染相关的全身表现,而后才呈现尿化验异常、急性肾损伤及肾小管功能异常。既往此ATIN常由细菌感染引起,而现代病毒等微生物引起者更常见。

(3)TINU综合征：常发生于青少年，女性居多。病前常有乏力、食欲减退、体重下降及发热等非特异症状，而后出现肾损害(尿化验异常、急性肾损伤及肾小管功能异常)及眼色素膜炎(虹膜睫状体炎或全色素膜炎，常两侧同时发生)。少数患者眼色素膜炎出现在肾损害前，多数同时出现，或眼色素膜炎出现在肾损害后(一个月到数月)。患者常伴随出现红细胞沉降率增快、血清C反应蛋白及γ球蛋白增高。

2.实验室检查

(1)尿常规化验：常表现为轻度蛋白尿(<1 g/d，以小分子性蛋白尿为主)、镜下血尿(甚至肉眼血尿)、无菌性白细胞尿(早期尚能见嗜酸性粒细胞尿)及管型尿(包括白细胞管型)。

(2)血常规化验：一般无贫血，偶尔出现轻度贫血。30%～60%的药物过敏性ATIN患者外周血嗜酸性粒细胞计数增多。

(3)肾小管损伤指标及肾小管功能检查：患者尿N-乙酰-β-D-氨基葡萄糖苷酶(NAG)、γ-谷氨酰转肽酶(γ-GT)及亮氨酸氨基肽酶(LAP)增多，提示肾小管上皮细胞损伤。尿β_2-微球蛋白、α_1-微球蛋白、维生素结合蛋白及溶菌酶常增多，提示近端肾小管重吸收功能障碍；尿比重和尿渗透压减低，提示远端肾小管浓缩功能减退。患者有时还能出现肾性尿糖，甚至范科尼综合征及肾小管酸中毒。

近年，一些能反映早期急性肾损害的尿生物标志物检验已开始应用于临床，这对早期发现及诊断ATIN很有帮助，例如尿中性粒细胞明胶酶相关脂质运载蛋白(neutrophil gelatinase-associated lipocalin，NGAL)检验，尿肾脏损伤分子-1(kidney injury molecule-1，KIM-1)检验及尿白细胞介素-18(interliukin 18，IL-18)检验等。

(4)肾小球功能检查：患者出现急性肾损伤时，血肌酐及尿素氮将迅速升高，血清胱抑素C水平也升高。

(5)其他检验：对疑及药物诱发抗TBM抗体的患者，应进行血清抗TBM抗体检测。

3.影像学检查

超声等影像学检查显示ATIN患者的肾脏体积正常或增大，若能除外淀粉样变肾病及糖尿病肾病，肾脏体积增大对提示急性肾损伤很有意义。

4.^{67}镓核素扫描

20世纪70年代末即有报道ATIN患者肾脏摄取核素^{67}镓(^{67}Ga)明显增多，因此认为^{67}Ga核素扫描有助于ATIN诊断。但是，在此后的研究中发现^{67}Ga核素扫描诊断ATIN的敏感性仅58%～68%，特异性也不高。因此，^{67}Ga同位素扫描并不是理想的ATIN检测指标，临床上很少应用。不过，文献报道急性肾小管坏死患者极少出现^{67}Ga核素扫描阳性，因此认为此检查对鉴别ATIN与急性肾小管坏死仍有一定意义。

(二)病理表现

1.光学显微镜检查

ATIN的病理特点主要是肾间质炎细胞浸润及水肿。无论药物过敏性ATIN、感染相关性ATIN或TINU综合征，肾间质中弥漫浸润的炎细胞均以淋巴细胞(主要是T细胞)及单核细胞为主，常伴不同程度的嗜酸性粒细胞(药物过敏性ATIN最明显)，并偶见中性粒细胞。可见肾小管炎(炎细胞趋化至肾小管周围，并侵入肾小管壁及管腔)。此外，在部分药物过敏性ATIN及TINU综合征患者的肾间质中，还可见上皮样细胞肉芽肿。肾小管上皮细胞常呈不同程度的退行性变，可见刷状缘脱落，细胞扁平，甚至出现灶状上皮细胞坏死及再生。肾小球及肾血管正常。

2.电子显微镜检查

无特殊诊断意义。NSAIDs 引起 ATIN 同时可伴随出现 MCD,此时可见肾小球足细胞足突广泛融合。

3.免疫荧光检查

多呈阴性。但是药物(如甲氧西林)诱发抗 TBM 抗体致病者,能在 TBM 上见到 IgG 及 C_3 呈线样沉积。

(三)诊断与鉴别诊断

1.诊断

原发性 ATIN 确诊需要依靠肾组织病理检查,但是在此基础上还必须结合临床表现才能进行准确分类。

(1)药物过敏性 ATIN:若有明确用药史,典型药物过敏表现(药疹、药物热、血嗜酸性粒细胞计数增多等),尿检验异常(轻度蛋白尿、血尿、无菌性白细胞尿及管型尿),急性肾损伤及肾小管功能损害(肾性糖尿及低渗透压尿等),一般认为临床即可诊断药物过敏性 ATIN(当然,能进行肾组织病理检查确认更好)。如果上述表现不典型(尤其是无全身药物过敏表现,常见于 NSAIDs 致病者),则必须进行肾穿刺病理检查才能确诊。

(2)感染相关性 ATIN:若有明确感染史,而后出现 ATIN 肾损害表现(轻度尿检验异常、急性肾损伤及肾小管功能损害)即应疑及此病,及时进行肾活检病理检查确诊。

(3)TINU 综合征:在出现 ATIN 肾损害表现前后,又出现眼色素膜炎(虹膜睫状体炎或全色素膜炎),即应高度疑及此病,及时做肾活检病理检查确诊。

2.鉴别诊断

应该与各种能导致急性肾损伤的疾病鉴别,与肾小球及肾血管疾病鉴别不难,此处不拟讨论。只准备在此讨论如下两个疾病。

(1)药物中毒性急性肾小管坏死:应与药物过敏性 ATIN 鉴别,尤其是无全身药物过敏表现的 ATIN。两者均有用药史,尿常规检验均改变轻微(轻度蛋白尿,少许红、白细胞及管型),都常出现少尿性或非少尿性急性肾损伤。但是,药物中毒性急性肾小管坏死具有明确的肾毒性药物用药史,发病与用药剂量相关,而无药物过敏表现;尿检验无或仅有少许白细胞,无嗜酸性粒细胞;除某些肾毒性中药(如含马兜铃酸中草药)致病者外,很少出现肾性糖尿等近端肾小管功能损害。上述临床实验室表现可资初步鉴别。此外,正如前述,有学者认为 ^{67}Ga 同位素扫描对两者鉴别也有意义,而肾活检病理检查可以明确将两者区分。

(2)IgG_4 相关性 TIN:这是近年才认识的一个自身免疫性疾病。此病能累及多个器官系统,被称为 IgG_4 相关性疾病,但是也有约 5%患者仅表现为 IgG_4 相关 TIN,而无全身系统表现。此病仅表现为 TIN 且出现急性肾损伤时,则需要与原发性 ATIN 鉴别。IgG_4 相关 TIN 具有特殊的临床病理表现,如血清 IgG_4 水平增高,补体 C_3 水平下降,肾活检病理检查在肾间质中可见大量 IgG_4 阳性浆细胞浸润,并伴随轻重不等的席纹样纤维化等。这些表现均与原发性 ATIN 不同,鉴别并不困难。

三、ATIN的治疗对策、预后及防治展望

(一)去除病因

早期诊断，去除病因是治疗的关键。对药物过敏性ATIN患者及时停用致敏药物，对感染相关性ATIN患者有效控制感染，都是治疗的关键。许多患者在去除上述病因后病情可自行好转，轻者甚至可以完全恢复。

(二)糖皮质激素治疗

一些较小型的非随机对照临床试验结果显示，糖皮质激素治疗药物过敏性ATIN疗效明显，与单纯停用致敏药物比较，ATIN的完全缓解率更高，缓解时间缩短；但是，另外一些小型临床试验却未获得上述效果，认为与单纯停用致敏药物相比疗效无异。由于缺乏高质量大样本的前瞻性随机对照临床试验证据，故目前尚难下确切结论。

根据主张用激素治疗学者的意见，对药物过敏性ATIN患者用激素治疗的指征：①ATIN病情严重，如肾功能急剧恶化需要透析治疗，和/或病理检查肾间质炎症严重或肉芽肿形成；②停用致敏药后数天肾功能无明显改善者。若治疗过晚(往往ATIN病期已超过3周)，病理检查已发现肾间质明显纤维化时，激素则不宜应用。

若拟用糖皮质激素进行治疗，那么激素起始剂量应多大，全部疗程应多长，目前也无指南推荐意见或建议。美国经典肾脏病专著*The Kidney*(第9版)认为可用泼尼松1 mg/(kg·d)作起始剂量口服，3～4周后逐渐减量，再过3～4周停药。国内不少单位主张泼尼松起始剂量宜小，30～40 mg/d即可，减停药方法与上基本相同。另外，如果应用糖皮质激素正规治疗4周无效时(这常见于治疗过晚病例)，也应停用激素。

感染相关性ATIN是否也适用糖皮质激素治疗，意见更不统一。不少学者都主张仅给予抗感染治疗，而不应用激素，尤其在感染未被充分控制时。但是，某些感染相关性ATIN(如汉坦病毒导致的出血热肾综合征)病情极重，感染控制后ATIN恢复十分缓慢，很可能遗留下慢性肾功能不全。有学者对这种患者应用激素治疗，并发现其中部分病例确能有促进疾病缓解和减少慢性化结局的疗效，所以他们认为，在特定条件下，感染相关性ATIN在感染控制后仍可考虑激素治疗。

至于TINU综合征，由于它是一个自身免疫性疾病，故必须使用糖皮质激素治疗。TINU综合应用激素治疗的疗效往往很好，对个别疗效较差者和/或肾间质出现上皮样细胞肉芽肿者，必要时还可加用免疫抑制剂治疗。

(三)免疫抑制剂治疗

药物过敏性ATIN一般不需要使用免疫抑制剂治疗。但是，也有报道认为，若激素治疗2周无效时，仍可考虑加用免疫抑制剂如环磷酰胺或吗替麦考酚酯。环磷酰胺的常用量为1～2 mg/(kg·d)，一般仅用4～6周，不宜过长；而文献报道的吗替麦考酚酯用量为0.5～1.0 g，每天2次，应该服用多久，尚无统一意见。

另外，当药物诱发抗TBM抗体致病时，除需用激素及免疫抑制剂积极治疗外，必要时还要配合进行血浆置换治疗。不过自从甲氧西林被弃用后，现在抗TBM抗体所致ATIN已很难遇到。

(四)透析治疗

当ATIN患者出现急性肾损伤达到透析指征时，就应及时进行透析，以清除代谢废物，纠正水电解质及酸碱平衡紊乱，维持生命，赢得治疗时间。

(五)ATIN 的预后

药物过敏性 ATIN 的大系列研究资料显示,约 64.1%的患者治疗后疾病能完全缓解,23.4%能部分缓解,而 12.5%将进入终末肾衰竭需依靠肾脏替代治疗维持生命。另一篇文献统计,约 36%的药物过敏性 ATIN 将最终转变成慢性肾脏病。

影响疾病预后的因素如下。①治疗是否及时:这是影响疾病预后的关键因素,一般认为发病>3 周未及时停用致敏药物进行治疗者,往往预后差。②年龄:老年患者预后差。③病理检查:肾间质纤维化(常伴肾小管萎缩及肾小管周毛细血管消失)程度重者、出现上皮样细胞肉芽肿者预后差。但是血清肌酐峰值高低、病理检查肾间质炎细胞浸润轻重及是否存在肾小管炎,与疾病预后无关。

感染相关性 ATIN 的预后与感染是否被及时有效控制及肾损害严重程度密切相关。而 TINU 综合征从总体上讲预后较好,不过疾病(尤其眼色素膜炎)较易复发。

(六)对 ATIN 治疗的思考及期望

正如前述,影响药物过敏性 ATIN 预后的首要因素是有否及时停用致敏药物,停药不及时的患者往往预后差。为此早期识别此病进而及时停用致敏药非常重要。既往在讲述本病临床表现时,很强调发热、皮疹及关节痛三联征,这三联征的描述最早来自于甲氧西林所致 ATIN 的报道,在甲氧西林被弃用后,近年已很少出现(文献报道仅呈现在约 10%患者中)。为此在识别药物过敏性 ATIN 时,对三联征不宜过度强调,否则必将导致 ATIN 诊断延误。应该说,对所有用药后出现急性肾损伤及尿检验异常(轻度蛋白尿,伴或不伴血尿及无菌性白细胞尿)的患者,均应及时做肾活检病理检查,看是否为药物过敏性 ATIN,这对于临床无全身过敏表现的 ATIN 患者(常见于 NSAIDs 致病时)尤为重要。

至今,对药物过敏性 ATIN 是否该用糖皮质激素治疗,看法仍未统一;而对某些感染相关性 ATIN 重症病例,在感染控制后能否应用激素去减轻病情、改善预后,争论更大。即使应用激素治疗,治疗方案(药物起始剂量,持续用药时间及停药指征等)应如何制订,也没有一致意见。这主要是由于对上述 ATIN 治疗,一直缺乏高质量的前瞻随机对照临床试验证据。ATIN 的发病率不是很高,正如前述,在血尿和/或蛋白尿进行肾活检的患者中其所占比例仅 1%左右,因此欲组织大样本的临床试验去验证某一治疗方案对 ATIN 的疗效,会有一定困难。但是这项工作必须去做,可能需要众多医疗单位参与的多中心研究去完成,我们期望在不久的将来能看到这种高质量的临床试验证据。

(王鹏飞)

第六节 慢性肾小管间质性肾炎

慢性肾小管间质性肾炎(慢性 TIN),是由许多不同因素引起的一种临床综合征。其病理变化是以肾小管萎缩和肾间质纤维化等病变为主要表现的综合征。肾小球及血管病变轻微。早期以肾小管功能损害为主,后期表现为慢性进展性肾衰竭。临床上多起病隐匿,疾病早期不出现水肿、高血压、血尿及大量蛋白尿等肾小球损害的特征表现,而突出表现为肾小管功能不全。至发病晚期,则表现为慢性进行性肾衰竭,肾小球滤过率降低。由于本病病因广泛,表现隐匿,往往发病率没有得到重视。在终末期肾脏疾病中,慢性 TIN 引起的肾衰竭占 10%~30%。

一、病因病机与临床表现

(一)病因病机

引起慢性 TIN 的病因很多而较复杂。在我国除常见的慢性肾盂肾炎引起的慢性感染性间质性肾炎外,其他如尿路梗阻反流、药物、免疫性疾病、代谢性疾病、血液系统疾病对引起本综合征的发病特点与病因关系非常密切。若为感染所致,好发于中年女性,药物性者与服药,尤其是止痛药为多。地区差异、种族、气候、饮食习惯与本病发生有关。预后与肾功能受损程度及高血压程度有关,不佳预后主要来自尿毒症及高血压。

1.病因

(1)感染:在慢性 TIN 发病中,感染引起的慢性肾盂肾炎中占 79%,其中主要有反流性肾病和尿路梗阻合并感染而引起。可引起感染的致病微生物包括细菌、病毒、分枝杆菌及真菌等。

(2)药物和毒素:药物常见于长期滥用止痛药,及某些肾毒性的抗生素,包括 NSAIDs、氨基糖苷类抗生素、两性霉素 B、环孢素 A、普卡霉素等。另外,还有部分中药,如关木通、汉防己、马兜铃等含有马兜铃酸的中草药;重金属有镉、铝、锂、金、铍等;化学毒物和生物毒素,如顺铂、甲醛、乙二醇、蜂毒、蕈毒、蛇毒、鱼胆毒等。

(3)免疫性疾病:如干燥综合征、系统性红斑狼疮、血管炎结节病、慢性异体肾移植排斥反应、冷球蛋白血症等均可引起慢性 TIN。

(4)血液系统疾病:如异常的蛋白血症、淋巴增生性疾病、多发性骨髓瘤、阵发性睡眠性血红蛋白尿,由于异常蛋白或异常细胞对肾脏的直接侵袭,引起慢性 TIN。

(5)代谢性疾病:如尿酸性肾病、低钾性肾病、糖尿病、淀粉样变性病、胱氨酸尿症、高钙血症时肾内钙质沉着等也常出现肾间质病变。

(6)梗阻和反流性肾损害:如尿路阻塞、结石、肿瘤、膀胱输尿管反流。

(7)遗传性疾病:肾髓质囊肿病、肾髓质海绵肾、遗传性多囊肾、遗传性肾炎。

(8)其他:如放射性肾炎、高血压肾动脉硬化、动脉粥样栓塞肾病、特发性慢性肾小管间质性肾炎等均可引发慢性 TIN。

2.病机

各种因素引起的慢性 TIN,主要可致肾间质免疫损伤而肾小管萎缩,间质纤维化,白细胞浸润。

3.病理检查

慢性肾盂肾炎或反流性肾脏病引起的慢性 TIN,双肾大小不一,表面凹凸不平;常见粗或细的瘢痕,部分与包膜粘连;肾盂肾盏改变可有可无;有细菌感染时,可见肾盂肾盏增厚、扩张。其他病因引起的慢性 TIN 双肾大小相等,体积缩小。

光镜检查:病理特征小管细胞萎缩,上皮细胞扁平化,小管扩张,间质纤维化;小管间质单核细胞浸润,间质细胞浸润主要由淋巴细胞和单核细胞组成,中性粒细胞、浆细胞及嗜酸性粒细胞偶见,间质水肿、出血。

慢性间质性肾炎肾小球结构在长时间内保持正常,随着病变的进展,肾小球逐渐发生病理性改变,出现球周纤维化,节段性硬化,最终全球硬化。

免疫荧光检查:偶见 C_3 或免疫球蛋白沿肾小管基底膜沉积。典型病例呈线型分布,肾小球多呈阴性,偶有系膜区节段性 C_3 及 IgM 微弱阳性。

(二)临床表现

慢性肾小管间质性肾炎起病隐匿,也可为急性间质性肾炎延续而来。

1.临床全身表现

慢性 TIN 者,在相当长时间内无任何临床症状。患者多在体检时或由其他疾病就医时,发现尿检和肾功能异常、贫血、高血压。当患者出现临床症状时,可表现为原发病的全身症状,也可表现为慢性肾功能不全的非特异症状,如疲倦、乏力、贫血、呕恶、食欲缺乏、夜尿增多、睡眠障碍等。症状的轻重与肾衰的严重程度密切相关。慢性 TIN 患者贫血发生相对较早,可能是产生红细胞生成素的间质细胞较早受到破坏有关。

疾病晚期,由于肾小球硬化,患者可出现水肿及高血压。超过 50%患者可发生高血压,个别患者发生急性肾乳头坏死时,常有寒战、高热、肉眼血尿、腰痛,尿沉渣中可找到坏死的组织碎片。

2.肾功能减退的特点

(1)病变早期不出现水肿、高血压、大量蛋白尿等肾小球病变的特征性表现。

(2)小管间质病变导致的主要表现为小管功能不全,这也是被称为慢性小管间质性肾病,而非慢性小管间质性肾炎的原因。慢性 TIN 时,肾小管功能的下降与肾小球滤过率下降不成比例。在氮质血症前肾小管功能障碍已发生,其表现与肾小管破坏及间质纤维化的部位和程度有关。

(3)在近端肾小管功能损害时,主要表现为重吸收功能障碍,出现碳酸氢根、糖、尿酸、磷酸盐、氨基酸重吸收减少,排出增多。

(4)远端肾小管功能受损,引起尿酸化功能障碍,造成失盐、低钠、贮钾、酸碱失衡、多尿、夜尿增多,严重时可出现容量不足及高钾血症。

(5)晚期当发生明显的肾小球硬化时,临床上可出现大量蛋白尿、水肿、高血压、血清尿酸水平降低,可能为肾小管功能障碍,尿酸重吸收减少所致。

3.实验室尿检验

主要表现非肾病性蛋白尿,镜下血尿,白细胞尿及糖尿。尿蛋白常为小分子量的肾小管性蛋白尿。

(1)尿常规检查:尿蛋白±~+,比重 1.015 以下,pH>6.5。

(2)尿蛋白定量:≤1.5 g/24 h,低分子蛋白尿。

(3)尿溶菌酶及尿 β_2-微球蛋白增多:如出现大量蛋白尿时,则提示肾小球严重受损,预后大多不佳,25%患者可出现尿糖。有临床资料报道,28%的患者尿细菌培养阳性。

二、诊断、鉴别诊断与诊断标准

(一)诊断

本病起病隐匿,病因多样,临床表现缺乏特异性,诊断往往不及时,常易被漏诊误诊。

当出现临床症状时,长期用药史,争取尽量早期找到病因,早期做出诊断尤为重要。本病早期无肾小球损伤的特征表现,当出现以肾小管功能障碍为主要表现时,应考虑本病可能。如有无慢性肾盂肾炎史、尿路梗阻、长期应用肾毒性药物、免疫性疾病、代谢性疾病等原发性病史,当不能明确诊断时,进行肾活检利于确诊。

早中期多表现为夜尿增多,尿比重低,尿沉渣变化较少,常仅有少量细胞,蛋白尿较轻。尿蛋白为肾小管性低分子蛋白尿,β_2-微球蛋白增高,蛋白定量一般在 1.5 g/24 h 以下,肾小球滤过率可正常。但部分患者在就诊时,已有不同程度的肾小球滤过功能障碍等。

辅助检查:B超、X线、放射线等检查,可见双肾体积缩小或正常,回声粗乱等表现。

肾活检:主要可见不同程度的间质纤维化,肾小管萎缩,间质弥漫淋巴细胞和单核细胞浸润;部分患者肾小动脉内膜增厚,管腔狭窄,肾小球缺血性皱缩及硬化。

(二)鉴别诊断

1.慢性肾小球肾炎

慢性肾小球肾炎有肾小球损害的特征性表现,如水肿、高血压、肾小球性蛋白尿等。慢性TIN在疾病早期无肾小球损害特征性表现,而主要表现为肾小管功能不全,如尿量增多、夜尿增多、无水肿等。

2.急性TIN

急性TIN和慢性TIN在病因上有重叠,且即使同一损害,也可表现为连续的过程,需根据病史及典型的临床表现二者不难鉴别,必要时行肾活检确诊。

(三)诊断标准

(1)病史:有慢性肾盂肾炎病史,反流病变及尿路梗阻病史,长期接触肾毒素或用药史。

(2)肾小管损伤:有肾小管功能障碍、尿量增多、夜尿增多表现。

(3)贫血、乏力、夜眠不安等。

(4)有肾功能损害:但无高血压、水肿,轻度蛋白尿,尿β_2-微球蛋白增多。

(5)影像学检查:B超提示双肾大小不一致,回声粗乱,皮质髓质界限不清。

(6)肾活检:呈慢性小管间质纤维化,伴肾小球硬化。

三、治疗

(一)一般治疗

血压高者积极控制高血压,首选血管紧张素转换酶抑制剂,纠正电解质和酸碱平衡紊乱,尤其注意纠正代谢性酸中毒。出现贫血时,及早应用促红细胞生成素。当出现尿量、夜尿增多时,容易引起血容量不足,严重时可引起肾小球滤过率下降,此时注意液体的补充。

(二)病因治疗

病因治疗主指对原发病的治疗,及去除致病因素。

(1)药物引起的及时停用相关药物。

(2)接触重金属和有害毒物者,及时停止接触。

(3)梗阻者应尽早解除梗阻。

(4)感染引起者选用敏感的抗生素。

由于免疫性疾病、造血性疾病、血管性疾病、代谢性疾病引起的慢性间质性肾病,则应积极治疗原发病。

(三)替代治疗

当慢性间质性肾病发展至肾衰竭、尿毒症时,应积极尽早进行血液透析治疗。

(王鹏飞)

第七节　肺出血-肾炎综合征

肺出血-肾炎综合征又称古德帕斯丘综合征，是一种比较少见的疾病，其特征为反复咯血、肺部浸润、血尿和肾小球肾炎。本病以中青年多见，病情发展很快，预后不良，病死率极高。

一、病因及发病机制

肺出血-肾炎综合征系一种由抗基膜抗体介导的自身免疫病，其免疫病理损伤相似于Ⅱ型超敏反应。抗基膜抗体已被证明为 IgG_1 和 IgG_4，少数为 IgM 和 IgA。肾小球膜分子中Ⅳ型胶原 α_3 链的 NC-1 段已被证明为“Goodpasture 抗原(GP-A)”。平时 GP-A 在体内呈隐蔽状态，某些刺激因素可以改变或暴露其抗原性，导致抗 GBM 抗体产生。目前认为，本病可能是在遗传基础上因病毒感染或化学刺激而发病。

患者血清中抗肾小球基膜抗体(抗 GBM)和抗毛细血管膜抗体(抗 ABM)增多。多数研究表明，抗 GBM 和抗 ABM 是同一物质。此自身抗体与肾小球和肺泡基膜Ⅳ型胶原的 α_3 链结合后，可导致单核细胞和中性粒细胞活化，释放趋化因子趋化中性粒细胞进入肾小球和肺泡，引起肾小球基膜受损而发生肾炎，部分患者可发生肺出血。免疫荧光检查可见，患者肾小球和肺泡毛细血管膜上有 IgG 和补体 C_3 沉淀。给灵长类动物注射抗基膜抗体可以诱发本综合征。

肺出血-肾炎综合征有家族性倾向。已报告 5 对孪生姐妹或兄弟在化学物质刺激后，于短期内先后发生本综合征。有人报告本综合征与 HLA-DR2 和 HLA-DR3 位点有关联。

10%～13%的肺出血-肾炎综合征患者在上呼吸道或其他部位病毒感染后发病。有人在患者肾小球上皮和内皮细胞中发现病毒颗粒。

有人报告，曾吸入烃溶剂或一氧化碳的人中，发生本征者较多。因而认为，本病可能与化学物质的刺激有关。此外，约 40%的肺出血-肾炎综合征患者可发生肺出血，而这些患者几乎都是吸烟者。正常情况下，肺基膜位于血管内皮细胞和肺泡上皮细胞之间，与血管内皮细胞紧密连接，血液中的抗基膜Ⅳ型胶原抗体不能到达基膜。吸烟刺激在肺部形成的炎症反应可损伤肺泡毛细血管内皮细胞，使抗基膜Ⅳ型胶原抗体得以结合于基膜，引起损伤性炎症，进而导致肺出血。

二、临床表现

肺出血-肾炎综合征好发年龄为 15～35 岁，男性多见。10%～30%患者发病前有上呼吸道感染症状。

(一)呼吸道症状

首要症状为反复咯血，伴有咳嗽、气短、全身不适，有时发热。咯血量不等，小量至大量，间断性或持续性，甚至导致窒息。肺部可闻及干、湿性啰音。病情严重者引起呼吸衰竭。

(二)泌尿系统症状

多在咯血后数周至数月出现，少数出现在咯血前或同时。初期可有血尿、蛋白尿，尿中细胞数增多，有颗粒管型。继而出现少尿、无尿、水肿、贫血、高血压、恶心、呕吐等进行性肾衰竭、尿毒症的表现。

三、实验室及其他辅助检查

(一)一般检查

尿常规可见血尿、蛋白尿,尿中细胞数增多,有颗粒管型。外周血检查可有进行性贫血及血液中出现含铁血黄素细胞。

(二)免疫学检查

血清中抗基膜抗体增高。肺或肾活体组织免疫荧光检查,可见肾毛细血管或肾小球基膜上有 IgG 和补体 C_3 沉淀。

(三)胸部 X 线检查

可见肺出血相应的浸润阴影,出血较多者可以融合为片状阴影。间质改变表现为弥漫性由肺门向外放散的结节状或颗粒状阴影,肺尖部少见。随着肺纤维化的发展,可见弥漫性网状结节状阴影。

(四)肺功能检查

可有限制性通气障碍、气体分布不均和弥散障碍,PaO_2 和 $PaCO_2$ 降低。晚期发生呼吸衰竭时,$PaCO_2$ 增高。

(五)放射性核素检查

^{53}Cr 或 ^{59}Fe 标记红细胞肺显像,可见肺血管异常。

四、诊断及鉴别诊断

根据临床反复咯血史,X 线检查肺部有浸润阴影,血尿、蛋白尿,尿中有颗粒管型,进行性贫血及血液中含铁血黄素细胞,可作出本病的初步诊断。进一步检查,若血清抗基膜抗体阳性,肺或肾活体组织免疫荧光检查,肺泡或肾小球基膜有 IgG 和补体 C_3 沉积,则可确定诊断。

肺出血-肾炎综合征应与以下疾病相鉴别。

(一)特发性含铁血黄素沉着病

胸部 X 线检查两病相似。特发性含铁血黄素沉着症多见于儿童,很少合并肾炎,病程较长,预后较好。

(二)急性肾小球肾炎

发生急性肺水肿时,须与本病鉴别。患者同时有高血压、左心衰竭,水、钠潴留等表现。

(三)过敏性紫癜混合型

过敏性紫癜可有咯血、血尿、管型和蛋白尿,需与肺出血-肾炎综合征相鉴别。过敏性紫癜除肺和肾症状外,还可有皮肤瘀斑、关节肿痛、腹痛等表现。

(四)韦格纳肉芽肿病

本病呈坏死性肉芽肿性血管炎,可引起肺出血和肾炎表现,还可累及鼻、咽、喉部,且肺部阴影多变。上呼吸道病变活检有助于鉴别诊断。

五、治疗

(一)糖皮质激素治疗

一般采用泼尼松 40～60 mg/d,口服。根据血清抗基膜抗体水平调整疗程至维持量。待抗体消失后,再维持治疗半年。病程晚期,治疗无效。也可用甲泼尼龙冲击疗法,甲泼尼龙 1～

2 mg/(kg·d),静脉滴注,3 天为 1 个疗程。有人报告,上述治疗对本病大咯血患者有明显效果。如无禁忌,可进行数疗程。早期用药可能有助于可逆病变的恢复。

(二)免疫抑制剂

环磷酰胺 100~150 mg/d,口服,或硫唑嘌呤 1~4 mg/(kg·d)。单独使用疗效不佳,多与糖皮质激素并用。

(三)透析疗法

出现肾衰竭者,可进行血液或腹膜透析以延长生命。部分患者经此治疗后,肺病变可有所好转。

(四)换血疗法

可去除外周血内抗基膜抗体,减少抗原和炎性介质含量,降低免疫反应。换血量为 2~4 L/d,1~2 天 1 次,持续 2~4 周。治疗效果和疗程可根据血的抗基膜抗体测定结果判定。

(五)肾移植

有人报告本病行双肾切除后肾移植成功者,可以降低循环中抗基膜抗体滴度,减轻肺出血,维持肾功能,并赢得时间,以提高本病的"自限性"。

六、预后

肺出血-肾炎综合征预后险恶,平均存活时间 1 年,死于肺出血或肾衰竭。极少数自发缓解。近年来,由于早期诊断和治疗的进展,4 年存活率和自发缓解率有所提高。

(王鹏飞)

第八节 狼疮肾炎

系统性红斑狼疮(systemic lupus erythematosus,SLE)是由多种复杂因素共同作用,个体差异明显、病程迁延反复的器官非特异性自身免疫性疾病。血清中出现以抗核抗体(ANA)为代表的多种自身抗体和多个器官、系统受累是 SLE 的两大主要临床特征。SLE 累及肾脏即称为狼疮肾炎(lupus nephritis,LN),LN 是 SLE 较常见且严重的并发症,也是我国继发性肾小球疾病的首要原因。

一、病因和发病机制

SLE 的病因及发病机制至今仍未完全明确,可能与遗传、环境因素、激素异常及免疫紊乱等有着密切关系。SLE 发病机制中,T 细胞过度活跃和不耐受自身成分,促使 B 细胞增殖、产生一系列自身抗体,由此形成的自身免疫复合物沉积及多器官炎症反应决定了 SLE 及 LN 病变的性质和程度。

(一)遗传、环境因素及激素异常

SLE 存在显著的家族聚集性和种族差异性,同卵双胞胎同患 SLE 的概率超过 25%,而异卵双胞胎只有 5%。SLE 患者家庭成员的自身抗体阳性率及其他自身免疫疾病均高于普通人群,提示 SLE 有非常明显的遗传倾向。

SLE流行病学研究发现缺乏补体成分(C_{1q}、C_2、C_4)的纯合子，及FcγRⅢ受体基因多态性与SLE发病易感性相关。采用全基因组关联分析(genome-wide association studies，GWAS)方法确定了一些SLE易感基因，这些基因与B细胞信号转导、Toll样受体和中性粒细胞功能相关。

环境因素在SLE与LN的发生上也起到重要的作用，阳光或紫外线照射均能诱导和加剧SLE和LN。激素异常在SLE及LN发病中的作用体现在SLE女性患病率高，怀孕或分娩后不久有些患者SLE症状加重，以及某些情况下激素对SLE的治疗作用。虽然某些药物会导致SLE或狼疮样症状，但这些患者很少出现LN。目前病毒导致SLE的证据尚不充分。

自发性和诱导性SLE小鼠模型包括NZBB/WF1杂交鼠，BXSB和BRL/lpr模型鼠等。SLE动物模型研究发现细胞凋亡异常，导致缺陷的细胞克隆清除障碍以及B细胞的异常增殖；在动物模型上注射抗DNA抗体、抗磷脂抗体或平滑肌抗原(SMA)多肽类似物可诱导动物的SLE。

(二)SLE的自身免疫异常

SLE起始于自身免疫耐受性的丧失和多种自身抗体的产生。抗体针对与转录和翻译机制有关的核酸和蛋白质，如核小体(DNA-组蛋白)、染色质抗原及胞质核糖体蛋白等。多克隆性B细胞增生，合并T细胞自身调节缺陷是自身抗体产生的基础。免疫异常机制包括机体不能消除或沉默自身免疫性B细胞及T细胞自身抗原的异常暴露或呈递，T细胞活性增加、B细胞激活细胞因子增加；机体不能通过凋亡清除或沉默自身反应性细胞(即免疫耐受)，这些细胞克隆性增生导致自身免疫性细胞和抗体生成增加。SLE自身抗原异常暴露的原因可能是由于自身抗原在凋亡细胞表面聚集，并致幼稚细胞突变而发生自身免疫性细胞的克隆性增殖。此外，与自体细胞有相似序列的病毒或细菌多肽可充当“模拟抗原”，诱导类似的自身免疫性细胞增殖。抗原呈递过程中，某些核抗原能作用于细胞内的各种Toll样受体而触发免疫反应。

(三)LN的发病机制

狼疮肾炎被认为是免疫复合物介导的炎症损伤所致，SLE自身抗体与抗原结合形成抗原抗体复合物，如果没能被及时清除，免疫复合物就会沉积于系膜、内皮下及血管壁，从而导致弥漫性炎症。LN肾小球受累的特点是循环免疫复合物沉积和原位免疫复合物的形成。LN患者体内会有抗ds-DNA、SMA、C_{1q}及其他各种抗原的抗体，但每种抗体在免疫复合物形成中的确切作用仍不清楚。一般情况下，系膜和内皮下的免疫复合物是由循环免疫复合物沉积所致，而上皮下免疫复合物往往由原位免疫复合物形成。免疫复合物在肾小球内的沉积部位与复合物大小、所带电荷、亲和力、系膜细胞清除能力及局部血流动力学有关。免疫复合物在肾小球内沉积可激活补体并导致补体介导的损伤、使促凝血因子活化、白细胞浸润并释放蛋白水解酶，并可激活与细胞增殖和基质形成有关的一系列细胞因子。有抗磷脂抗体(APA)的LN患者，肾小球内高压和凝血级联反应的活化也导致肾小球损伤。LN的其他肾脏损伤还包括程度不等的血管病变，从血管壁免疫复合物沉积到罕见的坏死性血管炎损害。LN还常见有肾小管间质病变。

二、流行病学

SLE和LN的发病率和患病率各国报道结果不一致，与年龄、性别、种族、地理区域、所用诊断标准和确诊方法有关。SLE高发年龄为15～45岁，成年女性患病率约为110.3/10万，成年SLE患者中90%为女性。SLE患者中，LN患病率在男女性别间没有显著差异；但儿童和男性LN患者的病变更严重，老年人LN相对病变较轻。非裔美国人、加勒比黑人、亚裔及西班牙裔美国人SLE和LN的患病率是高加索人的3～4倍。导致LN的其他危险因素包括青年人、社会经济地位较低、有多条美国风湿病学会(ACR)SLE诊断标准、SLE患病时间长、SLE阳性家族史和高血压等。

三、临床表现

(一)肾脏临床表现

30%～50%SLE患者确诊时有肾脏受累,常出现程度不同的蛋白尿、镜下血尿、白细胞尿、管型尿、水肿、高血压及肾功能不全等。临床可表现急性肾炎综合征、慢性肾炎综合征、肾病综合征、急进性肾炎及镜下血尿和/或蛋白尿,少数表现为间质性肾炎及肾小管功能障碍、肾小管酸中毒(RTA)等。

1.蛋白尿

几乎所有的LN患者都会出现程度不等的蛋白尿,常伴有不同程度的水肿。

2.血尿

出现率可达80%,以镜下血尿为主,罕有肉眼血尿。血尿罕有单独出现,均伴有蛋白尿。

3.肾病综合征

约50%患者可表现为肾病综合征,多见于肾脏病理表现重者。

4.高血压

20%～50%的患者可出现高血压。肾脏病理表现重者出现高血压的概率大,高血压一般程度不重,罕有表现为恶性高血压者。

5.肾功能不全

约20%的患者在诊断LN时即有肌酐清除率的下降,但表现为急性肾损伤(ARF)者少见。LN致ARF的原因有新月体肾炎、严重的毛细血管腔内微血栓形成、急性间质性肾炎及肾脏大血管的血栓栓塞等。

6.肾小管功能障碍

很多患者常可表现为肾小管功能障碍,如肾小管酸中毒(RTA)与低钾血症(RTAⅠ型)或高钾血症(RATⅣ型)。

临床上两种特殊类型的LN应引起重视,分别为亚临床型(静息)LN及隐匿性红斑狼疮。亚临床型指病理检查有LN的活动性增生性表现,但临床上没有提示疾病活动的临床症状或尿沉渣变化(但若仔细检查可能会发现微量血尿和红细胞管型,无肾功能损害、抗ds-DNA及血清补体水平正常。亚临床型LN极为罕见,常发生于SLE的早期,随SLE病程延长,逐渐出现肾脏病的临床表现及实验室异常。

隐匿性红斑狼疮指少数SLE患者,以无症状性蛋白尿或肾病综合征为首发症状,在相当长的病程中无SLE的特征性表现;ANA及抗双链DNA(ds-DNA)抗体往往阴性,往往误诊为原发性肾炎。这些患者在有肾脏病临床表现后数月到数年出现SLE肾外表现及自身抗体阳性,肾活检多为膜性LN,无肾外表现可能与抗DNA抗体的低亲和力和低滴度有关。

(二)肾外临床表现

活动性SLE患者常有一些非特异性主诉,如乏力、低热、食欲缺乏及体质量减轻等。其他常见表现包括口腔溃疡、关节痛、非退行性关节炎及各种皮肤损害;包括光过敏,雷诺现象和经典的面部蝶形红斑。皮肤网状青斑可能与流产、血小板计数减少和存在APA有关。SLE神经系统受累表现为头痛、肢体瘫痪、精神症状甚至昏迷。SLE浆膜炎包括胸膜炎或心包炎。SLE血液系统异常包括贫血、血小板和白细胞计数减少。贫血可能与红细胞生成缺陷、自身免疫性溶血或出血有关；血小板和白细胞计数减少可能是SLE所致或者与药物有关。其他器官、系统受累还包括肺动脉高压、Libman-Sacks心内膜炎和二尖瓣脱垂等，SLE患者脾和淋巴结肿大也很常见。

四、实验室检查

（一）尿液检查

除蛋白尿外，尿沉渣可见红细胞、白细胞、颗粒及细胞管型。尿白细胞可为单个核细胞或多形核细胞，但尿培养为阴性。

（二）血液检查

除贫血、血小板及白细胞计数减少外，大部分患者有红细胞沉降率增快、C反应蛋白升高及高γ球蛋白血症。血浆清蛋白常降低，部分患者血肌酐水平升高。

（三）免疫学检查

1.ANA

确诊LN必须有血清ANA阳性，超过90%的未治疗患者ANA阳性，但ANA的特异性不高(65%)，ANA可见于其他风湿性疾病(如类风湿关节炎、干燥综合征及混合性结缔组织病等)和非风湿性疾病患者。ANA包括一系列针对细胞核抗原成分的自身抗体，其中抗双链DNA(ds-DNA)抗体对SLE的诊断具有较高的特异性(95%)，高滴度的抗ds-DNA与疾病的活动性相关。抗Sm抗体是诊断SLE非常特异的抗体(99%)，但敏感性仅为25%～30%；该抗体的存在与疾病的活动性无关。与抗ds-DNA比较，抗C1q抗体与活动性LN的相关性更好、也可用于判断LN的预后。

2.APA

国外报道30%～50%SLE患者APA阳性，包括抗心磷脂抗体(anti-cardiolipin antibody，aCL)、抗β2-糖蛋白Ⅰ抗体(aβ2-GPⅠ)及狼疮抗凝物(lupus anticoagulant，LA)等。这些抗体在体外能使磷脂依赖性凝血时间(APTT及KCT)延长，但在体内与血栓栓塞并发症有关；APTT及KCT延长不能被正常血浆所纠正。APA与肾动脉、肾静脉、肾小球毛细血管栓塞、Libman-Sacks心内膜炎、脑栓塞、血小板计数减少、肺动脉高压及频发流产有关。高凝倾向的原因可能包括血管内皮功能异常、血小板聚集增强、前列环素和其他内皮细胞抗凝因子生成减少和纤溶酶原激活等。

3.补体

未治疗的SLE患者约75%有低补体血症，血清补体C_3、C_4水平同时降低或只有C_4降低，补体降低水平与疾病活动性呈负相关。

五、肾脏病理

LN肾脏病理表现多样，肾小球、小管间质、肾血管均可累及。循环或原位免疫复合物在肾脏沉积，诱导补体介导的炎症反应，导致肾脏不同程度的损伤；沉积部位不同，临床表现各异。如系膜区沉积，临床多表现为血尿、少量蛋白尿；内皮下沉积可导致血尿、蛋白尿及肾小球滤过率的下降；上皮下沉积和肾病范围、蛋白尿及膜性肾病相关。

(一)病理分型

LN以肾小球病变为最主要的病理改变,目前多采用国际肾脏病学会和肾脏病理学会联合制定的国际标准(ISN/RPS分型),ISN/RPS根据光镜(LM)、免疫荧光(IF)和电镜(EM)结果,将LN分为6型。

LN(尤其是Ⅳ型)免疫荧光检查常可见大量IgG和C_{1q},并且有IgG、IgA和IgM及早期补体成分如C_4、C_{1q}与C_3共同存在。三种免疫球蛋白及C_{1q}和C_3的共同沉积被称为“满堂亮”现象,高度提示LN诊断,C_{1q}强阳性也常提示LN。LN肾小球毛细血管襻还可见纤维蛋白沉积,新月体病变处更为明显。电镜下免疫沉积物的分布与免疫荧光表现相符合,一些电子致密物呈指纹样,由微管状或纤维样结构组成,直径为10~15 nm。LN患者肾活检标本中,在内皮细胞扩张的内质网中有时还可见24 nm的管网状物。

(二)肾间质和血管病变

LN肾小管间质病变多伴发于较严重的肾小球病变。在增生性LN患者,沿着肾小管基膜可见免疫复合物沉积,可见$CD4^+$和$CD8^+$淋巴细胞和单核细胞间质浸润。活动性病变中有细胞在肾小管浸润和肾小管炎表现;慢性非活动期患者,主要表现为肾间质纤维化。间质性肾炎往往与肾功能不全及高血压有关,有报道沿肾小管基膜免疫复合物沉积与高滴度的抗ds-DNA和血清补体水平降低相关。个别情况下,LN可表现为突出的肾小管间质炎症而肾小球病变很轻,并出现急性肾损伤或肾小管酸中毒。

LN还可见到一系列血管病变,血管炎很少见。通常情况下,IF和EM下血管壁有免疫复合物沉积;有时在严重增生性LN患者可见纤维素样非炎症性血管坏死,或者有血栓性微血管病。血栓性微血管病患者可出现血清APA阳性,既往有血栓事件病史,并常与增生性LN同时存在。

(三)临床和病理的相关性

LN的临床症状与ISN病理类型有关。

(1)Ⅰ型患者通常没有临床肾脏病表现,尿检及肾功能均正常。

(2)Ⅱ型患者可能有抗ds-DNA升高和补体水平降低,尿沉渣往往阴性,高血压发生率不高,可出现轻度蛋白尿(<2 g/24 h),肾功能往往正常。Ⅰ型和Ⅱ型患者预后良好,但有微小病变或狼疮足细胞病的患者例外,这些患者可出现肾病综合征。

(3)Ⅲ型患者临床表现差别较大,活动性Ⅲ(A)或(A/C)患者常有血尿、高血压、低补体血症和蛋白尿,严重者可出现肾病综合征,1/4的患者会有血清肌酐水平升高;Ⅲ(C)患者几乎均有高血压和肾功能下降,而无活动性尿沉渣。增生性病变肾小球比例不高的患者对治疗反应良好,肾损害进展缓慢;而受累肾小球数目在50%左右,或有坏死性病变及新月体形成的患者,其临床表现及预后与Ⅳ(A)患者无明显差异。是否重度局灶节段增生性Ⅲ型患者比弥漫性增生性Ⅳ型患者预后更差,尚存在争议。

(4)Ⅳ(A)型患者临床症状往往较重,常有大量蛋白尿、高血压、活动性尿沉渣,多有肾病综合征和不同程度的肾功能损害。有明显的低补体血症和较高的抗ds-DNA水平。多数情况下弥漫增生性Ⅳ型患者肾脏预后很差,增生严重者或伴大量新月体形成的患者可发生ARF。Ⅳ(S)型患者预后是否较Ⅳ(G)型更差尚有争议。

(5)Ⅴ型患者表现为蛋白尿和肾病综合征。其中40%的患者为非肾病性蛋白尿、20%的患者尿蛋白可小于1 g/24 h。少数患者可有活动性尿沉渣,SLE血清学异常不明显,肾功能往往正常。有些患者在发展为SLE前表现为特发性肾病综合征。Ⅴ型患者易出现血栓性并发症,如肾静脉血栓形成和肺栓塞。

(6)Ⅵ型患者常是Ⅲ或Ⅳ型LN的终末期阶段，许多患者持续有血尿、蛋白尿，并伴有高血压和肾小球滤过率下降。

(四)病理分型的转换与预后

病理分型对于估计预后和指导治疗有积极的意义。通常Ⅰ型和Ⅱ型预后较好，部分Ⅲ型，Ⅳ型和Ⅵ型预后较差。LN的病理类型是可以转换的，一些临床表现近期加重的患者，病理会从一个较良性或增生不明显的类型(Ⅱ型或Ⅴ型)转变为增生活跃的病变类型(Ⅲ型或Ⅳ型)；而活动性Ⅲ型或Ⅳ型患者经过免疫抑制剂治疗，也可以转变为主要为膜性病变的类型(Ⅴ型)。

肾脏病理提示LN活动性(可逆性)指数包括肾小球细胞增生性改变、纤维素样坏死、核碎裂、细胞性新月体、透明栓子、金属环、炎细胞浸润，肾小管间质的炎症等；而肾小球硬化、纤维性新月体、肾小管萎缩和间质纤维化则是LN慢性(不可逆性)指数。活动性指数高者，肾损害进展较快，但积极治疗仍可以逆转；慢性指数提示肾脏不可逆的损害程度，药物治疗只能减缓而不能逆转慢性指数的继续升高。研究发现，高活动性和慢性指数(活动指数>7及慢性指数>3)的患者预后不良，这些患者有细胞性新月体及间质纤维化。病理标本显示广泛的肾小球硬化或肾间质纤维化提示肾脏预后极差。

六、诊断和鉴别诊断

(一)诊断

SLE的基础上，有肾脏病变的表现则可诊为LN。SLE的诊断多采用美国风湿病学会(ACR)1997年更新的标准，11项标准中符合4项或以上诊断该病的敏感性和特异性可达96%。对于一个有典型临床表现和血清学标志物的年轻女性患者，SLE的诊断容易确定；但ACR诊断标准是SLE分类标准，是为SLE临床研究确保诊断正确性而制定的，临床上有些非典型的或早期狼疮患者并不符合上述标准。由于疾病的表现会随着SLE的进展而有所变化，可能需要较长时间的观察才能确定诊断，如膜性LN患者早期可能并不符合4项确诊标准，这些患者病情进展一段时间后才具备典型的SLE的临床表现。

(二)鉴别诊断

典型的LN诊断困难不大，但有些情况下，LN需与以下疾病相鉴别。

1.与SLE相似的多系统受累的疾病

如干燥综合征、原发性抗磷脂抗体综合征、ANA阳性的纤维肌痛症及血栓性微血管病等，这些疾病可以有肾损害。需注意的是SLE可以和一些多系统或器官特异性自身免疫性疾病重叠存在。

2.其他风湿免疫性疾病肾损害

如皮肌炎、系统性硬化症、混合性结缔组织病、小血管炎等均可表现为全身多系统受累及ANA阳性，当累及肾脏时应与LN鉴别。类风湿关节炎也可伴系膜增生性肾小球肾炎及淀粉样变性肾病。临床上可根据特征性皮损、关节受累特点、特异性的血清学指标(如ANCA，即抗中性粒细胞抗体)并行自身抗体检查进行鉴别，有困难时需行肾穿刺活检根据病理鉴别。

3.其他继发性肾小球肾炎

如过敏性紫癜可有紫癜样皮疹、全身症状、关节炎、腹痛和肾小球肾炎，但肾活检免疫荧光主要为IgA在系膜区沉积；而多数增生性LN肾活检免疫荧光呈“满堂亮”现象。细菌性心内膜炎和冷球蛋白血症累及肾脏可致急进性肾小球肾炎，患者往往有血清补体水平降低，需与 LN 鉴别。

七、治疗

LN 的治疗要个体化，因人而异，应根据病理类型、SLE 肾外表现等选择治疗方案。LN 治疗的目的是要达到疾病的缓解，防止复发，避免或延缓不可逆的脏器病理损害，并尽可能减少药物不良反应。目前，肾上腺皮质激素（简称激素）和免疫抑制剂仍是治疗 LN 的基本药物。

（一）Ⅰ型、Ⅱ型患者

不需要针对肾脏的治疗，治疗以控制 SLE 的肾外症状为主。大多数患者远期预后良好，Ⅱ型微小病变肾病综合征和狼疮足细胞病患者与微小病变肾病类似，应予短期大剂量激素治疗。

（二）活动局灶增生性 LN（ⅢA 和ⅢA/C）和活动弥漫增生性 LN（ⅣA 和ⅣA/C）

需采用激素和免疫抑制联合治疗。活动增生性 LN 的治疗分为诱导治疗及维持治疗两个阶段。诱导治疗是针对急性的、危及生命或器官功能的病变，需迅速有效地控制住病情，从而减轻组织的破坏和随后的慢性损伤。患者的病情经过诱导治疗得到缓解后，需转入维持治疗阶段；维持性治疗则需要长期用药，以减少病变复发，延缓终末期肾脏疾病（ESRD）发生。

1.诱导治疗

使用大剂量激素联合其他免疫抑制剂（主要为环磷酰胺或吗替麦考酚酯）。诱导治疗的目标是达到肾炎缓解。完全缓解指尿蛋白小于 0.5 g/d 或尿蛋白肌酐比值小于 0.5，无肾小球性血尿或红细胞管型，肾功能正常或基本稳定；同时血清学标志物会有改善（抗 DNA 抗体水平升高、血清补体水平下降）。诱导治疗的时间应至少 3 个月，可延长至 6 个月甚至更长（取决于疾病严重程度），6 个月无效患者需考虑强化治疗。

（1）口服泼尼松或泼尼松龙[1 mg/(kg・d)或 60 mg/d]，持续 4～6 周，若病情开始缓解可逐渐减少用量；或甲泼尼龙静脉冲击治疗（0.5～1.0 g/d，1～3 天），之后口服泼尼松[0.5 mg/(kg・d)]，3～6 个月后，口服剂量逐步减少到约 10 mg/d。

甲泼尼龙静脉冲击治疗指征：狼疮活动致急进性肾炎综合征，病理表现为肾小球活动病变明显、有广泛的细胞性新月体、襻坏死，狼疮脑病，系统性血管炎，严重血小板计数减少，溶血性贫血或粒细胞缺乏，严重心肌损害致心律失常等。一些非对照性试验提示，甲泼尼龙静脉冲击疗法比口服足量激素更加有效且毒副作用小。激素的不良反应包括水钠潴留、易患感染、消化道溃疡、高血压、高脂血症、神经心理障碍、类固醇性糖尿病、向心性肥胖、白内障、青光眼、伤口愈合延迟、儿童生长发育迟缓、骨坏死及骨质疏松等。长期使用激素需逐渐减量，尤其是每天用量小于 15 mg时，不可骤停药物。

（2）环磷酰胺（CTX）可静脉注射或口服。对于肾功能恶化迅速的弥漫增生性 LN，病理显示广泛的细胞性新月体、襻坏死；推荐应用美国国立卫生研究院（NIH）方案：CTX（0.5～1.0 g/m^2），每月 1 次，连用 6 个月，然后改为每 3 个月 1 次，直至完全缓解。但该方案不良反应较大，可能出现严重感染、出血性膀胱炎、性腺功能损害、脱发等，这些不良反应限制了 NIH 方案在临床上的应用。为避免大剂量 CTX 的不良反应，对于轻中度增生性 LN 患者，推荐欧洲风湿病协会（ELNT 试验）的方案：CTX（0.5 mg），每 2 周 1 次，连用 3 个月，然后转为硫唑嘌呤（Aza）维持治疗[2 mg/(kg・d)]。增生性 LN 患者诱导治疗也可口服 CTX[1.0～1.5 mg/(kg・d)，最大剂量 1.5 mg/(kg・d)]，连用 2～4 个月。

(3)吗替麦考酚酯(MMF):一般 1.5～2.0 g/d,连用 6～12 个月。最近一项国际多中心、开放性、前瞻性的随机对照临床试验(ALMS)的结果显示,MMF 和静脉用 CTX 在诱导治疗 LN 的疗效方面无差异,在不良事件发生率及病死率方面也基本相当。虽然 MMF 的疗效并不优于 CTX,但是它对 LN 能起到有效的诱导缓解作用。临床上对于不能耐受 CTX 或 CTX 治疗后复发的 LN 患者,MMF 仍可作为有效的替代药物。MMF 的不良反应常见有胃肠道反应,包括恶心、呕吐、腹泻、口腔及肠道溃疡;其次为骨髓抑制(如白细胞计数减少);长期应用导致感染增加、尤其是病毒感染(如 CMV 感染)及卡氏肺孢子菌感染(如卡氏肺孢子菌肺炎),须引起警惕。

(4)难治性增生性 LN 的治疗:部分增生性 LN 患者使用激素联合 CTX 或 MMF 诱导治疗仍不能缓解,可考虑应用二线或三线药物,包括利妥昔单抗、静脉注射用人免疫球蛋白及他克莫司等。①利妥昔单抗是一种嵌合鼠/人的单克隆抗 CD20 抗体。它可以通过抗体及补体介导的细胞毒作用,诱导细胞凋亡的途径来清除体内异常增生的 B 细胞。每次 1 g 静脉输注 4 小时以上,2 周后可重复给药。一些临床试验结果显示,利妥昔单抗对难治性 LN 患者疗效较好。但是治疗时间、合并用药等需要进一步规范,用于 LN 治疗的长期疗效还有待进一步证实。②静脉注射用人免疫球蛋白可抑制补体介导的损害,调节 T 细胞和 B 细胞功能,下调自身抗体产生。可作为重症 LN 的辅助用药,但目前尚缺乏标准化的用药方案。③他克莫司:免疫抑制机制与环孢素(CsA)相似。他克莫司与胞质内结合蛋白(FKBP12)相结合,抑制钙调神经磷酸酶的活性,阻断钙离子依赖的信号转导通路,抑制 T 细胞活化有关的细胞因子,抑制 T 细胞及 B 细胞的活化和增殖。该药联合激素能控制弥漫增殖性 LN 的病情活动,复发率低。他克莫司推荐起始剂量为 0.1～0.3 mg/(kg・d),每 12 小时空腹服用一次,不良反应与 CsA 相似,其多毛、牙龈增生、高血压、高尿酸血症及肾毒性发生率均小于 CsA;而糖尿病及震颤的发生率高于 CsA。④多靶点治疗:联合应用作用于不同靶点的药物,如激素+MMF+他克莫司或 CsA。这种联合用药治疗,可将Ⅴ+Ⅳ型、Ⅴ+Ⅲ型及Ⅳ型病变都有效地控制。多靶点疗法虽然应用了多种药物,但每种药物的剂量减小(常用药物剂量的一半),减少了免疫抑制剂的不良反应,初步结果尚满意,长期疗效和安全性有待进一步观察。⑤其他治疗方法:有报道血浆置换用于难治性及迅速进展性 LN 患者的辅助治疗,但尚无临床试验说明血浆置换在患者生存率、肾脏存活率、尿蛋白减少和改善肾小球滤过率方面有显著效果。造血干细胞移植已经成功地用于治疗部分 SLE 患者,显示干细胞移植可能是治疗难治性 LN 的有效手段。此外,还有一些有望治疗 LN 的生物制剂正处于临床研究阶段,如 CTLA4-Ig(阿巴西普)、抗 CD22 单抗(依帕珠单抗)等。

2.维持治疗

一般应用口服激素联合免疫抑制剂,激素在维持治疗中起主要作用。通常使用最低有效量的激素(如泼尼松或泼尼松龙 5～10 mg/d),以减小长期激素治疗的不良反应。免疫抑制剂首选 MMF 或 Aza,其他可选免疫抑制剂包括 CTX、CsA、他克莫司、来氟米特及雷公藤多苷等。维持治疗 MMF 可予1.0～1.5 g/d,病情稳定 2 年后可减至 1 g/d 以下;Aza 根据患者个体反应可予 1～2 mg/(kg・d),Aza 不良反应较轻,可长期维持用药;最常见不良反应是骨髓抑制,其他不良反应包括肝功能损害、黄疸、脱发等。目前维持阶段的持续时间尚无定论,多数临床试验的维持时间在 2 年以上。

(三)膜性 LN(Ⅴ)

对于存在增生性病变的混合型(Ⅴ+Ⅲ或Ⅴ+Ⅳ型)患者,治疗同Ⅲ或Ⅳ型。可用激素联合免疫抑制剂,如 MMF(治疗 6 个月)、CsA[4～6 mg/(kg・d)],治疗 4～6 个月]、CTX 或他克莫司等。对于单纯膜性LN，尚无最佳治疗方案，Ⅴ型肾病综合征很少自发缓解，可予激素联合CsA治疗。CsA不良反应包括肾毒性，肝脏不良反应、高血压、胃肠道反应、多毛、牙龈增生、高尿酸血症及痛风、骨痛、血糖升高、震颤、高钾血症、低镁、低磷血症、肾小管酸中毒，以及引起肿瘤和感染等。

（四）LN的一般治疗

如果没有禁忌证，所有患者应服用羟氯喹200～400 mg/d，该药可预防LN复发，并可减少血管栓塞并发症。其他支持治疗包括应用血管紧张素转换酶抑制剂或血管紧张素Ⅱ受体阻滞剂控制高血压及蛋白尿，使用抗骨质疏松药物，预防心血管事件及SLE其他并发症。

（五）LN终末期肾病及肾移植

多数LN致终末期肾病为Ⅵ型LN，表现为肾小球硬化、肾间质纤维化、肾小管萎缩。但也有些迅速进展至肾衰竭的LN患者，甚至已经透析治疗，肾脏病理仍可能有活动性病变；这些患者仍需免疫抑制治疗，有些患者治疗效果较好。但注意不能治疗过度，以免出现严重不良反应。

终末期肾病的LN患者，如果全身病变稳定，可考虑肾移植。由于移植后机体处于免疫抑制状态，LN在移植后较少复发（复发率为3%～30%）。LN复发引起移植肾失去功能的病例罕见，大多数复发病例的病理表现与自体肾LN病变相同，加大免疫抑制剂用量可控制复发的LN。

（王鹏飞）

第八章

老年常见内科疾病

第一节　老年期痴呆

痴呆正成为全世界关注的重要问题，其患病率及发病率随年龄的增长呈指数上升。根据民政部 2022 年全国人口普查资料，至 2022 年底我国大陆人口达 14.12 亿人，其中 65 岁以上约2 亿人。我国 65 岁以上人群痴呆患病率 5.6%，痴呆人群达 1 500 万人以上。

痴呆是一种后天性、持续性智能障碍。患者在意识清楚情况下，出现记忆、思维、定向、理解、计算、学习能力、判断能力、语言和视空间能力减退，情感人格变化，并导致社会生活和日常生活能力障碍。可引起老年期痴呆的疾病包括变性性疾病、血管性疾病、感染、外伤、代谢性疾病、中毒和肿瘤等。其中阿尔茨海默病（Alzheimer disease，AD）和血管性痴呆（vascular dementia，VaD）是最重要的病因。发达国家中 AD 占所有痴呆患者 3/5～3/4，亚洲国家 VaD 也很常见，如果加上非痴呆血管性认知障碍（vascular cognitive impairment non-dementia，VCIND）的患者，其比例会更高。

一、阿尔茨海默病

阿尔茨海默病（Alzheimer disease，AD）是老年人中最常见的神经系统退行性病之一，也是老年期痴呆中最重要的类型。其临床特点是起病隐匿，逐渐出现记忆减退、认知功能障碍、行为异常和社交障碍。通常病情进行性加重，在 2～3 年内丧失独立生活能力，10～20 年左右因并发症而死亡。少数患者有明显家族史，称为家族性 AD，大部分为非家族性或散发性。目前关于 AD 的病因学和发病机制并不十分清楚，客观的早期诊断 AD 的生物学标志及有效的治疗措施早已引起广泛关注。

（一）流行病学

1.患病率和发病率

近年来，由于对 AD 诊断标准和调查研究的方法逐渐趋于一致，使各个研究之间具有可比性。国外 65 岁以上人群 AD 患病率为 0.8%～7.5%，我国"九五"期间研究表明，北方地区 AD 患病率为 6.9%，南方地区为 4.2%。AD 占老年期痴呆的比例北方为 49.6%，南方 71.9%，总体介于世界各国中等水平之间。

2.危险因素

流行病学研究提示AD患者的危险因素极其复杂,有患者自身的生物学因素,也有各种环境和社会因素的影响。阳性家族史、年龄增长及女性、载脂蛋白基因型和雌激素水平降低,可使患AD的危险性增加,其他危险因素包括出生时母亲高龄、头颅外伤、吸烟、铝中毒和受教育程度低等,关于这些因素不同的研究存在一些争议。近年来研究表明,脑血管病有关的血管危险因素可增加AD发病的危险性。很多尸解检查资料显示,60%~90%的AD患者存在不同程度的脑血管病病理证据,如淀粉样血管病、内皮细胞的变形和脑室周围白质病变等。有人提出脑缺血可能是AD的一个危险因素。体力劳动、服务业、工人、从事暴露于黏合剂、杀虫剂和化肥的职业者患AD的危险性增加,兴趣狭窄、缺乏生活情趣或体育活动、社会活动减少、大量饮酒、精神压抑史及重大生活事件等社会心理环境因素增加患AD的危险性。

(二)病因机制

1.遗传因素在AD发病中的作用

目前研究表明AD是多基因遗传病,具有遗传异质性。目前发现与AD发病有肯定关系的基因包括:位于21号染色体上淀粉样肽基因(amyloid precursor protein,*APP*)、14号染色体上的早老素1(presenilin 1,*PS*-1)和1号染色体上的早老素2(presenilin 2,*PS*-2)基因突变是家族性AD的致病基因,且多为55岁前发病的家族性AD病例。位于19号染色体上的载脂蛋白E(APOE)基因具有多态性,有*APOE*2、*APOE*3和*APOE*4三种等位基因,携带*APOE*4纯合子者发生AD的危险性较高,携带*APOE*4杂合子者患AD危险性45%,不携带*APOE*4者为20%。位于12号染色体上的α_2巨球蛋白基因与*APOE*4基因,目前被认为与家族性晚发型AD和散发AD有关。

2.β-淀粉样肽(β-amyloid,Aβ)在AD发病中的作用

β-淀粉样肽(Aβ)来源于它的前体蛋白淀粉样肽前体(APP),生理条件下,多数APP由α-分泌酶裂解成可溶性APP肽,APP肽再进一步被γ-分泌酶裂解为Aβ。如果APP基因突变,APP主要经β-分泌酶和γ-分泌酶裂解途径,则产生过多的Aβ在脑内聚集,形成老年斑(senile plaque,SP)。

3.tau蛋白质在AD发生中的作用

tau蛋白在脑神经细胞内异常聚集形成神经元纤维缠结(neurofibrillary tangles,NFTs)是AD另一重要的病理特征。正常生理条件下,tau蛋白形成神经元的轴索蛋白,在细胞内与微管结合并起稳定微观装配作用,而且tau蛋白的磷酸化/去磷酸化维持平衡状态。定位于17号染色体的tau蛋白基因发生突变或其他因素导致的tau蛋白过度磷酸化,过度磷酸化tau蛋白则形成双螺旋丝(paired helical filament,PHF)和NFT沉淀于脑中,使细胞骨架分解破坏导致神经元变性,促发AD的发生。

4.过氧化在AD发病中的作用

过氧化可能不是AD发病的首发原因,但在AD发病中它发生于脑神经细胞和组织损伤之前。许多神经变性病与过氧化有关,如帕金森病、肌萎缩侧索硬化症和亨廷顿病等,而在AD患者脑中,生物分子过氧化损害涉及范围较广泛,包括脂质过氧化作用增强、蛋白质和脱氧核糖核酸(DNA)氧化作用增加。其氧化机制可能与反应氧类(reactive oxygen species,ROS)产物、铁的氧化还原作用,激活环绕老年斑的胶质细胞、线粒体、代谢异常等有关。

5.炎症在AD发病中的作用

AD患者脑中Aβ通过激活胶质细胞引起炎症反应，从而导致神经元丧失和认知障碍。体外研究发现，激活的胶质细胞可通过炎症介质，如白细胞介素1(interleukin-1，IL-1)、化学因子及神经毒性物质而引起神经毒性作用。尸检也证实，在AD患者脑中存在参与炎症过程的补体蛋白、细胞因子及蛋白酶。流行病学调查提示，风湿性多发性关节炎患者长期服用抗炎药物，与同龄老年人相比AD患病率明显下降，提示炎症反应可能参与AD发病。因此，近年来有学者应用非类固醇类抗炎药、过氧化氢酶、雌激素、维生素E治疗AD，但小规模临床试验并未取得满意疗效。

6.神经递质障碍在AD发病中的作用

AD患者脑内存在着广泛的神经递质障碍，其中主要包括胆碱能系统、单胺系统、氨基酸及神经肽类。尤其是胆碱能递质乙酰胆碱(acetylcholine，Ach)的缺乏，被认为与AD的认知障碍呈直接关系。AD患者大脑皮质特别是颞叶和海马中M胆碱能神经元变性和脱失，使得胆碱乙酰转移酶(choline acetyltransferase，ChAT)活性降低，Ach合成障碍，从而导致神经元细胞间的传导障碍。这也是目前AD治疗获得有限疗效的基础。AD患者大脑内5-羟色胺(5-hydroxy tryptamine，5-HT)系统也严重受损，并累及脑内多巴胺投射系统，被认为与AD患者的抑郁情绪和攻击行为有关。

7.金属和细胞内钙稳态等因素在AD发病中的作用

金属铁、铝、铜、锌等可改变AD患者的金属代谢、氧化还原作用及促进体外Aβ聚集。AD患者脑内神经元纤维缠结和老年斑内处于氧化还原状态铁的含量明显增高。铝是一种三价阳离子，它可能增加ROS形成，同时还可加强铁离子引起的氧化作用及参与由白细胞介素和炎症介质介导的炎症反应。尽管金属参与AD发病的确切机制尚不清楚，但基础研究提示，生活中我们应尽可能避免长期接触过量的金属以预防AD的发病。钙是脑神经元内重要的信号传导信使之一，它在神经元的发育、突触间传递、神经可塑性、各种代谢通道的调节中起重要作用。临床研究发现，AD患者脑神经元内存在明显的钙稳态紊乱，并被AD的动物和细胞模型所验证。早老素基因突变可引起细胞内质网钙稳态紊乱而导致神经元的凋亡，钙的异常调节也可导致APP剪切过程。

8.雌激素在AD发病中的作用

AD患者女性多于男性，65岁以上的妇女患AD与相匹配男性相比高2～3倍。研究表明雌激素能增强胆碱能神经元的功能，减少Aβ的产生和抗氧化作用，雌激素还可保护脑血管、减少脑内小动脉平滑肌的损伤反应或减少血小板聚集，而且有保护脑缺血的作用。同龄老人女性患AD比率高于男性推测与雌激素水平降低有关。

(三)病理

AD患者脑大体病理呈弥漫性脑萎缩，重量较正常大脑轻20%以上，或<1 000 g。脑回变窄，脑沟变宽，尤其以颞、顶、前额叶萎缩更明显，第三脑室和侧脑室异常扩大，海马萎缩明显，而且这种病理改变随病变程度而加重(图8-1、图8-2)。

镜下病理包括老年斑、神经元纤维缠结、颗粒空泡变性、广泛神经元缺失及轴突和突触异常、星形胶质细胞反应、小胶质细胞反应和血管淀粉样变。尤以老年斑、神经元纤维缠结和神经元减少为其主要病理学特征。

1.老年斑(senile plaque,SP)

SP 的核心是 β 淀粉样蛋白,周围缠绕着无数的蛋白和细胞碎片,形成 50～200 μm 直径的球形结构,HE、Bielschowsky 及嗜银染色下形似菊花(图 8-3)。老年斑在大脑皮质广泛分布,通常是从海马和基底前脑开始,逐渐累及整个大脑皮质和皮质下灰质。老年斑形成的同时,伴随着广泛的进行性大脑突触的丧失,这与最早的临床表现即短时记忆障碍有关。

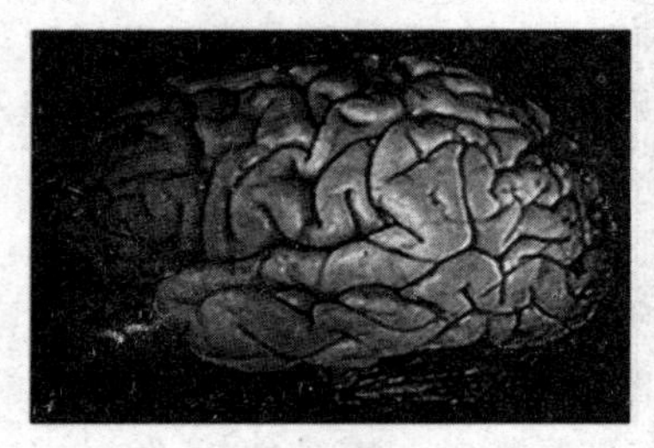

图 8-1　正常老人脑的大体解剖

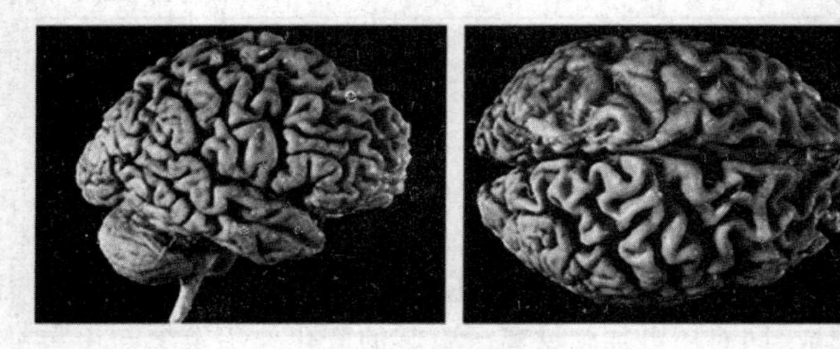

图 8-2　AD 患者脑的大体解剖

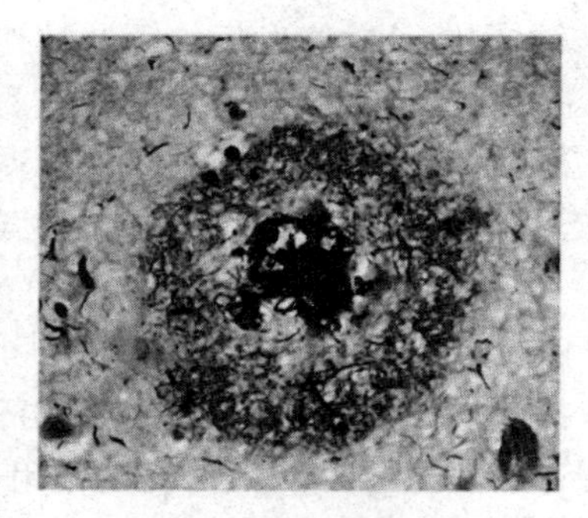

图 8-3　AD 患者的经典病理特点:老年斑

2.神经元纤维缠结(neurofibrillary tangles,NFTs)

神经元纤维缠结 HE 染色、Bielschowsky 及刚果红染色均可显示,电镜下呈螺旋样细丝,主要成分是 β 淀粉样蛋白和过度磷酸化的 tau 蛋白。这种过度磷酸化的 tau 蛋白,使得它与细胞骨架分离,并形成双螺旋结构。虽然神经元纤维缠结也可见于正常老年人的颞叶和其他神经系统变性病,但在 AD 患者脑中数量最多,分布广,其数量及分布程度直接影响痴呆的严重程度。

(王亚娟)

第二节　老 年 肺 炎

肺炎是老年人的临床常见病，也是导致老年人死亡的主要原因。与一般人群所患肺炎相比，老年人肺炎具有不同的特点，若能针对其特点，采取必要的措施，进行积极预防、早期诊断、合理治疗，对于提高对老年人肺炎诊治水平、改善预后、降低死亡率、减低医疗费用等都具有重要意义。

一、流行病学

在老年人中，肺炎是发病率高、死亡率高、危害大的疾病。尽管有越来越多强效、广谱的抗生素可以应用，但肺炎仍是导致老年人死亡的最常见感染性疾病，给社会、家庭造成的损失不可估量。在抗生素广泛运用于临床之前，老年肺炎的发生率大约是青年人的 10 倍，50%以上的肺炎患者是 65 岁以上的老人。北京某医院死因分析显示，肺炎死亡中，89%在 65 岁以上，肺炎已经成为 80 岁以上老人死亡的第一病因。调查发现，<45 岁人群中肺炎患病率为每 10 万人口中 91 人，<65 岁的老年人肺炎患病率可达每 10 万人口中 10 123 人，而老年人肺炎病死率是非老年人的 3～5 倍。国外老年人肺部感染病死率为 24%～35%，年轻人仅为 5.75%～8.00%，而国内老年人肺部感染病死率高达 42.9%～50.0%。目前，老年肺炎的患病率和死亡率仍是严重问题，肺炎也是导致老年人死亡中最常见的感染性疾病。据统计，1996－2001 年全国呼吸系统疾病死亡人数，占总死亡人数的 18%，仅次于心脑血管病和癌症，位居第三。在众多的呼吸道疾病中，肺炎是主要死因。70 岁以上肺炎患者病死率大于 25%；在死亡老年人中，约有半数以上伴有程度不同的肺炎。肺炎在老年患者尸检中的发现率为 25%～60%。北京医院资料显示，60 岁以上尸检中存在肺炎者占 45%。解放军总医院统计 146 例老年肺炎尸检病例，占同期老年尸检的 31.1%。美国 1995 年的统计结果表明，肺炎列死亡顺位的第 6 位，而在老年人升至第四位，在感染性疾病中位列第一。在因肺炎死亡的患者中，85%为 65 岁以上的老年人。70 岁以上者肺炎病死率成百倍地增加。美国估计每年有 100 万老年肺炎患者需住院治疗，估计在美国仅老年肺炎每年医疗费就超过 10 亿美元。

另外，由于在老年人中，吸入性因素很常见，所以吸入性肺炎在老年患者中占重要地位。据统计，社区获得性肺炎中 5%～15%为吸入性肺炎，吸入性肺炎占住院老年性肺炎的 15%～23%，其病死率占所有因老年肺炎死亡病例的近 1/3。需要注意的是，不是所有吸入性肺炎都有明确吸入病史。研究显示，约 40%的老年肺炎患者并无明显的吸入病史，此类病例被称为隐性吸入，如急性脑卒中的患者中，有 2%～25%的患者存在隐性吸入。吸入性肺炎在老年人中尤其是存在中枢神经系统疾病的老年人中很常见，这也是老年人吸入性肺炎难以治疗、死亡率高的主要原因。老年人吸入性肺炎患者中，发病原因多为脑血管病，如脑卒中，患者 10%死于肺炎，最主要的就是吸入性肺炎。中枢神经系统大脑基底核脑血管病变，可导致黑质、纹状体产生的多巴胺减少，迷走神经释放到咽部和气道的神经肽，即 P 物质减少。而 P 物质被认为是吞咽和咳嗽反射的原动力，因此造成咽喉功能减退或受到抑制，表现为咳嗽和吞咽反射障碍。吸入过程多发生在进食和睡眠中，吸入时若将咽喉部寄植菌带入下气道，便可导致肺部感染。ACEI 类药物引起血清和/或气道中 P 物质增加，可能是其减少吸入性肺炎的机制之一。现在已经开始将 ACEI 类药物作为老年人吸入性肺炎的防治手段之一。

除吸入性因素外，老年人肺炎的发生还有其他危险因素：①呼吸道组织结构退行性变。老年人由于鼻、喉黏膜具有不同程度的萎缩变质，加温及湿化气体功能、喉头反射与咳嗽反射减弱等，导致上呼吸道保护性反射减弱，病原体容易进入下呼吸道；老人鼻部软骨弹性降低，吸入阻力增加，用口呼吸增多，易于产生口咽干燥，加之口腔卫生不良或原有咽喉、口腔内的慢性病灶，病原体易在上呼吸道定植，并且繁殖，发生支气管-肺部吸入性感染；喉、咽腔黏膜萎缩，感觉减退所引起的吞咽障碍，使食物容易呛入下呼吸道。骨质疏松，脊柱后凸和肋软骨钙化，肋间肌和辅助呼吸肌萎缩，胸廓活动受限，并由扁平胸变为桶状胸，使肺通气功能下降；气管支气管黏液纤毛功能下降，咳嗽反射差，肺组织弹性减退等导致排痰功能降低。②合并多种慢性基础疾病。伴随老龄出现的多种慢性疾病，易于导致老人的肺部感染率和病死率增加。临床观察发现，99%的老年肺炎患者至少患有一种或多种基础疾病。有报道老年人肺炎合并基础疾病者达 67.1%，也有报道老年人肺炎合并基础疾病者达 76.1%，合并 2 种基础疾病者 35.3%，Riquelme 等对 101 例老年肺炎分析发现，30%患有慢性阻塞性肺疾病，38%有心脏疾病，26%有神经系统疾病，17%有糖尿病，5%有恶性肿瘤，4%患有肾衰竭和 4%有肝脏疾病。易于诱发老人发生肺炎的疾病常见于糖尿病、COPD、充血性心力衰竭、脑血管病、肿瘤、营养不良、痴呆、帕金森病、水肿、失动等。③免疫力减弱。老龄化带来的免疫老化也促进了老年人呼吸道感染的发生。越来越多的最新数据表明，中性粒细胞的功能受损，即吞噬和杀灭病原微生物的能力下降，是老年呼吸道感染防御降低的原因之一。老年人最常见的免疫缺陷是适应性的免疫反应下降，表现为幼稚 T 细胞亚群减少，细胞因子产物（尤其是 IL-2）和重要的细胞表面受体（IL-2 受体、CD28）显著下降，以及由抑制 T 细胞免疫的炎症因子（如 IL-10、前列腺素 E2 等）引起的 T 细胞反应受抑制。④流行性感冒。已证实流感是导致老年人肺炎发生率和病死率增加的一个重要原因。⑤其他因素。如长期吸烟，各器官功能下降，御寒能力降低，容易受凉感染，营养不良，集体居住，近期住院，气管插管或留置胃管，健康状态较差，近期手术，加之行动障碍，长时间卧床，睡眠障碍而长期使用安眠药等，均可增加老年人肺炎的易感性。

另外，老年肺炎中以中毒型肺炎，即休克性肺炎多见。据有关资料报道，老年肺炎中 2/3 为中毒型，这可能与老年人机体抵抗力低下有关，感染后容易波及全身，从而引发感染中毒性休克反应。它可以是原发的，也可以继发于慢性呼吸道感染基础上，或继发于其他系统疾病，特别是脑血管病、心血管病、糖尿病及肝、肾等疾病。

老年性肺炎病死率高，主要包括以下原因：①病原体变迁；②不合理使用抗生素；③病原学检查困难；④临床表现不典型；⑤医院获得性肺炎；⑥免疫功能低下；⑦呼吸道防御机制下降；⑧基础病多。

二、定义和分类

肺炎按照发病地点过去传统分为 3 种。①社区获得性肺炎（community-acquired pneumonia，CAP）：是指在社区环境中罹患的感染性肺实质炎症，包括在社区感染而在住院后（通常限定为入院 48 小时内或在潜伏期内）发病者；②护理院获得性肺炎（nursing home acquired pneumonia，NHAP）：其发生率、严重程度和预后等方面介于 CAP 和 HAP 之间；③医院获得性肺炎（hospital-acquired pneumonia，HAP）：指患者入院≥48 小时后发生的肺炎，且入院时未处于潜伏期。HAP 又可再分为早发 HAP(住院 5 天)和晚发 HAP(住院＞5 天)。其中，NHAP 的发病率为(69～115)/1 000 居住者，介于 CAP 和 HAP 之间，是 CAP 的 2～3 倍。近 10 余年来，发现肺炎住院患者通常是由于多种耐药(multidrug-resistant，MDR)病原菌引起。其原因包括在院外广泛使用广谱口服抗生素、门诊输注抗生素增加、过早让患者从急诊室出院、老年人增加及过度使用免疫调节治疗。目前 ATS 根据是否存在 MDR 病原菌所导致的感染将肺炎分为社区获得性肺炎(CAP)和医疗保健相关性肺炎(health care-associated，HCAP)，HCAP 包括医院获得性肺炎(HAP)和呼吸机相关性肺炎(ventilation-associated，VAP)。新的分类方法主要是指导经验性使用抗生素，但亦存在缺陷，如不是所有的 MDR 病原菌都与危险因素相关，诊断过程中，应进行个体化考虑，如存在 MDR 感染的危险因素也不能排除存在引起 CAP 的常见病原菌。HCAP 临床情况与可能的致病菌关系见表 8-1。

表 8-1 HCAP 临床情况与可能的致病菌关系

临床情况	病原菌			
	MRSA	铜绿假单胞菌	不动杆菌属	MDR 肠球菌
住院＞48 小时	+	+	+	+
3 个月前住院＞2 天	+	+	+	+
家庭护理或医疗保健机构	+	+	+	+
前 3 个月使用过抗生素		+		+
慢性透析	+			
家庭输液治疗	+			
家庭创伤护理	+			
家人有 MDR 感染	+			

注：MDR，多重耐药；MRSA，耐甲氧西林金黄色葡萄球菌。

三、临床特点

老年社区获得性肺炎(CAP)大多数起病缓慢，于冬春季节变化时多发。由于老年人各系统、器官的储备功能丧失，以及应激反应受损，某器官系统的疾病会导致另一器官系统的失代偿，导致疾病的不典型表现，即临床表现各异。但老年人在突然发生疾病或疾病加重时，又会出现一些共有的表现，这些共有的表现被归纳为四个“I”：即活动受限，稳定能力下降，便失禁，意识障碍。这些表现非常常见，几乎任何疾病都可以有上述 4 种症状。

(一)基础疾病多

老年人肺炎往往伴有基础疾病，如慢性支气管炎、慢性阻塞性肺气肿及肺心病、高血压、冠状动脉粥样硬化性心脏病、糖尿病、脑血管疾病、肺癌等。王新梅的结果提示慢性阻塞性肺病占 36.3%，脑血管病 26.5%，心血管疾病 24.5%，糖尿病 19.6%，肿瘤 10.8%，其他 6.9%，部分患者同时有两种或多种疾病。

(二)发热等全身症状

老年性肺炎患者体温正常或不升高者达 40%～50%，而且即使发热也大多数都是轻、中度的发热。Moreira 等采用回顾性研究以比较 257 例住院的≥65 岁老年人和＜65 岁非老年人 CAP 患者的临床特征。老年人组 54.1%的患者发热，非老年人组 81.5%的患者发热。与非老年组相比，老年肺炎临床表现不典型，常缺乏发热、胸痛、咳嗽、咳痰等。往往表现为意识状态下降、不适、嗜睡、食欲缺乏、恶心、呕吐、腹泻、低热，甚至精神错乱，大小便失禁或原有基础疾病恶化。有研究提示呼吸频率增快(超过 26 次/分)可能是个很好的预示下呼吸道感染的指标，通常呼吸困难较其他临床表现早出现 3～4 天。老年性肺炎患者更多地表现为乏力、食欲缺乏。部分老年患者可表现为其他系统为主的临床表现，如消化系统症状。孙勇等回顾性分析 113 例老年肺炎患者的临床资料，消化道症状 49 例(43.3%)，意识障碍 46 例(40.7%)，口唇周疱疹 27 例(23.8%)。

(三)呼吸道症状

只有半数的患者有咳嗽和咳痰。老年人咳嗽无力、痰多为白色黏痰或黄脓痰，少数患者表现为咳铁锈色痰及痰中少量带鲜红色血。呼吸困难较常见。胸痛表现也相对少见，Moreira 等比较老年人组胸痛 27.0%，非老年人组为 50.0%。

(四)肺部体征

老年肺炎肺部体征可因脱水、浅快呼吸、上呼吸道传导音干扰等因素而改变，所以常不具备诊断意义。通常也缺乏肺实变体征。典型肺实变少见，主要多表现为干湿性啰音及呼吸音减低。并发胸腔炎时，可听到胸膜摩擦音，并发感染中毒性休克可有血压下降及其他脏器衰竭的相应体征。

(五)并发症多

老年性肺炎并发症较多，最常见并发呼吸衰竭和心力衰竭，尤其已经有缺血性或高血压性心脏病的患者，心律失常颇常见。约 1/3 老年肺炎患者特别是年龄＞85 岁的患者易于并发急性意识障碍和精神障碍，如谵妄等。其他如酸碱失衡、水及电解质紊乱、消化道大出血、急性心肌梗死及多器官衰竭常见。

(六)血常规检查

老年人发生肺炎时可无白细胞升高，并且多不升高，白细胞升高仅占半数或更低，90%有核左移，50%有贫血。

(七)血生化及炎症指标检查

血 C 反应蛋白增加(CRP)、前降钙素原(PCT)增高提示细菌感染并依此可以判断感染程度及对治疗反应的依据，*D*-二聚体(D-Dimer)水平增高，提示感染严重度、凝血受累及是否合并肺动脉栓塞，其动态变化对判断老年重症肺炎的预后具有重要的意义。重症肺炎伴有肝、肾功能及心肌细胞累及时可有 ALT、AST、BIL、LDH、CK、CK-MB、BNP、BUN、CRE 增高，合并横纹肌溶解可有血肌红蛋白明显增高伴有 LDH、CK 的明显增高，常伴低钠血症、偶伴高钠血症。

(八)影像学检查

X 线检查是肺炎最可靠的诊断手段，但对老年肺炎的诊断则欠缺可靠性。日本学者村上元孝对 51 例老年肺炎部位的 X 线诊断与病理解剖结果对比观察，结果只有 37 例 X 线照片上考虑有肺炎。考虑原因是老年肺炎患者呼吸次数增加，有的老年肺炎患者则不能在拍片时做呼吸暂停动作，而拍出的 X 线片效果降低，不易作出诊断；另外的原因是部分老年肺炎患者不易搬运，只能用床旁机拍片，效果不佳，从而影响 X 线诊断。

胸部 X 线片和/或胸部 CT 检查多呈小片状或斑片状影，少数呈大片状、网状影。可发生于单侧或者双侧，肺炎类型可以表现不一致，以支气管炎、小叶性肺炎多见，王新梅等统计支气管肺炎样表现约 51.2%，间质性肺炎样表现约 24%，大叶性肺炎样约 15.2%，肺脓肿约 8%，球形肺炎约 15.2%，同时伴有胸腔积液者 17.6%，伴肺不张者 10.4%。老年吸入性肺炎好发于右肺下叶，多为支气管肺炎、间质性肺炎和肺部实变表现，并有肺不张、肺脓肿、肺气肿及肺纤维化等并发症。特别要指出的是老年肺炎在感染早期、脱水状态和白细胞减少症的患者中，X线可表现为相对正常。COPD和肺大疱的患者也常无肺炎的典型表现。合并肺间质纤维化、ARDS或充血性心力衰竭时，肺炎难以与基础病鉴别。

(九)细菌学检查

老年人CAP和HAP留取标本相对困难，即使能够获取标本，也有被寄植菌污染的可能，因此明确病原菌更加不易。VAP可经过气管镜采集痰标本，对明确病原菌有意义。我国采取痰培养和血培养方法检测老年性肺炎的病原菌。痰检查是发现老年肺炎肺部异常最有效的辅助诊断方法。

1.痰细菌学检查

人体喉以上呼吸道黏膜表面及其分泌物含有众多的微生物，"正常菌群"包括21属、200种以上，而且细菌浓度可以非常高。老年、重症或住院患者上呼吸道细菌定植明显增加。正常菌群中某些污染菌营养要求低、生长迅速，影响痰液中致病菌的分离，普通痰培养易受定植菌污染，加上老年人咳痰往往困难，所以直接留痰检查特异性较差。经纤维支气管镜吸引痰液的侵袭性检查能提高检查的特异性，但是会增加检查的困难性、风险性及检查费用。由于这些原因，所以在老年肺炎诊断中的作用存在许多争议。现在的观点是，单纯痰菌检查阳性不能确立肺炎的诊断，只能提供一些辅助信息；在应用抗菌药前的痰菌检查有利于经验性用药的选择。重症肺炎可因痰菌检查而受益。对重症病例、疑难病例或抗感染治疗失败的病例以及免疫抑制宿主肺部感染，需要有准确的病原学诊断，应积极采用可避免口咽部定植污染的下呼吸道标本直接采样技术。现有方法主要包括环甲膜穿刺经气管吸引、经胸壁穿刺肺吸引、经纤维支气管镜或人工气道吸引或防污染标本毛刷采样、经纤维支气管镜防污染支气管肺泡灌洗等，各有优缺点，由于均系创伤性检查，选用时应注意掌握指征。但不推荐为老年肺炎的临床常规检查方法。

除痰培养外，尚需做痰直接涂片，若鳞状上皮细胞＜10/Hp，白细胞＞25/Hp，使痰培养结果可信度较高。

2.血细菌学检查

老年人菌血症较青年人多见。一项研究对192例24小时内无发热的老年肺炎患者进行血培养，25例阳性，说明发热并非血培养的绝对指征。

3.其他检查

可采用血清学或PCR方法检测军团菌、支原体、衣原体及病毒等病原体。当其滴度呈4倍以上增长时更具有临床诊断意义，但有时滴度增高需要一定的时间，往往作为回顾性的诊断。目前PCR技术临床仅用于分枝杆菌及肺孢子菌的检测，对其他病原体检测还仅限于实验室研究。

(十)病原学

大多研究都提示老年肺炎在致病菌方面有自己的特点。国外许多学者对社区获得性肺炎(CAP)的病原体做了相关研究，感染的病原体包括细菌、病毒、真菌和原虫，门诊和住院患者的病原菌有区别(表8-2)，新的肺炎致病菌包括handaviruses、偏肺病毒、引起急性严重呼吸综合征的冠状病毒及社区获得性耐甲氧西林金黄色葡萄球菌(community-acquired strains of methicillin-resistant staphylococcus，CA-MRSA)，CAP主要是细菌感染所致，其中最重要的是肺炎链球菌和流感嗜血杆菌，且多数研究显示肺炎链球菌是最常见的病原体。老年患者由于基础疾病多、免疫力低下易致反复感染，其革兰氏阴性杆菌感染的概率明显增加。在考虑常见病原菌以外，也要结合危险因素和患者的严重程度来判断是否存在非典型病原菌(如病毒、支原体、衣原体、嗜肺军团菌等),病毒常见的有流感病毒、腺病毒、呼吸道合胞病毒及副流感病毒等,非典型病原体对β-内酰胺类抗生素治疗无效,选用抗病毒药物或大环内酯类药物治疗,此外,有10%～15%的CAP为典型与非典型病原体混合感染。有吸入危险因素时,要考虑存在厌氧菌的感染,厌氧菌肺炎往往合并有肺脓肿、肺内小脓肿和肺炎旁胸腔积液。金黄色葡萄球菌肺炎通常伴发流感病毒感染,但近年来发现MRSA是CAP的原发病原菌,尽管很少见,但临床医师必须意识到MRSA感染可引起严重的后果,目前还不清楚是医院的MRSA带到社区,还是社区本身就存在MRSA。但CA-MRSA可引起健康人的感染,与患者的健康情况无关。国内统计资料显示,在社区获得性肺炎(CAP)中,链球菌肺炎是老年肺炎的最常见致病原,嗜血流感杆菌占第2位,革兰氏阴性杆菌较少见。但是在CAP的病原菌检测中,有50%以上的患者不能检测出病原菌,只能根据流行病资料结合危险因素判断可能的病原菌(表8-3)。

表8-2 CAP门诊和住院患者的病原菌

门诊患者	未住ICU患者	住ICU患者
肺炎链球菌	肺炎链球菌	肺炎链球菌
肺炎支原体	肺炎支原体	金黄色葡萄球菌
流感嗜血杆菌	肺炎衣原体	军团属菌
肺炎衣原体	流感嗜血杆菌	革兰氏阴性杆菌
C.pneumoniae	军团属菌	流感嗜血杆菌
呼吸道病毒*	呼吸道病毒*	

注:病原菌按发生顺序排列。ICU:重症监护病房;*流感病毒A和B、腺病毒、呼吸道合胞病毒。

表8-3 CAP根据流行病资料结合危险因素判断可能的病原菌

危险因素	可能病原菌
醉酒	肺炎链球菌,口腔厌氧菌,肺炎克雷伯杆菌,不动杆菌属,分枝杆菌,结核杆菌
COPD或吸烟	流感嗜血杆菌,铜绿假单胞菌,军团菌,肺炎链球菌,卡他莫拉菌,肺炎衣原体
结构性肺疾病(如支气管扩张)	铜绿假单胞菌,金黄色葡萄球菌,Burkholderia cepacia
痴呆,脑卒中	口腔厌氧菌
意识状态下降	革兰氏阴性杆菌
肺脓肿	CA-MRSA,口腔厌氧菌,真菌,结核杆菌,非典型分枝杆菌
到Ohio或St.Lawrence河谷旅游	组织胞浆菌
到美国西南旅游	Hantvirus,Coccidioides spp
到东南亚旅游	禽流感病毒,Burkholderia pseudomallei
2周前住旅馆或乘船旅游	军团菌
当地流感流行	流感病毒,金黄色葡萄球菌,肺炎链球菌
接触鸟或蝙蝠	组织胞浆菌
暴露鸟	鹦鹉衣原体
暴露兔	Francisella tularensis
暴露绵羊、山羊、parturient猫	Coxiella burnetii

注:CA-MRSA,社区获得性耐甲氧西林金黄色葡萄球菌;COPD,慢性阻塞性肺病。

医疗保健相关性肺炎(health care-associated,HCAP),以前多数研究集中在呼吸机相关性肺炎(VAP),但从引起肺炎的病原菌及治疗策略角度看,治疗 VAP 与治疗 HAP 和 HCAP 的策略相似,不同于 CAP 的治疗策略。其共同点是治疗策略都依赖于痰培养作为微生物的诊断。其感染的病原菌均为在医院或医疗保健相关场所的定植菌。所以美国胸科学会(ATS)最新的分类为 HCAP,其中包括 VAP 和 HAP,但这一分类仍存在缺陷。

在呼吸机相关性肺炎(VAP)中,病原菌分为多重耐药菌(MDR)和非多重耐药(non-MDR)菌(表 8-4),非多重耐药肺炎中常见的病原菌与重症 CAP 相同,为肺炎链球菌、其他链球菌、流感嗜血杆菌、MSSA、抗生素敏感的肠球菌、肺炎克雷伯杆菌、肠杆菌属、变形杆菌和其他革兰氏阴性杆菌则常见,占 50%～70%,发生于机械通气 5 天内。多重耐药菌(MDR)常见的病原菌有铜绿假单胞菌、MRSA、不动杆菌属、抗生素耐药的肠球菌、产超广谱酶(ESBL)的克雷伯杆菌及肺炎军团菌等。铜绿假单胞菌、MRSA、不动杆菌属可以从一个医院传到另一个医院、也可以从一个病房传到另一个病房,因此尽管是早发 VAP,如具有 MDR 菌危险因素,在治疗中也要考虑到其为致病菌的可能。真菌和病毒很少引起 VAP,也很少引起病毒的暴发流行。VAP 的危险因素包括机械通气时间延长、口腔和咽喉部及气囊上方的定植菌的吸入,细菌可以在气管插管表面形成生物膜阻止抗生素和机体对其杀菌作用,最主要的危险因素是抗生素选择压力及院内或病房内的交叉感染。

表 8-4　VAP 的常见病原菌

非 MDR 病原菌	MDR 病原菌
肺炎链球菌,其他链球菌	铜绿假单胞菌
流感嗜血杆菌	MRSA
MSSA	不动杆菌属
抗生素敏感的肠球菌(Enterobacteriaceae)	耐药肠球菌
大肠埃希菌	大肠埃希菌
肺炎克雷伯杆菌	产 ESBL 克雷伯杆菌属
Proteus spp	军团菌属
肠杆菌属	Burkholderiacepacia
Serratia marcesens	Aspergillus spp

注:MDR,多重耐药;ESBL,产超广谱酶;MSSA,甲氧西林敏感金黄色葡萄球菌;耐 MRSA,耐甲氧西林金黄色葡萄球菌。

下呼吸道的防御机制目前还不清楚,因为所有插管的患者均有微量吸入,但只有约 1/3 的患者并发 VAP。有研究表明因脓毒血症和创伤入 ICU 的重症患者,免疫功能处于麻痹状态,可持续几天,这可以引起 VAP 的发生,但其免疫麻痹的机制还不清楚,有研究表明高血糖可影响中性粒细胞的功能,因此,VAP 患者可输注胰岛素将血糖控制在正常水平,但一定要注意低血糖的发生。VAP 的发病机制和预防策略见表 8-5。

表 8-5　VAP 的致病机制与相应的预防策略

致病机制	预防策略
口咽部细菌寄植	避免长时间使用抗生素
气管插管期间大量口咽部的吸入	昏迷患者短期预防使用抗生素[a]
胃食管反流	幽门后肠内营养[b] 避免过多胃内残留物

续表

致病机制	预防策略
使用胃动力药物	
胃内细菌过快生长	避免应用为预防消化道内出血抑制胃酸的药物，增加胃液 pH
使用非消化道吸收抗生素进行选择性消化道去污染(SDD)[b]	
其他寄植细菌患者的交叉感染	洗手，特别是用酒精擦洗，加强感染控制教育[a]
隔离，重新使用设备的清洗	
大量吸入	气管插管，避免使用镇静剂，小肠减压
沿着气管插管周围微量吸入	
气管插管	无创机械通气[a]
上有创呼吸机时间过长	进行每天唤醒[a]，撤机试验[a]
吞咽功能异常	早期行气管切开[a]
气管插管囊上分泌物	抬高床头[a]，使用特殊气管插管持续囊上滞留物吸引[a]
	避免插管，减少镇静剂及转运
免疫功能下降	控制血糖[a]，降低输血指征，特殊成分肠内营养

注：a 预防策略至少有一项循证医学证实有效；b 预防策略循证医学结果阴性或存在争议。

医院获得性肺炎(HAP)和 VAP 病原菌相似，主要区别在于 HAP 有气管插管，其免疫功能好及感染的病原菌多为非多耐药菌，因此在治疗中多考虑单一抗生素治疗。吸入是 HAP 的常见危险因素，未插管的患者易引起大量的吸入及因呼吸道感染导致低氧血症均是引起厌氧菌感染的可能，但临床上没有明确的大量的吸入的患者，也不必选用厌氧菌抗生素的治疗。HAP 和 VAP 不同的是 HAP 很难获得病原学结果，因未插管，痰留取很困难，而且很难留到合格的痰，血培养阳性结果低于 15%，因此在治疗过程中，没有细菌结果来指导抗生素的选择。在 MDR 菌高危因素中，治疗过程中很少可能进行降阶梯治疗，但在非 ICU 的患者，患者具有好的抵抗力，抗生素治疗的失败率及患者的死亡率明显低于 VAP。

国内目前仍用过去的分类方法进行研究，陆慰萱报道 20 世纪 80 年代 31 例老年肺炎，革兰氏阴性杆菌占 77%，其中铜绿假单胞菌占 48.39%，克雷伯杆菌占 17.35%，大肠埃希菌占9.68%；金黄色葡萄球菌占 16.1%。王新梅等报道调查 125 例老年性肺炎的致病菌中，革兰氏阴性杆菌占主要地位，肺炎克雷伯杆菌、大肠埃希菌及铜绿假单胞菌是常见的致病菌。混合性感染常见。近年一些资料显示，社区获得性肺炎中，革兰氏阴性杆菌所占比例也增大。在一项 315 例社区获得性肺炎的患者痰培养资料中，与非老年患者相比，老年患者的痰培养阳性率高，以革兰氏阴性杆菌为主，主要为铜绿假单胞菌、肺炎克雷伯杆菌、阴沟肠杆菌、不动杆菌属、真菌。口咽部革兰氏阴性杆菌的寄植是 HAP 重要的危险因素，寄植率与住院时间和疾病的严重程度相关。有研究显示中度病情的患者寄植率为 16%，而危重患者达到 57%，在 ICU 中，75%发生呼吸机相关性肺炎(VAP)的患者肺炎发生前存在口咽部细菌寄植。而院外和院内肺炎病原分布的差异可能反映了老年住院患者口咽部革兰氏阴性寄殖菌增多，及严重相关疾病导致免疫力下降和对致病菌易感。

无论院外或院内老年肺炎，厌氧菌感染均可能是主要病原，但是，不能以咳出的痰液做厌氧菌培养来判断是否存在厌氧菌感染，这是没有意义的。厌氧菌感染多发生于有神经系统疾病，如急性脑卒中、意识障碍、吞咽障碍或应用镇静剂等情况下的老年性患者，因为这部分人中大多存在误吸倾向。

军团菌肺炎在老年人中也较年轻人多见。高龄本身就是军团菌感染的高危因素，60 岁以上感染军团菌的危险性是年轻人的 2 倍。所以在感染老年人的肺炎病原中，军团菌占有重要地位。军团菌肺炎大多呈散发性，偶有暴发性流行，可能与水污染有关，流行多发生于人群聚集的地方，如旅馆或医院。由于一般病原学检查难以兼顾军团菌，所以军团菌感染也常常被疏漏。分离军团菌，需要采用特殊检查技术，如采取呼吸道分泌物进行直接荧光抗体染色和采用特殊培养基进行细菌培养。应用通过血清军团菌抗体的检测可以诊断军团菌肺炎。若滴度呈 4 倍以上的增加，可以作为诊断。

条件致病菌、真菌及耐药性细菌的感染近年来也逐渐增多，这可能与免疫抑制剂及大量广谱抗生素的应用有关，在老年人肺炎中，如果一般抗菌治疗效果不佳时，需要警惕这些特殊病原体的感染。

病毒性肺炎也在老年人中占有一定比例。可引起老年肺炎的病毒有流感病毒、副流感病毒、呼吸道合胞病毒和腺病毒。最主要的是流感病毒，发生率与年龄相关，70 岁以上老年人的发生率是 40 岁以下者的 4 倍。在美国，曾持续多年，65 岁以上老人占流感相关死亡率的 90%，病毒性肺炎多发生于冬春季节交替时，且常呈现流行性或者暴发性。

四、老年肺炎诊断

老年人由于临床表现较年轻人不典型或与基础疾病的表现相混淆，因此极易漏诊和误断，而这种延误常常会带来老年人肺炎的高死亡率。但是，只要能透过现象看本质，多方兼顾，提高对疾病的认识，仍然能够在早期作出诊断，降低死亡率。诊断中，关键是充分了解老年人基础病史，重视老年人易患肺炎的危险因素，掌握老年肺炎的隐匿性和不典型表现，对其保持足够的警惕，对一些非呼吸系统症状，如一般健康状况的恶化，心力衰竭的发生和加重，神志和意识的改变，突然休克等，当一般原因不能解释时，应想到肺炎的可能，及时进行各种检查，包括临床体检、胸部 X 线检查、各种实验室检查及细菌学检查。

（一）临床诊断

确定肺炎的诊断是否成立，老年人肺炎的诊断同“指南”中的标准。但应注意，胸部 X 线检查虽然传统上被认为是肺炎诊断的金标准，但在老年肺炎感染的早期、脱水状态和白细胞减少症的患者，X 线可表现为相对正常；COPD 和肺大疱的患者常无肺炎的典型表现；合并肺间质纤维化、ARDS 或充血性心力衰竭时，肺炎难以与基础疾病相鉴别；肺癌、过敏性肺炎、肺动脉栓塞、风湿免疫病肺部表现、肺结核、胸膜疾病、炎性假瘤等均要进行细致鉴别。同时详细的病史询问也很重要。痰液检查在老年肺炎诊断中的作用存争议，因痰涂片和培养易受定植菌污染，特异性较差。经纤维支气管镜的侵袭性检查虽然提高了检查的特异性，但存在安全性、操作困难和价格等问题。血培养对于住院患者应作为常规检查。血常规、生化检查和血气分析等有利于对疾病严重程度和预后进行判断。

（二）评价肺炎严重程度

病情评估对老年肺部感染十分重要。目前评价严重程度有肺炎严重指数（PSI）评分和 CURB-65（包括意识障碍、血尿素氮水平、呼吸频率、血压），但因老年人临床表现不典型，是否适用于老年人还有待循证医学的研究，VAP 采取的临床肺部感染评分（表 8-6）CPIS 可以作为治疗效果的评价。目前我国重症肺炎的诊断标准:①意识障碍;②呼吸频率>30 次/分;③PaO_2<8.0 kPa(60 mmHg)、PaO_2/FiO_2<300,需行机械通气治疗;④血压<12.0/8.0 kPa(90/60 mmHg);⑤胸部 X 线片显示双侧或多肺叶受累,或入院 48 小时内病变扩大≥50%;⑥尿量<20 mL/h,或<80 mL/4h,或急性肾衰竭需透析治疗。另外,年龄>65 岁,基础疾病较重或相关因素较多,白细胞数>20×10^9/L 或<4×10^9/L,或中性粒细胞计数<1×10^9/L;$PaCO_2$>6.7 kPa(50 mmHg);血肌酐>10 μmol/L 或血尿素氮>7.1 mmol/L;血红蛋白<90 g/L 或血细胞比容<0.30;血浆清蛋白<25 g/L,也可作为重症肺炎的诊断依据。

表 8-6 临床肺部感染评分(CPIS)

判断标准	评价分数
发热(℃)	
≥38.5 但<38.9	1
>39 或<36	2
白细胞	
<4×10^9/L 或>11×10^9/L	1
中性粒细胞>50%	1(增加)
氧合(mmHg)	
PaO_2/FiO_2<250 和没有 ARDS	2
胸部 X 线片	
局限渗出影	2
散在或弥散渗出影	1
进展的渗出影(不是 ARDS 或 CHF)	2
气管吸出痰	
中度或高度	1
革兰氏染色形态相同病原菌	1(增加)
最高分数	12

注:肺部阴影进展不清楚,气管吸引培养结果在诊断早期无法判断;最高最初评分 8~10 分;ARDS:急性呼吸窘迫综合征,CHF:慢性心力衰竭。

(三)病原菌诊断

判断致病菌和是否存在多重耐药菌(multi-drug resistence,MDR)(见表 8-1、表 8-2)。在初始治疗前分析最可能的致病菌,尤其 MDR 菌,对初期经验性治疗十分重要。可以根据全国或地区细菌监测数据,结合本单位的观察以及患者个体的情况(危险因素)判断致病菌。如 65 岁、3 个月内应用过 β-内酰胺类抗生素、酗酒者、免疫抑制性疾病及多种并发疾病是老年人感染耐甲氧西林的肺炎链球菌(PRSP)的危险因素;而养老院的老年人、患有心脏病、多种并发疾病及最近用过抗菌药者具有感染肠杆菌科细菌的风险;铜绿假单胞菌感染的危险因素包括结构性肺疾病(支气管扩张)、激素治疗(泼尼松>10 mg/d)、广谱抗菌药治疗>7 天及营养不良等;老年肺部感染多合并有吸入因素,60%以上存在误吸,特别是因中枢神经系统疾患导致吞咽功能障碍的患者。

HCAP 中 VAP 和 HAP 的病原菌如上所述(见表 8-1、表 8-4)。患者感染多重耐药的危险因素包括:3个月内使用过抗菌药物、住院≥5天、在社区或医院病房中存在高频率耐药菌、有免疫抑制性疾病和/或使用免疫抑制剂治疗,以及具有以下各种基础疾病:昏迷、心力衰竭、糖尿病、肾功能不全、肿瘤、营养不良等、长期住院、使用了各种医疗器械,如插管和中心静脉置管等。

HAP的病原菌与重症CAP及非MDR菌VAP相似。但注意吸入因素存在。

五、治疗

(一)抗菌治疗

针对老年人的抗生素选择,相比年轻人,须更加慎重。除了病原学的因素之外,还要根据老年人在感染和药代动力学方面的特点,所以在经验性选用抗菌药物时必须综合考虑三方面因素,即患者自身状态、致病菌和药物。只有综合考虑以上因素,才能选择正确的抗菌药物,并且避免可能发生的不良反应,而药物不良反应在老年人中非常多见,并且很可能是致命性的。

一般来讲,首先应确定患者发生感染的地点和时间,如院内还是院外,早发性还是晚发性,这将直接影响着病原菌的分布和患者的预后。其次应对患者免疫状态、基础疾病、临床表现等情况全面评估并进行严重程度分级。还应考虑到患者是否存在某些特殊病原菌感染的危险因素,如厌氧菌、军团菌、真菌等。最后在选择药物时要特别考虑老年人对药物的耐受性,要求所选药物有良好的抗菌活性、较低的细菌耐药性、最佳的药代学和药效学特征、较低的不良反应发生率和合理医疗费用。据此选用恰当的药物并确定合适的剂量、给药途径和疗程。

具体关于何种情况下选择那一类抗菌药物,我国和许多其他国家都有指南详述。老年人与年轻人在抗菌药物选择具体方案上差别不大。CAP和HCAP(包括VAP和HAP)的推荐经验抗生素治疗,但老年人用药剂量仅供参考,还需要个体化治疗。

抗菌治疗原则上遵守“早期”“适当”“足量”“短程”原则。宜选用静脉给药途径。

1.早期适当治疗

老年肺炎以混合感染多见,常有耐药菌,治疗必须及时,任何延误都可能是致命的。有研究表明,就诊8小时内开始抗菌药物治疗可降低老年肺炎30天的病死率,8小时后,每延长1小时都会增加病死率。大量研究表明,起始抗生素治疗是否适当是决定预后的关键因素。国内外已有多项研究显示,初始不适当的抗生素治疗会增加抗生素的耐药性、延长住院时间和住院费用,并增加患者的院内死亡率。

2.分析最可能的致病菌,重点考虑MDR菌

采取经验性治疗研究发现,既往使用过抗生素及其种类与细菌耐药性显著相关。长时间多种广谱抗生素应用可以改变患者正常微生物的寄生,杀死敏感的非致病菌,导致ESBL和/或MRSA的出现,而老年患者免疫力低下,常常不能有效清除这些致病菌,致使MDR菌的感染率和病死率明显增加。老年CAP与青年患者在致病菌、病情特点、身体状况等方面存在很大差异。首先,应对患者的免疫状况、基础疾病及临床表现等进行全面评估,然后考虑患者是否存在误吸,选用抗生素应确保覆盖主要致病原如肺炎链球菌、G-肠杆菌等。重症肺炎(CAP或HAP)还需考虑军团菌感染;同时还须充分考虑到药物的安全性问题,并注意对不良反应的监测。

HAP的最初经验性治疗分为两类:①无多重耐药已知危险因素的、早发的、任何严重程度的肺部感染,可能病原体为肺炎链球菌、嗜血流感杆菌、甲氧西林敏感金黄色葡萄球菌(MSSA)和敏感的肠道革兰氏阴性杆菌(大肠埃希菌、肺炎克雷伯杆菌、变形杆菌和沙质黏雷杆菌),ATS推荐使用头孢曲松;或左氧氟沙星、莫西沙星、环丙沙星;或氨苄西林加舒巴坦;或厄他培南。②对

晚发的、有多重耐药危险因素的所有重症肺炎(VAP):常为多重耐药的铜绿假单胞菌、产 ESBL 的肺炎克雷伯杆菌和不动杆菌感染,ATS 推荐采用抗铜绿假单胞菌头孢菌素(CEF、CTD)或抗铜绿假单胞菌碳青霉烯类或β-内酰胺类加酶抑制剂(P/T)+抗铜绿假单胞菌氟喹诺酮类(环丙沙星、左氧氟沙星)或氨基苷类(阿米卡星、庆大霉素或妥布霉素);MRSA 所致重症肺炎采用利奈唑烷或万古霉素;军团菌所致重症肺炎采用大环内酯类或氟喹诺酮类。如果分离到产 ESBL 肠杆菌科细菌,则应避免使用第三代头孢菌素,最有效的药物是碳青霉烯类;铜绿假单胞菌感染推荐联合用药,单药治疗易发生耐药;对不动杆菌最具抗菌活性的是碳青霉烯类、舒巴坦、黏菌素和多黏菌素;厌氧菌感染在老年肺部感染中常见和具有独特性,对有隐性吸入者,应考虑覆盖这类细菌。

3.足够合理的剂量和恰当的治疗疗程

老年肺部感染的抗生素治疗也需要使用合理剂量,以保证最大疗效,防止耐药菌产生。治疗剂量不足不但不能杀灭细菌,导致临床治疗失败,而且还诱导耐药菌的产生;目前全球已达成共识,除铜绿假单胞菌外,恰当的初始治疗应努力将疗程从传统的 14～21 天缩短至 7 天。

在老年人肺炎中,应注意区分是否存在吸入性因素。因为吸入性肺炎在老年人中是非常常见的。吸入性肺炎多为厌氧菌和需氧菌混合感染,致病菌主要为厌氧菌、革兰氏阴性杆菌,以厌氧菌、肺炎链球菌、金黄色葡萄球菌、革兰氏阴性杆菌为主。治疗时应选择覆盖厌氧菌的抗菌药物,并注意加强吸痰、吸氧和呼吸支持治疗。保持口腔清洁,防止食管、胃反流和营养支持治疗。

由于老年人免疫功能减退和经常使用广谱高效抗生素,或长期接受糖皮质激素治疗的慢性阻塞性肺病,很容易出现菌群失调,而继发二重感染,肺部真菌感染亦较常见。临床上对体质较弱又需要使用第三代头孢菌素、碳青霉烯类抗生素、第四代头孢菌素等抗生素时,可考虑联合使用氟康唑预防二重感染;如痰培养发现肺部真菌感染,应立即停用抗生素,给予氟康唑治疗。

(二)其他治疗

老年肺炎往往合并并发症,如呼吸衰竭、胸腔积液、心力衰竭、电解质紊乱、休克、消化道出血、多脏器衰竭等。在老年性肺炎的治疗过程中,应给予全身支持疗法,包括充足的营养、水和电解质的平衡及免疫调节剂的应用:①老年人脏器功能减弱,口渴中枢不敏感,平时喝水又不多,患肺炎时易出现水、电解质紊乱,治疗中应注意酌情补液以纠正水、电解质紊乱;②严密观察病情,注意血压、脉搏、体温、呼吸、神志等变化,一旦出现休克还应积极进行抗休克治疗;③老年肺炎患者应住院治疗,卧床休息,注意保暖,鼓励患者做深呼吸、咳嗽,或由别人叩击背部,促进排痰,也是很重要的治疗措施;④在控制感染的同时配合吸氧,给予必要的营养,警惕合并症的发生;⑤VAP患者尽早拔除气管插管,加强吸痰和引流,防止意外拔管,进行再插管,尽早使用无创呼吸机治疗。

(三)治疗后的并发症

病情严重 CAP 除可并发呼吸衰竭、休克、多脏器衰竭、出血和原有基础疾病的急性发作,最重要的是迁徙感染、肺脓肿和胸腔积液。迁徙感染如脑脓肿或心内膜炎,往往被医师忽视。肺脓肿与吸入有关或者由单一细菌引起如 CA-MRSA、铜绿假单胞菌(少见)和肺炎链球菌,吸入性肺炎都是厌氧菌和需氧菌混合感染,治疗应建立有效的引流,抗生素应覆盖已知或可能的病原菌。明显的胸腔积液及时诊断并为处理做好准备。如果胸腔积液 pH＜7.0,葡萄糖＜2.2 mmol/L,乳酸脱氢酶(LDH)＞1 000 U/L 或找到细菌或培养出细菌,就应该做充分的引流,必要时置入胸腔闭式引流管。

HAP的并发症除了死亡以外，最主要的是机械通气时间延长，从而导致住ICU时间和住院时间延长，住院费用增加。很少患者并发坏死性肺炎（通常铜绿假单胞菌引起），其可以引起肺出血。最常见的是坏死性感染导致支气管扩张和肺间质瘢痕形成。这种并发症医师往往未予重视。患者处于高代谢状态，引起营养不良，肌肉萎缩和全身衰弱，需要长时间才能恢复，甚至导致不能独立活动及需要长期家庭护理。

（四）对初始治疗失败的分析和处理

老年肺炎患者经过抗生素治疗3天后，对治疗效果反应慢、无效或恶化，就要想到：①患者是不是感染？②是感染的话，那么选用的抗生素治疗病原菌对吗？③是不是又出现新的院内病原菌的感染？首先，因引起肺部阴影的疾病很多，如COPD和肺大疱、肺间质纤维化，ARDS或充血性心力衰竭、肺癌、过敏性肺炎、肺动脉栓塞、风湿免疫病肺部表现、肺结核、胸膜疾病、炎性假瘤等，均可误诊为肺炎，要进行鉴别；其次，尽管是CAP，初始选择的药物是正确的，治疗无效的原因是否出现了选择性耐药菌或者因并发肺脓肿或肺内小脓肿阻止抗生素到达病原菌；另外要考虑是不是选择抗生素不正确或抗生素的用量不够或间隔时间过长；还有尽管是肺炎但引起肺炎的致病菌不是细菌而是其他的病原菌如结核或真菌等。还有是不是院内肺内或肺外超级感染持续存在。所以对所有引起治疗延迟反应、无效或恶化的情况，均要仔细分析和鉴别，必要时再复查胸部CT或行气管镜检查，以明确原因。

老年VAP的治疗的失败很常见，特别是MDR菌感染。用万古霉素治疗MRSA肺炎失败率为40%。无论采用哪种治疗方案，铜绿假单胞菌治疗失败率达50%，目前还没有不动杆菌属感染治疗失败率的统计数据。采用指南推荐的三药联合治疗方案可减少不恰当的治疗。在治疗过程中出现β-内酰胺酶耐药是重要的失败原因，特别是铜绿假单胞菌、肠杆菌属和不动杆菌属。原有病原菌引起VAP复发的原因是气管插管表面形成生物被膜，其内的病原菌重复吸入造成的。但铜绿假单胞菌所致VAP的复发有50%是新的病原菌引起的。万古霉素局部药物浓度不够可能是万古霉素治疗失败的原因。

治疗失败后的病原菌诊断很困难，在鉴别诊断中，一定要考虑到是由新的病原菌感染或存在肺外感染引起肺炎，还是药物的毒性作用。动态CPIS评分（表8-6）可更准确地反映临床治疗效果，重复细菌的定量培养可证明微生物的治疗效果。治疗3天后，CPIS值仍保持不变或增加预示治疗失败，氧合改善是CPIS中最敏感的指标。

（五）治疗效果随访

CAP正常健康的肺炎患者经治疗2～4天，体温下降和血白细胞恢复正常，体征持续时间长，胸部X线片变化较慢，需要4～12周完全吸收，这可能与老年人肺组织弹性减弱、支气管张力降低、肺通气不足及淋巴回流障碍及基础疾病多、多叶病变等因素有关。需要注意的是，部分老年人慢性肺炎发生机化，随诊影像学可无改变。如果病情好转或已出院，4～6周再复查胸部X线片。如果肺炎复发，特别是在同一部位，要警惕存在肿瘤的可能。

VAP如果抗生素治疗有效，治疗48～72小时后患者病情好转，但胸部X线片检查可能阴影加重，因此治疗早期通过胸部X线片的变化来判断病情变化是无益的。如临床情况好转，无须复查胸部X线片。但对于重症病例，几天进行复查胸部X线片是合适的，如患者病情好转并且稳定，几周内没有必要复查胸部X线片。

六、预防

老年CAP患者应戒烟，平时应坚持户外锻炼，呼吸新鲜空气，增强体质，提高耐寒和御寒能力；注意防寒保暖，一旦发生感冒要及时治疗。如出现发热、咳嗽、原因不明的精神不振，则必须警惕肺炎可能。

老年人体内分解代谢大于合成代谢，易出现负氮平衡，由此导致免疫力低下，故老年人应加强营养，注意蛋白质、维生素的补充，借以增强免疫功能。

老年性肺炎的预防主要手段是肺炎链球菌疫苗和流感疫苗的接种，以23价肺炎链球菌疫苗为例，对老年人肺炎链球菌肺炎的保护率可达60%～70%。美国CDC建议＞65岁的老年人均应接种疫苗。经过多年的应用，疫苗接种已是阻止老年性肺炎的重要手段。

HCAP包括VAP患者尽早拔出气管插管、脱离呼吸机或早期应用无创呼吸机治疗，减少上机时间可有效地降低VAP的发生。但过早拔管或患者自行拔管后再插管是VAP的危险因素，所以镇静剂的应用用到既不自行拔管又不影响脱机。早期应用抗生素可减少VAP的发生，因机械通气起初感染的病原菌为非MDR菌，但长时间应用抗生素反而增加VAP的发生，因在晚发VAP的病原菌多为MDR菌，而且均在应用抗生素时发生的，所以尽量减少抗生素的使用时间。VAP和HAP的其他预防主要是两方面，一是减少交叉感染，包括医护人员洗手、医疗器械消毒、严格的感染控制操作规程、隔离耐药菌感染的患者等。另外一方面是针对减少口咽和胃部的细菌定植和防止吸入，包括半卧位30°～45°进食、空肠喂养、以硫糖铝代替制酸剂和H_2受体拮抗剂预防急性胃黏膜病变、连续转动体位治疗、持续声门下分泌物引流、选择性消化道去污染(SDD)、减少镇静剂的使用等。

七、预后

肺炎的预后与年龄相关。老年CAP病死率约20%(2%～44%)，如伴有菌血症死亡率更高，需入住ICU的重症肺炎则高达40%。HAP的死亡率约30%，未行机械通气治疗的患者病死率相对低，VAP则高达50%～70%。肺炎严重程度分级对判断预后有意义。发生VAP的患者死亡率是未发生VAP的患者的2倍，MDR菌感染患者的死亡率明显高于非MDR菌感染的患者，临床肺部感染评分(CPIS)越高，死亡率越高。但目前对于CAP的诊断评分标准如CURB-65或肺炎严重度指数(PSI)并不能特异性地适用于老年患者。

(王亚娟)

第三节　老年睡眠呼吸障碍

睡眠呼吸障碍(sleep disordered breathing，SDB)或呼吸暂停是指一组发生在睡眠状态下的呼吸疾病，表现为在睡眠过程中反复间断出现呼吸停顿或低通气。呼吸停顿指口和鼻腔气流停止至少持续10秒以上；低通气指当呼吸气流降低至正常50%以下，并伴有4%氧饱和度下降。呼吸紊乱指数(respiratory disturbance index，RDI)是指睡眠过程中每小时出现呼吸暂停或低通气的次数，代表睡眠呼吸障碍的程度。SDB可分为阻塞性和中枢性两种类型，前者主要是由上气道局部解剖因素，加上睡眠时气道肌肉过度松弛，气道发生塌陷甚至完全闭塞，吸气流量受限，尽管患者呼吸努力增加，但气流并不增加，气流通过狭小塌陷的管腔发生震荡，形成鼾声，严重者管腔完全闭塞，呼吸停顿。根据疾病的严重程度，阻塞性 SDB 可分为睡眠单纯性鼾症、上气道阻力综合征和阻塞性睡眠呼吸暂停综合征（obstructive sleep apnea syndrome，OSAS）。中枢性 SDB 是由呼吸中枢功能衰退所致，呼吸神经元不能有效刺激运动神经激活呼吸过程，导致呼吸动力缺乏，常见于心力衰竭和中风患者。许多患者可同时合并有中枢性和阻塞性睡眠呼吸暂停，称为混合性 SDB。

国外报导 SDB 以 RDI 大于 10 为标准，老年男性发病率为 70%，老年女性为 56%，而年轻人的发病率分别为 15%和 5%。SDB 随年龄增大，发病率增加，因而，在老年人中十分常见。

一、病因和发病机制

大多数患者可以找到导致睡眠时反复发生呼吸停顿和/或低通气的因素，包括睡眠时呼吸控制异常、睡眠姿势和体位、循环时间和心排血量、上气道形态学改变及遗传因素等。

（一）中枢性 SDB 的发病机制

如表 8-7 所示。

表 8-7　中枢性睡眠呼吸暂停的发病机制

呼吸调节或肌肉功能的缺陷
中枢性肺泡低通气综合征（原发、继发）、呼吸神经肌肉疾病、呼吸驱动短暂的波动、睡眠开始时的不稳定性
继发于高通气引起的低碳酸血症、低氧血症、心肺疾病、心血管疾病、肺充血、中枢神经系统疾患、循环时间的延长
中枢呼吸驱动反射性抑制
食管反流
吸入
上气道塌陷

（二）阻塞性 SDB 的发病机制

阻塞性 SDB 发病的三个基本特征已阐明：①上气道的阻塞，常见咽部。如肥胖患者上气道周围脂肪增多，气道外压增高，导致管腔狭窄；肢端肥大症、甲状腺功能减退症，可能由于上气道组织增生或黏液水肿，导致管腔狭窄且易于塌陷；咽部、舌和下颌解剖结构异常，如下颌后缩或下颌过小，颈子过粗过短等也可导致管腔狭窄。②咽腔的大小受上气道肌肉张力影响，醒觉时气道肌张力较高，睡眠时上气道肌张力相应降低，快动眼睡眠期（REM）肌张力最低，此期呼吸暂停的次数往往最多。OSAS 患者上气道肌纤维断裂、神经脱髓鞘，导致肌张力下降，也是气道管腔易于塌陷的重要原因。③咽腔的大小取决于咽腔关闭压和开放压的平衡，吸气时胸膜腔内压降低，管壁倾向于塌陷；呼气时胸膜腔内压增高，管壁倾向于开放，因此气流限制和呼吸停顿仅发生在吸气相。

（三）遗传因素

SDB 有家族聚集倾向。长相的遗传，使得家族中许多人有易患 SDB 的颌面测量学特征。研究发现对高碳酸血症和低氧的敏感也有家族性，睡眠中易于发生周期性呼吸。肥胖亦有遗传倾向。

二、病理生理改变与临床表现

SDB 的主要病理生理变化是睡眠期间反复出现呼吸暂停或低通气所导致的低氧血症和/或

高碳酸血症，以及睡眠结构的改变，引起一系列的临床表现和多器官功能的损害(图 8-4)。包括睡眠期间的症状，白天的症状和器官功能的损害与并发症。

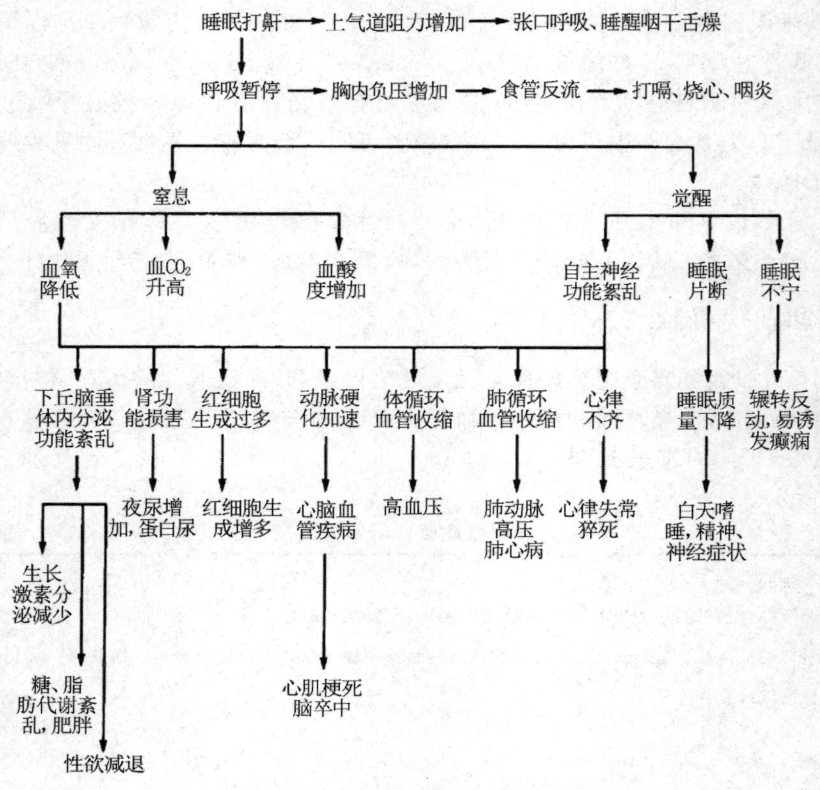

图 8-4 OSAS 病理生理改变

1.睡眠期间的症状

打鼾是 OSAS 的主要症状，由于气流通过狭窄的咽部时咽腔软组织发生颤动所致，老年患者即使病情较重，鼾声可能较小；夜间憋醒与窒息，个别严重者可因窒息而死亡；其他症状还有失眠、遗尿、惊叫、夜游等。

2.白天的症状

白天过度困倦(excessive daytime sleepiness，EDS)往往是 OSAS 最突出的症状，因夜间反复睡眠中断，睡眠质量下降所致。轻者仅有注意力不集中，间歇打瞌睡。严重患者在与人谈话，甚至驾车、骑自行车时也会打瞌睡。晨起头痛，多见于女性。可出现神经精神症状，如记忆力减退、性格改变、焦虑、抑郁等，老年患者尤其明显。老年患者嗜睡程度低于非老年患者，即 EDS 与 AHI 并不呈正相关。

3.器官功能损害和并发症的表现

患者可能出现性功能障碍、易疲劳等症状，病情持久可引起或加重多个系统的疾病，如高血压、心脑血管疾病、肺心病和呼吸衰竭、糖尿病等，有时这些疾病可能是就诊的主要症状，而没有注意 SDB 的存在。

三、诊断与鉴别诊断

SDB 的诊断并不难，根据病史、体征和对睡后 15 分钟以上的观察，则可作出推测性诊断。注意 SDB 的易患因素：①40～60 岁的男性患者。②肥胖。③上气道或颌面的异常如扁桃体肥大、腭垂肥大粗短或下颌后缩畸形、小颌等。④甲状腺功能减退。⑤经常服用镇静药物。⑥饮酒。但确诊分型，了解疾病轻重程度和治疗效果的观察，则须进行多导睡眠图（PSG）的监测检查，观察患者睡眠时整夜脑电图、眼动图、肌电图、心电图、脉搏、血氧饱和度（SaO_2）的记录，用热敏电阻测定鼻和口腔气流、阻抗以及胸腹式呼吸测定。根据呼吸紊乱指数（RDI）将 SDB 分为轻、中、重度三级。轻度 RDI 5～10 次/小时，最低 $SaO_2 \geqslant 86\%$；中度 RDI 20～50 次/小时，最低 SaO_2 80%～85%；重度 RDI＞50 次/小时，最低 $SaO_2 \geqslant 79\%$。多次睡眠潜伏时间试验（mutiple sleep latency test，MSLT），可评估患者嗜睡的程度，对 SDB 的诊断有一定价值。方法是让患者白天在无灯光、无任何刺激的睡眠实验室内每隔 2 小时检查一次，共进行 5 次睡眠检查，观察患者 5 次的平均入睡时间。正常成人平均 12 分钟，严重患者往往小于 5 分钟，发作性睡病小于 8 分钟，同时有两次或以上可记录到 REM 睡眠（表 8-8）。

表 8-8　鼾症患者诊断和处理

临床表现	检查	诊断	处理
无症状，无呼吸暂停证明	不需睡眠检查		预防性劝告
无症状，无呼吸暂停证明	初筛检查	正常	预防性劝告
		异常	OSAS 治疗
	初筛检查	明显异常	OSAS 治疗
轻至中度白天嗜睡	AutoCPAP 系统诊断	轻度异常或正常	预防性劝告
	全夜多导睡眠监测	OSAS	OSAS 治疗
		无 OSAS	其他治疗或进一步检查
严重白天嗜睡，右心衰竭，高碳酸血症	全夜多导睡眠检测	不能诊断 OSAS 诊断 OSAS	其他治疗或进一步检查 积极治疗 OSAS

影像学检查包括 X 线摄片、CT、MRI 及纤维支气管镜检查等，主要用于判断下颌形态、阻塞部位，对手术的指征和手术方法有指导意义。

有些睡眠疾患也有 EDS 症状，须与 SDB 相鉴别，如发作性睡病、不宁腿症和周期性肢体运动症，这些疾病有的可能与 SDB 并发。

四、治疗

（一）内科治疗

1.一般治疗

建议患者戒烟酒，睡觉取右侧卧位，睡前勿饱食，避免服用安眠药及停止注射睾丸酮，治疗与发病有联系的疾患。肥胖者，须控制体重，逐渐减肥，使体重下降 5%～10%，对改善症状及睡眠呼吸暂停、提高 SaO_2 有肯定疗效。对合并甲状腺功能减退症患者，逐渐补充甲状腺素的治疗，可使睡眠呼吸暂停完全消失或显著改善。对肢端肥大症患者，手术切除垂体肿瘤或服用控制生长激素分泌的药物，亦可减轻症状，避免病情发展。

2.药物治疗

使用增加上气道开放,减低上气道阻力的药物,如麻黄碱滴鼻或非特异性抗炎药喷鼻(如丁地去炎松等)。服用呼吸兴奋剂,如安宫黄体酮。服用普罗替林和氯丙嗪,可抑制快眼动睡眠,减轻由此引起的低通气和呼吸暂停。

3.经鼻面罩持续气道正压通气(CPAP)治疗

CPAP对OSAS患者尤以中重度及中枢性SDB患者是一个常用的最有效的首选治疗。CPAP治疗后患者的呼吸暂停次数减少或消失,SaO_2上升,睡眠结构改善,生活质量提高。坚持应用,可改善远期预后。目前双水平正压通气(BiPAP)具有吸气、呼气正压可分别调节及呼吸、同步等功能,增加了患者CPAP治疗的适应性,扩大了临床应用范围(表8-9)。

表8-9 鼻CPAP和鼻通气治疗指征

鼻CPAP指征	鼻通气指征
阻塞性呼吸睡眠暂停	伴有神经肌肉疾病的呼吸衰竭
中枢性呼吸睡眠暂停	脊柱侧突
睡眠呼吸暂停伴慢性肺病	中枢性呼吸睡眠暂停
夜间哮喘	
严重打鼾	

4.口腔正畸及矫治器治疗

根据作用方式和部位的不同,大致分为3类:①鼾声治疗装置,仅用于治疗鼾声的矫治,不适用于治疗OSAS。其作用部位大多在软腭。如由Paskow发明的可调节性软腭上托器,其原理是通过矫治器的塑料扣,轻轻地上托软腭,并限制软腭在睡眠期间颤动,来降低或消除鼾声。②舌治疗装置,引舌向前以防止上气道阻塞的治疗方法。由Samelson发明的舌治疗装置,其作用原理是在睡眠期间戴用时,其前端的囊腔内产生负压,通过该负压吸引舌体向前,但患者的耐受差,影响推广使用。③改变下颌姿势的矫治器,用于治疗轻、中度的OSAS。其原理可能是通过前移和/或向下移动下颌位,使颏舌肌等肌肉张力增大,从而使舌根部及舌骨向前移,最终扩大上气道,并促进儿童下颌生长发育。适宜于不能耐受CPAP、行外科手术危险性较大的、阻塞部位在下咽部及治疗时又不积极配合者。

(二)外科治疗

治疗的目的是解决OSAS患者上气道狭窄和梗阻。由于手术为有创性手段,应严格掌握手术适应证,手术疗法更多地用于对CPAP治疗不适应的患者。气管切开或气管造口术,对OSAS伴严重夜间睡眠时低氧导致的昏迷、肺心病、心力衰竭或心律失常的患者,是解除上气道阻塞引起的致命性窒息最有效的救命措施。由于CPAP治疗的应用,需要此种手术治疗者已减少。鼻阻塞性疾病的治疗须根据不同的原因及鼻塞的严重程度,而采用鼻翼的修复术、鼻中隔矫正术、鼻息肉摘除术、肥大下鼻甲切除术,以及腺样体摘除术等。腭垂腭咽成形术(uvalopalatopharyn-guplasty,Uppp)是目前较常用的手术治疗方法,其手术指征为长软腭、过多的侧咽壁及扁桃体组织肥大。颌面外科手术,适合于下颌异常的患者。

五、预后

国内外均有资料显示,严重OSAS(RDI>30次/小时),如不治疗,远期死亡率增加。

(王亚娟)

第四节　老年呼吸衰竭

呼吸衰竭是一种临床综合征，是由各种原因引起的肺功能严重损害，导致缺氧或并有二氧化碳潴留，严重威胁人体的重要器官功能的状况。呼吸衰竭的动脉血气标准为：动脉血氧分压(PaO_2)低于8 kPa(60 mmHg)，伴或不伴有二氧化碳($PaCO_2$)大于6.6 kPa(50 mmHg)。老年人呼吸衰竭病因与发病机制与非老年人呼吸衰竭基本一致，但由于各系统功能，特别是呼吸系统解剖生理及免疫功能随增龄而衰退，老年人呼吸衰竭发病率和死亡率均随增龄而升高。

一、老年人呼吸衰竭发病率增高的原因

(一)呼吸系统解剖生理退化改变

这是老年人呼吸衰竭发病率高的基础。如同样的病原、相同大小及部位肺部感染，非老年患者很少并发呼吸衰竭。特别是高龄患者，急性呼吸衰竭常是肺部病变的首发症状。

(二)阻碍外呼吸气体交换

凡能阻碍空气与肺内血液进行气体交换(即外呼吸)的任何病因均可引起呼吸衰竭。老年人因免疫功能低下，肿瘤、感染及自身免疫等疾病的易感性均比非老年人高。COPD的老年人常因上呼吸道感染诱发呼吸衰竭；缺血性心脏病的老年人常因左心衰竭并发肺水肿时合并呼吸衰竭；脑及脊髓的肿瘤、出血及感染等使呼吸异常引起的急性呼吸衰竭，以老年人居多。

二、临床表现

(一)常见的临床表现

为基础疾病的临床表现加上低氧血症和高碳酸血症的临床表现。呼吸困难是临床最早出现的症状，当血液中还原血红蛋白绝对值超过50 g/L，一般就可以出现发绀体征；当二氧化碳潴留时，患者会出现头痛、心率增快、烦躁不安、意识混乱、焦急、谵妄、外周和结膜的充血和扑翼样震颤。

(二)老年慢性呼吸衰竭的临床特点

老年人各脏器的老化，尤其是存在慢性肺脏疾病时，使其临床表现亦不典型。咳嗽咳痰轻微，高龄老人可无咳嗽咳痰。烦躁不安、反应迟钝或神志恍惚等神经症状常较突出。有资料表明，老年人呼吸衰竭时呼吸困难者仅为45.5%，但意识障碍发生率明显较中青年人高。老年人易发生呼吸衰竭，从基础疾病开始演变成呼吸衰竭，在老年人中，第5年为63%，中青年为57%，不少患者急性呼吸衰竭是首发症状，而且对缺氧和二氧化碳潴留耐受。由于长年生存在低氧和高碳酸血症状态下，可以引起胃肠黏膜糜烂、小血管坏死和急性溃疡等改变；红细胞增多，血液处于高黏、高聚和高凝状态；一旦应激反应，易合并多脏器功能衰竭。

三、诊断

老年人呼吸衰竭发展迅猛，死亡率极高。降低死亡率的关键在于早期诊断及正确的治疗。主要诊断依据如下。

(1)呼吸系统疾病或其他导致呼吸衰竭的病史。

(2)有与缺氧和二氧化碳潴留有关的表现。

(3)血气分析是主要依据。在海平面上吸空气时,PaO_2<8 kPa(60 mmHg),$PaCO_2$ 正常或略低为Ⅰ型呼吸衰竭;PaO_2<8 kPa(60 mmHg),$PaCO_2$>6.6 kPa(50 mmHg)时为Ⅱ型呼吸衰竭。

四、治疗

对老年呼吸衰竭急性恶化均应分秒必争,果断、积极、正确地治疗。治疗原则包括病因治疗、改善呼吸功能、纠正酸碱失调、水与电解质紊乱及预防并发症。重要的是建立通畅的呼吸道,适当氧疗,保证足够肺泡通气。

(一)呼吸支持治疗

呼吸支持包括非通气支持和通气支持治疗。

1.非通气支持

急性呼吸衰竭的治疗主要是确保重要器官的氧气充足供应。吸入氧的最低浓度是使血氧饱和度达 90%[PO_2 7.98 kPa(60 mmHg)]。对于阻塞性气道疾病所致呼吸衰竭,通常通过鼻导管(1~3 L/min)或文图里管(24%~28%)给予低流量氧气吸入。氧气治疗必不可少,氧疗是治疗本病的重要手段之一。

2.通气支持

通气支持主要是维持气道的开放和确保肺泡足够的通气,可以分为面罩(非创伤性)、气管插管和机械通气。

(1)非创伤性的正压通气(noninvasive positive pressure ventilation,NPPV):通过连续呼吸机的全面罩或鼻导管提供已经成为 COPD 患者高碳酸血症呼吸衰竭的一线治疗。许多研究表明 NPPV 可以减少插管和减少呼吸衰竭患者 ICU 的住院时间。双相正压通气(bilevel positive airway pressure,BiPAP),可以改善 COPD 患者的血氧水平,提高血氧分压、血氧饱和度和改善组织细胞缺氧。BiPAP 呼吸机提供双相气道正压通气方式辅助患者呼吸,即吸气时,通常选用一个较高的吸气压(IPAP),帮助患者克服气道阻力和胸廓回缩弹力,不费劲地吸入充足的潮气量,减少呼吸做功并降低氧耗量;当患者呼气时,BiPAP 呼吸机又能立即调到一个较低的呼气压(EPAP),使患者轻易呼出气体。不仅如此,适当的呼气正压还能提供呼气末正压(PEEP)作用,防止肺泡萎陷,使血气得到进一步交换。压力支持通气不仅同步性能好,患者感觉舒服,呼吸肌做功减轻,而且同时改善通气使呼吸肌得到休息,防止呼吸肌疲劳,进而改善缺氧,减慢呼吸频率及心率,改善 PaO_2、氧饱和度(SaO_2),血压和心功能也得以改善,这是一般的吸氧方法无法达到的效果。老年 COPD 合并Ⅱ型呼吸衰竭者使用 BiPAP 呼吸机,具有无创、简单、易接受等优点,适合早、中期呼吸衰竭患者使用,可以减少肺性脑病等晚期呼吸衰竭并发症的发生率,降低病死率,缩短住院时间。在使用 BiPAP 呼吸机过程中,患者除有咽干、轻微局部压迫不适症状外无其他不良反应。但是,BiPAP 呼吸机对于支气管和肺部感染严重、气道分泌物较多或气道有梗阻者不适用。BiPAP 呼吸机也存在气道湿化、吸痰引流、吸入氧气(FiO_2)调节等功能缺陷的不足。

(2)气管插管的适应证:①补充氧气仍然有低氧血症。②上气道阻塞。③气道保护受到损害。④不能有效清除气道分泌物。⑤呼吸性酸中毒。⑥呼吸停止。一般来说,紧急情况时优先选择使用经口气管内插管而不使用经鼻气管内插管,经口气管内插管更简易、更快、创伤小。

(3)机械通气的适应证：①呼吸停止。②急性高碳酸血症经治疗不能纠正者。③严重的低氧血症。几种正压通气模式可供利用。可控制机械通气(controlled mechanical ventilation,CMV)或辅助/控制 A/C(assisted/controlled)的模式为呼吸机设定每分钟给予最少的呼吸次数；在给予特定呼吸容量下，患者诱发呼吸机给予额外呼吸。同步间歇指令通气(synchronized intermittent mandatory ventilation,SIMV)的模式为呼吸机设定每分钟给予呼吸次数，患者并可以进行额外的呼吸。临床常用的通气模式还有压力支持通气模式(pressure support ventilation,PSV)、压力控制通气(pressure control ventilation,PCV)模式和持续正压通气模式(continuous positive air pressure,CPAP)。呼气末正压通气(positive end expiratory airway pressure,PEEP)模式则用于弥散性肺实质疾病，例如 ARDS 呼吸衰竭时。

COPD Ⅱ型呼吸衰竭患者经吸氧、内科药物治疗不能改善呼吸衰竭，如果高碳酸血症继续恶化、且合并酸中毒与意识障碍时常需要机械通气治疗。呼吸微弱者实施机械通气直接用 A/C 模式，有一定呼吸力量者可用 PSV＋SIMV 模式，在短时间内(2～4 小时)大量排出体内潴留的 CO_2，并解除机体的缺氧状态，迅速扭转病情恶化的趋势。COPD 患者因气道阻力增加致呼气末气道陷闭和肺的弹性回缩力减弱，使呼气末肺泡内滞留的气体形成一定正压，即内源性呼吸末正压(PEEPi)。有资料表明，COPD 在缓解期与发作期均存在 PEEPi，其压力范围大致在 1.0～1.9 kPa(1～19 cmH_2O)，机械通气时可用 PEEP 以对抗 PEEPi，减少患者的呼吸功耗。

(4)机械通气的并发症：机械通气潜在的并发症不少。气管套管顶端移位至主支气管可以导致对侧肺不张和插管侧的肺过度膨胀。气压伤可以表现为皮下气肿、纵隔积气、胸膜下气肿、气胸，或全身性空气栓塞。由于肺泡过度膨胀引起微小的肺实质损伤是另外一种潜在的伤害，避免气压伤的策略包括通过给予低机械潮气量或呼吸频率，有意维持低通气即“可容许的高碳酸血症”。

急性呼吸性碱中毒是由过度通气所致。胸腔压升高引起的低血压是由于全身静脉返回到心脏的血液减少引起，多发生在使用 PEEP 的患者中。depletion 呼吸机相关性肺炎是呼吸机使用的另外一个严重并发症。

(二)呼吸兴奋剂的应用

在保证气道通畅、减少气道阻力、消除肺间质水肿、控制感染等措施的同时，应用适量的呼吸兴奋剂(尼可刹米、多沙普仑等)可能有一定疗效。但呼吸兴奋剂增加通气量的同时，也增加呼吸功，使代谢率上升，故通气量增加的效应可能被抵消。如果长期应用，使呼吸肌疲劳，得不偿失。

(三)一般支持治疗

老年呼吸衰竭患者一般病程长，病情复杂，进食少，消耗大，存在一定程度营养不良，补充足够的营养非常重要。尽量通过肠道补充营养，亦可肠外补充营养。同时注意补充维生素和多种微量元素。低血钾和低血磷可以加重由于呼吸肌无力引起的低通气。

肠内营养支持的实施方法：每天能量的供给即能量需要量的估计是先根据患者的性别、年龄、身高、体重计算基础能量消耗(BEE)。即男 BEE(kJ)＝[66＋13.7×体重(kg)＋5×身高(cm)－6.8×年龄(岁)]×4.184，女 BEE(kJ)＝[655＋9.6×体重(kg)＋1.7×身高(cm)－4.7×年龄(岁)]×4.184。通常多以 BEE 乘应激系数计算患者所需能量，呼衰患者由于呼吸功能的需要及校正营养不良等项消耗能量，此值相当于他本人 BEE 的 65%，因而用 BEE＋0.65×BEE 来估算其实际所需能量，能量的提供要高于一般患者。

三大营养素分配及实施方法：糖按总能量的 50%供给，进食或输注过多的糖可产生 CO_2，呼吸商增大,加重通气负担。蛋白质至少每天每公斤体重供给优质蛋白 1 g,热比为 15%~20%,对于高分解代谢和营养不良患者需补给 2.3 g/(d·kg)优质蛋白。经过合理有效的营养支持,血清总蛋白和清蛋白升高,低蛋白血症得以纠正,机体的抵抗力和免疫力能有所提高。对于老年呼衰患者给予有效的营养支持治疗可明显地减少感染和呼吸衰竭的发生率,降低病死率,可使临床治疗达到事半功倍的效果。

(四)对症治疗

1.控制感染

上呼吸道和肺部感染是呼吸衰竭最常见诱因,非感染因素诱发的呼吸衰竭常很快发生感染,几乎所有的患者都应该使用抗生素。特别是老年人机体免疫功能低下,早期、有效的控制感染更为重要。在应用广谱强效抗生素的同时,应注意二重感染,反复查痰、尿、粪便。

2.解除支气管痉挛和保持呼吸道畅通

对合并有气道高反应性者,支气管解痉治疗是必要的。对无力咳嗽而痰又黏稠患者应积极排痰处理,包括:拍击背部,雾化吸入,黏液稀化剂,间断鼻气管吸引等。

3.纠正酸碱失调和电解质紊乱

呼吸衰竭引起的酸碱失衡以呼吸性酸中毒最常见,主要依靠改善通气促进二氧化碳排出来纠正。如果 pH 过低(pH<7.2),伴代谢性酸中毒时,应当适当补碱。电解质紊乱往往与酸碱失衡相互影响,最常见的电解质紊乱是低氯、低钾、高钾、低钠等。酸中毒时多为高钾,随着酸中毒的纠正则血钾减低。低钾、低氯时呈碱中毒。应根据病情变化及时调整。

4.并发症的处理

必须注意预防与缺氧相关并发症。应激性急性胃炎和溃疡可以通过给予硫糖铝、抗酸剂,或组胺 H_2 受体拮抗剂,或质子泵抑制剂来预防。如合并心力衰竭,强心剂用量宜小。深静脉血栓和肺栓塞可以通过皮下给予肝素(3 000 U/12 h),或在肢体远端放置顺序加压装置来预防。

五、预后

预后主要根据基础病情决定。因阿片或镇静剂过量引起的急性呼吸衰竭预后良好。因 COPD 引起的急性呼吸衰竭不须插管和机械通气治疗的患者近期预后较好。ARDS 伴有败血症的呼吸衰竭者预后极差,死亡率达 90%。对老年人来讲,所有原因引起急性呼吸衰竭能撤机的存活率为 62%,能出院的存活率达到 43%,出院后 1 年存活率达到 30%。

(王亚娟)

第五节　老年肝硬化

肝硬化是一种由不同病因引起的以肝组织弥漫性纤维化、假小叶及再生结节形成为主要特征的慢性、进行性肝病。临床上以肝功能损害和门静脉高压为主要表现,常伴有多系统受累,晚期易发生消化道出血、肝性脑病、继发性感染等严重并发症。老年人肝硬化起病隐匿,并发症和伴发病多,易出现多脏器功能衰竭,病死率高。

一、病因与发病机制

老年人肝硬化的病因很多，在我国以病毒性肝炎为主，欧美国家以酒精中毒多见。

（一）病毒性肝炎

主要为乙型、丙型和丁型病毒重叠感染，通常要经过慢性肝炎，尤其是慢性活动性肝炎阶段演变而来，其发病机制主要与病毒抗原持续存在、反复发生肝损害及胶原刺激因子持续存在所致肝纤维化不断进展有关。

（二）酒精中毒

长期大量酗酒可因慢性酒精中毒导致肝硬化，有资料表明男性每天摄入酒精 80 g，女性 50 g 持续 10 年以上，可引起酒精性肝硬化。合并丙型肝炎病毒慢性感染可明显加速酒精性肝硬化的发展。酒精及其中间代谢产物（乙醛）对肝脏的直接损害是其主要机制。

（三）血吸虫病

长期或反复感染血吸虫病，虫卵沉积在汇管区可刺激结缔组织增生，从而导致血吸虫病性肝硬化。血吸虫病合并乙型肝炎病毒感染者发生肝硬化的概率更大。

（四）肝脏淤血

慢性心功能不全、缩窄性心包炎、肝静脉栓塞等，可使肝脏长期淤血、缺氧，导致肝细胞坏死、网状支架塌陷和星芒状纤维化，最终演变为肝纤维化。

（五）非酒精性脂肪性肝炎

近年来，国际临床流行病学调查显示，年龄大于 50 岁、伴有 2 型糖尿病、体重指数明显增加、ALT 异常的非酒精性脂肪性肝炎（NASH）易发展为肝硬化，认为 NASH 亦是老年肝硬化的常见病因。

（六）其他

胆汁淤积、药物性肝损害、营养不良等均可引起肝硬化。遗传性或先天性代谢异常引起的肝硬化在老年人少见。

此外，尚有部分肝硬化患者原因不明，称隐源性肝硬化。

二、临床表现

老年人肝硬化通常起病隐匿，可潜伏数年至数十年，有时仅有脾大为唯一体征，多数患者以肝功能失代偿期为就诊时的首发症状。肝功能失代偿期主要为肝功能减退和门静脉高压症两大类临床表现，同时可有全身多系统症状。

（一）肝功能减退的临床表现

1.全身症状

营养状况较差，消瘦乏力，精神萎靡，面色晦暗无光泽（肝病面容），可有不规则低热、夜盲及水肿等。

2.消化道症状

食欲缺乏，厌食，进食后常感上腹饱胀不适、恶心或呕吐、腹泻等。黄疸发生率高，持续时间较长且较深，这是由于老年人胆红素代谢能力低下所致，提示肝细胞损害明显。

3.出血倾向和贫血表现

为鼻、牙龈出血，皮肤瘀斑和胃肠道出血等，主要与肝脏合成凝血因子减少、脾功能亢进和毛细血管脆性增加等有关。患者常有不同程度的贫血,是由于营养不良、肠黏膜吸收障碍、胃肠道失血和脾功能亢进等因素引起。

4.内分泌紊乱

主要有雌激素增多,雄激素减少,有时糖皮质激素亦减少。由于肝脏对雌激素灭活能力减弱,导致雌激素水平增高,使外周毛细血管扩张,表现为面部、颈胸部、肩背部和上肢等上腔静脉引流区域出现蜘蛛痣和/或毛细血管扩张;在手掌大鱼际、小鱼际和指端腹侧部位有红斑,称为肝掌。由于肾上腺皮质功能减退,患者面部(尤其眼眶周围)和其他暴露部位,可见皮肤色素沉着。

(二)门静脉高压症

门静脉系统阻力增加和门静脉血流量增多,是形成门静脉高压的发生机制。脾大、侧支循环的建立和开放、腹水是门静脉高压症的三大临床表现。

1.脾大

脾脏因长期淤血而肿大,一般为轻至中度大,有时可为巨脾。晚期脾大常引起红细胞、白细胞和血小板计数量减少,称为脾功能亢进。

2.侧支循环的建立和开放

临床上有三支重要的静脉侧支开放,包括食管和胃底静脉曲张、腹壁和脐周静脉曲张、痔核形成。此外,肝脏与膈肌、脾脏与肾脏韧带、腹部器官与腹膜后组织间的静脉,也可相互连接。

3.腹水

老年肝硬化患者腹水发生率高于中青年患者,而且多为顽固性腹水,除了与门静脉高压有关外,还与老年人营养状况差,肝脏蛋白合成能力减退,血浆胶体渗透压降低,以及某些体液因子灭活不完全等因素有关。腹水量大时常可形成脐疝,并由于膈肌抬高出现呼吸困难和心悸。部分大量腹水患者可伴发胸腔积液,多见于右侧。

三、并发症

(一)上消化道出血

上消化道出血是老年人肝硬化最常见的并发症,多因曲张的食管或胃底静脉破裂发生呕血或黑粪。部分患者因并发门脉高压性胃病或肝源性溃疡出血。有些老年患者出血量虽较小,但症状重,预后差,死亡率高。

(二)肝性脑病(HE)

HE为老年人最严重的并发症之一。多有明显诱因,如高蛋白饮食、上消化道出血、感染、大量排钾利尿、放腹水不当、便秘及应用催眠镇静药物等。起病多呈慢性进行性,表现为精神、神经异常,如性格、行为改变,多语或懒言进而烦躁,昼睡夜醒,进而嗜睡,昏迷。部分患者无明显临床表现和生化异常,仅能用精细的心理智能试验(如数字连接试验、符号连接试验)和/或电生理检测才可做出诊断,称为亚临床肝性脑病或隐性肝性脑病。

(三)感染

老年肝硬化患者机体免疫功能低下及营养状况欠佳,易并发细菌感染,如自发性腹膜炎、肺炎、胆管感染、尿路感染、败血症等。因老年人反应迟钝,并发自发性腹膜炎时症状常不典型,大多无发热,亦无明显腹膜刺激征,若不及时抽腹水送检易漏诊,最终导致感染性休克、肝性脑病或肝肾综合征而危及生命。

(四)肝肾综合征(HRS)

肝硬化失代偿期患者由于有效循环血容量不足等因素,使肾血流量减少,肾内血流分布改变,皮质及肾小球相对供血不足,滤过率降低,以致发生类似于肾衰竭的综合病征。其主要临床特点为自发性少尿或无尿,进行性氮质血症,稀释性低钠血症和低尿钠,但无肾脏器质性病变,诊断主要依据临床特点及肾功能检查。

(五)肝肺综合征

肝肺综合征是肝硬化等慢性肝病终末期合并严重肺功能损伤的一种临床综合征,具有进展性肝病,肺内血管扩张,在室内大气压下肺泡-动脉氧压差增大[＞2.7 kPa(20 mmHg)]三联征特征。患者表现为呼吸困难、发绀、杵状指、卧位呼吸、直立性缺氧等。肺血管造影显示肺内蜘蛛样到海绵状动脉扩张或直接肺动-静脉交通。动脉血气分析显示动脉血氧分压常＜9.3 kPa(70 mmHg),血氧饱和度(SaO_2)＜94%及肺泡-动脉氧压差增大。

(六)原发性肝癌

老年人肝硬化易并发原发性肝癌,多在大结节性或大小结节混合性肝硬化基础上发生。如患者短期内出现肝迅速增大、持续性肝区疼痛、肝表面发现肿块或腹水呈血性等,应怀疑并发原发性肝癌,须行进一步检查。

四、诊断

肝硬化早期无任何症状或仅有一些非特异性消化道症状,体征亦不明显,诊断较困难。

失代偿期的肝硬化症状和体征明显,诊断容易。主要依据有以下几点。

(1)有病毒性肝炎、长期酗酒、血吸虫病、营养失调等病史。

(2)有肝功能减退及门脉高压临床表现。

(3)肝脏质地坚硬有结带感,常同时有脾大。

(4)某些肝功能试验呈阳性改变。失代偿期转氨酶常有增高;血清蛋白降低、球蛋白升高、清/球比值降低或倒置;血清纤维化酶升高;重症者血清胆红素不同程度增高及凝血酶原时间延长等;超声波、CT或MRI检查发现肝大或缩小、表面不光滑甚至凹凸不平、门静脉及脾静脉内径增宽、脾大、腹水等;腹腔镜、肝穿刺活组织检查发现假小叶形成。

五、鉴别诊断

(一)表现为肝肿大的疾病

主要有慢性肝炎、原发性肝癌、华支睾吸虫病、肝棘球蚴病、血液病等。

(二)引起腹水的疾病

如结核性腹膜炎、缩窄性心包炎、慢性肾炎、腹腔内肿瘤等。

(三)肝硬化并发症

(1)上消化道出血:应与消化性溃疡、糜烂出血性胃炎、胃癌等鉴别。

(2)肝性脑病:应与低血糖、尿毒症、糖尿病酮症酸中毒等鉴别。

(3)肝肾综合征:应与慢性肾小球肾炎、急性肾小管坏死等鉴别。

(4)肝肺综合征:应与肺气肿、肺栓塞等鉴别。

六、治疗

老年人肝硬化治疗的主要原则是加强护肝和支持治疗,积极防治并发症,改善预后。老年患者用药剂量要适当，以免造成药物性肝损害。

（一）一般治疗

代偿期应适当减少活动，失代偿期则应卧床休息，以利于肝细胞修复和再生。饮食上应给予足够热量、高蛋白质、维生素丰富而又易于消化的食物，肝功能显著损害或有肝性脑病先兆时，应限制或禁食蛋白质，有腹水时应限制钠的摄入；老年人常有习惯性便秘，应注意保持大便通畅；禁用损害肝脏的药物。另外，由于老年人血液黏稠度较高，应注意降低全血黏度，活血化瘀，改善微循环。

（二）药物治疗

1.门脉高压症的药物治疗

降低门静脉压力的药物主要有两类。

（1）肾上腺素受体阻断剂，国外首推普萘洛尔。由于老年人心脏储备功能下降，常伴有冠心病、心律失常，长期服用可使有效循环血容量减少且抑制心脏传导系统，从而影响心功能，故对老年肝硬化患者应慎用。

（2）血管扩张剂，可减少肝内门静脉血流的阻力，从而降低门静脉压力，常用的药物有硝酸酯类、硝苯地平、哌唑嗪等。

2.护肝治疗

护肝药物种类很多，其共同特点为促进损伤的肝细胞再生，保护肝细胞免于或减轻损伤。临床上常用的有葡醛内酯、水飞蓟宾、维生素C、肌苷、多烯磷脂酰胆碱、谷胱甘肽等。老年人肝脏对药物代谢功能下降，盲目使用过多药物，增加肝脏负担，因此，选用药物应少而精，避免滥用药。

3.中医治疗

中医中药治疗肝硬化历史悠久，确能改善症状和肝功能。目前，多用活血化瘀、软坚消滞、健脾理气的方法，按病情辨证施治。主要有丹参、黄芪、桃仁、冬虫夏草、田三七、鳖甲等药物。

（三）腹水的治疗

首先应去除加重腹水的诱因，如过量水钠摄入、低钾血症、感染、门静脉血栓形成或发生肝癌等。利尿剂的使用最为广泛，应用时应从小剂量开始，间歇给药，主张排钾与保钾利尿剂联合使用，以每天减轻体重不超过0.5 kg为宜，以免诱发肝性脑病、肝肾综合征及电解质和酸碱平衡紊乱等并发症。对于难治性腹水的治疗，可采用少量放腹水加输注清蛋白、提高血浆胶体渗透压、腹腔-颈静脉转流术及经颈静脉肝内门体分流术（TIPS）等方法处理。

（四）门静脉高压症的手术治疗

手术治疗的目的主要是降低门静脉压力和消除脾功能亢进，有各种分流、断流术和脾切除术等。其适应证主要是：①食管、胃底静脉曲张破裂出血，经非手术治疗无效者。②巨脾伴脾功能亢进者。③食管静脉曲张出血高危患者。

（五）肝移植手术

适用于常规内外科治疗无效的晚期肝硬化患者，可提高患者的存活率。

七、预后

肝硬化的预后与病因、病变类型、肝功能代偿程度及有无并发症等因素有关。酒精性肝硬化、肝淤血引起的肝硬化一般较病毒性肝硬化预后为好。以肝细胞实质损害为主的肝硬化较肝间质损害为主者预后差。黄疸持续不退、凝血酶原时间明显延长、胆酶分离者预后差。出现并发症时，预后均较差，死亡原因多为肝性脑病、上消化道出血、继发感染和肝肾综合征等。

（王亚娟）

第六节　老年尿路感染

尿路感染是老年人细菌性感染中最多见的类型，仅次于呼吸道感染。从无症状性菌尿到严重的毒血症及败血症都可发生。尿路感染应分为上、下尿路感染，局限于膀胱和/或尿道者为下尿路感染，累及肾盂者为上尿路感染，二者不易区分时统称为尿路感染。

一、病因

老年人尿路感染患病率高（16%～43%），其原因有以下几方面。

（1）衰老、营养不良、免疫功能减低、抗病能力低下及患有糖尿病等因素，故易发生细菌性感染。

（2）老年女性绝经期后雌激素分泌减少，阴道上皮萎缩，导致细菌易在阴道滋生，而发生尿路感染。此外，老年女性尿道松弛、尿道短，也是容易发生感染的原因。

（3）老年男性前列腺液分泌减少，局部灭菌能力下降，以及前列腺炎、膀胱结石、憩室、神经原性膀胱致使膀胱无力，不能排空，残余尿增多，甚至造成尿液反流。

二、诊断

（一）临床表现

1.膀胱炎

主要表现为尿频、尿急及尿痛等膀胱刺激症状，急性膀胱炎患者表现更为突出。全身症状轻微或缺如。

2.肾盂肾炎

（1）具有上述膀胱炎的尿频、尿急，尿痛症状，是因为肾盂炎症波及到膀胱，致使膀胱亦受到感染。

（2）急性肾盂肾炎可有寒战、高热等全身毒血症状：当并发败血症时，因老年人反应能力差，急性感染征象可不明显，当出现精神症状或意识模糊时，应警惕败血症的发生，需及时做血液细菌培养。

（3）慢性肾盂肾炎的特点是具有长期反复尿路感染病史，可有肾性高血压及肾功能异常，如血肌酐及尿素氮升高，急性感染后肾功能急剧恶化，甚至出现尿毒症，并可有贫血和水、电解质平衡紊乱。

3.无症状菌尿

老年人菌尿阳性率，女性为5%～10%、男性为1%～2%，80岁以上老年女性可达18%，男性可达5%～10%，医院内感染阳性率更高。但临床无症状，尿常规正常，中段尿细菌培养阳性。

(二)实验室及特殊检查

1.尿常规

白细胞增多,中段尿细菌培养呈阳性,菌落计数超过 1×10^5/mL。

2.尿生化

长期反复尿路感染可出现不同程度的血肌酐及尿素氮升高。

3.B 型超声

可见双侧或单侧肾体积缩小(肾萎缩)。

4.静脉肾盂造影

可见肾盂肾盏变形,有时可见扩张及肾盂积水,还可见双侧或单侧肾影缩小(肾萎缩),肾功能减退时显影较差,严重肾功能减退时不显影。

三、治疗

(一)初发性(或非复杂性)尿路感染

因尿路的结构或功能无异常,治疗比较容易。无尿菌培养及药敏试验者,宜给广谱抗生素如氨苄青霉素、喹诺酮类、头孢菌素等,感染严重者剂量宜大(有肾功能不全者剂量不宜大),疗程宜长一些。这类患者一开始就应凭经验给抗生素 3~7 天,待尿菌培养及药敏试验报告后,常选用敏感性强的抗生素,常规疗程 14 天。如症状已控制,菌尿已消失,为巩固疗效,防止复发,应每月口服氟哌酸或复方新诺明 7~10 天,共3 个月。

(二)再发性尿路感染

再发性尿路感染指半年内感染 2 次以上,或 1 年内有 3 次以上的感染而言,再感染多在停抗生素后1 周内最迟一个月内发生,且尿菌培养及抗菌敏感谱相同。再感染的治疗原则为小剂量长疗程,即在充分治疗基础上,给予预防性应用抗生素,每天或每周 3 次小剂量(1 片)氟哌酸或复方新诺明等,疗程为6~12 个月,每隔半年做 1 次尿菌培养,这样的治疗方法可减少 95%的复发率。

(三)复杂性尿路感染

此型由于尿路结构或功能存在异常,而使抗生素的疗效欠佳,菌谱也广,且常有耐药性。应进行肾盂造影、膀胱镜及前列腺检查,在应用抗生素同时进行必要的外科治疗。因为此型尿路感染并非单纯抗生素所能解决的。

(1)对严重肾盂肾炎治疗可分 3 个阶段:第一阶段凭经验用抗生素 1~3 天,第二阶段根据药敏选用有效抗生素 7~14 天,第三阶段开始在病情稳定情况下改用口服抗生素数周,并进行肾盂造影及膀胱镜检查,了解有无尿液引流不畅、狭窄梗阻等情况。如有外科指征,仍进行外科治疗,方能取得满意的疗效。

(2)对前列腺疾病,行前列腺检查如发现前列腺肿大、压痛,前列腺液白细胞超过 10 个,并有脂肪滴的巨噬细胞,则提示有感染性前列腺炎。治疗开始静脉给氨苄青霉素、头孢菌素,症状缓解后改为氟哌酸、复方新诺明 4 周。伴前列腺肥大尿液不通畅者同时服竹林胺使尿液排出通畅,如梗阻严重(严重前列腺肥大或肿瘤)尿潴留者,则需外科手术切除或射频、激光等治疗,以解除梗阻。

(3)对膀胱癌、膀胱颈严重肥厚影响排尿者均需外科治疗,对老年神经源性膀胱可行一些恢复膀胱功能的治疗,但疗效较差。

(4)对留置导尿的医源性尿路感染，应尽量缩短导尿留置时间，因留置导尿感染率很高，每天有10%的尿路感染率，但多无症状，此外应服抗菌药物至去除导管后6～7天，对并发有症状的尿路感染，应在尿菌培养及药敏基础上先静脉给药，后口服，同初发性尿路感染。

总之，老年尿路感染是很常见的，但治疗应根据初发性感染、再发性感染、复杂性感染等不同情况，采取不同措施，方能取得满意效果。此外，在把握好指征情况下，不要滥用或过量应用抗生素，以尽量减少耐药性。事实上，现在已广泛存在着对氨苄青霉素、阿莫西林、先锋霉素、磺胺等抗生素的耐药性，目前对喹诺酮类耐药性也已在增加，应引起临床高度重视。

(王亚娟)

第七节　老年肾衰竭

随着增龄，老年肾脏功能呈现进行性的生理性衰退，同时由于糖尿病、高血压病、心功能衰竭等疾病的存在，导致或加重肾脏的排泄和调节功能的不足和紊乱，使老年人更容易发生肾衰竭。

一、病因特点

老年人肾衰竭的原因虽与其他年龄组患者有共同之处，但在老龄阶段，衰老相关疾病引起继发性肾脏病的发生率增加，肾衰竭更为常见。老年人多种原因可引起血压的明显下降，血压降低可使肾脏的有效血液灌注不足诱发肾脏功能衰竭。常见的原因有严重的心力衰竭或急性心肌梗死导致血压下降；大手术、败血症、呕吐、腹泻、利尿剂、消化道出血或其他原因引起的血容量不足等。

老年人容易发生泌尿系统、呼吸系统及胆管等部位的感染，并且感染的临床症状多不典型，经常容易延误诊断与治疗，感染导致严重毒血症及感染性中毒性休克而发生急性肾衰竭。国内有报道认为，感染是老年急性肾衰竭的首要原因。

老年肾对肾毒性药物更为敏感，血管造影时造影剂对肾脏的毒性及滥用肾毒性药物如氨基糖苷类抗生素、非甾体抗炎药、血管转换酶抑制剂、甘露醇等都可诱发老年人肾衰竭。

泌尿系统梗阻也是老年人肾衰竭的重要原因。前列腺增生或泌尿系统肿瘤导致的泌尿系统梗阻，老年人突然出现的无尿或排尿困难要注意排除下泌尿系统梗阻的可能性；肾动脉粥样硬化所致的肾脏供血减少，肾动脉狭窄性肾性高血压服用转化酶抑制剂也可能诱发老年肾衰竭。

在一项肾活检资料分析中，老年人肾衰竭的病因依次为肾硬化(37%)、糖尿病(25%)、肾炎(13%)、肾淀粉样变(7%)、多囊肾(6%)。

二、临床特点

(一)临床症状

不典型老年人肾脏功能衰竭的病史可以不清楚，病情进展隐匿。临床常以乏力、厌食、恶心、呕吐等消化系统症状来就诊，严重时出现口中尿味，甚至消化道出血。疲乏、失眠、注意力不集中是肾衰竭早期常有的精神症状。肾衰竭后期出现性格改变：忧郁、记忆力减退、判断错误、对外界反应淡漠。尿毒症时常有精神异常、谵妄、幻觉、昏迷等，也常出现神经肌肉兴奋性增加，包括呃逆、肌肉痉挛等。肾衰竭晚期常有周围神经病变，下肢深部出现异样感，呈蚁走样或刺痛，称为不安腿综合征。

(二)并发症多

高血压是肾衰竭的常见的并发症之一，如果血压得不到及时有效的控制又可加重肾功能的损害，形成恶性循环。心血管其他并发症包括心包炎、心肌病、心力衰竭等，约 50%患者死亡与心血管并发症有关。

老年肾衰竭常伴有贫血，贫血是尿毒症必有症状。贫血可使患者的心力衰竭和心绞痛症状加重。有关肾性贫血的机制还有争议，除了各种因素造成肾脏红细胞生成因子产生不足外，尿毒症血浆中一些毒性物质也干扰红细胞的生成和代谢，一般认为是多因素综合障碍所致。

老年肾功衰竭时可出现水、电解质失衡和代谢失调，出现低血钠、高血钾、钙磷代谢失衡(肾性骨营养不良征)、低血糖或高血糖等，如果得不到及时的就治可成为患者的致死原因。

老年肾衰竭氮质血症时，代谢产物的潴留可引起尿毒症性支气管炎、肺炎、胸膜炎，甚至胸腔积液。胸部 X 线片有典型的"尿毒肺"。

三、临床诊断要点

有慢性肾脏病史，出现上述临床症状，结合肾功能检查，诊断肾衰竭并不困难。但是，临床上约有 40%的老年肾衰竭患者无明显肾脏病史。

老年人由于肌肉组织的减少，血肌酐在肾功能异常时升高可不明显，一旦血浆肌酐超过 133 μmol/L(1.5 mg/dL)，则提示有明显的肾功能受损。老年肾功能不全的最早表现为肾浓缩功能的下降，常表现为多尿及夜尿增多，尿比重降低，24 小时尿量常大于 1 500 mL，尿比重多在 1.016 以下，常固定在1.010 左右。

四、治疗要点

(一)一般治疗

老年人和年轻人的肾衰竭的处理原则是相同的，但肾衰竭老年人仍有一些特殊的注意点。合理的饮食治疗方案是治疗慢性肾衰竭的关键。

1.限制蛋白饮食

低蛋白饮食可以防止尿素氮的升高，同时还有利于降低血磷和减轻酸中毒，因为高蛋白饮食常伴有磷及其他有机酸离子的摄入增加。但过分严格的控制蛋白质的摄入，则会发生营养不良。有人提倡老年肾衰竭患者每天蛋白质的摄入量为 0.6 g/kg，可以满足机体生理的基本需要，又不至于发生营养不良。蛋白质摄入量宜根据肾小球滤过率(GFR)进行适当调整，GFR 为 10～20 mL/min者，用 0.6 g/(kg·d)；GFR 大于 20 mL/min，可加 5 g/d；GFR 少于 5 mL/min 者，仅能摄入 20 g/d 蛋白质。要求 60%以上蛋白质必须是富含必需氨基酸的蛋白，如鸡蛋、瘦肉和牛奶。尽可能少食植物蛋白的物质，如花生、黄豆等含非必需氨基酸多食物。

2.高热量饮食

摄入足量的糖类和脂肪以供给人体足够热量，减少蛋白的分解。

3.离子的摄入

除水肿、高血压和少尿者要限制盐摄入外，一般不宜过严限盐。只要尿量每天超过 1 L，一般不须限制饮食中的钾。在氮质血症期，就应开始予低磷饮食，每天不超过 600 mg。

4.必需氨基酸疗法

如果 GFR≤5 mL/min，则每天蛋白摄入量减至 20 g，为防止和治疗营养不良症，故必须加用必需氨基酸，一般必需氨基酸用量为 0.1～0.4 g/(kg·d)。

5.用药注意

因肾衰竭后，一些经肾脏排泄的药物会在体内蓄积，所以许多药物的剂量及用药时间都应有恰当的调整，特别是地高辛、氨基糖苷类抗生素及转化酶抑制剂等药物的剂量和间隔期。

(二)并发症的治疗

1.水、电解质失衡的治疗

钙磷失衡可用活性维生素 D_3 0.25 μg/d，在 2～4 周内增至 0.5 μg/d，可使空、回肠吸收钙增加，加服碳酸钙，以降低血磷。当血钾≥6.5 mmol/L，出现肌无力和心电图高钾反应时，应予 10%葡萄糖酸钙 20 mL，缓慢静脉注射，必要时用 5%碳酸氢钠 100 mL 静脉滴注，也可用高糖 25%或 50%葡萄糖静脉注射，同时皮下注射胰岛素 6～12 U。

2.代谢性酸中毒治疗

在低钠饮食的条件下，给予碳酸氢钠。二氧化碳结合力在 13.5 mmol/L 以上时，则可口服碳酸氢钠 1～6 g，3 次/天；当二氧化碳结合力低于 13.5 mmol/L，尤其伴有昏迷时，应静脉补碱，纠正酸中毒至二氧化碳结合力达 17.1 mmol/L 便可。

3.贫血的治疗

肾衰竭并发贫血时，必须采取积极的治疗方案。缺铁性贫血的诊断要依据血清铁和血清铁蛋白的水平来确定，如有缺铁存在要补充铁剂。对于肾衰竭时的非缺铁性贫血，可以注射雄激素，应用基因工程生产的红细胞生成素(EPO)治疗。肾衰贫血疗效显著，50～100 U/kg、每周 3 次。当血红蛋白少于 60 g/L，则应小量多次输血。

4.心血管并发症的治疗

肾性高血压多数为容量依赖性，首先要减少血容量。尿毒症性心包炎应采用血透，出现心脏压塞征象时应心包切开引流。心力衰竭的治疗与一般心力衰竭治疗相似，但疗效不满意。

5.神经精神和肌病的治疗

充分的透析可改善神经精神和肌病的症状。活性维生素 D_3 和红细胞生成素对肌病亦有效。

6.瘙痒症的治疗

瘙痒可以应用皮肤润滑剂及紫外线照射治疗。

(三)透析治疗和肾脏移植

透析仍然是治疗尿毒症的主要手段，血液透析、腹膜透析及近来采用的血液滤过的方法都有效。但是，透析治疗可以代替肾的排泄功能，不能代替肾的分泌和代谢功能。老年人在心理上比年轻人更能接受长期的透析治疗，并从中获益良多。但是，长期的透析治疗也给老年人带来许多的不利，如促发和加剧骨病，加重营养不良，一过性脑缺血发作，脑血栓形成和脑出血。

在老年患者中，肾脏移植的应用也越来越常见，患者选择的标准往往取决于患者的全身情况及肾外情况的严重程度，而不是年龄本身。

(王亚娟)

第九章

内科常见疾病护理

第一节　急性肾小球肾炎

急性肾小球肾炎(acute glomerulonephritis,AGN)简称急性肾炎,是以急性肾炎综合征为主要表现的一组疾病。其特点为起病急,患者出现血尿、蛋白尿、水肿和高血压,可伴有一过性氮质血症。本病好发于儿童,男性居多。常有前驱感染,多见于链球菌感染后,其他细菌、病毒和寄生虫感染后也可引起。本部分主要介绍链球菌感染后的急性肾炎。

一、病因及发病机制

急性肾小球肾炎常发生于β-溶血性链球菌"致肾炎菌株"引起的上呼吸道感染(多为扁桃体炎)或皮肤感染(多为脓疱疮)后,感染导致机体产生免疫反应而引起双侧肾脏弥漫性的炎症反应。目前多认为,链球菌的主要致病抗原是胞质或分泌蛋白的某些成分,抗原刺激机体产生相应抗体,形成免疫复合物沉积于肾小球而致病。同时,肾小球内的免疫复合物可激活补体,引起肾小球内皮细胞及系膜细胞增生,并吸引中性粒细胞及单核细胞浸润,导致肾脏病变。

二、临床表现

(一)症状与体征

1.尿异常

几乎所有患者均有肾小球源性血尿,约30%出现肉眼血尿,且常为首发症状或患者就诊的原因。可伴有轻、中度蛋白尿,少数(<20%)患者可呈大量蛋白尿。

2.水肿

80%以上患者可出现水肿,常为起病的初发表现,表现为晨起眼睑水肿,呈"肾炎面容",可伴有下肢轻度凹陷性水肿,少数严重者可波及全身。

3.高血压

约80%患者患病初期水钠潴留时,出现一过性轻、中度高血压,经利尿后血压恢复正常。少数患者可出现高血压脑病、急性左心衰竭等。

4.肾功能异常

大部分患者起病时尿量减少(40～700 mL/d),少数为少尿(<400 mL/d)。可出现一过性轻度氮质血症。一般于1～2周后尿量增加,肾功能于利尿后数天恢复正常,极少数出现急性肾衰竭。

(二)并发症

前驱感染后常有1～3周(平均10天左右)的潜伏期。呼吸道感染的潜伏期较皮肤感染短。本病起病较急,病情轻重不一,轻者仅尿常规及血清补体 C_3 异常,重者可出现急性肾衰竭。大多预后良好,常在数月内临床自愈。

三、辅助检查

(1)尿液检查:均有镜下血尿,呈多形性红细胞。尿蛋白多为+～++。尿沉渣中可有红细胞管型、颗粒管型等。早期尿中白细胞、上皮细胞稍增多。

(2)血清 C_3 及总补体:发病初期下降,于8周内恢复正常,对本病诊断意义很大。血清抗链球菌溶血素O滴度可增高,部分患者循环免疫复合物(circulating immune complex,CIC)阳性。

(3)肾功能检查:内生肌酐清除率(endogenous creatinie clearance rate,CC)降低,血尿素氮(blood urea nitrogen,BUN)、血肌酐(creaitinine,Cr)升高。

四、诊断要点

(1)链球菌感染后1～3周出现血尿、蛋白尿、水肿、高血压,甚至少尿及氮质血症。

(2)血清补体 C_3 降低(8周内恢复正常),即可临床诊断为急性肾小球肾炎。

(3)若肾小球滤过率进行性下降或病情1～2个月尚未完全好转的应及时做肾活检,以明确诊断。

五、治疗要点

治疗原则:以休息、对症处理为主,缩短病程,促进痊愈。本病为自限性疾病,不宜用肾上腺糖皮质激素及细胞毒药物。急性肾衰竭患者应予透析。

(一)对症治疗

利尿治疗可消除水肿,降低血压。利尿后高血压控制不满意时,可加用其他降压药物。

(二)控制感染灶

以往主张使用青霉素或其他抗生素10～14天,现其必要性存在争议。对于反复发作的慢性扁桃体炎,待肾炎病情稳定后,可行扁桃体摘除术,手术前后2周应注射青霉素。

(三)透析治疗

对于少数发生急性肾衰竭者,应予血液透析或腹膜透析治疗,帮助患者度过急性期,一般不需长期维持透析。

六、护理评估

(1)健康史:询问发病前2个月有无上呼吸道和皮肤感染史,起病急缓,就诊原因等。既往呼吸道感染史。

(2)身体状况:评估水肿的部位、程度、特点,血压增高程度,有无局部感染灶存在。

(3)心理及社会因素:因患者多为儿童,对疾病的后果常不能理解,因而不重视疾病,不按医嘱注意休息,家属则往往较急,过分约束患者,年龄较大的患者因休学、长期休息而产生焦虑、悲观情绪。评估患者及家属对疾病的认识,目前的心理状态等。

(4)辅助检查:周围血常规有无异常,淋巴细胞是否升高。

七、护理目标

(1)能自觉控制水、盐的摄入,水肿明显消退。

(2)患者能逐步达到正常活动量。

(3)无并发症发生,或能早期发现并发症并积极配合抢救。

八、护理措施

(一)一般护理

急性期患者应绝对卧床休息,以增加肾血流量和减少肾脏负担。应卧床休息 6 周至 2 个月,尿液检查只有蛋白尿和镜下血尿时,方可离床活动。病情稳定后逐渐增加运动量,避免劳累和剧烈活动,坚持 1～2 年,待完全康复后才能恢复正常的体力劳动。存在水肿、高血压或心力衰竭时,应严格限制盐的摄入,一般进盐应低于 3 g/d,特别严重的病例应完全禁盐。在急性期,为减少蛋白质的分解代谢,限制蛋白质的摄取量为 0.5～0.8 g/(kg · d)。当血压下降,水肿消退,尿蛋白减少后,即可逐渐增加食盐和蛋白质的量。除限制钠盐外,也应限制液体摄入量,进水量的控制本着宁少勿多的原则。每天进水量应为不显性失水量(约 500 mL)加上 24 小时尿量,此进水量包括饮食、饮水、服药、输液等所含水分的总量。另外,饮食应注意热量充足、易于消化和吸收。

(二)病情观察

注意观察水肿的范围、程度,有无胸腔积液、腹水,有无呼吸困难、肺部湿啰音等急性左心衰竭的征象;监测高血压动态变化,监测有无头痛、呕吐、颈项强直等高血压脑病的表现;观察尿的变化及肾功能的变化,及早发现有无肾衰竭的可能。

(三)用药护理

在使用降压药的过程中,要注意一定要定时、定量服用,随时监测血压的变化,还要嘱患者服药后在床边坐几分钟,然后缓慢站起,防止眩晕及直立性低血压。

(四)心理护理

患者尤其是儿童对长期的卧床会产生忧郁、烦躁等心理反应,加上担心血尿、蛋白尿是否会恶化,会进一步会加重精神负担。故应尽量多关心、巡视患者,随时注意患者的情绪变化和精神需要,按照患者的要求予以尽快解决。关于卧床休息需要持续的时间和病情的变化等,应适当予以说明,并要组织一些有趣的活动活跃患者的精神生活,使患者能以愉快、乐观的态度安心接受治疗。

九、护理评价

(1)能否接受限制钠、水的治疗和护理,尿量已恢复正常,水肿有减轻甚至消失。

(2)能正确面对患病现实,说出心理感受,保持乐观情绪。

(3)无并发症发生。

十、健康指导

(1)预防指导:平时注意加强锻炼,增强体质。注意个人卫生,防止化脓性皮肤感染。有上呼吸道或皮肤感染时,应及时治疗。注意休息和保暖,限制活动量。

(2)生活指导:急性期严格卧床休息,按照病情进展调整作息制度。掌握饮食护理的意义及原则,切实遵循饮食计划。指导患者及其家属掌握本病的基本知识和观察护理方法,消除各种不利因素,防止疾病进一步加重。

(3)用药指导:遵医嘱正确使用抗生素、利尿剂及降压药等,掌握不同药物的名称、剂量、给药方法,观察各种药物的疗效和不良反应。

(4)心理指导:增强战胜疾病的信心,保持良好的心境,积极配合诊疗计划。

(徐淑红)

第二节　急进性肾小球肾炎

急进性肾小球肾炎(rapidly progressive glomerulo nephritis,RPGN)又名新月体肾炎,是指以少尿或无尿、蛋白尿、血尿,伴或不伴水肿及高血压等为基础临床表现,肾功能骤然恶化而致肾衰竭的一组临床综合征。病理改变特征为肾小囊内细胞增生、纤维蛋白沉积,我国目前对该病的诊断标准是肾穿刺标本中50%以上的肾小球有大新月体形成。

一、病因

本病有多种病因。一般将有肾外表现者或明确原发病者称为继发性急进性肾炎,病因不明者则称为原发性急进性肾炎。前者继发于过敏性紫癜、系统性红斑狼疮、弥漫性血管炎等,偶有继发于某些原发性肾小球疾病,如系膜毛细血管性肾炎及膜性肾病患者。后者半数以上患者有上呼吸道前驱感染史,其中少数呈典型链球菌感染,其他一些患者呈病毒性呼吸道感染,本病患者有柯萨奇病毒 B_5 感染的血清学证据,但流感及其他常见呼吸道病毒的血清滴度无明显上升,故本病与病毒感染的关系,尚待进一步观察。此外,少数急进性肾炎患者有结核杆菌抗原致敏史(结核感染史),在应用利福平治疗过程中发生本病。个别肠道炎症性疾病也可伴随本病存在。

二、临床表现

急进性肾小球肾炎患者可见于任何年龄,但有青年和中、老年两个发病高峰,男∶女比例为2∶1。该病可呈急性起病,多数患者在发热或上呼吸道感染后出现急性肾炎综合征,即水肿、尿少、血尿、蛋白尿、高血压等。发病时患者全身症状较重,如疲乏、无力、精神萎靡,体重下降,可伴发热、腹痛。病情发展很快,起病数天内即出现少尿及进行性肾功能衰。部分患者起病相对隐袭缓慢,病情逐步加重。

三、辅助检查

(一)尿液实验室检查

常见血尿、异形红细胞尿和红细胞管型,常伴蛋白尿;尿蛋白量不等,可像肾病综合征那样排出大量的蛋白尿,但明显的肾病综合征表现不多见。

(二)其他

可溶性人肾小球基底膜抗原的酶联免疫吸附法检查抗肾小球基底膜抗体,最常见的类型是IgG型。

四、治疗

(一)强化疗法

急进性肾小球肾炎患者病情危重时必须采用强化治疗,包括如下措施。

(1)强化血浆置换:该法是用膜血浆滤器或离心式血浆细胞分离器分离患者的血浆和血细胞,然后用正常人的血浆或血浆成分(如清蛋白)对其进行置换,每天或隔天置换1次,每次置换2～4 L。此法清除致病抗体及循环免疫复合物的疗效肯定,已被临床广泛应用。

(2)甲泼尼龙冲击治疗主要应用于Ⅱ型及Ⅲ型急进性肾小球肾炎的治疗。甲泼尼龙静脉滴注,每天或隔天1次,3次为1个疗程,据病情需要应用1～3个疗程(两疗程间需间隔3～7天)。

(3)大剂量丙种球蛋白静脉滴注:当急进性肾小球肾炎合并感染等因素不能进行上述强化治疗时,可应用此治疗。丙种球蛋白静脉滴注,5次为1个疗程,必要时可应用数个疗程。

(二)基础治疗

应用各种强化治疗时,一般都要同时服用常规剂量的激素及细胞毒药物作为基础治疗,抑制免疫及炎症反应。

(1)肾上腺皮质激素:常用泼尼松或泼尼松龙口服,用药应遵循如下原则:起始量要足,不过最大剂量常不超过60 mg/d;减、撤药要慢(足量服用12周后开始减药,每2～3周减去原用量的10%);维持用药要久(以10 mg/d做维持量,服6个月至1年或更久)。

(2)细胞毒药物:常用环磷酰胺,每天口服100 mg或隔天静脉注射200 mg,累积量达6～8 g停药。而后可以再用硫唑嘌呤100 mg/d继续治疗6～12个月巩固疗效。

(3)其他免疫抑制药:近年问世的麦考酚吗酸酯抑制免疫疗效肯定,而不良反应较细胞毒药物轻,已被广泛应用于肾病治疗,包括Ⅱ及Ⅲ型急进性肾小球肾炎。

(三)替代治疗

如果患者肾功能急剧恶化达到透析指征时,应尽早进行透析治疗(包括血液透析或腹膜透析)。如疾病已进入不可逆性终末期肾衰竭,则应予长期维持透析治疗或肾移植。

五、主要护理问题

(一)潜在并发症

急性肾衰竭。

(二)体液过多

与肾小球滤过功能下降、大剂量激素治疗导致水、钠潴留有关。

(三)有感染的危险

与激素及细胞毒药物的应用、血浆置换、大量蛋白尿致机体抵抗力下降有关。

(四)焦虑/恐惧

与疾病进展快、预后差有关。

(五)有皮肤完整性受损的危险

与皮肤水肿有关。

(六)知识缺乏

缺乏急进性肾小球肾炎相关知识。

(七)自理缺陷

与疾病所致贫血、水肿和心力衰竭等有关。

(八)电解质紊乱

与使用利尿剂有关。

六、护理目标

(1)保护残余肾功能,纠正肾血流量减少的各种因素(如低蛋白血症、脱水、低血压等),防治急性肾衰竭。

(2)维持体液平衡,水肿消失,血压恢复正常。

(3)预防感染。

(4)患者焦虑/恐惧减轻,配合治疗护理,树立战胜疾病的信心。

(5)保持皮肤完整性,无破溃、受损。

(6)患者了解急进性肾小球肾炎相关知识,了解相关预防和康复知识,自我照顾和管理能力提高。

(7)生活自理能力恢复。

七、护理措施

(一)病情观察

(1)密切观察病情,及时识别急性肾衰竭的发生。监测内生肌酐清除率(Ccr)、血尿素氮(BUN)、血肌酐(Scr)水平。若 Ccr 快下降,BUN、Ser 进行性升高,提示有急性肾衰竭发生,应协助医师及时处理。

(2)监测尿量的变化,注意尿量迅速减少或出现无尿的现象,此现象往往提示了急性肾衰竭。

(3)监测血电解质及 pH 的变化,特别是血钾情况,避免高血钾可能导致的心律失常,甚至心搏骤停。

(4)观察有无食欲明显减退、恶心、呕吐、呼吸困难及端坐呼吸等症状的发生,及时进行护理干预。

(5)定期测量患者体重,观察体重变化和水肿的部位、分布、程度和消长情况,注意有无腹水及胸腔、心包积液的表现;观察皮肤有无红肿、破损、化脓等情况发生。

(二)用药护理

(1)按医嘱严格用药,密切观察药物(激素、免疫抑制剂、利尿剂)在使用过程中的疗效与不良反应。

(2)治疗后都需认真评估有无甲泼尼龙冲击治疗常见的不良反应发生,如继发感染和水钠潴留,精神兴奋及可逆性记忆障碍、面红、血糖升高、骨质疏松、伤口不愈合、消化道出血或穿孔、严重高血压、充血性心力衰竭等。

(3)大剂量激素冲击治疗可有效抑制机体的防御能力,必要时实施保护性隔离,预防继发感染。

(4)观察利尿剂、环磷酰胺冲击治疗的相关不良反应,如血清电解质变化情况及相应的临床症状。

(三)避免不利因素

避免正血容量下降的不利因素(低蛋白血症、脱水、低血压等)。

(四)预防感染

避免使用损害肾脏的药物同时积极预防感染。

(五)皮肤护理

(1)水肿较严重的患者应着宽松、柔软的棉质衣裤、鞋袜。协助忠者做好全身皮肤黏膜的清洁,指导患者注意保护好水肿的皮肤,如清洗时注意水温适当、勿过分用力;平时避免擦伤、撞伤、跌伤、烫伤。阴囊水肿等严重的皮肤水肿部位可用中药芒硝粉袋干敷或硫酸镁溶液敷于局部。水肿部位皮肤破溃应用无菌辅料覆盖,必要时可使用稀释成 1∶5 的碘伏溶液局部湿敷,以预防或治疗破溃处感染,促进创面愈合。

(2)注射时严格无菌操作,采用 5～6 号针头,保证药物准确及时的输入,注射完拔针后,应延长用无菌干棉球按压穿刺部位的时间,减少药液渗出。严重水肿者尽量避免肌内和皮下注射,尽力保证患者皮肤的完整性。

(六)心理护理

由于病情重,疾病进展快,患者出现恐惧、焦虑、烦躁、抑郁等心理。护士应加强沟通、充分理解患者的感受和心理压力,并鼓励家属,共同努力疏导患者的心理压力。护士尽量多关心、巡视,及时解决患者的合理需要,让其体会到关心和温暖。护士应鼓励患者说出对患病的担忧,给其讲解疾病过程、合理饮食和治疗方案,以消除疑虑,提高治疗信心。

(七)健康指导

(1)休息:患者应注意休息、避免劳累。急性期绝对卧床休息。卧床休息时间应较急性肾小球肾炎更长。

(2)积极预防和控制感染:从病因与治疗方法上对患者进行健康教育,提高患者预防感染的意识。

(3)提高治疗的依从性;告知患者与家属严格依从治疗的重要性、药物(激素及免疫抑制剂)治疗可能出现的不良反应与转归,避免患者擅自停药或改变剂量,鼓励患者配合治疗。

(4)避免加重肾损害的因素,建立随访计划,鼓励患者进行自我病情监测,以防止疾病复发及恶化。

(5)定期复查电解质(低钠、低钾等),有异常及时协助医师处理。

(徐淑红)

第三节　慢性肾小球肾炎

慢性肾小球肾炎简称慢性肾炎，是最常见的一组原发于肾小球的疾病，以蛋白尿、血尿、高血压及水肿为基本表现，可有不同程度的肾功能减退，大多数患者会发展成慢性肾衰竭。本病起病方式各不相同，病情迁延，进展缓慢；可发生于任何年龄，以中青年居多，男性多于女性。

一、病因及诊断检查

（一）致病因素

慢性肾炎的病因尚不完全清楚，大多数由各种原发性肾小球疾病迁延不愈发展而成。目前认为，其发病与感染有明确关系，细菌、原虫、病毒等感染后可引起免疫复合物介导性炎症而导致肾小球肾炎，故认为发病起始因素为免疫介导性炎症。另外，在发病过程中也有非免疫非炎症性因素参与，如高血压、超负荷的蛋白饮食等。仅少数慢性肾炎由急性肾炎演变而来。在发病过程中可因感染、劳累、妊娠和使用肾毒性药物等使病情加重。

（二）身体状况

1.症状体征

慢性肾炎多数起病隐匿，大多无急性肾炎病史，病前也无感染史，发病已为慢性肾炎；少数为急性肾炎迁延不愈超过 1 年以上而成为慢性。临床表现差异大，症状轻重不一。主要表现如下。

（1）水肿：多为眼睑水肿和/或轻度至中度下肢水肿，一般无体腔积液，缓解期可完全消失。

（2）高血压：部分患者可以高血压为首发或突出表现，多为持续性中等程度以上高血压。持续血压升高可加速肾小球硬化，使肾功能迅速恶化，预后较差。

（3）全身症状：表现为头晕、乏力、食欲缺乏、腰膝酸痛等，其中贫血较为常见。随着病情进展可出现肾功能减退，最终发展成为慢性肾衰竭。

（4）尿异常：可有尿量减少，偶有肉眼血尿。

2.并发症

（1）感染：易合并呼吸道及尿路感染。

（2）心脏损害：心脏扩大、心律失常和心力衰竭。

（3）高血压脑病：因血压骤升所致。

（4）慢性肾衰竭：是慢性肾炎最严重的并发症。

（三）心理社会状况

患者常因病程长、反复发作、疗效不佳、药物不良反应大、预后较差等而出现焦虑、恐惧、悲观的情绪。

（四）实验室及其他检查

1.尿液检查

尿比重多在 1.020 以下；最具有特征的是蛋白尿，尿蛋白（＋～＋＋＋），尿蛋白定量 1～3 g/24 h；尿沉渣镜检可见红细胞和颗粒管型。

2.血液检查

早期多正常或有轻度贫血,晚期红细胞计数和血红蛋白多明显降低。

3.肾功能检查

慢性肾炎可导致肾功能逐渐减退,表现为肾小球滤过率下降,内生肌酐清除率下降、血肌酐和尿素氮增高。

二、护理诊断及医护合作性问题

(1)体液过多:与肾小球滤过率下降及血浆胶体渗透压下降有关。

(2)营养失调(低于机体需要量):与蛋白丢失、摄入不足及代谢紊乱有关。

(3)焦虑:与担心疾病复发和预后有关。

(4)潜在并发症:感染、心脏损害、高血压脑病、慢性肾衰竭。

三、治疗及护理措施

(一)治疗要点

慢性肾小球肾炎的主要治疗目的是防止或延缓肾功能恶化,改善症状,防止严重并发症。

1.一般治疗

适当休息、合理饮食、防治感染等。

2.对症治疗

(1)利尿:水肿明显的患者可使用利尿剂,常用氢氯噻嗪、螺内酯、呋塞米,既可利尿消肿,也可降低血压。

(2)控制血压:高血压可加快肾小球硬化,因此及时有效地维持适宜的血压是防止病情恶化的重要环节。容量依赖性高血压首选利尿剂,肾素依赖性高血压首选血管紧张素转化酶抑制药(卡托普利等)和β受体阻滞剂(普萘洛尔等)。

3.抗血小板药物

长期使用抗血小板药物可改善微循环,延缓肾衰竭。常用双嘧达莫和阿司匹林。

4.糖皮质激素和细胞毒性药物

一般不主张应用。可试用于血压不高、肾功能正常、尿蛋白较多者,常选用泼尼松、环磷酰胺等。

(二)护理措施

1.病情观察

因高血压易加剧肾功能的损害,故应密切观察患者的血压变化。准确记录24小时出入液量,监测尿量、体重和腹围,观察水肿的消长情况。监测肾功能变化,及时发现肾衰竭。

2.生活护理

(1)适当休息:因卧床休息能增加肾血流量,减轻水肿、蛋白尿及改善肾功能,故慢性肾炎患者宜多卧床休息,避免重体力劳动。特别是有明显水肿、大量蛋白尿、血尿及高血压或合并感染、心力衰竭、肾衰竭及急性发作期的患者,应限制活动,绝对卧床休息。

(2)饮食护理:水肿少尿者应限制钠、水的摄入,食盐摄入量为1～3 g/d,每天进水量不超过1 500 mL,记录24小时出入液量;每天测量腹围、体重,监测水肿消长情况。低蛋白、低磷饮食可减轻肾小球内高压、高灌注及高滤过状态,延缓肾功能减退,宜尽早采用富含必需氨基酸的优质低蛋白饮食(如鸡肉、牛奶、瘦肉等),蛋白质的摄入量为0.5～0.8 g/(kg·d),低蛋白饮食亦可达到低磷饮食的目的。补充多种维生素及锌。适当增加糖类和脂肪的摄入比例,保证足够热量,减少自体蛋白的分解。

3.药物治疗的护理

使用利尿剂时应注意有无电解质、酸碱平衡紊乱;服用降压药起床时动作宜缓慢,以防直立性低血压;应用血管紧张素转化酶抑制药时,注意观察患者有无持续性干咳;应用抗血小板药物时,注意观察有无出血倾向等。

4.对症护理

对症护理包括对水肿、高血压、少尿等症状的护理。

5.心理护理

注意观察患者的心理活动,及时发现患者的不良情绪,主动与患者沟通,鼓励患者说出其内心感受,做好疏导工作,帮助患者调整心态,积极配合治疗及护理。

6.健康指导

(1)指导患者严格按照饮食计划进餐。注意休息,保持精神愉快,避免劳累、受凉和使用肾毒性药物,以延缓肾功能减退。

(2)进行适当锻炼,提高机体抵抗力,预防呼吸道感染。

(3)遵医嘱服药,定期复查尿常规和肾功能。

(4)育龄妇女注意避孕,以免因妊娠导致肾炎复发和病情恶化。

(徐淑红)

第四节　肾盂肾炎

肾盂肾炎是由各种病原微生物感染所引起的肾盂、肾盏及肾实质的感染性炎症,是尿路感染中最常见的临床类型。肾盂肾炎为上尿路感染,尿道炎和膀胱炎为下尿路感染,而肾盂肾炎常伴有下尿路感染,临床上在感染难以定位时可统称为尿路感染。本病好发于女性,尤多见于育龄期妇女、女婴、老年女性和免疫功能低下者。

一、病因及诊断检查

(一)致病因素

1.病因

尿路感染最常见的致病菌是肠道革兰氏阴性杆菌,其中以大肠埃希菌最常见,占70%以上,其次为副大肠埃希菌、变形杆菌、克雷伯杆菌、产气杆菌、沙雷杆菌、产碱杆菌和葡萄球菌等。致病菌常为1种,极少数为两种以上细菌混合感染。偶可由真菌、病毒和原虫感染引起。

2.易感因素

由于机体具有多种防御尿路病原微生物感染发生的机制,所以,正常情况下细菌进入膀胱不会引起肾盂肾炎的发生。主要易感因素如下。

(1)尿路梗阻和尿流不畅:是最主要的易感因素,以尿路结石最常见。尿路不畅时,尿路的细菌不能被及时冲刷清除出尿道,在局部生长和繁殖,易引起肾盂肾炎。

(2)解剖因素:女性尿道短、直而宽,尿道口距肛门、阴道较近,易被细菌污染,故易发生上行感染。

(3)尿路器械操作:应用尿道插入性器械时,如留置导尿管和膀胱镜检查、尿道扩张等可损伤尿道黏膜,或使细菌进入膀胱和上尿路而致感染。

(4)机体抵抗力低下:糖尿病、重症肝病、癌症晚期、艾滋病、长期应用激素和免疫抑制药等均易发生尿路感染。

3.感染途径

(1)上行感染:为最常见的感染途径,病原菌多为大肠埃希菌,以女性多见。细菌由尿道外口经膀胱、输尿管逆流上行到肾盂,引起肾盂炎症,再经肾盏、肾乳头至肾实质。

(2)血行感染:致病菌多为金黄色葡萄球菌。病原菌从体内感染灶如扁桃体炎、鼻窦炎、龋齿或皮肤化脓性感染等侵入血流,到达肾皮质引起多发性小脓肿,再沿肾小管向下扩散至肾乳头、肾盂及肾盏,引起肾盂肾炎。

(3)淋巴道感染:病原菌从邻近器官的病灶经淋巴管感染。

(4)直接感染:外伤或肾、尿路附近的器官与组织感染,细菌直接蔓延至肾引起肾盂肾炎。

(二)身体状况

按病程和病理变化可将肾盂肾炎分为急性和慢性两型。

1.急性肾盂肾炎

(1)起病急剧,病程不超过半年。

(2)全身表现:常有寒战、高热,体温升高达 38.5～40.0 ℃,常伴有全身不适、头痛、乏力、食欲缺乏、恶心呕吐等全身毒血症状。

(3)泌尿系统表现:可有腰痛、肾区不适和尿路刺激征,上输尿管点或肋腰点压痛,肾区叩击痛。重者尿外观浑浊,呈脓尿、血尿。

2.慢性肾盂肾炎

急性肾盂肾炎反复发作,迁延不愈,病程超过半年即转为慢性肾盂肾炎。慢性肾盂肾炎症状一般较轻,或仅有低热、倦怠,无尿路感染症状,但多次尿细菌培养均呈阳性,称无症状菌尿。急性发作时与急性肾盂肾炎症状相似,如不及时治疗可导致肾功能减退,最终可发展为肾衰竭。

3.并发症

常见有慢性肾衰竭、肾盂积水、肾盂积脓、肾周围脓肿等。

(三)心理社会状况

由于起病急,症状明显,女性患者羞于检查,或反复发作迁延不愈,患者易产生焦虑、紧张和悲观情绪。

(四)实验室及其他检查

1.尿常规

尿液外观浑浊;急性期尿沉渣镜检可见大量白细胞和脓细胞,如出现白细胞管型,对肾盂肾炎有诊断价值;少数患者有肉眼血尿。

2.血常规

急性期白细胞总数及中性粒细胞增高。

3.尿细菌学检查

尿细菌学检查是诊断肾盂肾炎的主要依据。新鲜清洁中段尿细菌培养，菌落计数不低于10^5/mL 为阳性，菌落计数低于10^4/mL 为污染，如介于两者之间为可疑阳性，需复查或结合病情判断。

4.肾功能检查

急性肾盂肾炎肾功能多无改变，慢性肾盂肾炎可有夜尿增多、尿比重低而固定，晚期可出现氮质血症。

5.X 线检查

腹部 X 线平片及肾盂造影可了解肾的大小、形态、肾盂肾盏变化及尿路有无结石、梗阻、畸形等情况。

6.超声检查

可准确判断肾大小、形态及有无结石、囊肿、肾盂积水等。

二、护理诊断及医护合作性问题

(1)体温过高：与细菌感染有关。

(2)排尿异常：与尿路感染所致的尿路刺激征有关。

(3)焦虑：与症状明显或病情反复发作有关。

(4)潜在并发症：有慢性肾衰竭、肾盂积水、肾盂积脓和肾周围脓肿。

三、治疗及护理措施

(一)治疗要点

1.一般治疗

急性期全身症状明显者应卧床休息，饮食应富有热量和维生素并易于消化，高热脱水时应静脉补液，鼓励患者多饮水、勤排尿，促使细菌及炎性渗出物迅速排出。

2.抗菌药物治疗

原则上应根据致病菌和药敏试验结果选用抗菌药，但由于大多数病例为革兰氏阴性杆菌感染，急性型患者常不等尿培养结果，即首选对此类细菌有效，而且在尿中浓度高的药物治疗。

(1)常用药物：①喹诺酮类，如环丙沙星、氧氟沙星，为目前治疗尿路感染的常用药物，病情轻者，可口服用药；较严重者宜静脉滴注，环丙沙星 0.25 g，或氧氟沙星 0.2 g，每 12 小时 1 次。②氨基糖苷类，庆大霉素肌内注射或静脉滴注。③头孢类，头孢唑啉肌内或静脉注射。④磺胺类，复方磺胺甲基异噁唑(复方新诺明)口服。

(2)疗效与疗程：若药物选择得当，用药 24 小时后症状即可好转，如经 48 小时仍无效，应考虑更换药物。抗菌药用至症状消失，尿常规转阴和尿培养连续 3 次阴性后 3～5 天为止。急性肾盂肾炎一般疗程为 10～14 天，疗程结束后每周复查尿常规和尿细菌培养 1 次，共 2～3 周，若均为阴性，可视为临床治愈。慢性肾盂肾炎疗程应适当延长，选用敏感药物联合治疗，疗程 2～4 周；或轮换用药，每组使用 5～7 天查尿细菌，如连续 2 周(每周 2 次)尿细菌检查阴性，6 周后再复查 1 次仍为阴性，则为临床治愈。

(二)护理措施

1.病情观察

观察生命体征,尤其是体温变化;观察尿路刺激征及伴随症状的变化,有无并发症等。

2.生活护理

(1)休息:为患者提供安静、舒适的环境,增加休息和睡眠时间。高热患者应卧床休息,体温超过 39 ℃时需行冰敷、乙醇擦浴等措施进行物理降温。

(2)饮食护理:给予高蛋白、丰富维生素和易消化的清淡饮食,鼓励患者多饮水,每天饮水量不少于 2 000 mL。

3.药物治疗的护理

(1)遵医嘱用药,轻症者尽可能单一用药,口服有效抗生素 2 周;严重感染宜联合用药,采用肌内注射或静脉给药;已有肾功能不全者,则避免应用肾毒性抗生素。

(2)观察药物疗效,协助医师判断停药指征。

(3)注意药物的不良反应:诺氟沙星、环丙沙星可引起轻微消化道反应、皮肤瘙痒等;氨基糖苷类药物对肾脏和听神经有毒性作用,可引起耳鸣、听力下降,甚至耳聋;磺胺类药物服药期间要多饮水和服用碳酸氢钠以碱化尿液,增强疗效和减少磺胺结晶的形成。

4.尿细菌学检查的标本采集

(1)宜在使用抗生素前或停药 5 天后留取尿标本。

(2)留取清洁中段尿标本前用肥皂水清洗外阴部,不宜用消毒剂,指导患者留取尿标本于无菌容器内,于 1 小时内送检。

(3)最好取清晨第 1 次(尿液在膀胱内停留 6～8 小时或以上)的清洁、新鲜中段尿送检,以提高阳性率。

(4)尿标本中注意勿混入消毒液;女性患者留取尿标本时应避开月经期,防止阴道分泌物及经血混入。

5.心理护理

向患者说明紧张情绪不利于尿路刺激征的缓解,指导患者放松身心,消除紧张情绪及恐惧心理,树立战胜疾病的信心,共同制订护理计划,积极配合治疗。

6.健康教育

(1)向患者及家属讲解肾盂肾炎发病和加重的相关因素,积极治疗和消除易感因素。尽量避免导尿及尿道器械检查,如果必须进行,应严格无菌操作,术后应用抗菌药以防尿路感染。

(2)指导患者保持良好的生活习惯,合理饮食,多饮水,勤排尿,尽量不留残尿;保持外阴清洁,女性患者忌盆浴,注意月经期、妊娠期、产褥期卫生。

(3)加强身体锻炼,提高机体抵抗力。

(4)育龄妇女患者,急性期治愈后 1 年内应避免妊娠。与性生活有关的反复发作患者,应于性生活后立即排尿和行高锰酸钾坐浴。

(5)告知患者遵医嘱坚持按疗程应用抗菌药物是最重要的治疗措施,嘱患者不可随意增减药量或停药,以达到彻底治愈的目的,避免因治疗不彻底而演变为慢性肾盂肾炎。慢性肾盂肾炎应按医嘱用药,定期检查尿液,出现症状立即就医。

(徐淑红)

第五节　糖　尿　病

糖尿病(diabetes mellitus,DM)是一组由多病因引起的以慢性高血糖为特征的代谢性疾病,是由胰岛素分泌和/或作用缺陷所引起。糖尿病是常见病、多发病。据国际糖尿病联盟统计,2021年全球有糖尿病患者5.37亿。我国成年人糖尿病患病率达9.7%,而糖尿病前期的比例更高达15.5%。因此,糖尿病是严重威胁人类健康的世界性公共卫生问题。

一、分型

(一)1型糖尿病

胰岛β细胞破坏,常导致胰岛素绝对缺乏。

(二)2型糖尿病

从以胰岛素抵抗为主伴胰岛素分泌不足到以胰岛素分泌不足为主伴胰岛素抵抗。

(三)其他特殊类型糖尿病

其他特殊类型糖尿病指病因相对比较明确,如胰腺炎、库欣综合征等引起的一些高血糖状态。

(四)妊娠期糖尿病

妊娠期糖尿病指妊娠期间发生的不同程度的糖代谢异常。

二、病因与发病机制

糖尿病的病因和发病机制至今未完全阐明。总的来说,遗传因素及环境因素共同参与其发病过程。胰岛素由胰岛β细胞合成和分泌,经血液循环到达体内各组织器官的靶细胞,与特异受体结合并引发细胞内物质代谢效应。该过程中任何一个环节发生异常,均可导致糖尿病。

(一)1型糖尿病

1.遗传因素

遗传因素在1型糖尿病发病中起重要作用。

2.环境因素

糖尿病可能与病毒感染、化学毒物和饮食因素有关。

3.自身免疫

有证据支持1型糖尿病为自身免疫性疾病。

4.1型糖尿病的自然史

1型糖尿病的发生发展经历以下阶段。

(1)个体具有遗传易感性,临床无任何异常。

(2)某些触发事件,如病毒感染引起少量β细胞破坏并启动自身免疫过程。

(3)出现免疫异常,可检测出各种胰岛细胞抗体。

(4)β细胞数目开始减少,仍能维持糖耐量正常。

(5)β细胞持续损伤达到一定程度时(通常只残存10%～20%的β细胞),胰岛素分泌不足,出现糖耐量降低或临床糖尿病，需用外源胰岛素治疗。

(6)β 细胞几乎完全消失，需依赖外源胰岛素维持生命。

(二)2 型糖尿病

1.遗传因素与环境因素

有资料显示，遗传因素主要影响 β 细胞功能。环境因素包括年龄增加、现代生活方式改变、营养过剩、体力活动不足、子宫内环境及应激、化学毒物等。

2.胰岛素抵抗和 β 细胞功能缺陷

胰岛素抵抗是指胰岛素作用的靶器官对胰岛素作用的敏感性降低。β 细胞功能缺陷主要表现为胰岛素分泌异常。

3.糖耐量减低和空腹血糖调节受损

糖耐量减低是葡萄糖不耐受的一种类型。空腹血糖调节受损是指一类非糖尿病性空腹血糖异常，其血糖浓度高于正常，但低于糖尿病的诊断值。目前认为两者均为糖尿病的危险因素，是发生心血管病的危险标志。

4.临床糖尿病

达到糖尿病的诊断标准(表 9-1)。

表 9-1 糖尿病诊断标准

诊断标准	静脉血浆葡萄糖水平
(1)糖尿病症状＋随机血糖或	≥11.1 mmol/L
(2)空腹血浆血糖(FPG)或	≥7.0 mmol/L
(3)葡萄糖负荷后两小时血糖(2 小时 PG)	≥11.1 mmol/L
无糖尿病症状者，需改天重复检查，但不做第 3 次 OGTT	

注：空腹的定义是至少 8 小时没有热量的摄入；随机是指一天当中的任意时间而不管上次进餐的时间及食物摄入量。

三、临床表现

(一)代谢紊乱综合征

1.“三多一少”

多饮、多食、多尿和体重减轻。

2.皮肤瘙痒

患者常有皮肤瘙痒，女性患者可出现外阴瘙痒。

3.其他症状

四肢酸痛、麻木、腰痛、性欲减退、月经失调、便秘和视物模糊等。

(二)并发症

1.糖尿病急性并发症

(1)糖尿病酮症酸中毒(diabetic ketoacidosis，DKA)：为最常见的糖尿病急症，以高血糖、酮症和酸中毒为主要表现。DKA 最常见的诱因是感染，其他诱因有胰岛素治疗中断或不适当减量、饮食不当、各种应激及酗酒等。临床表现为早期三多一少，症状加重；随后出现食欲缺乏、恶心、呕吐，多尿、口干、头痛、嗜睡，呼吸深快，呼气中有烂苹果味(丙酮)；后期严重失水、尿量减少、眼球下陷、皮肤黏膜干燥，血压下降、心率加快，四肢厥冷；晚期出现不同程度意识障碍。

(2)高渗高血糖综合征：是糖尿病急性代谢紊乱的另一临床类型，以严重高血糖、高血浆渗透压、脱水为特点，无明显酮症酸中毒，患者常有不同程度的意识障碍或昏迷。本病起病缓慢，最初表现为多尿、多饮，但多食不明显或反而食欲缺乏；随病情进展出现严重脱水和神经精神症状，患者反应迟钝、烦躁或淡漠、嗜睡，逐渐陷入昏迷、出现抽搐，晚期尿少甚至尿闭，但无酸中毒样深大呼吸。与 DKA 相比，失水更为严重、神经精神症状更为突出。

(3)感染性疾病：糖尿病容易并发各种感染，血糖控制差者更易发生，病情也更严重。

(4)低血糖：一般将血糖≤2.8 mmol/L 作为低血糖的诊断标准，而糖尿病患者血糖值≤3.9 mmol/L就属于低血糖范畴。低血糖有两种临床类型，即空腹低血糖和餐后(反应性)低血糖。低血糖的临床表现呈发作性，具体分为两类：①自主(交感)神经过度兴奋表现为多有出汗、颤抖、心悸、紧张、焦虑、饥饿、流涎、软弱无力、面色苍白、心率加快、四肢冰凉和收缩压轻度升高等。②脑功能障碍表现为初期表现为精神不集中、思维和语言迟钝、头晕、嗜睡、视物不清、步态不稳，后可有幻觉、躁动、易怒、性格改变、认知障碍，严重时发生抽搐和昏迷。

2.糖尿病慢性并发症

(1)微血管病变：这是糖尿病的特异性并发症。微血管病变主要发生在视网膜、肾、神经和心肌组织，尤其以肾脏和视网膜病变最为显著。

(2)大血管病变：这是糖尿病最严重、突出的并发症，主要表现为动脉粥样硬化。动脉粥样硬化主要侵犯主动脉、冠状动脉、脑动脉、肾动脉和肢体外周动脉等。

(3)神经系统并发症：以周围神经病变最常见，通常为对称性，下肢较上肢严重，病情进展缓慢。患者常先出现肢端感觉异常，如呈袜子或手套状分布，伴麻木、烧灼、针刺感或如踏棉垫感，可伴痛觉过敏、疼痛；后期可有运动神经受累，出现肌力减弱甚至肌萎缩和瘫痪。

(4)糖尿病足：指与下肢远端神经异常和不同程度周围血管病变相关的足部溃疡、感染和/或深层组织破坏，主要表现为足部溃疡、坏疽。糖尿病足是糖尿病最严重且需治疗费用最多的慢性并发症之一，是糖尿病非外伤性截肢的最主要原因。

(5)其他：糖尿病还可引起黄斑病、白内障、青光眼、屈光改变和虹膜睫状体病变等。牙周病是最常见的糖尿病口腔并发症。

在我国，糖尿病是导致成人失明、非创伤性截肢的主要原因；心血管疾病是使糖尿病患者致残、致死的主要原因。

四、辅助检查

(一)尿糖测定

尿糖受肾糖阈的影响。尿糖呈阳性只提示血糖值超过肾糖阈(大约 10 mmol/L)，尿糖呈阴性不能排除糖尿病可能。

(二)血糖测定

血糖测定的方法有静脉血葡萄糖测定、毛细血管血葡萄糖测定和 24 小时动态血糖测定 3 种。前者用于诊断糖尿病，后两种仅用于糖尿病的监测。

(三)口服葡萄糖耐量试验

当血糖高于正常范围而又未达到诊断糖尿病标准时，须进行口服葡萄糖耐量试验(OGTT)。OGTT 应在无摄入任何热量 8 小时后，清晨空腹进行，75 g 无水葡萄糖，溶于 250～300 mL 水中，5～10 分钟内饮完，空腹及开始饮葡萄糖水后 2 小时测静脉血浆葡萄糖。儿童服糖量按

1.75 g/kg计算，总量不超过 75 g。

（四）糖化血红蛋白 A_1 测定

糖化血红蛋白 A_1测定：其测定值者取血前 8～12 周血糖的总水平，是糖尿病病情控制的监测指标之一，正常值是 3%～6%。

（五）血浆胰岛素和 C 肽测定

主要用于胰岛 β 细胞功能的评价。

（六）其他

根据病情需要选用血脂、肝肾功能等常规检查，急性严重代谢紊乱时的酮体、电解质、酸碱平衡检查，心、肝、肾、脑、眼科及神经系统的各项辅助检查等。

五、治疗要点

糖尿病管理须遵循早期和长期、积极而理性、综合治疗和全面达标、治疗措施个体化等原则。国际糖尿病联盟（IDF）提出糖尿病综合管理 5 个要点（有“五驾马车”之称）：糖尿病健康教育、医学营养治疗、运动治疗、血糖监测和药物治疗。

（一）健康教育

健康教育是重要的基础管理措施，是决定糖尿病管理成败的关键。每位糖尿病患者均应接受全面的糖尿病教育，充分认识糖尿病并掌握自我管理技能。

（二）医学营养治疗

医学营养治疗是糖尿病基础管理措施，是综合管理的重要组成部分。详见饮食护理。

（三）运动疗法

在糖尿病的管理中占重要地位，尤其对肥胖的 2 型糖尿病患者，运动可增加胰岛素敏感性，有助于控制血糖和体重。运动的原则是适量、经常性和个体化。

（四）药物治疗

1.口服药物治疗

（1）促胰岛素分泌剂。①磺脲类药物：其作用不依赖于血糖浓度。常用的有格列苯脲、格列吡嗪、格列齐特、格列喹酮和格列苯脲等。②非磺脲类药物：降血糖作用快而短，主要用于控制餐后高血糖。如瑞格列奈和那格列奈。

（2）增加胰岛素敏感性药物。①双胍类：常用的药物有二甲双胍。二甲双胍通常每天剂量 500～1 500 mg，分 2～3 次口服，最大剂量不超过每天2 g。②噻唑烷二酮类：也称格列酮类，有罗格列酮和吡格列酮两种制剂。

（3）α-葡萄糖苷酶抑制剂：作为 2 型糖尿病第一线药物，尤其适用于空腹血糖正常（或偏高）而餐后血糖明显升高者。常用药物有阿卡波糖和伏格列波糖。

2.胰岛素治疗

胰岛素治疗是控制高血糖的重要和有效手段。

（1）适应证：①1 型糖尿病。②合并各种严重的糖尿病急性或慢性并发症。③处于应激状态，如手术、妊娠和分娩等。④2 型糖尿病血糖控制不满意，β 细胞功能明显减退者。⑤某些特殊类型糖尿病。

（2）制剂类型：按作用快慢和维持作用时间长短，可分为速效、短效、中效、长效和预混胰岛素 5 类。根据胰岛素的来源不同，可分为动物胰岛素、人胰岛素和胰岛素类似物。

(3)使用原则:①胰岛素治疗应在综合治疗基础上进行。②胰岛素治疗方案应力求模拟生理性胰岛素分泌模式。③从小剂量开始,根据血糖水平逐渐调整。

(五)人工胰

人工胰由血糖感受器、微型电子计算机和胰岛素泵组成。目前尚未广泛应用。

(六)胰腺和胰岛细胞移植

治疗对象主要为1型糖尿病患者,目前尚局限于伴终末期肾病的患者。

(七)手术治疗

部分国家已将减重手术(代谢手术)推荐为肥胖2型糖尿病患者的可选择的治疗方法之一,我国也已开展这方面的治疗。

(八)糖尿病急性并发症的治疗

1.糖尿病酮症酸中毒

对于早期酮症患者,仅需给予足量短效胰岛素和口服液体,严密观察病情,严密监测血糖、血酮变化,调节胰岛素剂量。对于出现昏迷的患者应立即抢救,具体方法如下。

(1)补液:是治疗的关键环节。基本原则是“先快后慢,先盐后糖”。在1～2小时内输入0.9%氯化钠溶液1 000～2 000 mL,前4小时输入所计算失水量的1/3。24小时输液量应包括已失水量和部分继续失水量,一般为4 000～6 000 mL,严重失水者可达6 000～8 000 mL。

(2)小剂量胰岛素治疗:每小时0.1 U/kg的短效胰岛素加入生理盐水中持续静脉滴注或静脉泵入。根据血糖值调节胰岛素的泵入速度,血糖下降速度一般以每小时3.9～6.1 mmol/L(70～110 mg/dL)为宜,每1～2小时复查血糖;病情稳定后过渡到胰岛素常规皮下注射。

(3)纠正电解质及酸碱平衡失调:①轻度酸中毒一般不必补碱。补碱指征为血pH<7.1,HCO_3^-<5 mmol/L。应采用等渗碳酸氢钠(1.25%～1.40%)溶液。补碱不宜过多、过快,以避免诱发或加重脑水肿。②根据血钾和尿量补钾。

(4)防治诱因和处理并发症:如休克、严重感染、心力衰竭、心律失常、肾衰竭、脑水肿和急性胃扩张等。

2.高渗高血糖综合征

治疗原则同DKA。严重失水时,24小时补液量可达6 000～10 000 mL。

3.低血糖

对轻至中度的低血糖,口服糖水或含糖饮料,进食面包、饼干、水果等即可缓解。重者和疑似低血糖昏迷的患者,应及时测定毛细血管血糖,甚至无须血糖结果,及时给予50%葡萄糖60～100 mL静脉注射,继以5%～10%葡萄糖液静脉滴注。另外,应积极寻找病因,对因治疗。

(九)糖尿病慢性并发症的治疗

1.糖尿病足

控制高血糖、血脂异常和高血压,改善全身营养状况和纠正水肿等;神经性足溃疡给予规范的伤口处理;给予扩血管和改善循环治疗;有感染出现时给予抗感染治疗;必要时行手术治疗。

2.糖尿病高血压

血脂紊乱和大血管病变,要控制糖尿病患者血压<17.3/10.7 kPa(130/80 mmHg);如尿蛋白排泄量达到1 g/24 h,血压应控制<16.7/10.0 kPa(125/75 mmHg)。低密度脂蛋白胆固醇(LDL-C)的目标值为<2.6 mmol/L。

3.糖尿病肾病

早期筛查微量蛋白尿及评估GFR。早期应用血管紧张素转化酶抑制剂或血管紧张素Ⅱ受体拮抗剂，除可降低血压外，还可减轻微量清蛋白尿和使GFR下降缓慢。

4.糖尿病视网膜病变

定期检查眼底，必要时尽早使用激光进行光凝治疗。

5.糖尿病周围神经病变

早期严格控制血糖并保持血糖稳定是糖尿病神经病变最重要和有效的防治方法。在综合治疗的基础上，采用多种维生素及对症治疗可改善症状。

六、护理措施

（一）一般护理

1.饮食护理

应帮助患者制订合理、个性化的饮食计划，并鼓励和督促患者坚持执行。

(1)制订总热量。①计算理想体重(简易公式法)：理想体重(kg)＝身高(cm)－105。②计算总热量：成年人休息状态下每天每千克理想体重给予热量105～126 kJ，轻体力劳动126～147 kJ，中度体力劳动147～167 kJ，重体力劳动＞167 kJ。儿童、孕妇、乳母、营养不良和消瘦以及伴有消耗性疾病者应酌情增加，肥胖者酌减，使体重逐渐恢复至理想体重的±5%。

(2)食物的组成和分配。①食物组成：总的原则是高碳水化合物、低脂肪、适量蛋白质和高纤维的膳食。碳水化合物所提供的热量占饮食总热量的50%～60%，蛋白质的摄入量占供能比的10%～15%，脂肪所提供的热量不超过总热量的30%，饱和脂肪酸不应超过总热量的7%，每天胆固醇摄入量宜＜300 mg。②确定每天饮食总热量和碳水化合物、脂肪、蛋白质的组成后，按每克碳水化合物、蛋白质产热16.7 kJ，每克脂肪产热37.7 kJ，将热量换算为食品后制订食谱，可按每天三餐分配为1/5、2/5、2/5或1/3、1/3、1/3。

(3)注意事项。①超重者，禁食油炸、油煎食物，炒菜宜用植物油，少食动物内脏、蟹黄、蛋黄、鱼子、虾子等含胆固醇高的食物。②每天食盐摄入量应＜6 g，限制摄入含盐高的食物，如加工食品、调味酱等。③严格限制各种甜食：包括各种糖果、饼干、含糖饮料、水果等。为满足患者口味，可使用甜味剂。对于血糖控制较好者，可在两餐之间或睡前加水果，如苹果、梨、橙子等。④限制饮酒量，尽量不饮白酒，不宜空腹饮酒。每天饮酒量≤1份标准量(1份标准量为啤酒350 mL或红酒150 mL或低度白酒45 mL，各约含乙醇15 g)。

2.运动护理

(1)糖尿病患者运动锻炼的原则：有氧运动、持之以恒和量力而行。

(2)运动方式的选择：有氧运动为主，如散步、慢跑、快走、骑自行车、做广播体操、打太极拳和球类活动等。

(3)运动量的选择：合适的运动强度为活动时患者的心率达到个体60%的最大氧耗量，简易计算方法为心率＝170－年龄。

(4)运动时间的选择：最佳运动时间是餐后1小时(以进食开始计时)。每天安排一定量的运动，至少每周3次。每次运动时间30～40分钟，包括运动前做准备活动和运动结束时的整理运动时间。

(5)运动的注意事项：①不宜空腹时进行，运动过程应补充水分，携带糖果，出现低血糖症状时，立即食用。②运动过程中出现胸闷、胸痛、视物模糊等应立即停止运动，并及时处理。③血糖>14 mmol/L，应减少活动，增加休息。④随身携带糖尿病卡以备急需。⑤运动时，穿宽松的衣服，棉质的袜子和舒适的鞋子，可以有效排汗和保护双脚。

(二)用药护理

1.口服用药的护理

指导患者正确服用口服降糖药，了解各类降糖药的作用、剂量、用法、不良反应和注意事项。

(1)口服磺脲类药物的护理：①协助患者于早餐前 30 分钟服用，每天多次服用的磺脲类药物应在餐前 30 分钟服用。②严密观察药物的不良反应。最主要的不良反应是低血糖，护士应教会患者正确识别低血糖的症状及如何及时应对和选择医疗支持。③注意药物之间的协同与拮抗。水杨酸类、磺胺类、保泰松、利血平、β 受体阻滞剂等药物与磺脲类药物合用时会产生协同作用，增强后者的降糖作用；噻嗪类利尿剂、呋塞米、依他尼酸、糖皮质激素等药物与磺脲类药物合用时会产生拮抗作用，降低后者的降糖作用。

(2)口服双胍类药物的护理：①指导患者餐中或餐后服药。②如出现轻微胃肠道反应，给予患者讲解和指导，以减轻患者的紧张或恐惧心理。③用药期间限制饮酒。

(3)口服 α-葡萄糖苷酶抑制剂类药物的护理：①应与第一口饭同时服用。②本药的不良反应有腹部胀气、排气增多或腹泻等症状，在继续使用或减量后消失。③服用该药时，如果饮食中淀粉类比例太低，而单糖或啤酒过多则疗效不佳。④出现低血糖时，应直接给予葡萄糖口服或静脉注射，进食淀粉类食物无效。

(4)口服噻唑烷二酮类药物的护理：①每天服用 1 次，可在餐前、餐中、餐后任何时间服用，但服药时间应尽可能固定。②密切观察有无水肿、体重增加等不良反应，缺血性心血管疾病的风险增加，一旦出现应立即停药。③如果发现食欲缺乏等情况，警惕肝功能损害。

2.使用胰岛素的护理

(1)胰岛素的保存：①未开封的胰岛素放于冰箱 4～8 ℃冷藏保存，勿放在冰箱门上，以免震荡受损。②正在使用的胰岛素在常温下(≤28 ℃)可使用 28 天，无须放入冰箱。③运输过程尽量保持低温，避免过热、光照和剧烈晃动等，否则可因蛋白质凝固变性而失效。

(2)胰岛素的注射途径：包括静脉注射和皮下注射。注射工具有胰岛素专用注射器、胰岛素笔和胰岛素泵。

(3)胰岛素的注射部位：皮下注射胰岛素时，宜选择皮肤疏松部位，如上臂三角肌、臀大肌、大腿前侧、腹部等。进行运动锻炼时，不要选择大腿、臂部等要活动的部位注射。注射部位要经常更换，如在同一区域注射，必须与上次注射部位相距 1 cm 以上，选择无硬结的部位。

(4)胰岛素不良反应的观察与处理：①低血糖反应。②变态反应表现为注射部位瘙痒，继而出现荨麻疹样皮疹，全身性荨麻疹少见。处理措施包括更换高纯胰岛素，使用抗组胺药及脱敏疗法，严重反应者中断胰岛素治疗。③注射部位皮下脂肪萎缩或增生时，采用多点、多部位皮下注射和及时更换针头可预防其发生。若发生则停止注射该部位后可缓慢自然恢复。④胰岛素治疗初期可发生轻度水肿，以颜面和四肢多见，可自行缓解。⑤部分患者出现视物模糊，多为晶状体屈光改变，常于数周内自然恢复。⑥体重增加以老年 2 型糖尿病患者多见，多引起腹部肥胖。护士应指导患者配合饮食、运动治疗控制体重。

(5)使用胰岛素的注意事项：①准确执行医嘱，按时注射。对 40 U/mL 和 100 U/mL 两种规格的胰岛素，使用时应注意注射器与胰岛素浓度的匹配。②长、短效或中、短效胰岛素混合使用时，应先抽吸短效胰岛素，再抽吸长效胰岛素，然后混匀，禁忌反向操作。③注射胰岛素时应严格无菌操作，防止发生感染。④胰岛素治疗的患者，应每天监测血糖 2～4 次，出现血糖波动过大或过高，及时通知医师。⑤使用胰岛素笔时要注意笔与笔芯是否匹配，每次注射前确认笔内是否有足够的剂量，药液是否变质。每次注射前安置新针头，使用后丢弃。⑥用药期间定期检查血糖、尿常规、肝肾功能、视力、眼底视网膜血管、血压及心电图等，了解病情及糖尿病并发症的情况。⑦指导患者配合糖尿病饮食和运动治疗。

(三)并发症的护理

1.低血糖的护理

(1)加强预防：①指导患者应用胰岛素和胰岛素促分泌剂，从小剂量开始，逐渐增加剂量，谨慎调整剂量。②指导患者定时定量进餐，如果进餐量较少，应相应减少药物剂量。③指导患者运动量增加时，运动前应增加额外的碳水化合物的摄入。④乙醇能直接导致低血糖，应指导患者避免酗酒和空腹饮酒。⑤容易在后半夜及清晨发生低血糖的患者，晚餐适当增加主食或含蛋白质较高的食物。

(2)症状观察和血糖监测：观察患者有无低血糖的临床表现，尤其是服用胰岛素促分泌剂和注射胰岛素的患者。对老年患者的血糖不宜控制过严，一般空腹血糖≤7.8 mmol/L，餐后血糖≤11.1 mmol/L 即可。

(3)急救护理：一旦确定患者发生低血糖，应尽快给予糖分补充，解除脑细胞缺糖状态，并帮助患者寻找诱因，给予健康指导，避免再次发生。

2.高渗高血糖综合征的护理

(1)预防措施：定期监测血糖，应激状况时每天监测血糖。合理用药，不要随意减量或停药。保证充足的水分摄入。

(2)病情监测：严密观察患者的生命体征、意识和瞳孔的变化，记录 24 小时出入液量等。遵医嘱定时监测血糖、血钠和渗透压的变化。

(3)急救配合与护理：①立即开放两条静脉通路，准确执行医嘱，输入胰岛素，按照正确的顺序和速度输入液体。②绝对卧床休息，注意保暖，给予患者持续低流量吸氧。③加强生活护理，尤其是口腔护理、皮肤护理。④昏迷者按昏迷常规护理。

3.糖尿病足的预防与护理

(1)足部观察与检查：①每天检查双足 1 次，视力不佳者，亲友可代为检查。②了解足部有无感觉减退、麻木、刺痛感；观察足部的皮肤温度、颜色及足背动脉搏动情况。③注意检查趾甲、趾间、足底皮肤有无红肿、破溃、坏死等损伤。④定期做足部保护性感觉的测试，常用尼龙单丝测试。

(2)日常保护措施：保持足部清洁，避免感染，每天清洗足部 1 次，10 分钟左右；水温适宜，不能烫脚；洗完后用柔软的浅色毛巾擦干，尤其是脚趾间；皮肤干燥者可涂护肤软膏，但不要太油，不能常用。

(3)预防外伤：①指导患者不能赤足走路，外出时不能穿拖鞋和凉鞋，不能光脚穿鞋，禁忌穿高跟鞋和尖头鞋，防止脚受伤。②应帮助视力不好的患者修剪趾甲，趾甲修剪与脚趾平齐，并锉圆边缘尖锐部分。③冬天不要使用热水袋、电热毯或烤灯保暖，防止烫伤，同时应注意预防冻伤。夏天注意避免蚊虫叮咬。④避免足部针灸、修脚等，防止意外感染。

(4)选择合适的鞋袜：①指导患者选择厚底、圆头、宽松、系鞋带的鞋子；鞋子的面料以软皮、帆布或布面等透气性好的面料为佳；购鞋时间最好是下午，需穿袜子试穿，新鞋第1次穿20～30分钟，之后再延长穿鞋时间。②袜子选择以浅色、弹性好、吸汗、透气及散热好的棉质袜子为佳，大小适中、无破洞和不粗糙。

(5)促进肢体血液循环：①指导患者步行和进行腿部运动(如提脚尖，即脚尖提起、放下，重复20次。试着以单脚承受全身力量来做)。②避免盘腿坐或跷二郎腿。

(6)积极控制血糖，说服患者戒烟：足溃疡的教育应从早期指导患者控制和监测血糖开始。同时告知患者戒烟，因吸烟会导致局部血管收缩而促进足溃疡的发生。

(7)及时就诊：如果伤口出现感染或久治不愈，应及时就医，进行专业处理。

(四)心理护理

糖尿病患者常见的心理特征有否定、怀疑、恐惧紧张、焦虑烦躁、悲观抑郁、轻视麻痹、愤怒拒绝和内疚混乱等。针对以上特征，护理人员应对患者进行有针对性的心理护理。糖尿病患者的心理护理因人而异，但对每一个患者，护士都要做到以和蔼可亲的态度进行耐心细致、科学专业的讲解。

(1)当患者拒绝承认患病事实时，护士应耐心主动地向患者讲解糖尿病相关的知识，使患者消除否定、怀疑、拒绝的心理，并积极主动地配合治疗。

(2)有轻视、麻痹心理的患者，应耐心地向患者讲解不重视治疗的后果及各种并发症的严重危害，使患者积极地配合治疗。

(3)指导患者学习糖尿病自我管理的知识，帮助患者树立战胜疾病的信心，使患者逐渐消除上述心理。

(4)寻求社会支持，动员糖尿病患者的亲友学习糖尿病相关知识，理解糖尿病患者的困境，全面支持患者。

(徐淑红)

第六节　肥　胖　症

肥胖症指体内脂肪堆积过多和/或分布异常、体重增加，是包括遗传和环境因素在内的多种因素相互作用所引起的慢性代谢性疾病。肥胖症分单纯性肥胖症和继发性肥胖症两大类。临床上无明显内分泌及代谢性病因所致的肥胖症，称单纯性肥胖症。若作为某些疾病的临床表现之一，称为继发性肥胖症，约占肥胖症的1%。据估计，在西方国家成年人中，约有半数人超重和肥胖。我国肥胖症患病率也迅速上升，据《中国居民营养与慢性病状况报告(2020年)》中显示，我国成人超重率为34.3%，肥胖率为16.4%。肥胖症已成为重要的世界性健康问题之一。

一、病因与发病机制

病因未明，被认为是包括遗传和环境因素在内的多种因素相互作用的结果。总的来说，脂肪的积聚是由于摄入的能量超过消耗的能量。

(一)遗传因素

肥胖症有家族聚集倾向，但遗传基础未明，也不能排除共同饮食、活动习惯的影响。

（二）中枢神经系统

体重受神经系统和内分泌系统双重调节，最终影响能量摄取和消耗的效应器官而发挥作用。

（三）内分泌系统

肥胖症患者均存在血中胰岛素升高，高胰岛素血症可引起多食和肥胖。

（四）环境因素

通过饮食习惯和生活方式的改变，如坐位生活方式、体育运动少、体力活动不足使能量消耗减少、进食多、喜甜食或油腻食物，使摄入能量增多。

（五）其他因素

1.与棕色脂肪组织（BAT）功能异常有关

可能由于棕色脂肪组织产热代谢功能低下，使能量消耗减少。

2.肥胖症与生长因素有关

幼年起病者多为增生型或增生肥大型，肥胖程度较重，且不易控制；成年起病者多为肥大型。

3.调定点说

肥胖者的调定点较高，具体机制仍未明了。

二、临床表现

肥胖症可见于任何年龄，女性较多见。多有进食过多和/或运动不足，肥胖家族史。引起肥胖症的病因不同，其临床表现也不相同。

（一）体型变化

脂肪堆积是肥胖的基本表现。脂肪组织分布存在性别差异，通常男性型主要分布在腰部以上，以颈项部、躯干部为主，称为苹果型。女性型主要分布在腰部以下，以下腹部、臀部、大腿部为主，称为梨型。

（二）心血管疾病

肥胖患者血容量、心排血量均较非肥胖者增加而加重心脏负担，引起左心室肥厚、扩大；心肌脂肪沉积导致心肌劳损，易发生心力衰竭。由于静脉回流障碍，患者易发生下肢静脉曲张、栓塞性静脉炎和静脉血栓形成。

（三）内分泌与代谢紊乱

常有高胰岛素血症、动脉粥样硬化、冠心病等，且糖尿病发生率明显高于非肥胖者。

（四）消化系统疾病

胆石症、胆囊炎发病率高，慢性消化不良、脂肪肝、轻至中度肝功能异常较常见。

（五）呼吸系统疾病

由于胸壁肥厚，腹部脂肪堆积，使腹内压增高、横膈升高而降低肺活量，引起呼吸困难。严重者导致缺氧、发绀、高碳酸血症，可发生肺动脉高压和心力衰竭。还可引起睡眠呼吸暂停综合征及睡眠窒息。

（六）其他

恶性肿瘤发生率升高，如女性子宫内膜癌、乳腺癌；男性结肠癌、直肠癌、前列腺癌发生率均升高。因长期负重易发生腰背及关节疼痛。皮肤皱褶易发生皮炎、擦烂、并发化脓性或真菌感染。

三、医学检查

肥胖症的评估包括测量身体肥胖程度、体脂总量和脂肪分布，其中后者对预测心血管疾病危险性更为准确。常用测量方法如下。

(一)体重指数(BMI)

测量身体肥胖程度，BMI＝体重(kg)/身长$(m)^2$，是诊断肥胖症最重要的指标。我国成年人BMI值≥24为超重，≥28为肥胖。

(二)腰围(WC)

目前认为测定腰围更为简单可靠，是诊断腹部脂肪积聚最重要的临床指标。WHO建议男性WC＞94 cm、女性WC＞80 cm为肥胖。中国肥胖问题工作组建议，我国成年男性WC≥85 cm、女性WC≥80 cm为腹部脂肪积蓄的诊断界限。

(三)腰臀比(WHR)

反映脂肪分布。腰围测量髂前上棘和第12肋下缘连线的中点水平，臀围测量环绕臀部的骨盆最突出点的周径。正常成人WHR男性＜0.90，女性＜0.85，超过此值为中央性(又称腹内型或内脏型)肥胖。

(四)CT或MRI

计算皮下脂肪厚度或内脏脂肪量。

(五)其他

身体密度测量法、生物电阻抗测定法、双能X线(DEXA)吸收法测定体脂总量等。

四、诊断要点

目前国内外尚未统一。根据病史、临床表现和判断指标即可诊断。在确定肥胖后，应鉴别单纯性或继发性肥胖症，并注意肥胖症并非单纯体重增加。

五、治疗

治疗要点：减少热量摄取、增加热量消耗。

(一)行为治疗

教育患者采取健康的生活方式，改变饮食和运动习惯，并自觉地长期坚持。

(二)营养治疗

控制总进食量，采用低热卡、低脂肪饮食。对肥胖患者应制订能为之接受、长期坚持下去的个体化饮食方案，使体重逐渐减轻到适当水平，再继续维持。

(三)体力活动和体育运动

体力活动和体育运动与医学营养治疗相结合，并长期坚持，尽量创造多活动的机会、减少静坐时间，鼓励多步行。运动方式和运动量应适合患者具体情况，注意循序渐进，有心血管并发症和肺功能不好的患者必须更为慎重。

(四)药物治疗

长期用药可能产生药物不良反应及耐药性，因而选择药物必须十分慎重，减重药物应根据患者个体情况在医师指导下应用。

(五)外科治疗

外科治疗仅用于重度肥胖、减重失败、又有能通过体重减轻而改善的严重并发症者。对伴有糖尿病、高血压和心肺功能疾病的患者应给予相应监测和处理。可选择使用吸脂术、切脂术和各种减少食物吸收的手术,如空肠回肠分流术、胃气囊术、小胃手术或垂直结扎胃成形术等。

(六)继发性肥胖

应针对病因进行治疗。

六、护理诊断/问题

(一)营养失调,高于机体需要量

与能量摄入和消耗失衡有关。

(二)身体形像紊乱

与肥胖对身体外形的影响有关。

(三)有感染的危险

与机体抵抗力下降有关。

七、护理措施

(一)安全与舒适管理

肥胖症患者的体育锻炼应长期坚持,并提倡进行有氧运动,包括散步、慢跑、游泳、跳舞、太极拳、球类活动等,运动方式根据年龄、性别、体力、病情及有无并发症等情况确定。

1.评估患者的运动能力和喜好

帮助患者制订每天活动计划并鼓励实施,避免运动过度和过猛。

2.指导患者固定每天运动的时间

每次运动30～60分钟,包括前后10分钟的热身及整理运动,持续运动20分钟左右。如出现头昏、眩晕、胸闷或胸痛、呼吸困难、恶心、丧失肌肉控制能力等应停止活动。

(二)饮食护理

1.评估

评估患者肥胖症的发病原因,仔细询问患者单位时间内体重增加的情况,饮食习惯,了解患者每天进餐量及次数,进食后感觉和消化吸收情况,排便习惯。有无气急、行动困难、腰痛、便秘、怕热、多汗、头晕、心悸等伴随症状及其程度。是否存在影响摄食行为的精神心理因素。

2.制订饮食计划和目标

与患者共同制订适宜的饮食计划和减轻体重的具体目标,饮食计划应为患者能接受并长期坚持的个体化方案,护士应监督和检查计划执行情况,使体重逐渐减轻(每周降低0.5～1.0 kg)直到理想水平并保持。

(1)热量的摄入:采用低热量、低脂肪饮食,控制每天总热量的摄入。

(2)采用混合的平衡饮食,合理分配营养比例,进食平衡饮食:饮食中蛋白质占总热量的15%～20%,碳水化合物占50%～55%,脂肪占30%以下。

(3)合理搭配饮食:饮食包含适量优质蛋白质、复合糖类(如谷类)、足量的新鲜蔬菜(400～500 g/d)和水果(100～200 g/d)、适量维生素及微量营养素。

(4)养成良好的饮食习惯:少食多餐、细嚼慢咽、蒸煮替代煎炸、粗细搭配、少脂肪多蔬菜、多饮水、停止夜食及饮酒、控制情绪化饮食。

(三)疾病监测

定期评估患者营养状况和体重的控制情况，观察生命体征、睡眠、皮肤状况，动态观察实验室有关检查的变化。注意热量摄入过低可引起衰弱、脱发、抑郁、甚至心律失常，应严密观察并及时按医嘱处理。对于焦虑的患者，应观察焦虑感减轻的程度，有无焦虑的行为和语言表现；对于活动无耐力的患者，应观察活动耐力是否逐渐增加，能否耐受日常活动和一般性运动。

(四)用药护理

对使用药物辅助减肥者，应指导患者正确服用，并观察和处理药物的不良反应：①服用西布曲明患者可出现头痛、口干、畏食、失眠、便秘、心率加快，血压轻度升高等不良反应，故禁用于冠心病、充血性心力衰竭、心律失常和脑卒中的患者。②奥利司他主要不良反应为胃肠胀气、大便次数增多和脂肪便。由于粪便中含有脂肪多而呈烂便、脂肪泻、恶臭，肛门常有脂滴溢出而容易污染内裤，应指导患者及时更换，并注意肛周皮肤护理。

(五)心理护理

鼓励患者表达自己的感受；与患者讨论疾病的治疗及预后，增加战胜疾病的信心；鼓励患者自身修饰；加强自身修养，提高自身的内在气质；及时发现患者情绪问题，及时疏导，严重者建议心理专科治疗。

八、健康指导

(一)预防疾病

加强患者的健康教育，特别是有肥胖家族史的儿童，妇女产后及绝经期，男性中年以上或病后恢复期尤应注意。说明肥胖对健康的危害，使其了解肥胖症与心血管疾病、高血压、糖尿病、血脂异常等密切相关。告知肥胖患者体重减轻5%～10%，就能明显改善以上与肥胖相关的心血管病危险因素以及并发症。

(二)管理疾病

向患者宣讲饮食、运动对减轻体重及健康的重要性，指导患者坚持运动，并养成良好的进食习惯。

(三)康复指导

运动要循序渐进并持之以恒，避免运动过度或过猛，避免单独运动；患者运动期间，不要过于严格控制饮食；运动时注意安全，运动时有家属陪伴。

(徐淑红)

第七节　痛　　风

痛风是由于单钠尿酸盐沉积在骨关节、肾脏和皮下等部位，引发的急、慢性炎症与组织损伤，与嘌呤代谢紊乱和/或尿酸排泄减少所导致的高尿酸血症直接相关。其临床特点为高尿酸血症、反复发作的痛风性急性关节炎、间质性肾炎和痛风石形成，严重者可导致关节畸形及功能障碍，常伴有尿酸性尿路结石。根据病因可分为原发性及继发性两大类，其中原发性痛风占绝大多数。

一、病因与发病机制

由于地域、民族、饮食习惯的不同,高尿酸血症的发病率也明显不同。其中原发性痛风属遗传性疾病,由先天性嘌呤代谢障碍所致,多数有阳性家族史。继发性痛风可由肾病、血液病、药物及高嘌呤食物等多种原因引起。

(一)高尿酸血症的形成

痛风的生化标志是高尿酸血症。尿酸是嘌呤代谢的终产物,血尿酸的平衡取决于嘌呤的生成和排泄。高尿酸血症的形成原因如下。①尿酸生成过多:当嘌呤核苷酸代谢酶缺陷和/或功能异常时,引起嘌呤合成增加,尿酸升高,这类患者在原发性痛风中不足20%。②肾对尿酸排泄减少:这是引起高尿酸血症的重要因素,在原发性痛风中80%~90%的个体有尿酸排泄障碍。事实上尿酸的排泄减少和生成增加常是伴发的。

(二)痛风的发生

高尿酸血症只有5%~15%发生痛风,部分患者的高尿酸血症可持续终生但却无痛风性关节炎发作。当血尿酸浓度过高或在酸性环境下,尿酸可析出结晶,沉积在骨关节、肾脏及皮下组织等,引起痛风性关节炎、痛风肾及痛风石等。

二、临床表现

痛风多见于40岁以上的男性,女性多在绝经期后发病,近年发病有年轻化趋势,常有家族遗传史。

(一)无症状期

本期突出的特点为仅有血尿酸持续性或波动性升高,无任何临床表现。一般从无症状的高尿酸血症发展至临床痛风需要数年,有些甚至可以终生不出现症状。

(二)急性关节炎期

急性关节炎期常于夜间突然起病,并可因疼痛而惊醒。初次发病往往为单一关节受累,继而累及多个关节。以第一跖趾关节为好发部位,其次为足、踝、跟、膝、腕、指和肘。症状一般在数小时内进展至高峰,受累关节及周围软组织呈暗红色,明显肿胀,局部发热,疼痛剧烈,常有关节活动受限,大关节受累时伴有关节腔积液。可伴有体温升高、头痛等症状。

(三)痛风石及慢性关节炎期

痛风石是痛风的特征性临床表现,典型部位在耳郭,也可见于反复发作的关节周围。外观为大小不一、隆起的黄白色赘生物,表面菲薄,破溃后排出白色豆渣样尿酸盐结晶,很少引起继发感染。关节内大量沉积的痛风石可导致骨质破坏、关节周围组织纤维化及继发退行性改变等,临床表现为持续的关节肿痛、畸形、关节功能障碍等。

(四)肾脏改变

肾脏改变主要表现在两个方面。①痛风性肾病:早期表现为尿浓缩功能下降,可出现夜尿增多、低分子蛋白尿和镜下血尿等。晚期发展为慢性肾功能不全、高血压、水肿、贫血等。少数患者表现为急性肾衰竭,出现少尿甚至无尿,尿中可见大量尿酸晶体。②尿酸性肾石病:有10%~25%的痛风患者出现肾尿酸结石。较小者呈细小泥沙样结石并可随尿液排出,较大的结石常引起肾绞痛、血尿、排尿困难及肾盂肾炎等。

三、辅助检查

(一)尿尿酸测定

经过5天限制嘌呤饮食后,24小时尿尿酸排泄量超过3.57 mmol,即可认为尿酸生成增多。

(二)血尿酸测定

男性血尿酸正常值为208～416 μmol/L;女性为149～358 μmol/L,绝经后接近男性。男性及绝经期后女性血尿酸＞420 μmol/L,绝经前女性＞350 μmol/L,可诊断为高尿酸血症。

(三)滑囊液或痛风石内容物检查

偏振光显微镜下可见双折光的针形尿酸盐结晶。

(四)X线检查

急性关节炎期可见非特异性软组织肿胀;慢性关节炎期可见软骨缘破坏,关节面不规则,特征性变化为穿凿样、虫蚀样圆形或弧形的骨质透亮缺损。

(五)CT与MRI

CT扫描受损部位可见不均匀的斑点状高密度痛风石影像;MRI的T_1和T_2加权图像呈斑点状低信号。

四、治疗要点

痛风防治原则:控制高尿酸血症,预防尿酸盐沉积;控制急性关节炎发作;预防尿酸结石形成和肾功能损害。

(一)无症状期的处理

一般无需药物治疗,积极寻找病因及相关因素。如一些利尿剂、体重增加、饮酒、高血压、血脂异常等。适当调整生活方式,以减低血尿酸水平。此期的患者需定期监测血尿酸水平。

(二)急性关节炎期的治疗

此期治疗目的是迅速终止关节炎发作。①非甾体抗炎药:为急性痛风关节炎的一线药物,代表药物有吲哚美辛、双氯芬酸、依托考昔。②秋水仙碱:为痛风急性关节炎期治疗的传统药物,其机制是抑制致炎因子释放,对控制痛风急性发作具有非常显著的疗效,但不良反应较大。③糖皮质激素:上述两类药无效或禁忌时用,一般尽量不用。

(三)间歇期及慢性关节炎期的治疗

主要治疗目的是降低血尿酸水平。抑制尿酸合成的药物有别嘌醇;促进尿酸排泄的药物有丙磺舒、磺吡酮、苯溴马隆等;碱性药物有碳酸氢钠,目的是碱化尿液。

(四)继发性痛风的治疗

除治疗原发病外,对于痛风的治疗原则同前面阐述。

五、护理措施

(一)一般护理

改变生活方式,饮食应以低嘌呤食物为主,鼓励多饮水,每天饮水量至少在1 500 mL,最好＞2 000 mL。限制烟酒,坚持运动和控制体重等。

(二)病情观察

观察关节疼痛的部位、性质、间隔时间等。观察受累关节红肿热痛的变化和功能障碍。观察有无过度疲劳、受凉、潮湿、饮酒、饱餐、精神紧张、关节扭伤等诱发因素。有无痛风石体征,结石的部位,有无溃破,有无症状。观察药物疗效及不良反应,及时反馈给医师,调整用药。卧床患者做好口腔、皮肤护理,预防压疮发生。观察患者体温的变化,有无发热。监测血尿酸、尿尿酸、肾功能的变化。

(三)关节疼痛的护理

急性发作时应卧床休息,抬高患肢,避免受累关节负重。也可在病床上安放支架支托盖被,减少患部受压。也可给予25%硫酸镁于受累关节处湿敷,消除关节的肿胀和疼痛。如痛风石溃破,则要注意保持受损部位的清洁,避免发生感染。

(四)用药护理

指导患者正确用药,观察药物的疗效,及时发现不良反应并反馈给医师,给予处理。

1.秋水仙碱

口服给药常有胃肠道反应,若患者一开始口服即出现恶心、呕吐、水样腹泻等严重的消化道反应,可静脉给药。但是静脉给药可能发生严重的不良反应,如肝损害、骨髓抑制、弥散性血管内凝血(DIC)、脱发、肾衰竭、癫痫样发作,甚至死亡。应用时要密切观察患者状态,一旦出现不良反应立即停药。此外,静脉给药时要特别注意切勿外漏,以免引起组织坏死。

2.非甾体抗炎药

要注意有无活动性消化道溃疡或消化道出血的发生。

3.别嘌醇

除有可能出现皮疹、发热、胃肠道反应外,还可能出现肝损害、骨髓抑制等,要密切关注。对于肾功能不全者,使用别嘌醇宜减量。

4.丙磺舒、磺吡酮、苯溴马隆

可能出现皮疹、发热、胃肠道反应等。

5.糖皮质激素

要观察其疗效,是否出现"反跳"现象。

(五)健康指导

给予患者健康指导及心理指导,讲解疾病相关知识,提高患者防病治病的意识,提高治疗依从性。

(1)培养良好的生活习惯,肥胖的患者要减轻体重,避免劳累、受凉、感染、外伤等诱发因素。

(2)限制进食高嘌呤食物,多饮水,尤其是碱性水,多食碱性食物,有助于尿酸的排出。

(3)适度活动与保护关节:急性期避免运动。运动后疼痛超过1小时,则暂时停止此项运动。不要长时间持续进行重体力劳动或工作,可选择交替完成轻、重不同的工作。不时改变姿势,使受累关节保持舒适,若局部红肿,应尽可能避免活动。

(4)促进局部血液循环,可通过局部按摩、泡热水澡等促进局部血液循环,避免尿酸盐结晶形成。

(5)自我观察病情,如经常用手触摸耳郭及手足关节,检查是否有痛风石形成。

(6)定期复查血尿酸及门诊随访。

(徐淑红)

第八节　库欣综合征

库欣综合征(又称 Cushing 综合征)由各种病因导致糖皮质激素(主要是皮质醇)分泌过多所致病症的总称,其中最多见者为垂体促肾上腺皮质激素(ACTH)分泌亢进所引起的临床类型,称为库欣病(Cushing 病)。

一、病因

(一)依赖性 ACTH 的库欣综合征

1.库欣病

最常见,约占库欣综合征的 70%,是指垂体性库欣综合征,由垂体促肾上腺皮质激素细胞瘤分泌大量 ACTH。

2.异位 ACTH 分泌综合征

垂体以外肿瘤分泌过量 ACTH,刺激肾上腺皮质增生分泌过多的皮质醇。

(二)不依赖 ACTH 的综合征

(1)肾上腺皮质腺瘤占库欣综合征的 15%~20%,多见于成人,男性相对多见。

(2)肾上腺皮质癌占库欣综合征的 5%以下,病情重,进展快。

(3)不依赖 ACTH 的双侧肾上腺小结节性增生,可伴或不伴 Carney 综合征。

(4)不依赖 ACTH 的双侧肾上腺大结节性增生。

二、临床表现

(1)向心性肥胖:满月脸,水牛背,多血质外貌,面圆而呈暗红色,颈、胸、腹、背部脂肪甚厚。疾病后期,因肌肉消耗,四肢显得瘦小。

(2)皮肤表现:皮肤薄,微血管脆性增加,轻微损伤即可引起瘀斑。手、脚、指/趾甲、肛周常出现真菌感染。异位 ACTH 综合征者及较重 Cushing 病患者皮肤色素沉着、颜色加深。

(3)代谢障碍:大量皮质醇促进肝糖原异生,使血糖升高,部分患者出现继发性糖尿病。大量皮质醇有潴钠、排钾作用,低血钾使患者乏力加重,部分患者因潴钠出现轻度水肿。同时病程长者可出现身材变矮、骨质疏松等。

(4)心血管表现:高血压常见,常伴有动脉硬化。长期高血压可并发左心室肥大、心力衰竭和脑血管意外。易发生动、静脉血栓,使心血管并发症发生率增加。

(5)感染:肺部感染多见。患者在感染后,炎症反应往往不显著,发热不明显,易于漏诊而造成严重后果。

(6)性功能障碍:女性患者大多出现月经减少、不规则或停经;痤疮常见;明显男性化(乳房萎缩、生须、喉结增大、阴蒂肥大)者少见。男性患者性欲可减退,睾丸变软、阴茎缩小。

(7)全身肌肉及神经系统:肌无力,下蹲后起立困难。不同程度的精神、情绪变化,严重者精神变态,个别可发生类偏狂。

三、辅助检查

(一)实验室检查

血、尿、粪便常规检查,血生化检查和血皮质醇检查。

(二)影像学及其他检查

肾上腺B超检查、CT检查、MRI检查,蝶鞍区断层摄片、鞍区CT检查及MRI检查,心电图及超声心动图检查和骨密度检查。

(三)地塞米松抑制试验

1.小剂量地塞米松抑制试验

尿17-羟皮质类固醇不能降至对照值的50%以下,或尿游离皮质醇不能降至55 nmol/24 h以下者,表示不能被抑制。

2.大剂量地塞米松抑制试验

尿17-羟皮质类固醇或尿游离皮质类固醇能降至对照组的50%以下者,表示被抑制。

(四)ACTH兴奋试验

垂体性库欣病和异位ACTH综合征者常有反应,原发性肾上腺皮质肿瘤者多数无反应。

四、处理原则及治疗要点

根据不同病因行相应治疗。在病因治疗前,对病情严重的患者,宜先对症治疗以防止并发症的发生。

(一)库欣病

(1)经蝶窦切除垂体微腺瘤为治疗本病的首选疗法。

(2)如经蝶窦手术未能发现并摘除垂体微腺瘤或某种原因不能做垂体手术,对病情严重者,宜做一侧肾上腺全切,另一侧肾上腺大部分或全切除术,术后做激素替代治疗。

(3)对垂体大腺瘤患者,需做开颅手术治疗,尽可能切除肿瘤。

(4)影响神经递质的药物可做辅助治疗,对于催乳素升高者,可用溴隐亭治疗。

(5)必要时行双侧肾上腺切除术,术后行激素替代治疗。

(二)肾上腺腺瘤

手术切除可根治,术后需使用激素行替代治疗。在肾上腺功能逐渐恢复时,氢化可的松的剂量也随之递减,大多数患者于6个月至1年或更久可逐渐停用替代治疗。

(三)不依赖ACTH的小结节性或大结节性双侧肾上腺增生

行双侧肾上腺切除术,术后行激素替代治疗。

(四)异位ACTH综合征

应治疗原发性恶性肿瘤,视具体病情做手术、放疗和化疗。如能根治,Cushing综合征可以缓解;如不能根治,则需要用肾上腺皮质激素合成阻滞剂。

五、护理评估

(一)病史

(1)详细了解患者患病的起始时间,有无诱因,发病的缓急,主要症状及其特点。

(2)评估患者有无进食异常或营养异常,有无排泄功能异常和体力减退等。

(3)评估患者有无失眠、瞌睡、记忆力减退、注意力不集中,有无下蹲后起立困难,肌无力症状等。

(4)评估患者既往检查情况,是否遵从医嘱治疗,用药及治疗效果。

(5)评估婚姻状况及生育情况,了解患者是否有性功能异常等问题。

(二)身体状况

(1)评估患者有无血压升高、向心性肥胖、满月脸等。

(2)评估患者有无皮肤、黏膜色素沉着、痤疮、多毛等。

(3)评估患者有无脊椎压缩变形、身材矮小、肌无力等。

(4)评估患者腹部皮肤有无紫纹。

(5)评估患者有无外生殖器发育异常。

(三)心理-社会状况

(1)评估患者患病后的精神、心理变化。

(2)评估疾病对日常生活、学习、工作和家庭的影响,是否适应患者角色的转变,对疾病的认知程度。

(3)评估社会支持系统,如家庭成员、经济状况等能否满足患者的医疗护理需求。

六、护理措施

(一)心理护理

讲解疾病的有关知识,给患者提供有关疾病的资料,向患者说明身体外形的改变是疾病发生、发展过程的表现,消除患者的紧张和焦虑情绪。经常巡视病房,了解患者的需要,帮助解决问题。多与患者接触和交流,鼓励患者表达其感受,交谈时语言要温和,耐心倾听。使患者正确认识疾病所导致的形体和外观改变,提高对形体改变的认识和适应能力,需要积极配合检查和治疗,帮助其树立自信心。

(二)饮食护理

给予低钠、高钾、高蛋白、低碳水化合物、低热量的饮食,预防和控制水肿。鼓励患者摄取富含钙及维生素 D 的食物,如牛奶、紫菜、虾皮、坚果等以预防骨质疏松。鼓励患者多食柑橘类、枇杷、香蕉、南瓜等含钾高的食物。

(三)生活护理

保持病室环境清洁,避免患者暴露在污染的环境中,减少感染机会。保持室内适宜的温度和相对湿度。严格执行无菌操作,尽量减少侵入性治疗,以降低发生感染及交叉感染的危险。指导患者和家属学习预防感染的知识,如注意保暖,减少或避免到公共场所,以防上呼吸道感染。给予皮肤与口腔护理,协助患者做好个人卫生,避免皮肤擦伤和感染。长期卧床者宜定期翻身,注意保护骨隆突处,预防压疮发生。病重者做好口腔护理。

(四)安全护理

提供安全、舒适的环境,移除环境中不必要的家具或摆设,浴室应铺上防滑脚垫。避免剧烈运动,变换体位时动作宜轻柔,防止因跌倒或碰撞引起骨折。

七、健康指导

(一)疾病知识指导

指导患者在日常生活中注意预防感染,保持皮肤清洁,避免外伤、骨折等各种可能导致病情加重或诱发并发症的因素存在。

(二)药物指导

指导患者正确用药并掌握对药物疗效和不良反应的观察,了解激素替代治疗的有关注意事项,尤其是识别激素过量或不足的症状和体征,并告诫患者随意停用激素会引起致命的肾上腺危象。若发生虚弱、头晕、发热、恶心、呕吐等情况应立即就诊。

(三)定期复查

教会患者自我护理措施,适当从事力所能及的活动,以增强患者的自信心和自尊感,定期门诊复查。

(徐淑红)

参考文献

[1] 陈晓庆.临床内科诊治技术[M].长春:吉林科学技术出版社,2020.
[2] 李姗姗.临床内科疾病诊疗[M].北京:科学技术文献出版社,2019.
[3] 苗秋实.现代消化内科临床精要[M].北京:中国纺织出版社,2021.
[4] 刘镜,郎晓玲,于文超.实用临床内科诊疗学[M].北京:中国纺织出版社,2020.
[5] 刘巍,常娇娇,盛妍.实用临床内科及护理[M].汕头:汕头大学出版社,2019.
[6] 金琦.内科临床诊断与治疗要点[M].北京:中国纺织出版社,2021.
[7] 马洪波.临床内科疾病综合诊疗[M].长春:吉林科学技术出版社,2020.
[8] 范鹏涛,刘琪,刘亮.临床内科疾病诊断[M].长春:吉林科学技术出版社,2019.
[9] 王为光.现代内科疾病临床诊疗[M].北京:中国纺织出版社,2021.
[10] 刘江波,徐琦,王秀英.临床内科疾病诊疗与药物应用[M].汕头:汕头大学出版社,2021.
[11] 谭斌,肖智林,张凤田.临床内科诊疗[M].北京:科学技术文献出版社,2019.
[12] 高顺翠.临床内科常见疾病诊治[M].长春:吉林科学技术出版社,2020.
[13] 赵淑堂.临床内科常见病理论与诊断精要[M].哈尔滨:黑龙江科学技术出版社,2021.
[14] 许金芳.临床内科诊疗研究[M].长春:吉林科学技术出版社,2019.
[15] 王庆秀.内科临床诊疗及护理技术[M].天津:天津科学技术出版社,2020.
[16] 王勇,张晓光,马清艳.呼吸内科基础与临床[M].北京:科学技术文献出版社,2021.
[17] 裴书飞.临床内科疾病诊治[M].天津:天津科学技术出版社,2019.
[18] 玄进,边振,孙权.现代内科临床诊疗实践[M].北京:中国纺织出版社,2020.
[19] 徐晓霞.现代内科常见病诊疗方法与临床[M].北京:中国纺织出版社,2021.
[20] 矫丽丽.临床内科疾病综合诊疗[M].青岛:中国海洋大学出版社,2019.
[21] 杨晓东.临床呼吸内科疾病诊疗新进展[M].开封:河南大学出版社,2020.
[22] 戎靖枫,王岩,杨茂.临床心血管内科疾病诊断与治疗[M].北京:化学工业出版社,2021.
[23] 蒋尊忠.临床内科常见病诊疗[M].长春:吉林科学技术出版社,2019.
[24] 孙久银.临床大内科常见疾病诊治[M].沈阳:沈阳出版社,2020.
[25] 刘雪艳.内科常见疾病临床诊断与治疗[M].哈尔滨:黑龙江科学技术出版社,2021.
[26] 杨志宏.临床内科疾病诊断与治疗[M].长春:吉林科学技术出版社,2019.
[27] 李素霞.心内科临床护理与护理技术[M].沈阳:辽宁科学技术出版社,2020.

[28] 黎红,李昆泉,庞敬涛.神经内科疾病临床诊疗学[M].天津:天津科学技术出版社,2020.
[29] 王鹏.实用临床内科诊疗实践[M].北京:科学技术文献出版社,2019.
[30] 黄佳滨.实用内科疾病诊治实践[M].北京:中国纺织出版社,2021.
[31] 方千峰.常见内科疾病临床诊治与进展[M].北京:中国纺织出版社,2020.
[32] 刘玉庆.临床内科与心血管疾病诊疗[M].北京:科学技术文献出版社,2019.
[33] 徐玮,张磊,孙丽君,等.现代内科疾病诊疗精要[M].青岛:中国海洋大学出版社,2021.
[34] 王桥霞.临床内科疾病诊疗[M].北京:科学技术文献出版社,2020.
[35] 金海燕,李华萍,普国全.实用临床内科治疗学[M].汕头:汕头大学出版社,2019.
[36] 崔亚欢,陈乃耀.帕金森病的发病机制研究[J].中华老年心脑血管病杂志,2019,21(1):106-110.
[37] 崔伟锋,刘萧萧,韩静旖,等.原发性高血压病心血管风险因素分析[J].中国全科医学,2020,23(22):2797-2803.
[38] 龚琳婧,佘君,朱蕾.白三烯在咳嗽变异性哮喘发病机制中的作用[J].中华结核和呼吸杂志,2019,42(3):219-222.
[39] 李玉柳,刘翠华,张书锋,等.原发性肾病综合征患儿应用糖皮质激素治疗所致眼损害的临床特点[J].中华实用儿科临床杂志,2019,34(12):938-941.
[40] 万文杰,项方羽.高通量血液透析对老年慢性肾衰竭患者微炎症反应和肾功能的影响[J].中国老年学杂志,2020,40(6):1284-1287.